康复质控临床指南

U0291962

主　编　何成奇　岳寿伟　李建军

副主编　吴　毅　谢欲晓　张鸣生　张志强　高　强

编　者　（按姓氏笔画排序）

王玉龙　深圳市第二人民医院	张继荣　贵州医科大学附属医院
王晓红　中国人民解放军中部战区	陈　彦　贵州医科大学附属医院
总医院	陈　健　厦门大学附属中山医院
冯　珍　南昌大学第一附属医院	陈伟龙　厦门大学附属中山医院
吕智海　佳木斯大学附属第三医院	陈丽霞　中国医学科学院北京协和医院
朱　宁　宁夏医科大学总医院	林小梅　厦门大学附属中山医院
刘宏亮　陆军军医大学西南医院	罗　伦　成都市第二人民医院
李　娜　中山大学附属第三医院	罗　军　南昌大学第二附属医院
李红玲　河北医科大学第二医院	岳寿伟　山东大学齐鲁医院
李建华　浙江大学医学院附属邵逸夫	庞声航　广西壮族自治区江滨医院
医院	胥方元　西南医科大学附属医院
李建军　中国康复研究中心	敖丽娟　昆明医科大学第二附属医院
李晓捷　佳木斯大学附属第三医院	高　强　四川大学华西医院
励建安　南京医科大学附属第一医院	郭铁成　华中科技大学同济医学院附属
肖　农　重庆医科大学附属儿童医院	同济医院
吴　毅　复旦大学附属华山医院	唐　强　黑龙江中医药大学附属第二
吴方超　浙江大学医学院附属邵逸夫	医院
医院	黄　慧　厦门大学附属中山医院
吴建贤　安徽医科大学第二附属医院	鲁银山　华中科技大学同济医学院附属
何予工　郑州大学第一附属医院	同济医院
何成奇　四川大学华西医院	谢　青　上海交通大学医学院附属瑞金
何剑全　厦门大学附属中山医院	医院
张　杨　山东大学齐鲁医院	谢　荣　新疆维吾尔自治区人民医院
张巧俊　西安交通大学医学院第二附	谢欲晓　中日友好医院
属医院	雷中杰　四川大学华西医院
张志强　中国医科大学附属盛京医院	窦祖林　中山大学附属第三医院
张鸣生　广东省人民医院	魏　全　四川大学华西医院

编写秘书　高　强（兼）　魏　全（兼）

人民卫生出版社

·北京·

版权所有，侵权必究！

图书在版编目（CIP）数据

康复质控临床指南 / 何成奇，岳寿伟，李建军主编
. —北京：人民卫生出版社，2023.6（2024.3 重印）
ISBN 978-7-117-33320-7

Ⅰ. ①康… Ⅱ. ①何…②岳…③李… Ⅲ. ①康复医
学 —质量控制 —指南 Ⅳ. ①R49–62

中国版本图书馆 CIP 数据核字（2022）第 111900 号

人卫智网	**www.ipmph.com**	医学教育、学术、考试、健康， 购书智慧智能综合服务平台
人卫官网	**www.pmph.com**	人卫官方资讯发布平台

康复质控临床指南
Kangfu Zhikong Linchuang Zhinan

主　　编：何成奇　岳寿伟　李建军
出版发行：人民卫生出版社（中继线 010-59780011）
地　　址：北京市朝阳区潘家园南里 19 号
邮　　编：100021
E - mail：pmph @ pmph.com
购书热线：010-59787592　010-59787584　010-65264830
印　　刷：廊坊一二〇六印刷厂
经　　销：新华书店
开　　本：787×1092　1/16　　印张：25
字　　数：608 千字
版　　次：2023 年 6 月第 1 版
印　　次：2024 年 3 月第 2 次印刷
标准书号：ISBN 978-7-117-33320-7
定　　价：138.00 元

打击盗版举报电话：**010-59787491**　E-mail：**WQ @ pmph.com**
质量问题联系电话：**010-59787234**　E-mail：**zhiliang @ pmph.com**
数字融合服务电话：**4001118166**　E-mail：**zengzhi @ pmph.com**

前　言

康复大计,质控为本,质控不牢,学科动摇!

康复医学质量控制不仅直接关系临床康复效果与安全,而且是持续提升康复质量、加快康复医疗工作发展、建设国家与区域康复医疗中心的根本举措。

2021 年《国务院办公厅关于推动公立医院高质量发展的意见》与 2021 年国家卫健委等八部委《加快推进康复医疗工作发展意见的通知》为我们指明了康复医学质量控制的战略目标。要实现这一目标,必须具备三大类十八个基本条件:

基础配置六条件:基于国家卫健委相关指南与标准,完善标准化的康复空间、床位、设备、人员、技术及亚专业配置。

技术规范六条件:基于规范化培训教材,完成康复医疗技术、康复评定技术、康复治疗技术、康复护理技术、居家康复技术及临床路径的规范化培训。

精细管理六条件:基于相关学科建设与管理指南,锚定精细化的医疗管理、教学管理、科研管理、运营管理、安全管理与职业管理。

做实十八个前提条件,是确保康复质量的基础条件,也是高质量康复的必备前提。在此基础上,努力完成:

高质量康复六大任务:循证康复、精准康复、再生康复、转化康复、智慧康复与产业康复。在六大任务中,循证康复是后五者的基础,创新是其中的灵魂。

作为国内的第一本康复医学质量控制专著,本书内容新颖、丰富,全书从国内外质量控制模式开篇,到康复质量的过程控制、临床路径、病历质量、感染管理、应急管理、岗位管理、安全管理、体系建设、质量改进与认证方式,重点介绍了神经康复、骨科康复、心肺康复、脑瘫康复、烧伤康复及吞咽障碍康复等康复临床路径,以期对临床康复的主流病种提供同质化的借鉴。同时,本书还从康复人才的规范化培训,到从康复质控的组织运作、"互联网+"模式下的质控信息化及康复质控的科学监管等内容进行了系统介绍,以期全方位构建康复医学质量控制的蓝图,希望对全体康复同仁在临床康复工作中有所裨益!

2016 年 6 月由我牵头启动了本书的编写工作,历六年余艰辛、终付梓成册。在此,特别感谢本书的全体编写专家!感谢给予我们全力帮助与支持的人民卫生出版社的领导与编辑!由于本书编写专家较多,加之时间仓促,错漏与不当之处难免,真诚欢迎各位专家、同仁与老师们不吝赐教!

何成奇

2023 年 3 月

目 录

第一章 概 论

医疗质量管理是医院管理的核心,是以医疗服务过程的质量管理为基础的一项综合管理,也是一个需要不断完善和持续改进的过程。管理模式是事物在总体运行上相对固定和以资借鉴的标准形式,它从本质意义上标志着事物运行的成功趋向和状态。对管理模式的判定有三个方面:第一,管理对象是不是一个组织,即是不是针对整个组织的管理。假如对象只是某一项目或某一具体的事情、过程,都不能算是管理模式。第二,从系统方面来考虑,即要形成一个系统或体系才能称之为管理模式。第三,管理模式要具备管理理念、管理原则、管理的技术和方法。以上三点均具备时(当然未必需要三点都面面俱到)才可称其为一种"管理模式"。那么,遵循以上三个判断准则,可认为现代质量管理有三种模式:全面质量管理(total quality management 或 total quality control,我们称之为 TQM 或 TQC)模式、ISO 9001 模式(GB/T 19001 模式)和卓越绩效模式。社会发展、科技进步和人们保健意识的增强,对医院质量提出了新的更高的要求,以下就当前国外及国内医院质量管理方面的研究及应用热点进行论述。

第一节 国际质量管理模式

一、ISO 9000 族标准

各国都有统一的质量管理标准,但国与国之间并没有统一的质量管理标准,这就导致国家与国家之间关于产品质量的纠纷逐渐增多。国际标准化组织(the International Organization for Standardization,ISO)是由 70 余个国家的标准化机构参与组成的世界联盟,这个组织下属的 TC176 委员会,即质量管理与质量保证技术委员会。

ISO 9000 是关于质量管理标准的一个系列标准,包含有 ISO 9000《质量管理体系基础和术语》、ISO 9001《质量管理体系要求》、ISO 9004《质量管理体系业绩改进指南》、ISO 19011《质量和/或环境管理体系审核指南》等。ISO 9000 实质上也是一个全面质量管理的阶段性产物。于 1994 年和 2000 年先后修订再版。1989 年 12 月被日本宣布采用。在我国,台湾、香港地区于 1989 年推行,大陆(内地)于 1991 年大力推行并被普遍接受。自 20 世纪 90 年代起,全球越来越多的医院相继实施了 ISO 9000 系列,仅英国已有数百家医院通过认证。1992 年欧洲共同体提出其内部各国企业按照 ISO 9000 系列标准完善质量体系,美国将此作为进入全球质量运动会的规则。1992 年 10 月,中国国家质量技术监督局宣布等同采用 ISO 9000 族质量管理标准,并等同命名为 GB/T 19000—ISO 9000 族标准,这也是我国管理科学的第一个"国家级"标准,GB/T 的含义是国家推荐使用的标准;作为香港第二大公立医院的东区尤德夫人那打素医院于 1997 年率先在香港地区医疗卫生领域获取 ISO 认证。

ISO 9000 质量管理体系之所以能称之为一种模式,因为其同样具有质量管理模式的三个判断准则。在模式中处于最高层次的指导思想,在 ISO 9000 质量管理体系标准中就是八项质量管理原则(以下简称"八项原则"):以顾客为关注焦点、领导作用、全员参与、过程方法、管理的系统方法、持续改进、基于事实的决策方法、供方互利的关系。质量管理的八项原则是世界各国多年来理论研究和实践经验的科学总结,体现了质量管理的价值观,是构建 ISO 9000 质量管理体系标准的基础。ISO 9000 质量管理体系标准以八项原则为总的指导思想,并将其渗透到管理体系的构成模式中,以一定的方法得到实施。

二、全面质量管理模式

全面质量管理模式(TQM)即"一个组织以质量为中心,全体人员参与其中,为达到让顾客满意及最大限度地让组织、社会人员受益的目的而长期成功的管理方法",其指导思想是:强调质量第一、用户至上、一切以预防为主、用数据说话、突出人的积极因素并且按 PDCA [计划(Plan)—执行(Do)—检查(Check)—处理(Act)]循环办事。自 20 世纪 90 年代起,TQM 的理念逐渐为医院管理所运用。

早在 20 世纪 60 年代初,日本的 QC(quality control,质量管理)小组就开始活跃起来。"QC 小组活动成为世界的领航船"的提法,比较概括地说明了 QC 活动对国际质量运动的影响。20 世纪 60 年代,日本的"整理协会"开展了"SS"(社会满意,society satisfaction)活动,后来,"SS"活动发展成为"5S"(整理,seiri;整顿,seiton;清扫,seiso;清洁 seiketsu;素养,shitsuke)活动,这些活动都为 TQM 打下了坚实的基础。

TQM 发展至今,经过多年应用与发展不断完善,其内涵十分丰富,包括对全面质量的管理、对全部过程的管理、对全体人员的管理。全面质量管理的基础工作包括标准化工作、计量工作、质量教育与培训、质量责任制、质量信息工作等。

随着时代发展,TQM 不断被赋予新的内涵。如在质量经营标准方面,不再停留在"满足顾客需求",而且要使顾客欣喜,即创造魅力质量。作为 TQM 基石的 QC 小组,目前已发展成为由高层领导者、高层管理层与操作层共同组成的质量改进团队。领导与员工一起流汗,共同创造高质量,从而将 QC 活动提升为 EE(授权和效率,empowerment & efficiency)活动。

六西格玛(six sigma,6σ)管理模式从 TQM 发展而来,又以很多权威管理专家的理论和实践为基石,丰富了质量管理的理念和实践。六西格玛模式与其他质量管理模式有着共同的理论基础,即前面提到的八项原则。六西格玛方式不仅体现了这些原则的每个方面,它也扩展了这些概念。

三、卓越绩效模式

卓越绩效模式是由《卓越绩效评价准则》(criteria for performance excellence)所体现的一套综合的、系统化的管理模式,其实质是对 TQM 的标准化,是 TQM 的实施细则。《卓越绩效评价准则》是在国际上三大质量奖(日本戴明奖、美国马尔科姆·波多里奇国家质量奖和欧洲质量奖)的基础上制定的。在卓越绩效模式中,9 项核心理念贯穿在标准的各项要求之中,充分体现了基于"大质量"观的现代质量经营思想和理论,也是卓越绩效模式的指导思想。这 9 项核心理念为:①远见卓识的领导;②顾客驱动;③关注未来;④社会责任;⑤尊重员工和合作伙伴;⑥学习与创新;⑦基于事实的管理;⑧重视结果与创造价值;⑨系统的视野。

其结构总体上由三部分组成,"领导""战略"及"顾客和市场"构成带动力三角形,"资源""过程管理"及"经营结果"构成从动力三角形,通过测量、分析和改进连接而成,依据 PDCA 循环方式,形成不断改进和创新的系统,引导组织去追求卓越。

四、JCI

虽然有 ISO 9000 这个国际质量标准,但是 ISO 9000 主要针对工业,由于医疗的特殊性,内容并不适用于医院,于是各国开始寻找一个针对医院的认证机构。国际联合委员会(Joint Commission International,JCI)是国际医疗卫生机构认证联合委员会用于对美国以外的医疗机构进行认证的分支机构,它是美国医疗机构评审联合委员会(The Joint Commission,TJC)的国际部。它是一个独立的非营利性、非政府机构,是迄今为止唯一专门针对医院质量与安全方面的评审标准。自 1997 年,JCI 编制了医疗机构认证标准,开始对海外医疗机构进行认证,目前 JCI 已经给世界 40 多个国家的公立、私立医疗卫生机构和政府部门进行了指导和评审,其中已有 14 个国家(包括中国)的 76 家医院通过了该项认证。

就 JCI 医院评审、ISO 9000 质量体系和六西格玛管理这几种模式而言,ISO 9000 强调"规范性",注重对诊疗过程中行为规范性的制定和控制,提供一套启动质量体系的基本可行性规则,为缺乏正规质量保证的医院提供了质量建设的切入点;六西格玛管理模式擅长改善医院服务流程,如出入院、急诊划价缴费、门诊挂号等流程,强调以量化方式评价和改进医院质量水平,但对人才的素质要求较高,而且投入资金巨大,比较适合门诊住院患者多、床位数多的大型综合性医院;JCI 医院评审标准是专门为医院管理评审制定的标准,无论在术语应用、内容选择和基本标准的提出方面,都能反映出现代医学发展和医疗护理服务内涵的变化,代表着世界最高水平的医院管理标准,尤其适合于希望走高端服务的,特别是走国际化道路的医院。

第二节 中国质量管理模式

建设全面质量管理体系是我国各级医院提升医院质量管理水平和提高医疗质量、医疗安全必须实施的工作,但我国大多数医院目前仍在探索阶段。建立医院全面质量管理体系基础性标准框架有三种：一是基于《医院管理评价指南》或分级管理评审标准的医院全面质量管理模式，二是基于 ISO 9001 国际标准的医院全面质量管理模式，三是基于 JCI 国际标准的医院全面质量管理模式。ISO 9001 标准具有通用性、专业性差的特点，在卫生行业实际应用中存在诸多问题；JCI 标准是卫生行业的专用标准，但也存在与中国的国情不匹配等缺点；《医院管理评价指南》或医院分级管理评审标准适合我国的医院全面质量管理体系的建设，可作为国内医院建立全面质量管理体系的基础性框架。

当前，医院建设和发展也步入了一个新的时期，面对新一轮医疗卫生体制改革的挑战和机遇，在构建和谐美好的社会环境下构建和谐美好的医院显得尤为重要。在当今医院发展和医疗卫生体制改革新形势下，一个医院要有明确的发展目标。如何实现目标，加强医院的基础质量管理、过程质量管理、终末质量管理，加强职能部门的协调管理及医院发展过程中的持续改进等全面质量管理工作已成为重中之重。目前我国各级医院的全面质量管理工作仍在探索阶段。

综上所述，在当今我国医疗环境下，建立一套适合医院的质量管理模式是非常必要的。无论选择哪种质量管理模式或者结合中国《医院管理评价指南》建立自己的质量管理模式，医院管理者都应该认识到，只有通过医院质量管理模式的建立和不断改进，才能加强医疗质量监督、建立和谐的就医环境、减少医疗事故，从而提高医院的经济效益和知名度。

第三节　康复医学质量控制管理者的职能

医院管理是指根据医院的环境和特点，运用现代管理理论和方法，通过计划、组织、控制、激励和领导等活动，使医院的人力、物力、财力、信息、时间等资源得到有效配置，以期更好地实现医院整体目标的过程。质量管理是医院管理的核心，质量控制管理人员对全院质量控制体系工作进行监督、考评，并组织、协调医院质量控制体系各职能主管部门，抓紧抓好质量控制方案的实施；定期向被检查科室反馈质量考评信息和不定期检查反馈后的整改情况。

在各康复相关机构里，包括各级综合医院康复医学科、康复医院、提供康复服务的社区服务中心等，康复医学质量控制管理者是康复质量管理的核心部分。优秀的康复医学质量控制管理者需要不断提升自身素质，在不同维度（知识、技能、动机、人格特质、自我概念）进行提高，包括管理学基础知识、管理心理学、医院管理学、组织行为学、康复业务知识、执行力、人际交往、分析判断能力、沟通能力、成就导向、绩效满足、亲和力（情绪控制力）、创新意识、竞争意识、自我认知、自律意识等方面，以在康复医学质量控制工作中履行好自己的职能。

一、制订康复医疗管理计划

依据卫生事业的方针、政策，上级要求和指令，地区卫生规划，社会医疗需求情况及医院的医疗资源状况，在医院工作总体计划下，制订康复医疗的管理计划，分长远的目标计划和近期的执行计划。计划内容主要是：康复规模、康复质量要求，康复业务技术的发展，规章制度的建设，医疗资源的调配与开发，以及重点解决的现实问题等。应将计划逐项分评和落实到各环节、各分管人员，建立相应的检查反馈制度。

二、合理组织康复医疗技术力量

根据康复医疗管理计划的目标与任务规定，合理组织康复技术力量，主要内容为：康复各专业的设置和调整，技术人员的配备、组合与调度，技术人员的调整与排班，健全康复医疗指挥系统，健全各专业的医疗班子。使康复医疗技术力量的工作效率与效能得到充分发挥，产生最佳的整体效应。

三、制定各项医疗规章制度

医疗规章制度的制定要依据上级颁布的有关法规与要求，遵循医疗活动规律和医疗管理原则，反映医学科学技术，尤其是康复医学的发展。要从有利于提高康复专业技术水平和质量水平，提高康复医疗资源的效益角度，科学地制定所需的规章制度，主要包括以责任制为中心的管理制度、各级人员职责、各种诊疗常规、各项技术操作规范等。

四、做好康复活动中的调控

康复活动的变量多且有难于预测性，从而要求做好康复活动中的调控。这是一项经常性的任务，目的在于使康复系统的活动处于应有状态，保持常规运行又能随机运作。康复活动的调控是多方面的、多环节的，诸如：①社会对康复需求的增加而进行工作量的调度与分配；②康复任务量扩大或康复机构改革对技术人员的再组合；③康复技术发展或新的专业的建立要求康复业务再调整，康复业务发展方向再确定；④开展康复新技术项目的合作攻关及互相支援；⑤由于康复业务工作或某项康复活动必须加强科室间、部门间的协作；⑥危重患者的多科联合共管；⑦完成某项临时性任务的人力、物力应急性调配；⑧人际关系的调节等。对于诊疗工作中常发生不协调的地方，如急性期患者的康复诊疗工作，应该在充分掌握情况，摸准其规律性，并经共同讨论，制定出相应的协调合作制度，使之处于惯性运行。由于调控工作是经常的、大量的，从而应当建立相应的制度。

五、检查评审康复过程与效果

医疗评审在医疗管理中的重要作用，使之成为科学的医疗管理的重要标志。检查评审康复活动，首先应建立相应的质量指标系统，统一标准，形成检查评审的制度。许多检查评价发生于康复活动中，如康复评定、康复病历的检查等，有时则需定期检查。不仅要对终末的效果进行评定，还应对康复活动进行过程的检查与评审。

综上所述，好的管理者通过一系列的决定来组建自己的团队，包括薪酬、调动、任免，以及其自身与团队的沟通；设定团队目标，并且决定需要采取哪些行动来实现这些目标。把任务分成可实现的项目，并且分配给合适的人员来完成；对工作进行分析、评价和说明绩效，不断提升团队专业技术水平，这也是管理者最大的责任。

第四节　康复经济学与康复质量管理

一、康复经济学

（一）概述

康复经济学是一门随着近年来康复医学的发展新兴的边缘性学科。康复经济学从经济学角度研究康复领域的各种经济现象，研究康复医学与经济、社会发展的相互关系的规律，采用经济和有效的办法来实现康复医学所规定的目标。

康复医学的宗旨在于最大限度地提高患者的生理功能和达到最好的工作能力，使他们不依靠其他劳动者就能进行生存，完成劳动生产力的再生产和国民收入的再分配，这就必然涉及经济学和社会学的内容，例如康复投资和效益的问题，包括经济效益、社会效益等。这些问题不单单是医学所能解释的，而是需要用经济学的有关规则来探讨如何以经济、有效的办法来推广和实现康复医学所规定的目标，研究康复与经济、社会发展的相关规律。

（二）研究对象和内容

1. **研究对象**　使康复医学经济效益、社会效益和健康效益等方面更合理、更科学的因素都是康复经济学的研究对象。

2. **研究内容**　康复经济学研究的内容从宏观上包括康复对社会、劳动经济等关系及其基础理论；微观上包括具体疾病、各类机构、单位的具体分析等。

（三）分析法

康复经济学目前主要采用费用效益分析和费用效果分析两种方式。

1. **费用效益分析**　即定量分析一组投资项目决策投入资金及预期效果的比值。因疾病引起的经济损失通常可分为直接费用和间接费用。直接费用是指实际消耗的费用，是因疾病前往医院产生的各种诸如住院费、护理费、药费等；间接费用是指理论消耗费用，是因疾病前往医院造成的病休、死亡或劳动能力丧失等导致的自身及家属的误工费用等。计算疾病损失是费用效益分析的一个重要内容，这是因为疾病死亡或丧失劳动能力造成经济损失，是衡量疾病严重程度的重要方面。

2. **费用效果分析**　是一种计算一定数量投资产生的效果的分析方法，其目的在于追求一定的社会效益而不是经济效益。只有当社会经济意义上的效果超过投入时，投资项目才有意义。

（四）总结

康复经济学的发展是随着康复医学的发展而发展的，康复事业会受到社会越来越多的重视。要研究康复带来的经济和社会效益，即做到以最少的花费、最高的效率为患者提供康复服务，使患者受益。康复经济学首要研究的就是探讨如何用尽可能小的消耗，有效地防治疾病、提供康复，增强人民的体质、保护患者的健康。

二、康复质量管理

质量管理是医院管理的核心所在,它直接影响到整个医院的生存与发展。康复质量管理则是康复相关机构管理的核心。康复质量管理应该基于 PDCA 工作理念,通过建立健全康复管理制度、规范康复流程、分级监管、定期开展康复专业技术的培训和考核、开展有康复特色的医疗安全管理、加快康复人才培养,规范康复医师、康复治疗师的医疗行为,提升康复相关机构运行效率,提高各项康复医学质量控制指标。

(一) 建立健全康复管理制度

各个康复机构需建立起一套符合自身工作要求的康复管理制度,对康复临床、康复评定、康复治疗、康复文书、康复护理,甚至康复工程等多个方面进行全面管理。在使用符合综合医院的管理制度的同时,制定康复专业的相关管理制度,诸如临床康复质量安全管理制度、康复诊疗方案确认流程、住院康复治疗中止管理规定、康复评定会质量管理制度、康复效果评估标准与程序、康复训练知情告知制度、康复处方书写制度、康复训练单书写制度、康复病案书写规定等。

除建立制度外,还需要对关键环节进行管理:

1. 在康复治疗管理方面,对所有康复治疗师进行分级管理,严格规定各个级别的职责和工作任务,治疗长及治疗部主管负责康复治疗质量管理及技术指导,并引入最新的康复治疗技术,做好科研教学;各专业治疗组组长负责小组康复治疗质量管理及技术指导,定期对组内成员进行培训和考核;一线治疗师负责为患者提供优质的康复治疗服务,并主动学习先进的康复治疗技术。这样能够充分发挥员工主观能动性,减少人才资源浪费,提升整体业务水平。

2. 在康复评定方面,对所有患者住院期间要求有初、中、末三期康复评定。初期评定是在制订康复计划和开始康复治疗前进行的第一次评定,其内容包括:找出主要功能障碍,确定康复治疗目标,制订康复治疗计划和注意事项,预期效果及影响因素,尽早进行康复治疗。中期评定是在康复疗程中期进行,目的是了解经过一段时期的康复治疗后功能的改变情况,并分析原因,以此作为调整康复治疗计划的依据。末期评定是在康复治疗结束前进行,估计总的功能状况,评价康复治疗效果,提出今后重返社会或进一步康复的建议。末期评定将评定重点放在患者运动能力、生活自理能力、工作社交能力等功能方面。

各康复机构可根据自身情况开展各种形式的康复评定会:在患者床旁进行的联合查房形式;加强沟通交流的座谈会形式;具有教学意义的病例讨论形式。多种形式的康复评定会,都旨在更好地评估患者病情,为更有效的康复治疗提供帮助。

3. 康复文书作为康复诊疗活动产生的记录性文件,在整个活动中具有很重要的作用,根据实际工作需要对康复治疗的文书进行明确的规定,可包括康复治疗首页、康复评定记录、康复治疗记录、评定图表等内容,各康复机构可根据自身情况对存入病历的康复文书进行要求,并对各项文书的内容及时限提出明确的规定。

(二) 规范康复流程

各康复机构需根据自身情况逐步确定并完善康复流程,以便最科学、最有效地进行康复诊疗活动。

1. **制定有特色的诊疗常规和操作指南** 根据国家相关指南和国际相关专业著作制定各自专业的诊疗常规和操作指南,并应用于临床。内容涵盖大量常用康复治疗技术操作规范,以科学性、权威性、指导性、可操作性为主旨,供各级康复从业人员在临床实践中遵循。

诊疗常规和操作指南的制定使临床诊断与治疗做到科学化、规范化、标准化,使康复医务人员的临床康复工作做到有章可循、有据可依。提高康复医疗技术队伍整体素质,规范各康复专业诊疗行为;有利于提高康复医疗质量和服务水平,有利于加强对康复医疗卫生工作的管理,有利于为广大群众与患者提供同质化服务。

2. **深入临床科室开展早期介入康复治疗**　现代康复医学认为,康复不是单一的疾病后续治疗,而是应该尽早地介入到临床诊疗,并贯穿始终。一方面不仅能够预防各种不良反应和并发症,另一方面也能为机体的恢复提供更好的条件。基于如此考虑,可大力推进临床各科室的急性期康复工作,加强神经外科、神经内科、骨科、心内科、呼吸科等科室与各康复治疗科室间的合作,使患者在疾病的急性期就能得到康复医疗。

3. **开展康复临床路径管理**　有条件的康复机构可尝试利用康复临床路径进行管理。临床路径是指针对某一单病种的诊断、治疗、康复和护理所制定的一个诊疗标准化模式,是一个有着严格工作顺序、有准确时间要求的规范化的医疗护理照顾计划,是流程管理方法在单病种诊疗中的体现,是持续改进医疗质量的新的管理模式。

通过制定康复临床路径来使康复诊疗标准化。以缩短平均住院日,合理支付医疗费用为特征,按病种设计最佳的康复医疗和护理方案,根据病情合理安排住院时间和费用,不仅可以规范康复诊疗过程所应常规进行的治疗,减少一些不必要、不合理的行为,而且还可以规范康复诊疗行为应完成的时间等,增强计划性,促使康复医疗资源的有效利用。同时,通过使用患者版的临床路径,帮助患者及家属了解医护详细过程和时间安排,使患方能积极配合和监督医院的工作,促进医患沟通,使医院的医疗服务质量得到不断提高。

（三）分级监管

建立各康复专业质量管理小组,负责组织实施全面康复医疗质量和安全管理,定期研究康复医疗质量管理等相关问题,指导、监督、检查、考核和评价康复医疗质量管理工作,严格监管记录,定期分析,及时反馈,落实整改。

定期对康复评定会、康复文书、康复满意度调查等内容进行监督检查。根据检查结果定期召开康复质量会议进行通报,同时规范落实奖惩措施。

在工作中不断分级监管网络,加强不同层级之间的沟通和交流,不断通过问题来完善制度,持续改进,提高康复专业整体的竞争力。

（四）定期开展康复专业技术的培训和考核

定期开展康复"三基"(基本理论、基本知识、基本技能)培训与考核工作,按照"全员参与,强化基础,注重实效"的要求,使"三基"培训工作制度化、常规化,切实提高康复专业人员基本素质和能力。成立考核组,由业务负责人直接牵头负责。采取自主学习、岗上训练、专题讲座、示范教学、短期培训、观摩指导等多种形式,有计划、分步骤地抓好康复专业人员的"三基"学习训练。制定培训及考核计划,专人负责,周密部署,保证"三基"培训工作常态化、规范化,保证全体人员参加训练和考核。同时加强管理和监督力度,康复专业人员"三基"训练考核必须人人达标,对不合格人员要进行补考,补考仍不合格人员采取停岗培训,考核合格后方能上岗执业。通过这项工作,对全体人员的技术水平和理论知识有了充分的了解,在全员达标的基础上继续加强专业培训,提升康复质量。

（五）开展有康复特色的医疗安全管理

定期进行全员医疗质量和安全教育,牢固树立医疗质量和安全意识,提高全员医疗质量管理与改进的意识和参与能力。制定一系列有康复特色的应急预案,涵盖公共事件和医疗事件,包括康复治疗、并发症预防等方面。

（六）加快康复人才培养

制定康复医学人才培养目标及岗位培训计划,不断提高康复医学专业人员的业务素质和水平。实行专业培养与在职进修、继续教育相结合,实现规范化的培养;建立岗位培训制度,对转岗医技人员进行短期培训,加速人才成长。

（七）运用现代化的工具和理念实现康复质量管理

1. 康复机构认证委员会（Commission on Accreditation of Rehabilitation Facilities,CARF）的整套标准体系始终保持在康复医学临床实践的最前沿,是国际公认的衡量康复机构质量的有效标准。CARF 通过行政管理、康复流程和分项目标准等几个方面对康复机构进行全面评估。可尝试申请 CARF 认证,通过这个方式不断地提升自身康复质量管理水平,提高康复专业水平。

2. 依据世界卫生组织（World Health Organization,WHO）的《国际功能、残疾和健康分类》（International Classification of Functioning,Disability and Health,ICF）有关功能和残疾的理论、方法和分类体系,参照 ICF 在康复医疗领域应用的成果,建立当代康复质量管理的理论架构,构建康复医疗的概念、核心策略、康复阶段划分和康复目标,在此基础上建立康复质量流程管理的理论与方法和康复疗效的评价指标体系。

3. 加强信息化和精细化的管理。在大数据时代的今天,所有事务的管理都离不开信息化质量控制。随着医学模式的转变,疾病结构的改变,以及人们对健康的认识和要求的变化,康复医学得到快速发展,但康复信息化程度相对落后。应用信息系统,规范康复治疗流程,在医嘱下达、计划任务获取、康复治疗、康复评定、信息反馈、病历书写等各个环节实现数字化管理,提高整体医疗质量和管理效率。

综上所述,在国家大力发展康复医学的同时,也对康复质量管理提出了更高的要求,国家卫生健康委员会在《"十二五"时期康复医疗工作指导意见》中明确提出我国要建立、完善以康复医疗服务规范化管理和持续改进为核心的质量控制体系,提升服务能力,丰富学科发展内涵,形成科学、规范、系统的康复医学长效发展机制。各康复机构要瞄准国际康复医学发展前沿,大力加强康复专业建设与管理,提高康复医疗水平,合理配备必要的仪器、设备、设施,不断提高康复医疗研究能力,带动整个康复服务体系建设。

（李建军）

第二章 过程控制

第一节 规范技术

一、评定技术体系的规范化

康复评定分为临床评定（clinical evaluation）和功能评定（functional evaluation）两个部分，前者的主要内容有患者整体健康状况的评定和基本功能状况的评定，包括生命体征是否平稳、原发疾病的诊断、并发症和合并症的诊断，以及对患者功能障碍类别和残存功能的评定，制定完善的康复治疗计划，主要由康复医师完成；后者的主要内容是对患者功能的某个方面进行评定，了解功能障碍的类型、程度和残存的功能，选择有效的康复治疗方法和手段，定期对康复治疗效果的评价等，主要由康复医师或不同专业的治疗师完成。

（一）临床评定

1. **判断生命体征是否平稳** 随着康复早期介入的普遍开展，康复医师遇到生命体征不平稳或有可能发生变化的机会越来越多，因此，对生命体征的判断已经成为康复医学科医师的必备技能。呼吸、体温、脉搏和血压通常被称为"四大生命体征"，但随着疾病谱的变化，在康复医学科住院的糖尿病、心源性脑梗死、癫痫患者比例明显增高，因此检测血糖、凝血指标及抗癫痫药物血药浓度等对上述患者生命体征的判断也有重要的参考价值。

2. **明确疾病的诊断** 过去相当一段时间在康复界存在这样的观点，康复的对象是"功能障碍"，甚至认为我们只关注于功能障碍。实际上，康复的对象是人，而不仅仅是功能障碍，要准确地处理功能障碍，离不开对疾病的准确诊断和全面的治疗，其中包括康复治疗。疾病的诊断包括原发疾病的诊断、并发症的诊断和合并症的诊断三个方面。

（二）功能评定

功能评定不仅要明确患者功能障碍的类型、程度和残存功能，还要选择适宜的康复治疗方法和治疗手段，评价康复治疗的效果。当发现患者存在某种功能障碍时，应进一步明确上述内容。

1. **认知功能评定** 是否存在认知功能障碍及认知功能障碍的程度直接关系到康复治疗的效果，因此，应首先对患者进行认知功能障碍的评定。目前临床上常用格拉斯哥昏迷评分法（Glasgow coma score，GCS）评定患者的昏迷程度，用简易精神状态检查量表（mini-

mental state examination，MMSE）来评定患者的智力状况和认知功能缺损程度。

2. **心肺功能评定**　它不仅关系到患者的生命体征、患者的安全，还是影响运动功能的重要因素，因此在康复医学科对住院患者进行心肺功能的检查应该成为一项常规项目。如通过心肺体格检查、心肌酶和心肌蛋白检测、胸部 X 线检查、心电图、心脏超声、通气功能、换气功能及血气分析等检查，掌握患者的心肺功能状况。

3. **吞咽功能评定**　患者的吞咽功能好坏直接与营养相关，还是临床上引起肺部感染的重要诱因，对患者的预后有重要影响，因此必须予以足够的重视。透视吞钡造影检查可以对吞咽状况的不同阶段予以评定，该方法是评定患者吞咽过程安全性、有效性的有效手段。

4. **言语功能评定**　通过言语缺陷筛查可以了解患者是否存在言语功能障碍，可以通过检测进一步明确是失语症，还是构音障碍，确定是否需要治疗及其治疗方案，评定康复治疗的效果。

5. **运动功能评定**　躯干的运动功能主要是坐、站和特定姿势的维持，上肢功能以大小便清洁、穿衣、吃饭功能为主，下肢功能主要体现在转移和行走等活动上。对患者运动功能的评定内容包括肌力、关节活动度、肌张力、平衡协调能力、下肢行走功能等。

6. **日常生活能力评定**　长期以来对日常生活能力的评定常用巴塞尔（Barthel）指数评定量表进行。但随着时代的变化，特别是现代科技对生活方式的冲击，在日常生活中出现了一些新的产品，有的已经成为我们生活的必需品，如手机、电脑、汽车等，因此对手机使用能力、电脑使用能力和驾驶能力的测试也应该成为日常生活活动能力检查的重要内容之一。

7. **职业能力评定**　就业是人重要的社会角色，也是回归社会的重要象征。职业能力评定包括功能性能力评定、工作评定分析及模拟工作评定三个部分，以确定患者能否就业，以及就业前所需要给予的康复治疗，待患者就业后，还需要进一步采取措施帮助患者适应工作岗位。Valpar 职业康复训练及标准化评定系统和 BTE 康复训练及评定系统是目前应用较好的评定工具。

8. **环境评定**　无障碍环境对于残障人士十分重要，是残疾人回归家庭、回归社会的重要基础。主要内容有家庭环境和社区环境两个部分。完成家庭内部评定的常用方式是让患者模拟全天的日常活动。从早上起床开始包括穿衣、化妆、洗澡和饮食的准备，患者试图完成所有的转移、行走、自理和其他所能做的活动，尽可能独立地促进这个评定。社区环境（公共场所）的评定主要是对人行道、路边镶边石、斜坡、扶手和台阶等位置的评定。

（三）制订康复计划

康复计划是康复医师开具医嘱的基础。通过对患者全面的评定，掌握其功能障碍情况，了解其需求，制定确实可行的康复目标，选择为达到康复目标所需的治疗手段，安排适当的治疗量，并提出注意事项。常使用康复治疗计划单（图 2-1-1），以便实施和管理。

二、治疗技术体系的规范化

现代康复治疗包括物理治疗、作业治疗、言语治疗、心理治疗和辅助器具应用，称之为"五大支柱"。而在我国，大多数康复机构将中国传统康复治疗也作为常规的康复治疗手段。因此，人们常用"5+1"来表达康复医学的基础治疗方法，即物理治疗、作业治疗、言语治疗、心理治疗、辅助器具和中国传统康复治疗。近年来，除了上述治疗手段有很大的变化外，营养治疗、认知治疗、吞咽治疗和社会服务等发展迅速，特别是由康复医师操作的在超声引导下注射治疗已经成为常规治疗手段之一。

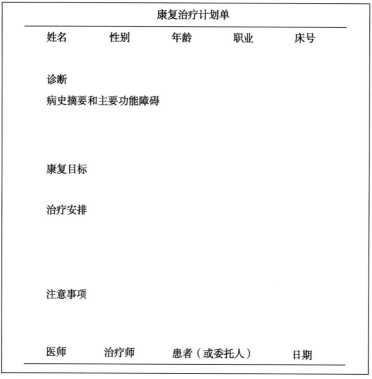

图 2-1-1 康复治疗计划单

1. **物理治疗** 分为物理因子治疗和运动疗法。

(1)电疗法:根据采用的电流频率不同,有低频、中频和高频之分,低频电疗法是采用0~1 000Hz 的脉冲电流,常用的方法有直流电疗法、直流电药物离子导入疗法、感应电疗法、电兴奋疗法、电睡眠疗法、间动电疗法、经皮电神经刺激疗法、超刺激电疗法、痉挛肌电疗法、神经肌肉电刺激疗法、直角脉冲脊髓通电疗法、功能性电刺激疗法等;中频电疗法是采用1 001~100 000Hz 的脉冲电流,常用的方法有等幅正弦中频电疗法、调制中频电疗法、干扰电疗法、音乐电疗法、波动电疗法等;高频电疗法是采用大于 100 000Hz 的脉冲电流,常用的方法有中波疗法、短波疗法、超短波疗法、分米波疗法、厘米波疗法、毫米波疗法等。

(2)光疗法:按照光波波长的排列,可以分为红外线、可见光、紫外线三部分,临床上常用的方法为红外线疗法、蓝紫光疗法、紫外线疗法和激光治疗。

(3)超声波疗法:它是利用每秒震动频率在 20kHz 以上的机械振动波治疗疾病,常用的治疗方法有接触法、水下法和水囊法。

(4)磁疗法:可以分为恒定磁场、交变磁场、脉动磁场和脉冲磁场四种方式作用于人体以治疗疾病,常用的方法有磁片法、交变磁场疗法、低频交变磁场疗法、脉动磁场疗法、脉冲磁疗法等,经颅磁刺激(transcranial magnetic stimulation,TMS)和重复经颅磁刺激(repetitive TMS,rTMS)是近年来发展较有前景的技术。

(5)水疗法:方法很多,有冲浴、擦浴、浸浴、淋浴、湿包浴、漩涡浴、蝶形槽浴、步行浴、水中运动、水下洗肠等,常用的方法有浸浴、漩涡浴、蝶形槽浴和水中运动。

(6)冷疗法:常用的方法有冰水疗法、冰袋疗法、冰块冷敷、冰块按摩、冰水浴、冷吹风、冷气雾喷射和冷压力疗法等。

(7)压力疗法:常用的方法有肢体压力疗法和局部压力疗法,后者常用的方法有压力绷带、压力套和压力衣。

(8)石蜡疗法:常用的方法有蜡饼法、刷饼法和浸泡法。

(9)运动疗法:有主动运动、被动运动和主动助力运动三种形式。在被动运动中,手法治疗和关节牵引治疗是其主要的内容,如关节松动技术、颈椎牵引、腰椎牵引和四肢关节牵引等;在主动运动中,有关节活动度训练技术、肌力训练技术、呼吸训练技术、协调平衡训练技术、脊柱侧弯矫正训练技术、神经发育疗法等。

2. **作业治疗** 使用手机、使用互联网和驾驶训练已经成为作业治疗的重要内容。

(1)功能性作业治疗:包括如厕、进食、穿衣、转移、个人清洁卫生、洗澡和家务劳动等。

(2)娱乐性作业治疗:如娱乐、游戏活动等。

(3)辅助配置后作业治疗:如矫形器配置后的功能训练、假肢训练和轮椅训练等。

(4)职业性作业治疗:包括就业前训练、职业岗位适应训练等。

3. **言语治疗** 可针对构音障碍和失语症开展听理解、阅读理解、口语表达、书写、计算、绘画等治疗。

4. **吞咽治疗** 可针对吞咽障碍的患者开展摄食训练、电刺激、球囊扩张术和口腔内辅助器具的使用和训练等。

5. **认知治疗** 针对有认知障碍的患者开展注意力训练、记忆训练和执行力训练等。

6. **辅助器具** 主要开展矫形器、假肢、助行器和自助器具工作。

7. **中国传统康复治疗** 主要有针灸、拔罐、推拿、中药外治和导引等方法。

三、定期康复评定的规范化

何时开始评定,间隔多长时间再次评定,何时结束评定,这是实施康复评定时需要掌握的时间因素。患者来院时,一般由康复医师召集物理治疗师、作业治疗师、言语治疗师、心理治疗师、假肢矫形师、康复护士、社会工作者等举行评定会议,根据各有关方面的评定结果,加以综合分析并做出全面的综合性评定(即初期评定),列出问题表,并据此制定相应的康复治疗计划,再由各相关专业人员分头执行。在康复治疗计划实施过程中,还应根据治疗和训练的进展情况,定期(一般每2周1次)进行再评定(即中期评定),检查康复治疗计划的执行情况和康复治疗效果,并对康复治疗计划做必要的修订和补充。治疗过程结束时,还要进行总结性评定(即末期评定),与初期评定进行比较以判定治疗效果,提出出院总结,作为随后家庭和社会随访计划的依据。康复始于评定,止于评定。

近年来,医疗费用的不断上涨和其他相关要求,迫使康复患者的住院周期明显缩短,尤其在急诊医院更是如此。原来的"三期评定"(初期评定、中期评定、末期评定)的模式可进行优化和改变,比如开展由科主任带领的团队查房,每周1次。对于疑难、重症患者,根据临床需要定期举行多学科、多专业参与的评定会。

(王玉龙)

第二节　规范流程

一、入院流程

（一）一般程序

每个医院都有自己的入院流程，但其基本要素是相同的，通常是患者或患者家属在医院门诊挂号，到康复医学科门诊就诊。门诊医师针对需要入院康复的患者开具入院证，患者或其家属持入院证、身份证、医疗保险卡等相关证件到医院的入院处办理入院手续后到康复医学科护士站。护士通知值班医师和准备床位并送患者进入病房，进行护理体验、入院宣教，医师检查、诊断，开具医嘱。具体过程参考简易入院流程图（图2-2-1）。

（二）注意事项

若康复医学科暂时无空床，则应启动预约流程，让患者登记预约，待有床位时再通知患者入院。预约内容一般包括预约时间、患者姓名、性别、年龄、初步诊断、联系电话、开具住院证医师及备注等。

对于院内其他科室，如骨科、神经科及重症监护室（ICU）等需要转入康复医学科住院的患者应先由相关科室发会诊邀请函，由康复医学科住院总或主治及以上医师会诊后决定是否转入康复医学科、何时转入康复医学科治疗。

康复医学科一般没有急症患者，若有从急诊科转入的患者，此时也应由康复医学科会诊医师来决定该患者是否合适转入康复医学科住院治疗。

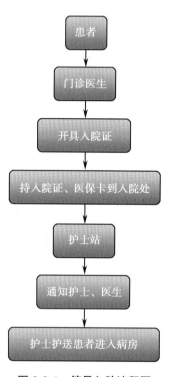

图2-2-1　简易入院流程图

二、出院流程

（一）一般程序

当患者疾病等到治愈、好转或其他特殊原因需要出院时，床位医师和护士会提前告诉患者或其家属做好各项出院准备。一般是管床医师或值班医师开具出院医嘱，护士整理完医嘱后，送出院医嘱到住院处办理出院手续，此时患者或其家属应带齐所有预交押金收据。办理上述手续后到康复医学科护士站，交出院手续凭证，此时主班护士转交患者或其家属出院小结，参见简易出院流程图（图2-2-2）。

（二）注意事项

患者离院时，护士应协助患者或家属带齐所有物品，并特别交代：①出院时所带药品一定按照医师的医嘱按时服药，切勿自行停药或减量，按时定期复查；②按照医师和治疗师的要求和宣教进行家庭康复训练,或按照医嘱要求在门诊实施康复治疗;③如有不良反应,及时到医院就诊;④出院时将康复医学科、经治医师的电话交给患者或其家属,有事可与经治医师联系咨询。

三、就医体验

体验是消费者在消费事件和过程中所留下的一系列感受。随着患者导向医疗模式的转变,患者就医被认为是一种特殊的消费行为。患者在某个特定医疗机构的经历可能会影响其下次就医选择甚至推荐他人就医。就医体验是患者的核心利益,是康复医学科的医务人员追求的目标。因此,全方位关注患者需求,了解患者就医体验成为医疗服务管理者高度重视的问题,高质量的患者就医体验是良好医疗服务的核心内容。

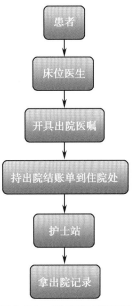

图 2-2-2 简易出院流程图

(一)患者满意度是患者就医体验的主要指标

从 20 世纪 90 年代开始,人们将患者的满意度作为衡量医院医疗服务质量的重要指标,并迅速发展形成一系列评测工具,已经成为对医院付费、管理和患者就诊时选择医院的重要依据。进入21 世纪后,我国引入了"患者就医体验"的理念,多数医院或研究机构将患者体验和满意度两个概念融合到一起,强调患者对医院多层面的服务需求,追踪和关注患者从入院到出院各个细小环节的体验和感受。美国 Picker 研究公司长期致力于医疗服务满意度调查工具的开发,2002 年研制出 Picker 患者体验量表,由传统的满意度调查转为对患者亲身体验流程事项的问与答,以患者为中心在 8 个维度上进行满意度调查和分析,成为全球患者体验与满意度量表的基本框架。国内有关住院患者体验的量表于 2013 年由常煜博等人开发,包括可及便利体验、服务态度体验、情感支持体验、环境后勤体验、技术质量体验、疾病交流体验及感知价值体验共 7 个维度,以及 29 个核心体验条目和 3 个满意条目。

(二)就医体验内容

患者作为独立的个体,因为疾病类型及轻重缓急、个性心理特征、家庭社会背景等不同,其就医过程中的感受和需求不同,主要集中表现在心理体验、疾病和治疗体验、医患沟通体验三个方面。

1. **心理体验** 患者生病求医,常会产生焦虑;对预后不可预测,会导致患者产生不确定感;生病后,患者的自身能力受到影响,经济方面可能也有压力,会导致对医护人员、家人产生过度依赖的情况。

2. **疾病和治疗体验** 医患双方对健康状况的认定常常不一致,国外常用专科测量工具和评价指标对患者身体外形、结构和功能等进行检测和效果评价,用以判断该治疗方法的有效性,但对患者社会、家庭功能完整性,自我角色认同等方面的评估也影响患者的就医感受。

3. **医患沟通体验** 部分医者"重技术、轻关怀",低估和忽视患者对信息的需求,再加上缺乏较好的沟通技巧,影响了患者在就医过程中的感受。

总之,通过就医体验的调查,可以发现问题并帮助查找原因和寻找整改措施,有利于为患者提供个性化、人性化和亲情化的医疗服务。

(王玉龙)

第三节 组会议制度

一、康复协作组

（一）多学科与学科间合作

康复治疗是采取一种多学科通力合作的协作组（team work）的工作方法，它包括广泛的专业范围。许多以医院为协作组，主要包括医师、治疗师和护士。然而，不同工作内容的其他协作组，其小组成员有不同侧重。如社区康复协作组则包括当地的行政人员，特别是社会工作者（social worker）和社区作业治疗师（occupational therapist，OT）或就业专家（employment expert）。

康复治疗应以残疾人及他们的目标和愿望为中心。有时候这些目标会跨越学科的界限，需要不同的专业人员为同一目标共同工作。例如，患者短期目标是以特定的方式爬楼梯，物理治疗师（physical therapist，PT）可以建议更好的方法来达到这个目标，但实现这个目标是小组所有成员的责任；如言语治疗师（speech therapist，ST）在进行言语治疗时要融入爬楼梯的技巧。

协作组成员具有灵活性，并跨越人为的专业界限，这是学科间（interdisciplinary）工作的核心问题。学科间工作需要一定程度地淡化各自的专业特色，但仍保留自身专业的特点，成为一个有机的工作整体，而不只是多学科（multidisciplinary）的机械组合。

（二）康复协作组的组成

1. **小组成员** 核心成员包括：康复医师（physiatrist）、康复护士（rehabilitation nurse）、临床神经心理学家（clinical neuropsychologist）、作业治疗师、物理治疗师、言语治疗师。另外还包括社会工作者和职业咨询师（vocational counselor），有时会有营养师（dietician）、手法治疗师（chiropodist）和康复工程师（rehabilitation engineer）参加。有需要时，其他医学专业，尤其是神经科、骨科、泌尿科等也参与。康复协作组要定期开会议（team meeting），确定康复目标，安排治疗时间，小组成员既有分工又有合作，互相尊重。协作组决定入院标准、转诊模式、康复程序、结果评定和出院标准等。

2. **小组组长** 康复协作组组长一般由康复医师担任，理想的协作组组长应具有以下特长：①能结合其他专业的特点来观察患者的整体功能；②能较好地处理人际关系并具备社会技能和交流能力；③能根据小组成员的观点和想法，灵活地调整治疗方向。

（三）康复协作组在质量控制中的作用

毫无疑问，要全面了解患者的临床及康复专科情况、设定个体化的治疗方案、保证治疗方案能根据患者临床情况的变化动态调整、保证治疗安全有效地进行，关键就在于康复协作组能否紧密无间、流畅地合作。

在采集病史时，协作组成员需要在临床的基础上更详细地询问患者家庭情况、居住环境、学历、工作性质、兴趣爱好、患者及家属的康复期望值、既往疾病的控制情况等，以及得病后全身体力耐力情况、营养状况、精神睡眠、大小便情况有无改变等，以便全面地设定治疗方案。应该随时把临床检验检查结果、康复评定的结果汇总到协助组,以便动态调整、更好地融入康复治疗中。

在上述基础上,康复协作组的作用表现在:

1. 针对典型的疾病及症状,通过协助及反馈,逐渐规范临床检查及治疗方案,完善及规范康复评定及治疗技术。

2. 对于疑难疾病及复杂的临床情况,通过协助组的合作讨论治疗对策、调整治疗,并不断归纳、总结治疗的经验,提高诊疗水平。

3. 对于新技术、新方法,通过核心组员学习后引入、开展,并在临床上逐渐应用起来,不断优化、融会贯通,整合到整个康复治疗团队中。

4. 对于临床潜在的风险,协助组通力合作、全面评估,严格治疗的适应证及禁忌证,并在治疗过程中密切观察,尽量做到防微杜渐、未雨绸缪。

5. 对于已经出现的问题或医疗差错(包括纠纷),要发掘其内在的原因,每位成员都有义务积极、主动、有责任地去处理,并总结经验教训、留下记录,避免以后发生类似的情况。

6. 最终的目标是通过康复协作组的通力合作,调整及规范整个康复医疗行为,不断提高医疗及带教质量,最终让患者能得到更好的康复治疗,更好地回归家庭、回归社会。

二、组工作制度和组会议制度

(一)目的

1. **组工作**(team work) 组(team)全称是康复小组(rehabilitation team),它是指来自不同学科、有着相同理念和目标的专业人员,以一定的方式有机地结合而成。它体现了康复医学的主要工作方式。康复小组的组织者为康复医师,成员由物理治疗师、作业治疗师、言语治疗师、心理治疗师、假肢矫形师、职业顾问、社会工作者共同组成。康复小组成立后,分工协作共同进行对患者的康复治疗工作,小组的主要工作形式之一就是组会议(team meeting)。

2. **组会议**(team meeting) 通过组会议,一方面充分体现康复医学组工作的特点,另一方面兼顾疑难病例讨论会的作用,全面把握患者的整体需求。不仅要了解患者的障碍情况及这些障碍对患者的生活、职业能力、心理方面造成的影响,还要了解患者本人及家属对康复治疗的要求和期望值,从而制定出切合实际的康复治疗计划,并了解康复治疗的落实情况。

(二)组会议程序

1. 全科组会议原则上每周1次或每2周1次。

2. 需讨论的病例经主管医师提前1周报组会议负责人(住院总医师),经科主任同意确定讨论病案和主题,主管医师负责通知相关人员,科室秘书通知全科。

(三)组会议报告格式及内容

1. **医师汇报格式** 由主管医师进行病情介绍,基本格式为:①主诉;②现病史;③既往史;④体格检查;⑤重要的辅助检查资料(如医学影像资料);⑥与医学相关的社会问题;⑦国际功能分类(ICF);⑧短期目标;⑨长期目标;⑩康复方案;⑪需解决的难题或讨论主题。

2. **治疗师汇报格式** ①治疗前功能评定概况;②长/短期目标;③治疗措施;④治疗

进展；⑤目前功能评定情况；⑥调整后短期目标及对策；⑦治疗中需解决的疑难和问题点；⑧对讨论主题的个人见解。

（四）组会议报告要求

1. 各相关人员须认真准备、严格程序。

2. 资料应与讨论的主题吻合。

3. 鼓励使用视频资料，合适病例可邀请患者和家属参与。

4. 会议记录、整理、归档由科室质量控制小组秘书负责。

三、组会议的文书记录

（一）组会议反馈表

康复医学科组会议反馈的具体内容见表 2-3-1。

表 2-3-1　康复医学科组会议反馈表

项目	记录
主要讨论问题	
医师处方	
PT 处理措施及效果	
OT 处理措施及效果	
ST 处理措施及效果	
理疗处理措施及效果	
其他（假肢及支具处理措施及效果）	

　　PT：物理治疗师；OT：作业治疗师；ST：言语治疗师。

（二）组会议记录

　　组会议记录形式多样，将会议讨论过程及结果的要素描述清楚即可。现以中日友好医院康复医学科的组会议记录作为示例，以供参考。

示例 1：脑血管意外组会议

1. 会议记录

（1）时间：201× 年 × 月 × 日，下午 4 点 30 分。

（2）地点：康复医学科作业治疗室。

（3）参加人员：主任医师 × 人；副主任医师 × 人；主治医师 × 人；医师 × 人；副主任治疗师 × 人；主管治疗师 × 人；治疗师 × 人；见习治疗师 × 人；康复护士 × 人；进修生 × 人；实习生 × 人；共 × 人。

2. 医师汇报病例（报告人：刘 ××）

（1）一般情况

　　患者男，年龄：47 岁；职务：语言类教师；学历：博士；身高：171cm；体重：110kg；体重指数（BMI）：37.6kg/m² （非常肥胖）；利手：右利手；居住环境：×× 小区，18 层，有电梯，经过

3 级台阶可到达电梯间。

（2）入院诊断

1）临床诊断：右侧大脑中动脉狭窄、高血压病 3 级极高危组、2 型糖尿病、高脂血症、高同型半胱氨酸血症、痛风、睡眠呼吸暂停综合征、右踝足内翻矫形术后。

2）功能诊断：左侧偏瘫、左肩关节半脱位、认知功能障碍、日常生活活动（activity of daily living，ADL）大部分依赖、社会参与能力受限。

（3）主诉：左侧肢体无力 1 个月余。

（4）现病史：患者于 1 个月前（2015 年 9 月 18 日）凌晨 3 点起床上厕所时发现左侧肢体无力，口角右侧歪斜，但尚能行走，言语含糊仍能与家属交流，嗜睡。送至我院急诊，行头颅计算机体层成像（CT）检查示右侧额叶、枕叶急性脑梗死可能性大，头颅磁共振成像（MRI）检查示右侧额叶、顶叶、枕叶、颞叶、基底节区、尾状核头新发脑梗死灶，于急诊检查过程中左侧肢体无力加重至无法行走，急诊予双重抗血小板治疗、改善循环、清除自由基、抑酸等对症治疗后症状好转。现左侧肢体仍活动障碍，为进一步康复治疗收入我科。患者自发病以来，精神、睡眠、食欲可，咳嗽有痰，无发热，大小便正常，体重无明显变化。

（5）既往史：高血压病史 7 年，不规律服药，最高 180/140mmHg（1mmHg=0.133kPa）。2 型糖尿病、高脂血症，具体时间不详，未规律治疗。高尿酸血症，具体时间不详，口服碳酸氢钠及苯溴马隆治疗。发现睡眠呼吸暂停综合征 1 个月，拒绝无创呼吸机治疗。30 余年前右踝骨折行内固定术，具体不详，未遗留步态异常。否认冠心病、神经精神病史。

（6）个人史：生于云南，法国留学，久居北京。吸烟 20 余年，每天 1 包；饮白酒 10 余年，每天约 1 斤。

（7）一般情况

1）发育良好，营养过剩，形体肥胖。神志清楚，言语流利，查体合作。理解力、定向力粗测正常，计算力、记忆力、空间结构粗测略差，吞咽功能正常。

2）脑神经：轻度左侧中枢性面舌瘫。

3）运动系统：右踝关节活动度（range of motion，ROM）0°~5°（背屈）~15°（跖屈）。左肩关节半脱位一横指。左上肢肌张力减低，余肌张力正常。Brunnstrom 分期：左上肢Ⅱ期，左下肢Ⅴ期，左手Ⅰ期。坐位平衡 3 级，站立平衡 2 级。

4）感觉系统：左侧肢体针刺觉减退，深感觉减退。

5）反射系统：双侧腱反射未引出，左侧巴宾斯基（Babinski）征（+）。

6）ADL：Bathel 指数总分为 30 分，生活需要很大帮助（表 2-3-2）。

7）社会参与：暂未评定。

表 2-3-2　患者 Bather 指数

项目（分值）	评分
进食（10）	5
洗澡（5）	0
梳洗（5）	0
穿衣（10）	0
控制大便（10）	10

续表

项目(分值)	评分
控制小便(10)	10
上厕所(10)	0
床椅转移(15)	5
行走(15)	0
上下楼梯(10)	0
总分(100)	30

(8)辅助检查

1)头颅CT检查(2015年9月18日,本院)示右侧额叶、枕叶急性脑梗死可能性大。

2)头颅MRI检查(2015年9月18日,本院)示右侧额叶、顶叶、枕叶、颞叶、基底节区、尾状核头新发脑梗死灶(图2-3-1)。

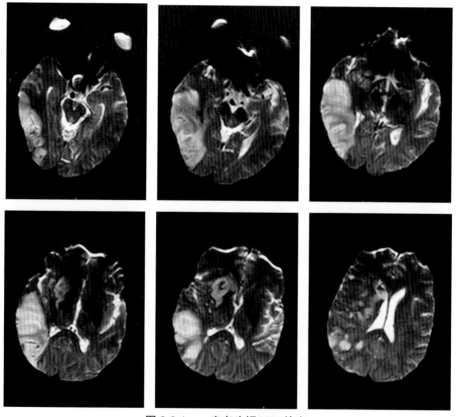

图2-3-1　患者头颅MRI检查

3)头颅CTA(CT血管成像)检查(2015年9月23日,本院)示头颈动脉粥样硬化性改变,右侧大脑中动脉重度狭窄、次全闭塞可能,请结合临床,建议DSA(数字减影血管造影)进一步检查;右侧顶叶、侧脑室旁、半卵圆中心、基底节区及颞叶多发片状缺血性改变;甲状腺弥漫肿大,建议 B 超进一步检查;纵隔及双侧颌下、额下多发肿大淋巴结;鼻旁窦炎可能。

(9)病因分析

1)患者存在较多动脉粥样硬化的危险因素,但此次病程进展快,脑梗死在右侧颞叶、枕叶、基底节区、放射冠区,为右侧大脑中动脉、右侧大脑前动脉供血区域,面积大、不符合动脉粥样硬化性慢性进展的特点。故暂不考虑动脉粥样硬化原位血栓形成。

2)患者起病形式符合栓塞起病特点,且相关危险因素较多,考虑动脉到动脉栓塞可能性大,MRI 提示颞叶大部、基底节区、放射冠区梗死,不符合颈内动脉栓子脱落经典的栓塞部位。

3)患者发病前曾出现过前额部头痛,此次梗死面积大、进展快,需警惕右侧大脑中动脉夹层可能。

综上所述,目前仍考虑动脉粥样硬化导致梗死的可能性大。

(10)血压监测结果见表 2-3-3。

表 2-3-3　血压监测结果

日期	血压 /mmHg	
	早 8 时	晚 8 时
10 月 20 日	172/104	148/114
10 月 21 日	153/109	145/101
10 月 22 日	162/108	165/107
10 月 23 日	157/115	152/106
10 月 24 日	174/121	170/116
10 月 25 日	156/109	153/104
10 月 26 日	145/109	158/103
10 月 27 日	154/114	152/93
10 月 28 日	153/112	161/118

(11)实验室检验结果见表 2-3-4。

表 2-3-4　实验室检验结果

指标(正常参考值)	2015 年 9 月 23 日 (入神经内科)	2015 年 10 月 20 日 (入康复科)
甘油三酯(<1.70mmol/L)	2.26mmol/L	2.04mmol/L
高密度脂蛋白胆固醇(1.00~2.20mmol/L)	0.62mmol/L	0.59mmol/L
同型半胱氨酸(≤15μmol/L)	18.35μmol/L	9μmol/L
尿酸(150~420μmol/L)	440μmol/L	386μmol/L

（12）国际功能分类（ICF）：ICF 详细信息见图 2-3-2。

ICF条目		初次测评							
总体目标：		生活减少借助							
医疗机构目标：		生活减少借助							
阶段目标1：		维持改善关节活动度、诱发主动运动、提高平衡能力							
阶段目标2：		促进肩肘分离、改善单侧忽略、提高运动耐力							
阶段目标3：		增加实用功能							
ICF条目		ICF限定值						目标相关性	目标期望值
身体结构和功能		评分	0	1	2	3	4		
b110	意识功能		■						
b114	定向功能		■						
b134	睡眠功能		■	■					
b140	注意力功能		■						
b144	记忆功能		■	■					
b156	知觉功能（视空间）		■	■					
b164	高水平认知功能		■	■	■				
b167	语言精神功能		■						
b455	运动耐受功能		■	■	■				
b710	关节活动功能		■	■	■				
b715	关节稳定功能		■	■	■				
b730	肌肉力量功能		■	■	■				
b735	肌张力功能		■	■	■				
b760	随意运动控制功能		■	■	■				
s110	脑结构		■						
s730	上肢结构		■	■	■	■			
s750	下肢结构		■						
s7502	踝和足的结构		■	■	■	■			
社会活动与参与		评分	0	1	2	3	4		
d230	进行日常事务		■	■	■				
d310	交流接收口头信息		■	■					
d330	说		■	■					
d410	改变身体的基本姿势		■	■	■				
d420	移动自身		■	■	■	■			
d430	举起和搬运物体		■	■	■	■			
d445	手和手臂的使用		■	■	■	■			
d450	步行		■	■	■	■			

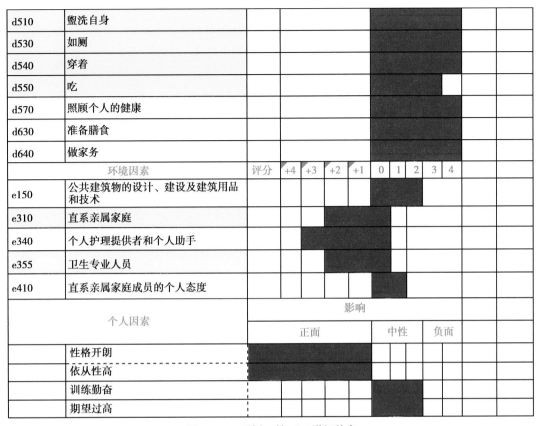

图 2-3-2 示例 1 的 ICF 详细信息

（13）短期目标：①减重；②健康宣教，养成健康生活习惯；③改善代谢综合征；④独立完成床椅转移，改善站立平衡。

（14）长期目标：①支具辅助下独立步行；②最大程度上恢复工作能力，回归社会。

（15）治疗方案

1）医嘱：康复科护理常规、二级护理、低盐低脂糖尿病饮食。

硫酸氢氯吡格雷片，75mg，1 次 /d；

甲钴胺片，500μg，3 次 /d；

叶酸片，5mg，1 次 /d；

碳酸氢钠片，0.5g，3 次 /d；

苯溴马隆片，50mg，1 次 /d；

盐酸二甲双胍片，500mg，3 次 /d；

阿卡波糖片，50mg，三餐中嚼服；

法莫替丁，20mg，2 次 /d；

丁苯酞软胶囊，200mg，3 次 /d；

瑞舒伐他汀钙片，10mg，每晚 1 次；

硝苯地平控释片，30mg，1 次 /d；

双氯芬酸钠肠溶片，25mg，2 次 /d；

氯沙坦钾片,100mg,1 次 /d。

2) 理疗:磁疗、中频。

3) 运动疗法:训练坐站转移、床椅转移,提高站立稳定性,促发上肢功能。

4) 作业治疗:认知功能评定及训练,ADL 训练。

(16) 讨论:患者基础疾病较多,如何更有效预防脑血管疾病再发?

3. PT 报告(报告人:白 ××;指导老师:李 ××)

(1) 基本信息:患者基本情况医师已汇报。发病日期:2015 年 9 月 18 日;康复评定日期:2015 年 10 月 26 日。患者个人愿望:希望自己能够走路;家属愿望:患者生活能够自理。

(2) 医学情况:医师已汇报。需要注意的是,30 余年前患者右踝骨折行内固定术,未遗留步态异常。

(3) ICF(略)。

(4) PT 评定

1) 第一印象:患者乘坐轮椅由陪护推入物理治疗室,体型肥胖,头偏向左侧,精神状态尚可,情绪稳定,表情较淡漠,言语流畅,查体配合。

2) 感觉:左侧浅感觉的触觉正常,痛觉、压觉敏感,深感觉减退。

3) 反射:左侧腱反射消失。

4) 病理反射:Babinski 征阳性。

5) 左侧肩关节被动关节活动度(passive range of motion,PROM)屈曲 120°,外展 135°。

6) 右侧踝关节主动关节活动度(active range of motion,AROM)背屈 -5°,PROM 背屈 -5°;AROM 及 PROM 跖屈均为 15°,内翻均为 0°,外翻均为 0°

7) 徒手肌力评定(manual muscle test,MMT):健侧肌力均为 5 级。

8) 静态肌张力(肌张力神经科分级):患侧上肢肌张力减弱,患侧下肢肌张力正常。

9) 运动功能:Brunnstrom 分期,上肢 Ⅱ 期,下肢 Ⅴ 期。

10) 平衡功能:坐位平衡 3 级,立位平衡 2 级。

(5) 姿势分析

1) 端坐位(正面观):头偏向患侧;躯干稍向患侧倾斜;左肩下沉,患侧肘关节屈曲,前臂旋前,手腕下垂;左侧髋关节轻度外旋,双足平放于地面。

2) 端坐位(侧面观):头略微前伸;躯干端正;患侧肘屈曲;骨盆中立,膝关节屈曲,双足平放于地面。

3) 立位(正面观):头向左侧屈曲;躯干向左侧轻度屈曲;右肩上抬,左肩下沉,双手交叉于体前;骨盆右侧向前旋转;右髋关节轻度外展外旋;重心偏向左侧。

4) 立位(侧面观):头略微前伸;躯干后倾;肩关节前屈,肘关节屈曲,前臂旋前,双手交叉于体前;骨盆前倾;膝关节屈曲。

(6) 动作分析

1) 由坐到站:双足分开与肩同宽平放于地面,双手交叉,头偏向患侧,患侧肩关节下沉,健侧肩关节上抬,躯干前倾并倾向患侧,健侧腿外展外旋,臀部抬离床面,躯干伸展,最后双侧髋、膝关节伸展。站起后,患侧负重,健侧腿呈外展外旋,双膝关节呈伸展状态。

2) 床椅转移:患者坐于床旁,轮椅呈 45° 斜靠于患者健侧,固定轮椅;健手扶轮椅外侧,躯干前倾臀部抬离床面,躯干、肘关节伸展,双侧髋、膝关节伸展,转身后屈髋、屈膝坐于轮椅。

(7) ADL:Bather 指数见表 2-3-2。总分 30 分,生活需要很大帮助。

(8) 主要问题(图 2-3-3):① Brunnstrom 分期为上肢 Ⅱ 期,下肢 Ⅴ 期;②患侧上肢肌张力低下;③健侧踝关节活动度差;④立位平衡差;⑤不能独自翻身坐起;⑥运动耐力差;⑦不能步行。

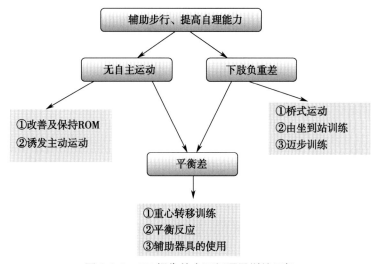

图 2-3-3 PT 报告的主要问题及训练目标

(9) 训练目标

1) 短期目标:①维持和改善关节活动度;②诱发主动运动;③提高平衡能力;④独立翻身坐起;⑤提高运动耐力。

2) 长期目标:①辅助步行;②提高 ADL 能力,回归家庭。

(10) 问题讨论:由于家属和治疗组交流过少,如何通过康复团队改善此问题,以便解决患者回归家庭后的生活问题?

4. OT 报告(报告人:赖 ××;指导老师:李 ××)

(1) 基本信息:患者基本信息如前所述。此外,患者职业:对外经贸法语教师;爱好:游泳;利手:右利手;家庭成员:母亲、妻子、儿子。

(2) 诊断:如医师汇报。

(3) 家庭情况

1) 妻子:38 岁,会计师;儿子:10 岁,学生;母亲健在。使用公费医疗,住院期间由看护照顾。

2) 居住情况:×× 小区,房屋面积 80m^2,8 楼,楼前 3 台阶,但有坡道。家中无扶手、无门槛等障碍,但轮椅无法进入卫生间及卧室,卫生间内无扶手、防滑垫,地面铺设瓷砖。

(4) 第一印象:患者乘坐轮椅由护工推入作业治疗室,体型肥胖,精神状态尚可,情绪稳定,言语流畅,查体配合程度尚可。

（5）评定

1）上肢功能：①肌张力降低；Brunnstrom 分期为上肢Ⅱ期，左手Ⅰ期；②半脱位（一横指）；③肩屈曲 120°、肩外展 135° 时出现疼痛。

2）蒙特利尔认知评估量表（Montreal Cognitive Assessment，MoCA）评价见图 2-3-4。

3）临床记忆检查结果见表 2-3-5。换算后得出记忆商（memory quotient，MQ）为 67（<69），很差。

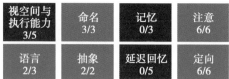

图 2-3-4　MoCA 评价情况

表 2-3-5　临床记忆检查结果

项目	原始分	检查量表分
指向记忆	9	8
联想学习	9	16
图像自由记忆	16	14
无意义图像再认	2	6
人像特点回忆	7	14
总分	43	58

4）瑞文标准智力测验（正确总数 9 个）：A 组，5/12；B 组，3/12；C 组，0/12；D 组，1/12；E 组，0/12。

5）洛文斯顿作业疗法认知评定量表（LOTCA）（略）。

（6）ICF（略）。

（7）ADL：Bather 指数见表 2-3-2。总分 30 分，生活需要很大帮助。

（8）存在问题：①肩关节半脱位；②肩关节活动因疼痛受限；③认知障碍（空间关系、结构失用、推理）；ADL 自理能力低。

（9）康复期望：①个人期望回归工作；②家属期望生活自理。

（10）康复目标

1）短期目标：①诱发肩关节运动；②减轻肩部疼痛；改善肩关节半脱位；③维持 ROM；④尝试改善患者认知问题；⑤提高患者的 ADL。

2）长期目标：①提高 ADL 能力，减少家属借助；②回归社会、工作。

（11）训练计划

1）上肢：①肩关节控制、辅助下肩关节屈伸、外展；②使用木钉板、推球、磨砂板训练。

2）认知：堆积木、拼图。

（12）问题讨论：能否回归工作岗位（外语教学）？

5. **病例讨论**　针对此患者，主要讨论了以下几个问题：

（1）患者的病情变化如何？汇报中患者精神状态指的是什么？

（2）是否检查过颈内动脉情况？抗栓药使用的是什么？效果怎么样？是否有基因方面的影响？采取过相关检查吗？

（3）踝关节活动情况如何？肿胀情况如何？疼痛发生在哪条腿？

（4）评 AADL（高级日常生活能力）或 IADL（工具性日常生活能力）吗？

(5)患者家属参与患者治疗的次数有多少？患者是否可以回归社会？

注：在组会议上，病例讨论的主要内容是针对前面医师、治疗师及护士等报告的内容进行讨论，主要包括但不仅限于以下几个部分：①患者的临床诊断及功能诊断是否需要修正，以及针对相关临床诊疗情况的讨论；②患者在住院期间病情变化、临床处理及与康复治疗相关的注意事项的讨论；③目前康复的主要问题、康复目标及康复方案的讨论；④患者在康复治疗过程中功能改善情况及康复方案调整情况；⑤患者回归家庭及回归社会能力的讨论；⑥患者出院目标及出院时间等出院计划的讨论。

6. 针对患者训练建议　经过讨论，最后总结制定了以下建议：

(1)注意患者血压的观察监测，血压的管理与运动相结合；结合患者以前血压情况，现阶段患者高压控制在150~160mmHg，低压控制在90~100mmHg即可；抗栓药物的选择方面可进行阿司匹林基因评价，考虑是否进行药物调整。治疗师与医师多沟通，了解患者用药的调整情况。

(2)加强对患者自我认知的干预。建议进行体重管理和饮食调整，设立减重阶段性目标，肢体训练中加入有氧训练。

(3)改变患者的思维方式，加强自己对健康的管理，使患者意识到健康是个人的事情，根据患者实际情况制定宣教方案；加强对患者的宣教，包括疾病的预防及健康教育。

(4)针对患者的消极因素进行援助、积极因素进行利用。加强患者家属对治疗的参与性，康复团队与家属进行谈话，为患者提供优化的治疗方案。

(5)ICF中脑结构限定值小(与实际情况不符)，加强对ICF的理解及使用，并应用ICF进行临床指导。

示例2：膝关节置换术后组会议

1. 会议记录

(1)时间：201×年×月×日，下午4点30分。

(2)地点：康复医学科作业治疗室。

(3)参加人员：主任医师×人；副主任医师×人；主治医师×人；医师×人；副主任治疗师×人；主管治疗师×人；治疗师×人；见习治疗师×人；康复护士×人；进修生×人；实习生×人；共×人。

2. 医师汇报病例(报告人：邵××)

(1)一般情况

患者女；年龄：78岁；入院时间：2015年5月7日；身高：150cm；体重：60kg；教育程度：初中；配偶及子女情况：配偶及女儿体健；个人爱好：无；家庭居住环境：电梯(有)、门槛(有)、监护人(女儿)、扶手安全(无)、洗手间门槛(有)。

(2)主诉：双膝关节疼痛伴乏力10年，双膝关节术后22天。

(3)现病史：患者10余年前无明显诱因出现双膝关节疼痛，以左侧为重，疼痛性质为间断钝痛，长时间站立、行走及上下楼梯后疼痛加重。晨起时双膝关节僵硬，活动受限，活动后好转。症状逐渐加重，无痛行走距离小于500m，曾予玻璃酸钠注射及小针刀治疗，效果不佳。

22天前(2015年4月15日)在我院骨关节外科于全身麻醉下行左侧全膝关节置换

(TKA)+右侧单髁置换术(UKA)。均使用骨水泥固定胫骨及股骨假体,并置入聚乙烯垫片。

(4)既往史:高血压病史,血压最高达 160/90mmHg,口服硝苯地平缓释片(晨起 20mg,睡前 10mg),目前血压控制良好(130/70mmHg)。轻度抑郁症病史,睡前口服帕罗西丁 10mg,利培酮 0.5mg,艾司唑仑 1mg。青霉素过敏史。

(5)一般查体:神清语利。体温 36.8℃,呼吸 19 次/min,心率 70 次/min,血压 130/76mmHg。心、肺、腹查体未见明显异常。

(6)专科查体

1)视:双膝关节正中均可见纵行手术切口,左侧长约 13cm,右侧长约 7cm,愈合良好。左膝关节轻度肿胀,皮纹存在,未见明显股四头肌萎缩。

2)触:双膝关节局部皮肤温度稍高,左膝关节髌上囊压痛(+)。

3)动:膝关节活动度,见表 2-3-6。

表 2-3-6　膝关节活动度

膝关节	术前	术中	入院时
右侧	0°~130°	0°~100°	0°~110°
左侧	0°~130°	0°~110°	0°~100°

4)量:双下肢长度(髂前上棘至内踝)等长。双下肢周径,见表 2-3-7。

表 2-3-7　双下肢周径　　　　　　　　　　　　　　　　单位:cm

下肢	大腿周径(髌上 10cm)	髌中点周径	小腿周径(髌下 10cm)
右侧	40.0	35.0	31.0
左侧	42.5	37.5	32.0

5)其他:双下肢未见静脉曲张,双足背动脉搏动良好。

(7)实验室及超声检查结果

1)血常规:红细胞 $3.62×10^{12}$/L,血红蛋白 106g/L,余正常。

2)双下肢血管超声:右侧小腿肌间静脉稍增宽,探头压之管腔稍变小不闭合。左侧小腿皮下软组织水肿,双侧腘窝囊性占位。

(8)X 线检查(本院)

1)双侧膝关节正侧位(2015 年 4 月 9 日):关节面边缘变尖,呈唇样改变,髁间隆突变尖,髌骨上、下缘变尖,关节间隙变窄。膝关节骨性关节炎(图 2-3-5)。

2)双侧膝关节正侧位(2015 年 4 月 20 日):双侧膝关节人工关节置换术后改变,相应关节对位良好。双膝关节退行性变(图 2-3-6)。

(9)等速运动测试结果显示双膝肌力下降。

(10)诊断

1)疾病诊断:①双侧膝关节置换术后(左 TKA,右 UKA),双膝关节僵硬;②高血压;③抑郁症;④高脂血症。

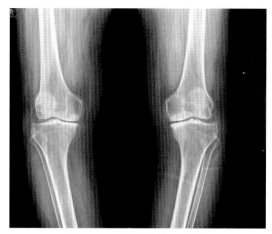

图 2-3-5 双膝正位 X 线片

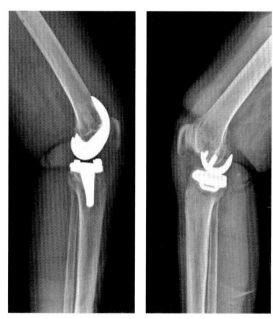

图 2-3-6 双膝术后侧位 X 线片

2)功能诊断:左膝关节肿胀;左膝关节肌力减退;左膝关节活动度受限;ADL 受限;社会参与受限。

(11)治疗过程:2015 年 5 月 7 日在我科开始治疗(磁疗、红外及氦氖激光),给予药物对症治疗(七叶皂苷、迈之灵消肿;硝苯地平降压;骨化三醇、碳酸钙 D_3 片治疗骨质疏松;抗抑郁药物)。

(12)康复目标

1)言语功能障碍的原因:构音障碍? 失语? 言语失用?

2)短期目标:①消除膝关节肿胀;②减轻活动后疼痛;③提高股四头肌及腘绳肌肌力;④改善膝关节活动度;⑤从部分负重逐步过渡至完全负重;⑥增加步行距离。

3)长期目标:①提高独立行走能力;②改善生活质量。

(13)问题讨论:全膝关节置换和单髁置换术后的康复有何区别?

3. PT报告(报告人:李××)

(1)基本信息:基本信息如医师汇报。患者手术时间:2015年4月15日;康复时间:2015年5月7日;居住环境:楼房,10层,有电梯。

(2)医学情况:2015年4月15日在我院骨关节外科于全身麻醉下行左侧全膝关节置换+右侧单髁置换术。均使用骨水泥固定胫骨及股骨假体,并置入聚乙烯垫片。

(3)PT评定

1)关节活动度,见表2-3-8。

表2-3-8 关节活动度

膝关节屈曲	2015年5月7日		2015年5月28日	
	左侧	右侧	左侧	右侧
主动	100°	110°	110°	120°
被动	100°	110°	120°	120°

2)功能活动所需的活动度,见表2-3-9。

表2-3-9 功能活动所需的活动度

活动	膝关节活动度(ROM)
行走	67°
上/下楼梯	83°
坐	93°
系鞋带	106°
举物品	117°

3)肌力:① 2015年5月7日股四头肌肌力左侧4级,右侧5级;② 2015年5月28日股四头肌肌力左侧5级,右侧5级。

(4)主要问题:①左膝关节水肿;②左膝关节屈曲略受限;③双膝股四头肌力量较弱;④运动耐力差,步行距离短。

(5)术后第二阶段(2~8周):①提高ROM,主动辅助屈膝≥105°;②主动辅助伸膝0°;③尽量减轻术后水肿;④迈上10cm高的台阶;⑤独立进行家庭练习方案;⑥有/无辅助工具下恢复正常步态;⑦独立进行ADL。

(6)注意事项:①如果存在步态倾斜则避免无辅助行走;②避免长时间坐和行走;③避免在治疗性练习和功能性活动时疼痛;④患侧肌力恢复或良好控制时方可两脚交替爬楼梯。

(7)训练内容

1)主动辅助膝关节屈曲:①主动辅助屈膝;②仰卧位,主动屈髋屈膝,脚后跟向臀部靠近,保持1~2分钟。

2)肌力训练:①桥式运动;②侧卧抬腿;③仰卧直抬腿;④坐-站练习;⑤立位提踵。

3）平衡及本体感觉训练：①平衡软垫立位平衡训练（闭眼）；②左右交替高抬腿训练。

4）台阶训练。

5）辅助下步行训练。

6）辅助治疗：①气压式血液循环驱动；②冰敷。

4. **问题讨论** 膝关节单髁置换相对于全膝关节置换预后有何不同？

（谢欲晓）

第四节　平均住院日

一、质量控制要求

平均住院日，是指一定时期内每个出院者平均住院时间的长短，是一个评价康复医疗效益和效率、医疗质量和技术水平的比较硬性而敏感的综合指标。国家卫生部（现为国家卫生健康委员会）发布的《综合医院康复医学科建设与管理指南》（卫医政发〔2011〕31号）明确规定，三级综合医院康复医学科的平均住院日不超过30天，二级综合医院康复医学科的平均住院日不超过40天。各省市康复医学质量控制中心大多据此规定，将平均住院日作为一个重要的康复质效指标纳入康复医学质量控制标准。《三级综合医院评审标准实施细则》（2011年版）及《二级综合医院评审标准实施细则》（2012年版）康复治疗管理与持续改进中，A级标准均要求平均住院日≤30天。《康复医学科国家临床重点专科建设项目评分标准（试行）》中将平均住院日作为代表医疗服务能力总体水平的一个指标，要求≤25天。

国家卫生和计划生育委员会（现为国家卫生健康委员会）委托中华医学会在2016年12月和2017年5月发布的20个常见病种康复临床路径中规定了标准住院日，其中，6个病种（腰椎间盘突出症、颈椎病、肩关节不稳、腰椎关节突综合征、腰椎滑脱症、原发性脊柱侧凸）为10~14天，10个病种（手外伤、肢体骨折术后、周围神经损伤、人工膝关节置换术后、人工髋关节置换术后、跟腱断裂术后、肱二头肌肌腱损伤和断裂、踝部韧带损伤、截肢后、肘关节损伤）为14~21天，4个病种（颅脑损伤、脑出血、脑梗死、脊髓损伤恢复期）为21~28天。除了把控质量、临床路径和成本管理，还强调减少不必要的检查和治疗，将"尽早康复"和"尽可能少的医疗费用"列为患者实施最佳医疗的重要内容。

国家卫生健康委员会统计信息中心定期在网上发布全国医疗服务情况，包括反映病床使用情况的病床使用率和平均住院日，如2017年1—6月，三级医院平均住院日为9.8天，二级医院平均住院日为8.6天。社保也会对患者的平均住院费用和平均住院日有调控要求，因此，各级综合医院对康复医学科的平均住院日要求远远低于康复医学质量控制标准。在保证医疗质量与安全的前提下，合理地缩短平均住院日，已经是大势所趋。

二、质量控制措施

目前各级医院康复医学科由于收治病种、开展的康复诊疗技术，以及双向转诊渠道是否通畅等差异较大，患者的康复意识和要求也不一样，因此各地的平均住院日参差不齐。综合医院康复医学科缩短平均住院日的措施可以采用以下方法。

1. 与相关临床学科开展多学科诊疗团队合作模式，将康复治疗前移到床旁。如开展外科围手术期康复和骨科康复一体化、在重症医学科早期介入重症康复等，以缩短患者在转至介入康复医学科后的住院时间，提高整体治疗效果，为患者转入专业康复机构或回归社区、家庭做好准备。

2. 积极开展常见病种康复医学科临床路径，酌情将国家规定的标准住院日确定为本科室该病种的平均住院日。

3. 积极开展住院时间短的特色新技术。如肌骨超声或神经肌电图等引导下的定位注射技术、射频消融术等。

4. 积极进行三级康复医疗服务体系建设，落实分级诊疗、双向转诊。《"十二五"时期康复医疗工作指导意见》（卫医政发〔2012〕13号）提出，应明确不同层级康复医疗机构的功能定位，探索实现分层级医疗、分阶段康复。三级综合医院康复医学科以疾病急性期患者为主，立足开展早期康复治疗，及时下转患者，并承担人才培养（培训）任务；二级综合医院康复医学科/康复医院以疾病稳定期患者为主，提供专科化、专业化康复服务；社区/基层医疗机构以疾病恢复期患者为主，为患者提供专业康复医学指导，让患者回归家庭。初步建立三级康复医疗服务体系，逐步实现患者在综合医院与康复医院、基层医疗卫生机构间的流畅的分级医疗、双向转诊。《关于印发脑卒中等8个常见病种（手术）康复医疗双向转诊标准（试行）的通知》（卫办医政函〔2013〕259号）明确提出了康复医学科常见疾病的双向转诊指南。这需要强化二级医院/康复医院、社区卫生服务中心/乡镇卫生院康复医学服务能力建设，加大社区康复服务网络的建设，为疾病恢复期患者提供基本康复服务，加强健康教育，条件允许的，可以提供居家康复护理等服务。

（胥方元）

第三章 临床路径与规范化操作流程

▼

第一节 神经康复临床路径

一、脑卒中康复临床路径

含脑梗死及脑出血术后恢复期临床路径,国家卫生和计划生育委员会于 2016 年 12 月发布。

【脑梗死恢复期康复临床路径(2016 年版)】

(一)脑梗死恢复期康复临床路径标准住院流程

1. **适用对象** 第一诊断为脑梗死(ICD-10:I63.900)。

2. **诊断依据** 根据《临床诊疗指南:物理医学与康复分册》(中华医学会编著,人民卫生出版社)、《临床诊疗指南:神经病学分册》(中华医学会编著,人民卫生出版社)。

(1)临床表现:①意识障碍;②运动功能障碍;③感觉功能障碍;④言语功能障碍;⑤吞咽功能障碍;⑥认知功能障碍;⑦精神、情感、心理障碍;⑧膀胱及直肠功能障碍;⑨日常生活功能障碍;⑩脑神经麻痹。

(2)影像学检查:CT 或 MRI 发现的相应脑病病变。

3. **康复评定** 根据《临床诊疗指南:物理医学与康复分册》(中华医学会编著,人民卫生出版社)、《康复医学(第 5 版)》(人民卫生出版社)、《脑外伤、脑出血术后和脑卒中早期康复诊疗原则》(卫办医政发〔2013〕25 号)。

(1)一般情况:包括生命体征,饮食、睡眠和大小便等基本情况,注意评定患者的意识状态。了解患者总体治疗情况。

(2)康复专科评定:分别于入院后 1~3 天进行初期康复评定,入院后 10~14 天进行中期康复评定,出院前进行末期康复评定。评定内容包括:①意识障碍的评定;②运动功能的评定;③感觉功能的评定;④言语功能的评定;⑤吞咽功能的评定;⑥认知功能的评定;⑦精神、情感、心理状态的评定;⑧膀胱及直肠功能的评定;⑨日常生活活动能力的评定。

4. **治疗方案的选择** 根据《临床诊疗指南:物理医学与康复分册》(中华医学会编著,

人民卫生出版社)、《康复医学》(第 5 版)(人民卫生出版社)。

(1)临床常规治疗。

(2)康复治疗:①体位摆放与处理;②意识障碍处理;③运动疗法;④作业治疗;⑤物理因子治疗;⑥认知功能训练;⑦言语治疗;⑧吞咽治疗;⑨矫形器具及其他辅助器具装配与训练;⑩心理行为治疗;⑪中医治疗;⑫痉挛处理。

(3)常见并发症的处理:①感染的治疗;②深静脉血栓的治疗;③压疮的治疗;④异位骨化的治疗;⑤其他,如骨质疏松、关节挛缩等。

5. 标准住院日　临床路径标准住院日为 21~28 天。

6. 进入临床路径标准

(1)第一诊断必须符合 ICD-10 :I63.900 脑梗死疾病编码。

(2)当患者同时具有其他疾病诊断,但在住院期间不需要特殊处理也不影响第一诊断的临床路径流程实施时,可以进入路径。

(3)患者生命体征稳定,神经科临床处理已结束,且存在需要康复治疗的功能障碍。

7. 住院期间检查项目

(1)必需的检查项目:①血常规、尿常规、粪便常规;②肝肾功能、电解质、血糖、血脂、凝血功能、同型半胱氨酸;③感染性疾病筛查(乙肝、丙肝、梅毒、艾滋病等);④心电图检查。

(2)根据具体情况可选择的检查项目:①头颅 MRI、CTA、MRA(磁共振血管成像)或DSA;②心、肺功能检查;③超声检查,如心脏、血管、腹部等。

8. 出院标准

(1)已达到预期康复目标,功能已进入平台期。

(2)无严重并发症或并发症已得到有效控制。

9. 变异及原因分析

(1)合并脑梗死后出血或其他严重疾病而影响第一诊断者需退出路径。

(2)辅助检查结果异常,需要其他相关专业处理,或因此导致住院时间延长和住院费用增加。

(3)住院期间病情加重,出现并发症,需要其他相关专业诊治,导致住院时间延长和住院费用增加。

(4)既往合并有其他系统疾病,脑梗死后可能导致既往疾病加重而需要治疗,导致住院时间延长和住院费用增加。

(二)脑梗死恢复期康复临床路径表单

适用对象:第一诊断为脑梗死(ICD-10 :I63.900)。

患者姓名:_____　性别:_____　年龄:____　门诊号:____　住院号:_____

住院日期:____年__月__日　出院日期:____年__月__日　标准住院日:21~28 天

时间	住院第 1 天	住院第 2 天	住院第 3 天
主要诊疗工作	□ 询问病史及体格检查 □ 入院康复评定、预后评定 □ 完成病历书写 □ 初步确定诊断及治疗方案 □ 医患沟通,交代病情、治疗方案及注意事项	□ 上级医师查房:根据病情及检查结果调整治疗方案 □ 入院病情评定 □ 防治并发症	□ 上级医师查房:根据病情调整治疗方案 □ 初期康复评定 □ 形成个体化二级预防方案

续表

时间	住院第 1 天	住院第 2 天	住院第 3 天
重点医嘱	**长期医嘱：** □ 康复医学科护理常规 □ 二级护理 □ 基础疾病用药 □ 神经营养药物 □ 运动疗法 □ 吞咽治疗 □ 针灸治疗 □ 认知和言语治疗 □ 促醒治疗（昏迷患者） □ 物理因子治疗 **临时医嘱：** □ 日常生活能力评定 □ 酌情进行认知功能评定 □ 血常规、尿常规、肝功能、肾功能、血糖、血脂、血生化、心电图、凝血功能	**长期医嘱：** □ 康复医学科护理常规 □ 分级护理 □ 基础疾病用药 □ 神经营养药物 □ 运动疗法 □ 吞咽治疗 □ 针灸治疗 □ 认知和言语治疗 □ 促醒治疗（昏迷患者） □ 物理因子治疗 **临时医嘱：** □ 依据病情需要下达 □ 其他特殊医嘱	**长期医嘱：** □ 康复医学科护理常规 □ 分级护理 □ 基础疾病用药 □ 神经营养药物 □ 运动疗法 □ 吞咽治疗 □ 针灸治疗 □ 认知和言语治疗 □ 促醒治疗（昏迷患者） □ 物理因子治疗 **临时医嘱：** □ 依据病情需要下达 □ 其他特殊医嘱
主要护理工作	□ 入院宣教及护理评定 □ 正确执行医嘱 □ 正确体位摆放 □ 观察患者病情变化 □ 生活与心理护理	□ 健康宣教 □ 正确执行医嘱 □ 正确体位摆放 □ 观察患者病情变化 □ 生活与心理护理	□ 健康宣教 □ 正确执行医嘱 □ 正确体位摆放 □ 观察患者病情变化 □ 生活与心理护理
病情变异记录	□ 无　□ 有,原因： □ 1. □ 2.	□ 无　□ 有,原因： □ 1. □ 2.	□ 无　□ 有,原因： □ 1. □ 2.
护士签名			
医师签名			

时间	住院第 4~19 天	住院第 20~27 天 （出院前日）	住院第 21~28 天 （出院日）
主要诊疗工作	□ 根据病情调整治疗方案 □ 康复效果评定 □ 完成上级医师查房记录 □ 中期康复评定 □ 形成个体化二级预防方案	□ 通知患者及其家属明天出院 □ 末期康复评定 □ 向患者交代出院后注意事项 □ 如果患者不能出院,在"病程记录"中说明原因和继续治疗的方案	□ 再次向患者及家属介绍出院或转院注意事项 □ 患者办理出院手续

续表

时间	住院第 4~19 天	住院第 20~27 天 （出院前日）	住院第 21~28 天 （出院日）
重点 医嘱	**长期医嘱：** □ 康复医学科护理常规 □ 分级护理 □ 基础疾病用药 □ 神经营养药物 □ 运动疗法 □ 吞咽治疗 □ 针灸治疗 □ 认知和言语治疗 □ 促醒治疗（昏迷患者） □ 物理因子治疗 **临时医嘱：** □ 异常检查复查 □ 依据病情需要下达 □ 其他特殊医嘱	**长期医嘱：** □ 康复医学科护理常规 □ 分级护理 □ 基础疾病用药 □ 神经营养药物 □ 运动疗法 □ 吞咽治疗 □ 针灸治疗 □ 认知和言语治疗 □ 促醒治疗（昏迷患者） □ 物理因子治疗 **临时医嘱：** □ 明日出院 □ 末期康复评定 □ 出院前康复指导	**出院医嘱：** □ 通知出院 □ 依据病情给予出院带药及建议 □ 给予出院康复指导
主要 护理 工作	□ 正确体位摆放 □ 正确执行医嘱 □ 观察患者病情变化 □ 心理和生活护理	□ 正确体位摆放 □ 正确执行医嘱 □ 观察患者病情变化 □ 指导患者办理出院手续	□ 出院带药服用指导 □ 康复护理指导 □ 告知出院者复诊时间和地点
病情 变异 记录	□ 无　□ 有,原因： □ 1. □ 2.	□ 无　□ 有,原因： □ 1. □ 2.	□ 无　□ 有,原因： □ 1. □ 2.
护士 签名			
医师 签名			

【脑出血恢复期康复临床路径（2016 年版）】

（一）脑出血恢复期康复临床路径标准住院流程

1. **适用对象**　第一诊断为脑出血,已行手术治疗或无手术治疗指征,生命体征稳定。

2. **诊断依据**　根据《临床诊疗指南：物理医学与康复分册》(中华医学会编著,人民卫生出版社)、《临床诊疗指南：神经病学分册》(中华医学会编著,人民卫生出版社)。

（1）临床表现：①意识障碍；②运动功能障碍；③感觉功能障碍；④言语功能障碍；⑤吞咽功能障碍；⑥认知功能障碍；⑦精神、情感、心理障碍；⑧膀胱及直肠功能障碍；⑨日常生活功能障碍；⑩脑神经麻痹。

（2）影像检查：CT 或 MRI 等影像学检查发现脑出血表现。

3. **康复评定**　根据《临床诊疗指南：物理医学与康复分册》(中华医学会编著,人民卫生出版社)、《康复医学(第5版)》(人民卫生出版社)、《脑外伤、脑出血术后和脑卒中早期康复诊疗原则》(卫办医政发〔2013〕25号)。

(1)一般情况:包括生命体征、饮食、睡眠和大小便等基本情况。

(2)康复专科评定:入院后3天内进行初期评定,住院期间根据功能变化情况进行一次中期评定(住院2周左右),出院前进行末期评定。评定内容包括:①意识状态的评定;②运动功能的评定;③感觉功能的评定;④言语功能的评定;⑤吞咽功能的评定;⑥认知功能的评定;⑦精神、情感、心理状态的评定;⑧膀胱及直肠功能的评定;⑨日常生活活动能力的评定。

4. 治疗方案的选择 根据《临床诊疗指南:物理医学与康复分册》(中华医学会编著,人民卫生出版社)、《康复医学(第5版)》(人民卫生出版社)。

(1)临床常规治疗。

(2)康复治疗:①体位摆放与处理;②意识障碍处理;③运动疗法;④作业治疗;⑤物理因子治疗;⑥认知功能训练;⑦言语治疗;⑧吞咽治疗;⑨矫形器具及其他辅助器具装配与训练;⑩心理行为治疗;⑪中医治疗;⑫痉挛处理。

(3)常见并发症的处理:①感染的治疗;②深静脉血栓的治疗;③压疮的治疗;④异位骨化的治疗;⑤其他,如骨质疏松、关节挛缩。

5. 标准住院日 临床路径标准住院日为21~28天。

6. 进入临床路径标准

(1)第一诊断必须符合脑出血。

(2)当患者同时具有其他疾病诊断,但在住院期间控制良好、不需要特殊处理也不影响第一诊断的临床路径流程实施时,可以进入路径。

(3)患者生命体征稳定,神经科临床处理已结束,且存在需要康复治疗的功能障碍。

7. 住院期间检查项目

(1)必需的检查项目:①血常规、尿常规、粪便常规;②肝肾功能、电解质、血糖、血脂、凝血功能、同型半胱氨酸;③感染性疾病筛查(乙肝、丙肝、梅毒、艾滋病等);④心电图检查。

(2)根据具体情况可选择的检查项目:①头颅MRI、CTA、MRA或DSA;②心、肺功能检查;③超声检查,如心脏、血管、腹部等。

8. 出院标准

(1)已达到预期康复目标,功能已进入平台期。

(2)无严重并发症或并发症已得到有效控制。

9. 变异及原因分析

(1)合并梗死或再出血或其他严重疾病而影响第一诊断者需退出路径。

(2)辅助检查结果异常,需要复查,导致住院时间延长和住院费用增加。

(3)住院期间病情加重,出现并发症,需要进一步诊治,导致住院时间延长和住院费用增加。

(4)既往合并有其他系统疾病,住院期间既往疾病加重而需要治疗,导致住院时间延长和住院费用增加。

(二)脑出血恢复期康复临床路径表单

适用对象:第一诊断为脑出血,已行或未行手术治疗。

患者姓名:_____　性别:____　年龄:____　门诊号:_____　住院号:_____

住院日期:___年__月__日　出院日期:___年__月__日　标准住院日:21~28 天

时间	住院第 1 天
主要诊疗工作	□ 采集病史,体格检查 □ 上级医师查房与入院病情康复评定 □ 完善辅助检查 □ 评定既往辅助检查结果,确定复查时间 □ 确定初步诊断及治疗方案 □ 签订相关医疗文书及项目实施协议 □ 完成首次病程记录、入院记录等病历书写
重点医嘱	**长期医嘱:** □ 康复医学科护理常规 □ 二级护理 □ 血压血糖监测 □ 基础疾病用药 □ 神经系统用药 □ 其他用药依据病情下达 **临时医嘱:** □ 康复评定 □ 血常规、尿常规、粪便常规 □ 血肝肾功能、血糖、血脂、电解质、凝血功能、心肌酶谱 □ 乙肝五项,抗 HCV、抗 HIV、梅毒抗体 □ 心电图、胸部 X 线片、B 超 □ 其他临时医嘱
主要护理工作	□ 入院宣教及护理评定记录 □ 正确体位摆放 □ 正确执行医嘱 □ 观察病情变化
病情变异记录	□ 无　□ 有,原因: 1. 2.
护士签名	
医师签名	

时间	住院第 2 天	住院第 3 天	住院第 4~12 天
主要诊疗工作	□ 主治医师查房 □ 追访检查结果 □ 书写病程记录 □ 完成上级医师查房记录 □ 申请相应康复治疗项目并签订治疗知情同意书 □ 继续观察病情变化,并及时与患者家属沟通 □ 康复训练	□ 主任/副主任医师查房 □ 完成上级医师查房记录 □ 向患者及家属介绍病情及相关检查结果 □ 相关科室会诊 □ 复查异常的实验室检测及其他检查项目 □ 完成初期康复评定并记录 □ 制订近期和远期康复目标,制订康复治疗计划 □ 康复训练	□ 三级医师查房 □ 评定患者神经功能状态及康复训练情况,调整治疗方案和检查项目 □ 完成上级医师查房记录 □ 相关科室会诊 □ 复查异常的实验室检测及其他检查项目 □ 康复训练
重点医嘱	长期医嘱: □ 康复医学科护理常规 □ 神经营养药物 □ 基础疾病用药 □ 其他用药依据病情下达 □ 运动疗法 □ 作业治疗 □ 吞咽治疗 □ 针灸治疗 □ 认知和言语治疗 □ 促醒治疗(昏迷患者) □ 物理因子治疗 临时医嘱: □ 必要的辅助检查 □ 依据病情需要下达	长期医嘱: □ 康复医学科护理常规 □ 神经营养药物 □ 基础疾病用药 □ 其他用药依据病情下达 □ 运动疗法 □ 作业治疗 □ 吞咽治疗 □ 针灸治疗 □ 认知和言语治疗 □ 促醒治疗(昏迷患者) □ 物理因子治疗 临时医嘱: □ 复查异常的实验室检测项目 □ 必要的辅助检查 □ 初期康复评定 □ 依据病情需要下达	长期医嘱: □ 康复医学科护理常规 □ 神经营养药物 □ 基础疾病用药 □ 其他用药依据病情下达 □ 运动疗法 □ 作业治疗 □ 吞咽治疗 □ 针灸治疗 □ 认知和言语治疗 □ 促醒治疗(昏迷患者) □ 物理因子治疗 临时医嘱: □ 复查异常的实验室检测项目 □ 必要的辅助检查 □ 依据病情需要下达
主要护理工作	□ 正确执行医嘱 □ 正确体位摆放 □ 观察病情变化 □ 生活与心理护理	□ 正确执行医嘱 □ 正确体位摆放 □ 观察病情变化 □ 生活与心理护理	□ 正确执行医嘱 □ 正确体位摆放 □ 观察病情变化 □ 生活与心理护理
病情变异记录	□ 无 □ 有,原因: 1. 2.	□ 无 □ 有,原因: 1. 2.	□ 无 □ 有,原因: 1. 2.
护士签名			
医师签名			

时间	住院第 13~19 天	住院第 20~27 天 （出院前日）	住院 21~28 天 （出院日）
主要诊疗工作	□ 三级医师查房 □ 评定患者神经功能状态及康复训练情况 □ 完成上级医师查房记录 □ 向患者及家属介绍病情及相关检查结果 □ 康复训练 □ 完成中期康复评定	□ 三级医师查房 □ 根据中期康复评定调整治疗方案 □ 完成上级医师查房记录 □ 康复训练 □ 完成末期康复评定 □ 完成出院康复指导，交代注意事项	□ 再次向患者及家属介绍出院后注意事项，出院康复指导 □ 患者办理出院手续，出院
重点医嘱	长期医嘱： □ 康复医学科护理常规 □ 神经营养药物 □ 基础疾病用药 □ 其他用药依据病情下达 □ 运动疗法 □ 作业治疗 □ 吞咽治疗 □ 针灸治疗 □ 认知和言语治疗 □ 促醒治疗（昏迷患者） □ 物理因子治疗 临时医嘱： □ 复查异常的实验室检测项目 □ 必要的辅助检查 □ 依据病情需要下达 □ 中期康复评定	长期医嘱： □ 康复医学科护理常规 □ 神经营养药物 □ 基础疾病用药 □ 其他用药依据病情下达 □ 运动疗法 □ 作业治疗 □ 吞咽治疗 □ 针灸治疗 □ 认知和言语治疗 □ 促醒治疗（昏迷患者） □ 物理因子治疗 临时医嘱： □ 复查异常的实验室检测项目 □ 必要的辅助检查 □ 依据病情需要下达 □ 末期康复评定 □ 矫形器制作	临时医嘱： □ 通知出院 □ 依据病情给予出院带药及出院康复指导 □ 出院带药
主要护理工作	□ 正确执行医嘱 □ 正确体位摆放 □ 观察病情变化 □ 生活与心理护理	□ 正确执行医嘱 □ 正确体位摆放 □ 观察病情变化 □ 出院用药指导 □ 出院护理指导	□ 出院带药服用指导 □ 康复护理指导 □ 告知复诊时间和地点
病情变异记录	□ 无　□ 有，原因： 1. 2.	□ 无　□ 有，原因： 1. 2.	□ 无　□ 有，原因： 1. 2.
护士签名			
医师签名			

（岳寿伟）

二、颅脑损伤康复临床路径

主要为颅脑损伤恢复期康复临床路径,国家卫生和计划生育委员会于 2016 年 12 月发布。

【颅脑损伤恢复期康复临床路径(2016 年版)】

(一)颅脑损伤恢复期康复临床路径标准住院流程

1. 适用对象 第一诊断为颅脑损伤,已行手术治疗或无手术治疗指征,生命体征稳定。

2. 诊断依据 根据《临床诊疗指南·物理医学与康复分册》(中华医学会编著,人民卫生出版社)、《临床诊疗指南·神经病学分册》(中华医学会编著,人民卫生出版社)。

(1)临床表现:①意识障碍;②运动功能障碍;③感觉功能障碍;④言语功能障碍;⑤吞咽功能障碍;⑥认知功能障碍;⑦精神、情感、心理障碍;⑧膀胱及直肠功能障碍;⑨日常生活功能障碍;⑩脑神经麻痹。

(2)影像检查:头颅 CT、MRI 或 X 线可证实颅脑损伤改变。

3. 康复评定 根据《临床诊疗指南·物理医学与康复分册》(中华医学会编著,人民卫生出版社)、《康复医学(第 5 版)》(人民卫生出版社)、《脑外伤、脑出血术后和脑卒中早期康复诊疗原则》(卫办医政发〔2013〕25 号)。

(1)一般情况:包括生命体征,饮食、睡眠和大小便等基本情况。

(2)康复专科评定:入院后 3 天内进行初期评定,住院期间根据功能变化情况进行一次中期评定(住院 2 周左右),出院前进行末期评定。评定内容包括:①意识状态的评定;②运动功能的评定;③感觉功能的评定;④言语功能的评定;⑤吞咽功能的评定;⑥认知功能的评定;⑦精神、情感、心理状态的评定;⑧膀胱及直肠功能的评定;⑨日常生活功能的评定。

4. 治疗方案的选择 根据《临床诊疗指南·物理医学与康复分册》(中华医学会编著,人民卫生出版社)、《康复医学(第 5 版)》(人民卫生出版社)。

(1)临床常规治疗。

(2)康复治疗:①体位摆放与处理;②意识障碍处理;③运动疗法;④作业治疗;⑤物理因子治疗;⑥认知功能训练;⑦言语治疗;⑧吞咽治疗;⑨矫形器具及其他辅助器具装配与训练;⑩心理行为治疗;⑪ 中医治疗;⑫ 痉挛处理。

(3)常见并发症的处理:①感染的治疗;②深静脉血栓的治疗;③压疮的治疗;④异位骨化的治疗;⑤其他,如骨质疏松、关节挛缩。

5. 标准住院日 临床路径标准住院日为 21~28 天。

6. 进入临床路径标准

(1)第一诊断必须符合颅脑损伤。

(2)当患者同时具有其他疾病诊断,但在住院期间控制良好、不需要特殊处理也不影响第一诊断的临床路径流程实施时,可以进入路径。

(3)患者生命体征稳定,神经科临床处理已结束,且存在需要康复治疗的功能障碍。

7. 住院期间检查项目

(1)必需的检查项目:①血常规、尿常规、粪便常规;②肝肾功能、电解质、血糖、血脂、凝血功能、同型半胱氨酸;③感染性疾病筛查(乙肝、丙肝、梅毒、艾滋病等);④心电图检查。

(2)根据具体情况可选择的检查项目:①头颅 MRI、CTA、MRA 或 DSA;②心、肺功能检查;③超声检查,如心脏、血管、腹部等。

8. 出院标准

(1)已达到预期康复目标,功能已进入平台期。

(2)无严重并发症或并发症已得到有效控制。

9. 变异及原因分析

(1)合并其他严重疾病而影响第一诊断者需退出路径。

(2)辅助检查结果异常,需要复查,导致住院时间延长和住院费用增加。

(3)住院期间病情加重,出现并发症,需要进一步诊治,导致住院时间延长和住院费用增加。

(4)既往合并有其他系统疾病,住院期间既往疾病加重而需要治疗,导致住院时间延长和住院费用增加。

(二)颅脑损伤恢复期康复临床路径表单

适用对象:第一诊断为颅脑损伤,已行或未行手术治疗。

患者姓名:_____　性别:____　年龄:____　门诊号:_____　住院号:_____

住院日期:____年__月__日　出院日期:____年__月__日　标准住院日:21~28 天

时间	住院第 1 天
主要 诊疗 工作	□ 采集病史,体格检查 □ 上级医师查房与入院病情康复评定 □ 完善辅助检查 □ 评估既往辅助检查结果,确定复查时间 □ 确定初步诊断及治疗方案 □ 签订相关医疗文书及项目实施协议 □ 完成首次病程记录、入院记录等病历书写
重点 医嘱	**长期医嘱:** □ 康复医学科护理常规 □ 二级护理 □ 基础疾病用药 □ 神经系统用药 □ 其他用药依据病情下达 **临时医嘱:** □ 初期康复评定 □ 血常规、尿常规、粪便常规 □ 血肝肾功能、血糖、血脂、电解质、凝血功能、心肌酶谱 □ 乙肝五项,抗 HCV、抗 HIV、梅毒抗体 □ 心电图、胸部 X 线片、B 超 □ 其他临时医嘱
主要 护理 工作	□ 入院宣教及护理评估记录 □ 正确体位摆放 □ 正确执行医嘱 □ 观察病情变化

续表

时间	住院第 1 天
病情 变异 记录	□ 无　□ 有,原因: 1. 2.
护士 签名	
医师 签名	

时间	住院第 2 天	住院第 3 天	住院第 4~12 天
主要 诊疗 工作	□ 常规血液、尿液、粪便取样 　检查 □ 主治医师查房 □ 追访检查结果 □ 书写病程记录 □ 完成上级医师查房记录 □ 申请相应康复治疗项目并 　签订治疗知情同意书 □ 继续观察病情变化,并及 　时与患者家属沟通 □ 康复训练	□ 主任/副主任医师查房 □ 完成上级医师查房记录 □ 向患者及家属介绍病情及 　相关检查结果 □ 相关科室会诊 □ 复查异常的实验室检测及 　其他检查项目 □ 完成初期康复评定并记录 □ 制订近期和远期康复目标, 　制订康复治疗计划 □ 康复训练	□ 三级医师查房 □ 评定患者神经功能状态及康 　复训练情况,调整治疗方案和 　检查项目 □ 完成上级医师查房记录 □ 相关科室会诊 □ 复查异常的实验室检测及其 　他检查项目 □ 康复训练
重点 医嘱	**长期医嘱:** □ 康复医学科护理常规 □ 神经营养药物 □ 其他用药依据病情下达 □ 运动疗法 □ 作业治疗 □ 针灸治疗 □ 认知和言语治疗 □ 促醒治疗(昏迷患者) □ 物理因子治疗 **临时医嘱:** □ 康复评定 □ 必要的辅助检查 □ 依据病情需要下达	**长期医嘱:** □ 康复医学科护理常规 □ 神经营养药物 □ 其他用药依据病情下达 □ 运动疗法 □ 作业治疗 □ 针灸治疗 □ 认知和言语治疗 □ 促醒治疗(昏迷患者) □ 物理因子治疗 **临时医嘱:** □ 复查异常的实验室检测项目 □ 必要的辅助检查 □ 初期康复评定 □ 依据病情需要下达	**长期医嘱:** □ 康复医学科护理常规 □ 神经营养药物 □ 其他用药依据病情下达 □ 运动疗法 □ 作业治疗 □ 针灸治疗 □ 认知和言语治疗 □ 促醒治疗(昏迷患者) □ 物理因子治疗 **临时医嘱:** □ 复查异常的实验室检测项目 □ 必要的辅助检查 □ 依据病情需要下达
主要 护理 工作	□ 正确执行医嘱 □ 正确体位摆放 □ 观察病情变化 □ 生活与心理护理	□ 正确执行医嘱 □ 正确体位摆放 □ 观察病情变化 □ 生活与心理护理	□ 正确执行医嘱 □ 正确体位摆放 □ 观察病情变化 □ 生活与心理护理

续表

时间	住院第 2 天	住院第 3 天	住院第 4~12 天
病情变异记录	□ 无 □ 有,原因: 1. 2.	□ 无 □ 有,原因: 1. 2.	□ 无 □ 有,原因: 1. 2.
护士签名			
医师签名			

时间	住院第 13~19 天	住院第 20~27 天 (出院前日)	住院 21~28 天 (出院日)
主要诊疗工作	□ 三级医师查房 □ 评定患者神经功能状态及康复训练情况 □ 完成上级医师查房记录 □ 向患者及家属介绍病情及相关检查结果 □ 康复训练 □ 完成中期康复评定	□ 三级医师查房 □ 根据中期康复评定调整治疗方案 □ 完成上级医师查房记录 □ 康复训练 □ 完成末期康复评定 □ 完成出院康复指导,交代注意事项	□ 再次向患者及家属介绍出院后注意事项,出院康复指导 □ 患者办理出院手续,出院
重点医嘱	长期医嘱: □ 康复医学科护理常规 □ 神经营养药物 □ 其他用药依据病情下达 □ 运动疗法 □ 作业治疗 □ 针灸治疗 □ 认知和言语治疗 □ 促醒治疗(昏迷患者) □ 物理因子治疗 临时医嘱: □ 复查异常的实验室检测项目 □ 必要的辅助检查 □ 依据病情需要下达 □ 中期康复评定	长期医嘱: □ 康复医学科护理常规 □ 神经营养药物 □ 其他用药依据病情下达 □ 运动疗法 □ 作业治疗 □ 针灸治疗 □ 认知和言语治疗 □ 促醒治疗(昏迷患者) □ 物理因子治疗 临时医嘱: □ 复查异常的实验室检测项目 □ 必要的辅助检查 □ 依据病情需要下达 □ 末期康复评定 □ 矫形器制作	临时医嘱: □ 通知出院 □ 依据病情给予出院带药及出院康复指导 □ 出院带药
主要护理工作	□ 正确执行医嘱 □ 正确体位摆放 □ 观察病情变化 □ 生活与心理护理	□ 正确执行医嘱 □ 正确体位摆放 □ 观察病情变化 □ 出院用药指导 □ 出院护理指导	□ 出院带药服用指导 □ 康复护理指导 □ 告知复诊时间和地点

续表

时间	住院第 13~19 天	住院第 20~27 天 (出院前日)	住院 21~28 天 (出院日)
病情 变异 记录	□无　□有,原因: 1. 2.	□无　□有,原因: 1. 2.	□无　□有,原因: 1. 2.
护士 签名			
医师 签名			

(岳寿伟)

三、脊髓损伤临床路径

主要为脊髓损伤恢复期康复临床路径,国家卫生和计划生育委员会于 2016 年 12 月发布。

【脊髓损伤恢复期康复临床路径(2016 年版)】

(一) 脊髓损伤恢复期康复临床路径标准住院流程

1. **适用对象**　第一诊断为脊髓损伤(ICD-10 : T09.300)。

2. **诊断依据**　根据《临床诊疗指南 : 物理医学与康复分册》(中华医学会编著,人民卫生出版社)、《临床诊疗指南 : 神经病学分册》(中华医学会编著,人民卫生出版社)。

(1)临床表现:①运动功能障碍;②感觉功能障碍;③自主神经障碍;④疼痛;⑤呼吸功能障碍;⑥循环功能障碍;⑦吞咽功能障碍;⑧体温调节障碍;⑨大小便功能障碍;⑩心理障碍;⑪日常生活活动能力障碍等。

(2)影像学检查:CT、MRI 发现的相应脊髓病变或损伤表现。

3. **康复评定**　根据《临床诊疗指南 : 物理医学与康复分册》(中华医学会编著,人民卫生出版社)、《康复医学(第 5 版)》(人民卫生出版社)、《脊髓损伤功能分类标准(ASIA)》(2011 年,美国脊髓损伤学会)。入院后 3 天内进行初期评定,住院期间根据功能变化情况 2 周左右进行一次中期评定,出院前进行末期评定。

(1)一般情况:包括生命体征、大小便等基本情况,了解患者总体治疗情况。

(2)康复专科评定:损伤程度分类、躯体功能分类、损伤平面与功能预后、神经损伤平面评定、疼痛评定、循环功能、呼吸功能、吞咽功能、膀胱与肠功能评定、心理评定、日常生活活动能力及职业能力、社会能力评定。

4. **治疗方案的选择**　根据《临床诊疗指南 : 物理医学与康复分册》(中华医学会编著,人民卫生出版社)、《康复医学(第 5 版)》(人民卫生出版社)。

(1)临床常规治疗。

(2)康复治疗:①体位摆放与处理;②呼吸训练;③运动与作业活动训练;④物理因子治疗;⑤佩戴矫形器具及其他辅助器具训练;⑥神经源性膀胱处理;⑦神经源性肠处理;⑧疼

挛处理；⑨疼痛处理；⑩心理治疗；⑪中医治疗。

（3）常见并发症的处理：①感染的治疗；②深静脉血栓的治疗；③压疮的治疗；④异位骨化的治疗；⑤其他并发症的防治，如骨质疏松症、关节挛缩、体位性低血压等的康复。上述并发症，根据需要请专科会诊治疗，必要时转科行专科诊疗。

5. 标准住院日 临床路径标准住院日为 21~28 天。

6. 进入临床路径标准

（1）第一诊断必须符合 ICD10：T09.300 脊髓损伤编码。

（2）经急性期完成临床药物治疗和/或手术治疗后，生命体征相对稳定，但有持续性神经功能障碍，或出现影响功能活动的并发症，影响生活自理和回归家庭、社会，并符合《脑卒中等 8 个常见病种（手术）康复医疗双向转诊标准（试行）》（卫办医政函〔2013〕259 号）：①生命体征平稳；②骨科或神经外科专科处理结束，脊柱基本稳定；③脊髓损伤相关临床实验室检测指标基本正常或平稳；④接受系统康复诊疗后仍存在功能障碍，需继续住院康复治疗；⑤无严重肺部感染、呼吸功能障碍、泌尿系感染、压疮、下肢深静脉血栓形成等并发症，或以上并发症已得到较好控制。

（3）当患者同时具有其他疾病诊断，但在住院期间不需要特殊处理也不影响第一诊断的临床路径流程实施时，可以进入路径。

7. 住院期间检查项目

（1）必需的检查项目：①血常规、尿常规、粪便常规；②肝肾功能、电解质、血糖、凝血功能；③感染性疾病筛查（乙肝、丙肝、梅毒、艾滋病等）；④胸部及相关部位 X 线检查。

（2）根据具体情况可选择的检查项目：①脊柱 X 线，脊髓 CT、MRI；②肌电图；③双下肢/髋关节 X 线片，或骨密度；④尿液分析、尿液培养及药物敏感；⑤尿量、残余尿量、膀胱压力与容量，尿动力学检查；⑥心、肺功能检查；⑦腹部、泌尿系统、血管超声检查。

8. 康复医学科出院标准

（1）生命体征和临床病情稳定。

（2）已达到预期康复目标，或者功能改善进入平台期。

9. 变异及原因分析

（1）合并其他严重疾病而影响第一诊断者需退出路径。

（2）辅助检查结果异常，需要复查，导致住院时间延长和住院费用增加。

（3）住院期间病情加重，出现并发症，需要进一步诊治，导致住院时间延长和住院费用增加。

（4）既往合并有其他系统疾病，可能导致既往疾病加重而需要治疗，导致住院时间延长和住院费用增加。

（二）脊髓损伤恢复期康复临床路径表单

适用对象：第一诊断为脊髓损伤恢复期（ICD-10：T09.300）。

患者姓名：_____ 性别：____ 年龄：____ 门诊号：_____ 住院号：_____

住院日期：____年__月__日 出院日期：____年__月__日 标准住院日：21~28 天

时间	住院第 1 天
主要诊疗工作	☐ 询问病史及体格检查 ☐ 完成病历书写 ☐ 完善辅助检查 ☐ 上级医师查房与入院康复评定 ☐ 初步确定诊断及治疗方案 ☐ 安全告知 ☐ 签订相关医疗文书及项目实施协议
重点医嘱	**长期医嘱：** ☐ 康复护理常规；一级或二级护理 ☐ 饮食 ☐ 基础药物治疗及合并症用药、其他用药 **临时医嘱：** ☐ 血常规、尿常规、粪便常规 ☐ 血肝肾功能、血糖、血脂、电解质、凝血功能 ☐ 乙肝五项，抗 HCV、抗 HIV、梅毒抗体 ☐ 心电图、损伤部位 X 线 ☐ 肌电图 ☐ 脊髓 CT 或脊髓 MRI（平扫＋增强） ☐ 请相关科室会诊
主要护理工作及健康宣教	☐ 入院宣教：介绍病房环境、设施和设备 ☐ 入院护理评估 ☐ 定时测量体温
病情变异记录	☐ 无　☐ 有，原因： 1. 2.
护士签名	
医师签名	

时间	住院第 2 天	住院第 3 天	住院第 4~7 天
主要诊疗工作	☐ 上级医师查房 ☐ 继续进行相关检查 ☐ 根据实验室检测和相关检查结果，排除康复治疗禁忌证 ☐ 入院病情评估与康复评定 ☐ 开始康复治疗	☐ 上级医师查房 ☐ 完成康复评定，调整康复治疗方案 ☐ 向患者及家属交代病情及相关治疗方案、检查结果 ☐ 复查异常的实验室检测及其他检查项目 ☐ 康复治疗 ☐ 防治并发症	☐ 上级医师查房 ☐ 修订系统的康复治疗方案 ☐ 相关科室会诊 ☐ 完善临床检验 ☐ 康复治疗 ☐ 防治并发症

时间	住院第 2 天	住院第 3 天	住院第 4~7 天
重点医嘱	**长期医嘱：** □ 康复医学科护理常规 □ 运动疗法 □ 作业治疗 □ 中医治疗 □ 呼吸训练 □ 物理因子治疗 □ 药物治疗 **临时医嘱：** □ 复查异常的实验室检测项目 □ 拟定初期康复评价； □ 依据病情需要下达	**长期医嘱：** □ 康复医学科护理常规 □ 运动疗法 □ 作业治疗 □ 中医治疗 □ 呼吸训练 □ 物理因子治疗 □ 药物治疗 **临时医嘱：** □ 复查异常的实验室检测项目 □ 依据病情需要下达	**长期医嘱：** □ 康复医学科护理常规 □ 运动疗法 □ 作业治疗 □ 中医治疗 □ 呼吸训练 □ 物理因子治疗 □ 药物治疗 **临时医嘱：** □ 复查异常的实验室检测项目 □ 依据病情需要下达 □ 初期康复评定医嘱
主要护理工作	□ 正确执行医嘱 □ 每日护理评估 □ 心理与生活护理	□ 正确执行医嘱 □ 每日护理评估 □ 心理与生活护理	□ 正确执行医嘱 □ 每日护理评估 □ 心理与生活护理
病情变异记录	□ 无　□ 有,原因： 1. 2.	□ 无　□ 有,原因： 1. 2.	□ 无　□ 有,原因： 1. 2.
护士签名			
医师签名			

时间	住院第 8~19 天	住院第 20~27 天 （出院前日）	住院第 21~28 天 （出院日）
主要诊疗工作	□ 各级医师查房 □ 观察病情变化,完善康复评定,调整康复治疗方案 □ 拟定中期康复评价 □ 完成中期康复评价,调整康复治疗方案 □ 落实康复治疗 □ 相关科室会诊	□ 上级医师查房,末期康复评定明确是否出院 □ 完成出院记录、病案首页、出院证明书等 □ 指导出院后康复训练方法,向患者交代出院后的注意事项 □ 如果患者不能出院,在"病程记录"中说明原因和继续治疗的方案	□ 再次向患者及家属介绍出院后注意事项,出院后治疗及家庭保健 □ 患者办理出院手续,出院

续表

时间	住院第 8~19 天	住院第 20~27 天 （出院前日）	住院第 21~28 天 （出院日）
重点 医嘱	**长期医嘱：** □ 康复医学科护理常规 □ 运动疗法 □ 作业治疗 □ 针灸治疗 □ 呼吸训练 □ 物理因子治疗 □ 药物治疗 **临时医嘱：** □ 拟定中期康复评定 □ 依据病情需要下达	**长期医嘱：** □ 康复医学科护理常规 □ 二级护理 □ 基础疾病用药 □ 依据病情下达 **出院医嘱：** □ 出院前康复指导 □ 出院带药：神经营养药物 □ 明日出院 □ 门诊复查时间	**出院医嘱：** □ 通知出院 □ 依据病情给予出院带 　药及出院康复指导 □ 出院带药
主要 护理 工作	□ 正确执行医嘱 □ 每日护理评估 □ 心理与生活护理	□ 指导患者办理出院手续 □ 出院康复指导	□ 出院带药服用指导 □ 康复护理指导 □ 告知复诊时间和地点
病情 变异 记录	□ 无　□ 有,原因： 1. 2.	□ 无　□ 有,原因： 1. 2.	□ 无　□ 有,原因： 1. 2.
护士 签名			
医师 签名			

（岳寿伟）

四、周围神经损伤康复临床路径

【周围神经损伤康复临床路径】

（一）周围神经损伤康复临床路径标准住院流程

1. **适用对象**　第一临床诊断为周围神经损伤。

2. **诊断依据**

（1）临床表现：①运动功能障碍；②感觉功能障碍。

（2）肌电图检查证据。

3. **康复评定**　根据《临床诊疗指南：物理医学与康复分册》（中华医学会编著，人民卫生出版社），《康复医学（第 5 版）》（人民卫生出版社）。入院后 3 天内进行初期评定，住院期间根据功能变化情况，住院 4~15 天进行一次中期评定，出院前进行末期评定。评定内容包括：①肌力评定；②感觉功能评定；③关节活动度评定；④反射检查；⑤神经干叩击试验；⑥患肢周径评定；⑦日常生活活动能力评定。

4. **治疗方案的选择**　根据《临床诊疗指南：物理医学与康复分册》（中华医学会编著，

人民卫生出版社),《康复医学(第 5 版)》(人民卫生出版社)。

(1)临床常规治疗。

(2)康复治疗:①受累肢体各关节功能位的保持;②受累肢体各关节的主、被动运动;③物理因子治疗;④肌力训练;⑤作业治疗;⑥感觉训练。

5. **标准住院日**　临床路径标准住院日为 14~21 天。

6. **进入临床路径标准**

(1)第一诊断必须符合周围神经损伤。

(2)当患者同时具有其他疾病诊断,但在住院期间不需要特殊处理也不影响第一诊断的临床路径流程实施时,可以进入路径。

(3)患者生命体征稳定,骨科或神经科临床处理已结束,且存在需要康复治疗的功能障碍。

7. **住院期间检查项目**

(1)必查项目:肌电图检查。

(2)可选择的检查项目:①血常规、尿常规、粪便常规;②肝肾功能、电解质、血糖;③心电图检查;④胸部及相关部位 X 线检查。

8. **出院标准**

(1)临床病情稳定。

(2)功能恢复进入平台期。

9. **变异及原因分析**

(1)既往严重基础疾病或其他损伤严重,影响第一诊断者需退出路径。

(2)住院期间再次神经损伤或出现严重并发症,需要进一步诊治或转科治疗,需退出路径。

(3)病程较长,保守治疗无效,可导致住院时间延长和住院费用增加。

(二)周围神经损伤恢复期康复临床路径表单

适用对象:第一诊断为周围神经损伤。

患者姓名:＿＿＿＿　性别:＿＿＿　年龄:＿＿＿　门诊号:＿＿＿＿　住院号:＿＿＿＿＿＿＿

住院日期:＿＿＿年＿月＿日　出院日期:＿＿＿年＿月＿日　标准住院日:14~21 天

时间	住院第 1 天	住院第 2 天	住院第 3 天
主要诊疗工作	□ 询问病史及体格检查 □ 上级医师查房及入院康复评定 □ 开出辅助检查项目 □ 签订相关医疗文书及项目实施协议 □ 初步确定诊断及治疗方案 □ 安全告知 □ 神经营养药物治疗 □ 完成首次病程记录和入院记录	□ 主治医师查房 □ 书写病程记录 □ 完成上级医师查房记录 □ 继续观察病情变化,并及时与患者家属沟通 □ 制订康复计划:开始进行物理因子治疗、康复训练	□ 主任/副主任医师查房 □ 根据患者病情调整治疗方案和检查项目 □ 完成上级医师查房记录 □ 向患者及家属介绍病情及相关检查结果 □ 相关科室会诊 □ 复查异常的实验室检测及其他检查项目 □ 继续物理因子治疗、康复训练

续表

时间	住院第 1 天	住院第 2 天	住院第 3 天
重点医嘱	长期医嘱： □ 康复医学科护理常规 □ 二级护理 □ 营养神经药物 □ 减轻神经水肿、消除炎性反应药物 □ 其他用药依据病情下达 □ 物理因子治疗 临时医嘱： □ 复查异常的实验室检测及其他检查项目 □ 进行初期康复评定	长期医嘱： □ 康复医学科护理常规 □ 二级护理 □ 营养神经药物 □ 减轻神经水肿、消除炎性反应药物 □ 其他用药依据病情下达 □ 物理因子治疗 □ 肌力训练 □ ADL 训练 临时医嘱： □ 复查异常的实验室检测项目 □ 依据病情需要下达	长期医嘱： □ 康复医学科护理常规 □ 二级护理 □ 营养神经药物 □ 减轻神经水肿、消除炎性反应药物 □ 其他用药依据病情下达 □ 物理因子治疗 □ 肌力训练 □ ADL 训练 临时医嘱： □ 复查异常的实验室检测项目 □ 依据病情需要下达
主要护理工作	□ 体位摆放 □ 入院宣教及护理评定	□ 体位摆放 □ 正确执行医嘱 □ 每日护理评定 □ 心理与生活护理	□ 体位摆放 □ 正确执行医嘱 □ 每日护理评定 □ 心理与生活护理
病情变异记录	□ 无 □ 有,原因: 1. 2.	□ 无 □ 有,原因: 1. 2.	□ 无 □ 有,原因: 1. 2.
护士签名			
医师签名			

时间	住院第 4~12 天	住院第 13~20 天 （出院前日）	住院第 14~21 天 （出院日）
主要诊疗工作	□ 三级医师查房 □ 书写病程记录 □ 完成上级医师查房记录 □ 继续观察病情变化,并及时与患者家属沟通病情 □ 完成中期康复评定,根据评定结果,调整并落实康复治疗计划 □ 完成中期康复评定 □ 根据病情酌请相关科室会诊	□ 三级医师查房 □ 根据患者病情调整治疗方案和检查项目 □ 书写病程记录 □ 完成上级医师查房记录 □ 向患者及家属介绍病情及相关检查结果 □ 康复训练 □ 完成末期康复评定,调整并落实康复治疗计划 □ 完成末期康复评价记录	□ 向患者及家属介绍患者出院后注意事项 □ 对患者进行出院康复指导 □ 患者办理出院手续

续表

时间	住院第 4~12 天	住院第 13~20 天 （出院前日）	住院第 14~21 天 （出院日）
重点医嘱	**长期医嘱：** □ 康复医学科护理常规 □ 二级护理 □ 营养神经药物 □ 减轻神经水肿、消除炎性反应药物 □ 其他用药依据病情下达 □ 物理因子治疗 □ 肌力训练 □ ADL 训练 **临时医嘱：** □ 中期康复评定医嘱 □ 复查异常的实验室检测项目 □ 依据病情需要下达	**长期医嘱：** □ 康复医学科护理常规 □ 二级护理 □ 营养神经药物 □ 减轻神经水肿、消除炎性反应药物 □ 其他用药依据病情下达 □ 物理因子治疗 □ 肌力训练 □ ADL 训练 **临时医嘱：** □ 复查肌电图 □ 依据病情需要下达 □ 末期康复评定医嘱	**出院医嘱：** □ 通知出院 □ 依据病情给予出院带药及康复指导
主要护理工作	□ 体位摆放 □ 正确执行医嘱 □ 每日护理评定 □ 心理与生活护理	□ 指导患者办理出院手续 □ 出院康复指导	□ 出院带药服用指导 □ 康复护理指导 □ 告知复诊时间和地点
病情变异记录	□ 无　□ 有，原因： 1. 2.	□ 无　□ 有，原因： 1. 2.	□ 无　□ 有，原因： 1. 2.
护士签名			
医师签名			

（岳寿伟）

五、面瘫（特发性面神经麻痹）康复临床路径

（一）面瘫（特发性面神经麻痹）康复临床路径标准住院流程

1. 适用对象　第一诊断为面瘫，特发性面神经麻痹（ICD10：G 51.802）。

2. 诊断依据　根据《临床诊疗指南：物理医学与康复分册》（中华医学会编著，人民卫生出版社）、《临床诊疗指南：神经病学分册》（中华医学会编著，人民卫生出版社）。

（1）临床表现：临床特征为急性起病，多在 3 天左右达到高峰。单侧周围性面瘫，受累侧闭目、皱眉、鼓腮、示齿和闭唇无力，以及口角向对侧歪斜；伴或不伴同侧耳后疼痛或乳突压痛、舌前味觉减退、听觉过敏、泪液或唾液分泌异常；个别患者可出现口唇和颊部的不适感，当出现瞬目减少、迟缓、闭目不拢时，可继发同侧角膜或结膜损伤。

（2）辅助检查：①神经电生理检查，可表现为异常；②电诊断，评定神经病变程度，预测

后果。

(3)头颅影像学检查(MRI/CT)正常。

(4)无其他可识别的继发原因。

(5)诊断特发性面神经麻痹时需要注意的事项

1)该病的诊断主要依据临床病史和体格检查。详细的病史询问和仔细的体格检查是排除其他继发原因的主要方法。

2)询问病史时应特别注意确认临床症状出现的急缓。

3)注意寻找是否存在神经系统其他部位病变表现。特别是脑桥小脑角区和脑干,如眩晕、复视、共济失调、锥体束征、听力下降、面部或肢体感觉减退;是否存在耳科疾病的表现,如外耳道、腮腺、头面部、颊部皮肤有无疱疹、感染、外伤、溃疡、占位性病变等;注意有无头痛、发热、呕吐。

4)注意询问既往史,如糖尿病、卒中、外伤、结缔组织病、面部或颅底肿瘤,以及有无特殊感染病史或接触史。

3. 康复评定 根据《临床诊疗指南:物理医学与康复分册》(中华医学会编著,人民卫生出版社)、《康复医学(第 5 版)》(人民卫生出版社)、《临床诊疗指南:神经病学分册》(中华医学会编著,人民卫生出版社)。

(1)一般情况评定。

(2)康复专科评定:入院后 2 天内进行初期评定,住院期间根据功能变化情况进行中期评定(住院 1 周左右),出院前进行末期评定。

1)按照病情严重程度分级

Ⅰ级:正常(100%)。

Ⅱ级:轻度功能障碍(75%~99%),仔细检查才发现患侧轻度无力,并可察觉轻微的联带运动。

Ⅲ级:轻、中度功能障碍(50%~74%),面部两侧有明显的差别,患侧额运动轻微受限,用力可完全闭眼,但两侧不对称。

Ⅳ级:中、重度功能障碍(25%~49%),患侧明显无力,双侧不对称,额运动受限,用力也不能完全闭眼,用力时口角有不对称运动。

Ⅴ级:重度功能障碍(1%~24%)静息时出现口角歪斜,面部两侧不对称,患侧鼻唇沟变浅或消失,额无运动,不能闭眼(或最大用力时只有轻微的眼睑运动),口角只有轻微的运动。

Ⅵ级:全瘫(0%),面部两侧不对称,患侧肌张力消失、无运动,无联带运动或患侧面部痉挛。

2)肌力检查

0 级:相当于正常肌力的 0%。嘱患者用力使面部表情肌收缩,但检查者看不到表情肌收缩,触诊表情肌也无肌紧张感。

1 级:相当于正常肌力的 10%。让患者主动运动(如皱眉、闭眼、示齿等动作),仅见患侧肌肉微动。

2 级:相当于正常肌力的 25%。面部表情肌做各种运动时虽有困难,但主动运动表情肌有少许动作。

3 级:相当于正常肌力的 50%。面部表情肌能做自主运动,但比健侧差,如皱眉比健侧眉纹少或抬额时额纹比健侧少。

4 级：相当于正常肌力的 75%。面部表情肌能做自主运动，皱眉、闭眼等与健侧基本一致。

5 级：相当于正常肌力的 100%。面部表情肌各种运动与健侧一致。

3）电诊断：一般起病 14 天后进行强度 - 时间曲线检查，根据结果对预后进行判断。①强度 - 时间曲线为正常神经支配曲线，时值<1ms，经 1~3 个月面肌功能可以恢复正常；②强度 - 时间曲线为部分失神经支配曲线，时值 1~10ms，经 3~6 个月面肌功能可以恢复；③强度 - 时间曲线为完全失神经支配曲线，时值>10ms，面肌功能经 1 年或更长时间恢复，且多有面肌痉挛，联带运动。

4）神经电生理检查：运动神经传导检查可发现患侧面神经复合肌肉动作电位波幅降低。发病 1~2 周后针电极肌电图可见异常自发电位。面肌瘫痪较轻的患者，由于通常恢复较好，一般不必进行电生理检查。对于面肌完全瘫痪者，可以根据需要选择进行神经电生理测定。面神经运动传导检查在起病 5~7 天检查，可以判断预后，患侧诱发的肌电动作电位 M 波波幅为健侧的 30% 或 30% 以上者，可望在 2 个月以内完全恢复；波幅为健侧的 10%~30% 者，则需 2~8 个月完全恢复，且可能留有后遗症；波幅为健侧的 10% 以下者，针电极肌电图检测不到自主收缩的电信号时，需 6~12 个月恢复，近半数患者恢复不佳。

4. 治疗方案的选择　根据《临床诊疗指南：物理医学与康复分册》(中华医学会编著，人民卫生出版社)、《临床诊疗指南：神经病学分册》(中华医学会编著，人民卫生出版社)、《康复医学(第 5 版)》(人民卫生出版社)。

(1)临床常规治疗。

(2)药物治疗

1）糖皮质激素：对于所有无禁忌证的 16 岁以上患者，急性期尽早使用糖皮质激素，促进神经损伤的尽快恢复，改善预后。通常选择泼尼松或泼尼松龙口服，30~60mg/d，连用 5 天，之后于 5 天内逐步减量至停用。发病 3 天后使用糖皮质激素口服能否获益尚不明确。儿童特发性面神经麻痹恢复通常较好，使用糖皮质激素能否获益尚不明确；对于面肌瘫痪严重者，可以根据情况选择。

2）抗病毒治疗：对于急性期的患者，根据情况尽早联合使用抗病毒药物和糖皮质激素，特别是对于面肌无力严重或完全瘫痪者，但不建议单用抗病毒药物治疗。抗病毒药物可以选择阿昔洛韦或伐昔洛韦。阿昔洛韦口服每次 0.2~0.4g，每日 3~5 次；伐昔洛韦口服每次 0.5~1.0g，每日 2~3 次；疗程 7~10 天。

3）神经营养剂：B 族维生素、神经生长因子等。

(3)眼部保护：当患者存在眼睑闭合不全时，应重视对患者眼部的保护。由于眼睑闭合不拢、瞬目无力或动作缓慢，导致异物容易进入眼部，泪液分泌减少，使得角膜损伤或感染的风险增加，根据情况可选择滴眼液或膏剂防止眼部干燥。合理使用眼罩保护，特别是在睡眠中眼睑闭合不拢时尤为重要。必要时应请眼科协助处理。

(4)康复治疗

1）一般治疗：注意休息，避免受凉。

2）物理因子治疗

A. 急性期

Ⅰ. 电疗法：①超短波疗法，发病次日即可进行，采用小功率治疗机，两个中号圆形电极，分别置于耳前和乳突处，并置；或大功率治疗机，玻璃电极置于患侧耳前，单极无热量 10~12min/ 次,1 次 /d,15~20 次。②毫米波疗法,毫米波辐射器置于患侧耳前或乳突处 20~30min/ 次,1 次 /d,15~20 次。

Ⅱ. 光疗法:氦氖(He-Ne)激光或半导体激光,小剂量患侧穴位照射,常用的穴位有阳白、四白、耳门、地仓、颊车等穴位。

B. 恢复期

Ⅰ. 电疗法:①直流电离子导入法,半面具电极置于患侧面部,接阴极,加 10% 碘化钾,另一个 200~300cm^2 电极,置于颈后或肩胛区,15~20min/ 次,1 次 /d,15~20 次。②低频电、感应电、间动电等低中频电疗法均可应用,但治疗过程应注意患侧肌肉出现肌张力增高或肌痉挛,应立即停止治疗,改用蓝光、蜡疗等治疗。

Ⅱ. 光疗法:红外线或白炽灯照射患侧耳前与面部,距离 30~50cm,15~20min/ 次,1 次 /d,10~15 次(需注意避免照射眼部)。

3)运动疗法

A. 增强肌力训练:可按肌力不同情况进行治疗,0 级时,可用手帮助患者做各种表情肌被动运动;肌力 2~3 级时,可教给适当的主动运动,如抬眉、皱眉、鼓腮等动作;肌力 4~5 级时,局部给一定的阻力进行训练。

B. 自我训练:让患者对着镜子做抬眉、皱眉、闭眼、鼓腮、示齿等动作,要用力做每一个动作,每个动作 3~5 遍,以后逐渐增加,每次约 10 分钟,3~4 次 /d,坚持运动直至正常。

4)按摩治疗:沿眼轮匝肌、口轮匝肌做环向按摩,以及沿面肌向耳根部按摩,强度中等,每次 20~30 遍,2 次 /d。多用于恢复期。

5)针灸治疗。

(5)预后:大多数特发性面神经麻痹预后良好。大部分患者在发病后 2~4 周开始恢复,3~4 个月后完全恢复。面肌完全麻痹的患者,即使未接受任何治疗,仍有 70% 在发病 6 个月后恢复。部分患者可遗留面肌无力、面肌联带运动、面肌痉挛或鳄鱼泪现象。

5. 标准住院日 临床路径标准住院日为 ≤15 天。

6. 进入临床路径标准

(1)第一诊断必须符合面瘫,即特发性面神经麻痹(ICD10 :G51.802)。

(2)患者同时具有其他疾病诊断,在住院期间不需要特殊处理,不影响第一诊断的临床路径流程实施时,可以进入路径。

(3)因吉兰 - 巴雷综合征、耳源性疾病、腮腺炎、颌后化脓性淋巴炎、中耳炎、颅后窝肿瘤或脑膜炎、听神经瘤、脑桥小脑角蛛网膜囊肿或粘连等导致的周围性面瘫或各种原因导致的中枢性面瘫不进入本路径。

(4)合并有严重的心、脑、肝、肾及造血系统原发性疾病患者,以及精神病患者影响第一诊断的临床路径流程实施时不进入本路径。

(5)面瘫病程超过 1 个月时不进入本路径。

7. 住院期间检查项目

(1)必需的检查项目:①血常规、尿常规、粪便常规;②肝肾功能、电解质、血糖、血脂、凝血功能;③感染性疾病筛查(乙肝、丙肝、梅毒、艾滋病等);④心电图检查;⑤电诊断检查 / 神经电生理检查。

(2)根据具体情况可选择的检查项目:颅脑影像学检查(CT 或 MRI)、神经兴奋性试验

（NET）、最大刺激试验（MST）、面神经电图（ENOG）等。

8. 出院标准

（1）病情进入恢复期。

（2）临床症状改善，病情稳定。

（3）不需要治疗的并发症或并发症已得到有效控制。

9. 变异及原因分析

（1）其他严重疾病影响第一诊断者需退出路径。

（2）辅助检查结果异常，需要复查，导致住院时间延长和住院费用增加。

（3）住院期间病情加重，出现并发症，需要进一步诊治，导致住院时间延长和住院费用增加。

（4）既往合并有其他系统疾病，住院期间既往疾病加重而需要治疗，导致住院时间延长和住院费用增加。

（二）面瘫康复临床路径表单

适用对象：第一诊断为面瘫。

患者姓名：_____ 性别：____ 年龄：____ 门诊号：_____ 住院号：_____

住院日期：___年__月__日 出院日期：___年__月__日 标准住院日：10~15 天

时间	住院第 1 天	住院第 2 天
主要诊疗工作	□ 采集病史，体格检查 □ 上级医师查房与入院病情康复评定 □ 完善辅助检查 □ 评定既往检查情况，确定复查时间 □ 确定初步诊断及治疗方案 □ 签订相关医疗文书及项目实施协议 □ 完成首次病程记录、入院记录等病历书写	□ 上级医师查房 □ 追访检查结果 □ 完成上级医师查房记录 □ 完成初期康复评定并记录 □ 制订康复目标，制订康复治疗计划 □ 相关科室会诊 □ 申请相应康复治疗项目并签订治疗知情同意书 □ 继续观察病情变化，并及时与患者家属沟通 □ 康复治疗
重点医嘱	**长期医嘱：** □ 面瘫康复医学科护理常规 □ 二级护理 □ 低脂低盐饮食 □ 激素治疗 □ 抗病毒治疗 □ 神经营养药物 □ 其他用药依据病情下达 □ 物理因子治疗 **临时医嘱：** □ 康复评定 □ 血常规、尿常规、粪便常规 □ 肝肾功能、血糖、血脂、电解质、凝血功能 □ 乙肝五项，抗 HCV、抗 HIV、梅毒抗体 □ 心电图 □ 其他临时医嘱	**长期医嘱：** □ 面瘫康复医学科护理常规 □ 二级护理 □ 低盐低脂普食 □ 激素应用 □ 抗病毒药物 □ 神经营养药物 □ 其他用药依据病情下达 □ 物理因子治疗 □ 运动疗法 **临时医嘱：** □ 必要的辅助检查 □ 依据病情需要下达 □ 初期康复评定

续表

时间	住院第 1 天	住院第 2 天
主要护理工作	□ 护理常规 □ 入院宣教及护理评定记录 □ 二级护理 □ 正确执行医嘱 □ 静脉抽血 □ 观察病情变化	□ 正确执行医嘱 □ 康复指导 □ 观察病情变化 □ 健康教育 □ 生活与心理护理
病情变异记录	□ 无　□ 有,原因: 1. 2.	□ 无　□ 有,原因: 1. 2.
护士签名		
医师签名		

时间	住院第 3~7 天	住院第 8~13 天
主要诊疗工作	□ 三级医师查房 □ 评定患者神经功能状态及康复治疗情况 □ 完成上级医师查房记录 □ 向患者及家属介绍病情及相关检查结果 □ 诊疗方案的调整和补充 □ 复查异常的实验室检测及其他检查项目 □ 康复治疗	□ 三级医师查房 □ 评定患者神经功能状态及康复治疗情况 □ 完成上级医师查房记录 □ 向患者及家属介绍病情及相关检查结果 □ 完成中期康复评定 □ 根据中期康复评定调整治疗方案 □ 康复治疗
重点医嘱	长期医嘱: □ 面瘫康复医学科护理常规 □ 二级护理 □ 低盐低脂普食 □ 激素应用 □ 抗病毒药物 □ 神经营养药物 □ 其他用药依据病情下达 □ 物理因子治疗 □ 运动疗法 □ 针灸治疗 临时医嘱: □ 复查异常的实验室检测项目 □ 必要的辅助检查 □ 初期康复评定 □ 依据病情需要下达	长期医嘱: □ 面瘫康复医学科护理常规 □ 二级护理 □ 低盐低脂普食 □ 激素应用 □ 抗病毒药物 □ 神经营养药物 □ 其他用药依据病情下达 □ 物理因子治疗 □ 运动疗法 □ 针灸治疗 临时医嘱: □ 复查异常检查 □ 面神经电生理检查 □ 必要的辅助检查 □ 依据病情需要下达 □ 中期康复评定

续表

时间	住院第 3~7 天	住院第 8~13 天
主要护理工作	□ 正确执行医嘱 □ 康复指导 □ 观察病情变化 □ 健康教育 □ 生活与心理护理	□ 正确执行医嘱 □ 观察病情变化 □ 心理康复护理
病情变异记录	□ 无　□ 有,原因: 1. 2.	□ 无　□ 有,原因: 1. 2.
护士签名		
医师签名		

时间	住院第 9~14 天 (出院前日)	住院第 10~15 天 (出院日)
主要诊疗工作	□ 三级医师查房 □ 完成上级医师查房记录 □ 电诊断检查 □ 完成末期康复评定 □ 康复训练 □ 完成出院康复指导 □ 交代注意事项	□ 向患者及家属介绍出院后注意事项 □ 出院康复指导 □ 患者办理出院手续 □ 出院
重点医嘱	**长期医嘱:** □ 面瘫康复医学科护理常规 □ 二级护理 □ 低盐低脂普食 □ 神经营养药物 □ 其他用药依据病情下达 □ 物理因子治疗 □ 运动疗法 □ 针灸治疗 **临时医嘱:** □ 复查异常检查 □ 电诊断检查 □ 必要的辅助检查 □ 依据病情需要下达 □ 末期康复评定	**出院医嘱:** □ 通知出院 □ 依据病情给予出院带药指导 □ 出院康复指导 □ 向患者交代门诊随访

续表

时间	住院第 9~14 天 （出院前日）	住院第 10~15 天 （出院日）
主要护理工作	□ 正确执行医嘱 □ 观察病情变化 □ 健康教育	□ 协助患者办理出院手续 □ 出院带药服用指导 □ 康复护理指导 □ 告知复诊时间和地点
病情变异记录	□ 无　□ 有，原因： 1. 2.	□ 无　□ 有，原因： 1. 2.
护士签名		
医师签名		

（何予工）

第二节　骨科康复临床路径

一、颈椎病康复临床路径

颈椎病康复临床路径，国家卫生和计划生育委员会于 2016 年 12 月发布。

【颈椎病康复临床路径(2016 年版)】

（一）颈椎病（非手术治疗）康复临床路径标准住院流程

1. **适用对象**　第一诊断为颈椎病。

2. **诊断依据**　根据《临床诊疗指南：物理医学与康复分册》(中华医学会编著，人民卫生出版社)、《临床诊疗指南：骨科学分册》(中华医学会编著，人民卫生出版社)、《外科学(第 6 版)》(人民卫生出版社)、《康复医学(第 5 版)》(人民卫生出版社)。

(1)临床表现：①颈背上肢疼痛；②运动功能障碍；③神经功能障碍；④日常生活活动能力障碍。

(2)影像学检查：颈椎 X 线平片，CT 扫描或 MRI 检查。

3. **康复评定**　分别于入院后 1~3 天进行初期康复评定，入院后 7~8 天进行中期康复评定，出院前进行末期康复评定。评定具体内容如下：

(1)临床一般情况评定。

(2)康复专科评定：①疼痛评定；②颈椎及上肢活动度评定；③肌力评定；④神经功能评定；⑤日常生活活动能力评定。

4. **治疗方案的选择**　根据《临床诊疗指南：物理医学与康复分册》(中华医学会编著，人民卫生出版社)、《临床诊疗指南：骨科学分册》(中华医学会编著，人民卫生出版社)、

《外科学(第 6 版)》(人民卫生出版社)、《康复医学(第 5 版)》(人民卫生出版社)。

(1)临床常规治疗。

(2)康复治疗:①物理因子治疗;②颈椎牵引;③手法;④运动疗法;⑤矫形器等辅助器具装配;⑥注射治疗;⑦中医治疗;⑧日常生活活动能力训练;⑨健康教育。

5. 标准住院日　临床路径标准住院日为 10~14 天。

6. 进入临床路径标准

(1)第一诊断必须符合颈椎病疾病编码。

(2)当患者同时具有其他疾病,但在住院期间不需要特殊处理也不影响第一诊断的临床路径流程实施时,可以进入路径。

7. 住院辅助检查项目

(1)必需的检查项目:①血常规、尿常规、粪便常规;②肝肾功能、电解质、血糖;③感染性疾病筛查(乙肝、丙肝、艾滋病、梅毒等);④颈椎正侧位 X 线片;⑤胸部 X 线片、心电图。

(2)根据患者病情及具体情况可选择的检查项目:①颈椎动力位片、左右斜位片;②颈椎 MRI 或 CT;③肌电图检查。

(3)有相关疾病者必要时请相关科室会诊。

8. 出院标准

(1)症状、体征明显缓解或消失。

(2)功能进入平台期。

9. 变异及原因分析

(1)颈椎病病情加重,康复治疗无效,需转入其他专科治疗。

(2)辅助检查结果异常,需要复查,导致住院时间延长和住院费用增加。

(3)住院期间病情加重,出现并发症,需要进一步诊治,导致住院时间延长和住院费用增加。

(4)既往合并有其他系统疾病,可能导致既往疾病加重而需要治疗,导致住院时间延长和住院费用增加。

(二)颈椎病康复临床路径表单

适用对象:第一诊断为颈椎病(颈型、椎动脉型、神经根型、交感神经型、脊髓型、混合型)。

患者姓名:_____　性别:____　年龄:____　床号:_____　住院号:_____

入院日期:___年__月__日　出院日期:___年__月__日　标准住院日:10~14 天

时间	住院第 1 天	住院第 2 天	住院第 3 天
主要诊疗工作	□ 询问病史、体格检查、辅助检查,确定诊断,排除康复治疗禁忌证 □ 行初期康复评定,确定康复计划及康复目标 □ 向患者及家属告知病情及注意事项,签署知情同意书 □ 完成病历书写	□ 上级医师查房 □ 完善辅助检查 □ 必要时请相关科室会诊 □ 完成病历书写	□ 上级医师查房 □ 询问病史、体格检查等,进行病情分析及鉴别诊断 □ 根据病情调整康复目标及康复计划 □ 完成病历书写

续表

时间	住院第 1 天	住院第 2 天	住院第 3 天
重点医嘱	**长期医嘱：** ☐ 康复医学科护理常规 ☐ 二级护理 ☐ 饮食 ☐ 营养神经、非甾体抗炎药 ☐ 患者既往基础用药 ☐ 康复治疗(颈椎牵引、物理因子、手法治疗、运动疗法、传统中医治疗、注射疗法、药物治疗、健康教育) **临时医嘱：** ☐ 初期康复评定 ☐ 血常规、尿常规、粪便常规、凝血功能 ☐ 肝肾功能、电解质、血糖 ☐ 感染性疾病筛查 ☐ 胸部 X 线片、心电图 ☐ 颈椎正侧位片、MRI 或 CT ☐ 颈椎动力位片(根据情况) ☐ 请相关科室会诊	**长期医嘱：** ☐ 康复医学科护理常规 ☐ 二级护理 ☐ 饮食 ☐ 营养神经、非甾体抗炎药 ☐ 患者既往基础用药 ☐ 康复治疗 **临时医嘱：** ☐ 临时用药(根据情况) ☐ 辅助检查(根据情况) ☐ 请相关科室会诊	**长期医嘱：** ☐ 康复医学科护理常规 ☐ 二级护理 ☐ 饮食 ☐ 调整用药 ☐ 调整康复治疗 **临时医嘱：** ☐ 其他特殊医嘱
主要护理工作	☐ 入院宣教 ☐ 入院护理评定	☐ 颈椎病护理知识宣教 ☐ 观察病情变化 ☐ 心理和生活护理	☐ 执行医嘱 ☐ 观察病情变化 ☐ 心理和生活护理
病情变异记录	☐ 无 ☐ 有,原因: 1. 2.	☐ 无 ☐ 有,原因: 1. 2.	☐ 无 ☐ 有,原因: 1. 2.
护士签名			
医师签名			
治疗师签名			

时间	住院第 4~8 天	住院第 9~13 天 (出院前日)	住院第 10~14 天 (出院日)
主要诊疗工作	☐ 上级医师查房与中期康复评定 ☐ 观察康复治疗后病情变化,调整治疗方案 ☐ 完成病历书写	☐ 上级医师查房,行末期康复评定,明确是否出院 ☐ 完成上级医师查房记录、出院记录、出院指导、诊断证明、病案首页等 ☐ 指导出院后康复训练方法,向患者交代出院后的注意事项,如:日常生活中注意	☐ 向患者及家属交代出院注意事项,出院康复指导 ☐ 患者办理出院手续,出院

续表

时间	住院第 4~8 天	住院第 9~13 天 （出院前日）	住院第 10~14 天 （出院日）
主要 诊疗 工作		保护颈椎,避免引发颈椎病复发的因素,返院复诊的时间、地点,发生紧急情况时的处理等 □ 如果患者不能出院,在"病程记录"中说明原因和继续治疗的方案	
重点 医嘱	长期医嘱: □ 康复医学科护理常规 □ 二级护理 □ 饮食 □ 调整康复治疗 □ 调整用药(根据情况) 临时医嘱: □ 其他特殊医嘱	长期医嘱: □ 康复医学科护理常规 □ 二级护理 □ 饮食 □ 基础疾病用药 出院医嘱: □ 出院带药:神经营养药物、消炎止痛药 □ 明日出院 □ 2 周后门诊复查 □ 如有不适,随时来诊	出院医嘱: □ 出院带药
主要 护理 工作	□ 执行医嘱 □ 观察病情变化 □ 心理和生活护理	□ 指导患者办理出院手续 □ 出院康复指导	□ 出院带药服用指导 □ 康复护理指导 □ 告知复诊时间和地点
病情 变异 记录	□ 无 □ 有,原因: 1. 2.	□ 无 □ 有,原因: 1. 2.	□ 无 □ 有,原因: 1. 2.
护士 签名			
医师 签名			
治疗师 签名			

（岳寿伟）

二、腰痛

主要为腰椎间盘突出症康复临床路径,国家卫生和计划生育委员会于 2016 年 12 月发布。

【腰椎间盘突出症康复临床路径(2016 年版)】

（一）腰椎间盘突出症康复临床路径标准住院流程

1. **适用对象**　第一诊断为腰椎间盘突出症（ICD-10 : M51.202）。

2. **诊断依据**　根据《临床诊疗指南：物理医学与康复分册》(中华医学会编著，人民卫生出版社)，《康复医学(第 5 版)》(人民卫生出版社)。

(1)临床表现：①腰背部及下肢疼痛；②运动功能障碍；③神经功能障碍；④日常生活活动能力障碍。

(2)影像学检查：腰椎 X 线平片、CT 扫描或 MRI 检查。

3. **康复评定**　分别于入院后 1~3 天进行初期康复评定，入院后 7~8 天进行中期康复评定，出院前进行末期康复评定。评定内容包括：

(1)临床一般情况评定。

(2)康复专科评定：①疼痛评定；②腰椎及下肢活动范围评定；③肌力评定；④神经功能评定；⑤日常生活活动能力评定。

4. **治疗方案的选择**　根据《临床诊疗指南：物理医学与康复分册》(中华医学会编著，人民卫生出版社)，《康复医学(第 5 版)》(人民卫生出版社)。

(1)临床一般治疗。

(2)康复治疗：①物理因子治疗；②腰椎牵引；③手法；④运动疗法；⑤矫形器等辅助器具装配；⑥注射治疗；⑦中医治疗；⑧日常生活活动能力训练；⑨健康教育。

5. **标准住院日**　临床路径标准住院日为 10~14 天。

6. **进入临床路径标准**

(1)第一诊断必须符合腰椎间盘突出症(ICD-10：M51.202)。

(2)如患有其他疾病，但住院期间不需要特殊处理，也不影响第一诊断的临床路径流程实施时，可以进入路径。

7. **住院期间检查项目**

(1)必需的检查项目：①血常规、尿常规、粪便常规；②肝肾功能、电解质、血糖；③感染性疾病筛查(乙肝、丙肝、艾滋病、梅毒等)；④腰椎正侧位 X 线片；⑤胸部 X 线片、心电图。

(2)根据患者病情及具体情况可选择的检查项目：①腰椎动力位片、左右斜位片；②腰椎 MRI 或 CT；③肌电图检查。

(3)有相关疾病者必要时请相关科室会诊。

8. **出院标准**

(1)症状、体征明显缓解或消失。

(2)功能恢复进入平台期。

9. **变异及原因分析**

(1)腰椎间盘突出症病情严重，康复治疗无效，需转入其他专科治疗。

(2)辅助检查结果异常，需要复查，导致住院时间延长和住院费用增加。

(3)住院期间病情加重，出现并发症，需要进一步诊治，导致住院时间延长和住院费用增加。

(4)既往合并有其他系统疾病，腰椎间盘突出症可能导致既往疾病加重而需要治疗，导致住院时间延长和住院费用增加。

(二)腰椎间盘突出症康复临床路径表单

适用对象：第一诊断为腰椎间盘突出症(ICD-10：M51.202)。

患者姓名：_____   性别：____   年龄：____   门诊号：_____   住院号：_____

住院日期：___年__月__日   出院日期：___年__月__日   标准住院日：10~14 天

时间	住院第 1 天	住院第 2 天	住院第 3 天
主要 诊疗 工作	□ 询问病史及体格检查 □ 完成病历书写 □ 开实验室检测单及相关检查单 □ 上级医师查房与初期康复评定	□ 上级医师查房 □ 继续进行相关检查 □ 根据实验室检测和相关检查结果，排除康复治疗禁忌证 □ 口服非甾体抗炎药 □ 必要时请相关科室会诊	□ 根据病史、体检、X 线片、CT/MRI 等，确定治疗方案 □ 根据患者情况，行物理因子治疗 □ 完成上级医师查房记录等病历书写 □ 签署康复治疗知情同意书、自费项目协议书等 □ 向患者及家属交代病情及康复治疗方案
重点 医嘱	长期医嘱： □ 康复医学科护理常规 □ 二级护理 □ 饮食 □ 患者既往基础用药 □ 卧床休息 临时医嘱： □ 血常规、尿常规、粪便常规 □ 肝肾功能、电解质、血糖 □ 心电图 □ 腰椎 X 线片、CT/MRI □ 胸部 X 线片、肺功能、超声心动图(根据患者情况选择)	长期医嘱： □ 康复医学科护理常规 □ 二级护理 □ 饮食 □ 患者既往基础用药 □ 非甾体抗炎药 □ 物理因子治疗 □ 卧床休息 临时医嘱： □ 请相关科室会诊	长期医嘱： □ 康复医学科护理常规 □ 二级护理 □ 饮食 □ 患者既往基础用药 □ 非甾体抗炎药 □ 物理因子治疗 □ 卧床休息 临时医嘱： □ 根据患者病情，选择腰椎快速牵引 / 慢速牵引 □ 局部注射治疗(根据患者情况选择)
主要 护理 工作	□ 入院宣教及入院护理评定 □ 心理和生活护理	□ 宣教 □ 观察患者病情变化 □ 心理和生活护理	□ 宣教、牵引前准备 □ 观察治疗后反应
病情 变异 记录	□ 无 □ 有，原因： 1. 2.	□ 无 □ 有，原因： 1. 2.	□ 无 □ 有，原因： 1. 2.
护士 签名			
医师 签名			

时间	住院第 4~8 天	住院第 9~13 天 （出院前日）	住院第 10~14 天 （出院日）
主要 诊疗 工作	□ 上级医师查房与中期康复评定 □ 完成病程 □ 注意疼痛及神经功能变化 □ 向患者及家属交代病情及注意事项	□ 上级医师查房，末期康复评定明确是否出院 □ 完成出院记录、病案首页、出院证明书等 □ 指导出院后康复训练方法，向患者交代出院后的注意事项，如：日常生活中注意保护腰椎，避免引发腰痛复发的因素，返院复诊的时间、地点，发生紧急情况时的处理等 □ 如果患者不能出院，在"病程记录"中说明原因和继续治疗的方案	□ 再次向患者及家属介绍出院后注意事项，出院后治疗及家庭保健 □ 患者办理出院手续，出院
重点 医嘱	长期医嘱： □ 康复医学科护理常规 □ 二级护理 □ 既往基础用药 □ 物理因子治疗 □ 手法治疗 □ 运动疗法 □ 针灸治疗 □ 非甾体抗炎药 □ 激素 □ 神经营养药物 □ 脱水（根据情况） 临时医嘱： □ 其他特殊医嘱	长期医嘱： □ 康复医学科护理常规 □ 二级护理 □ 基础疾病用药 □ 依据病情下达 出院医嘱： □ 出院带药：神经营养药物、消炎止痛药 □ 明日出院 □ 2 周后门诊复查 □ 如有不适，随时来诊	出院医嘱： □ 通知出院 □ 依据病情给予出院带药及出院康复指导 □ 出院带药
主要 护理 工作	□ 正确执行医嘱 □ 随时观察患者病情变化 □ 心理与生活护理	□ 指导患者办理出院手续 □ 出院康复指导	□ 出院带药服用指导 □ 康复护理指导 □ 告知复诊时间和地点
病情 变异 记录	□ 无　□ 有，原因： 1. 2.	□ 无　□ 有，原因： 1. 2.	□ 无　□ 有，原因： 1. 2.
护士 签名			
医师 签名			

（岳寿伟）

三、骨折术后康复临床路径

主要为肢体骨折术后康复临床路径,国家卫生和计划生育委员会于 2016 年 12 月发布。

【肢体骨折术后康复临床路径(2016 年版)】

(一) 肢体骨折术后康复临床路径标准住院流程

1. **适用对象** 第一临床诊断为肢体骨折,且已行手术治疗。

2. **诊断依据** 根据《临床诊疗指南:物理医学与康复分册》(中华医学会编著,人民卫生出版社),《康复医学(第 5 版)》(人民卫生出版社)。

(1)临床表现:疼痛、肿胀,运动障碍、感觉障碍。

(2)影像学检查:X 线检查是确定骨折部位、程度及骨折类型的常规检查。

3. **康复评定** 根据《临床诊疗指南:物理医学与康复分册》(中华医学会编著,人民卫生出版社),《康复医学(第 5 版)》(人民卫生出版社)。入院后 3 天内进行初期康复评定,住院期间根据功能变化情况,于 4~15 天进行一次中期评定,出院前进行末期评定。评定内容包括:①骨折愈合情况;②关节活动度的评定;③肌力评定;④肢体长度及围径的评定;⑤感觉功能的评定;⑥日常生活活动能力的评定。

4. **治疗方案的选择** 根据《临床诊疗指南:物理医学与康复分册》(中华医学会编著,人民卫生出版社),《康复医学(第 5 版)》(人民卫生出版社)。治疗方法包括:①物理因子治疗;②运动疗法;③手法治疗;④作业治疗;⑤矫形器与其他辅助器具的装配与使用。

5. **标准住院日** 临床路径标准住院日为 14~21 天。

6. **进入临床路径标准**

(1)第一诊断必须符合肢体骨折术后,骨科明确诊断,且已行手术治疗。

(2)病情稳定,有康复治疗需求。

(3)当患者同时具有其他疾病诊断,但在住院期间不需要特殊处理也不影响第一诊断的临床路径流程实施时,可以进入路径。

7. **住院期间检查项目(可根据患者近 1 个月内的实验室检测及其他检查结果进行选择)**

(1)必查项目:①血常规、尿常规、粪便常规;②肝肾功能、电解质、血糖、凝血功能;③相应部位血管彩超;④胸部及相关部位 X 线检查;⑤心电图检查。

(2)可选项目:肌电图检查。

8. **康复方案** 根据《临床诊疗指南:物理医学与康复分册》(中华医学会编著,人民卫生出版社),《康复医学(第 5 版)》(人民卫生出版社)。

(1)临床常规治疗。

(2)康复治疗:①体位摆放;②物理因子治疗;③运动疗法;④手法治疗;⑤矫形器与其他辅助器具的使用;⑥作业治疗。

9. **出院标准**

(1)临床病情稳定。

(2)肢体功能逐步恢复良好,理解并掌握患肢安全活动方法。

10. **变异及原因分析**

(1)既往严重基础疾病而影响或其他损伤严重,影响第一诊断者需退出路径。

（2）住院期间出现再次骨折、骨折长期不愈合，内固定脱落、骨化性肌炎及出现严重并发症，需要进一步诊治或转科治疗，需退出路径。

（3）病程较长，关节挛缩严重，可导致住院时间延长和住院费用增加。

（二）肢体骨折术后康复临床路径表单

适用对象：第一诊断为肢体骨折术后，且已行骨科手术治疗。

患者姓名：_____ 性别：____ 年龄：____ 门诊号：_____ 住院号：_____

住院日期：___年__月__日 出院日期：___年__月__日 标准住院日：14~21 天

时间	住院第 1 天	住院第 2 天	住院第 3 天
主要诊疗工作	□ 询问病史及体格检查 □ 早期康复评定 □ 开出辅助检查项目 □ 提出饮食要求 □ 阅读 X 线、CT 等影像学资料，评估骨折愈合情况 □ 做出初步诊断 □ 筛查是否适合康复治疗 □ 签订相关医疗文书及项目实施协议 □ 完成首次病程记录和入院记录	□ 主治医师查房 □ 书写病程记录 □ 完成上级医师查房记录 □ 完成初期康复评价，制订康复治疗方案 □ 完成初期康复评价记录 □ 观察病情变化，并及时与患者家属沟通病情及预后 □ 根据患者功能情况，制订康复计划（运动疗法、理疗等） □ 开始康复训练	□ 主任/副主任医师查房 □ 根据患者病情调整治疗方案和检查项目 □ 完成上级医师查房记录 □ 向患者及家属介绍病情及相关检查结果 □ 相关科室会诊 □ 复查异常的实验室检测及其他检查 □ 继续康复训练
重点医嘱	长期医嘱： □ 康复医学科护理常规 □ 二级护理 □ 饮食 □ 评估手术刀口愈合情况 □ 物理因子治疗 临时医嘱： □ 血常规、尿常规、粪便常规 □ 肝功能、肾功能、血脂 A（含 HCY）、凝血系列（含 INR） □ 乙肝五项、丙肝、HIV、梅毒抗体 □ 心电图、骨折处 X 线片、CT	长期医嘱： □ 康复医学科护理常规 □ 二级护理 □ 饮食 □ 根据病情选择补充钙质的药物 □ 其他用药依据病情下达 □ 运动疗法 □ 关节松动训练 □ 物理因子治疗 临时医嘱： □ 复查异常的实验室检测项目 □ 申请康复治疗 □ 初期康复评定	长期医嘱： □ 康复医学科护理常规 □ 二级护理 □ 饮食 □ 根据病情选择补充钙质的药物 □ 其他用药依据病情下达 □ 运动疗法 □ 关节松动训练 □ 物理因子治疗 临时医嘱： □ 依据病情需要下达
主要护理工作	□ 体位摆放 □ 入院宣教及护理评定	□ 正确执行医嘱 □ 每日护理评估 □ 心理与生活护理	□ 正确执行医嘱 □ 每日护理评定 □ 心理与生活护理
病情变异记录	□ 无 □ 有，原因： 1. 2.	□ 无 □ 有，原因： 1. 2.	□ 无 □ 有，原因： 1. 2.
护士签名			
医师签名			

时间	住院第 4~12 天	住院第 13~20 天 （出院前日）	住院第 14~21 天 （出院日）
主要诊疗工作	□ 主治医师查房 3 次 / 周 □ 主任 / 副主任医师查房 2 次 / 周 □ 书写病程记录 □ 完成上级医师查房记录 □ 继续观察病情变化，并及时与患者家属沟通 □ 康复治疗 □ 完成中期康复评定，调整康复治疗方案 □ 完成中期康复评定 □ 根据患者康复评定情况，调整治疗方案和检查项目	□ 三级医师查房 □ 康复医学科查体，评估骨折愈合情况及功能变化情况 □ 根据患者康复评定情况，调整治疗方案和检查项目 □ 书写病程记录 □ 完成上级医师查房记录 □ 向患者及家属介绍病情及相关检查结果 □ 康复治疗 □ 完成末期康复评定	□ 三级医师查房 □ 康复医学科查体，评估骨折愈合情况及功能变化情况 □ 书写病程记录 □ 根据患者病情拟定出院后治疗方案和需要定期复查项目 □ 出院前康复指导 □ 办理出院手续
重点医嘱	长期医嘱： □ 康复医学科护理常规 □ 二级护理 □ 饮食 □ 根据病情选择补充钙质的药物 □ 其他用药依据病情下达 运动疗法 □ 关节松动训练 □ 物理因子治疗 临时医嘱： □ 中期康复评定 □ 依据病情需要下达	长期医嘱： □ 康复医学科护理常规 □ 二级护理 □ 饮食 □ 根据病情选择补充钙质的药物 □ 其他用药依据病情下达 临时医嘱： □ 复查血常规、生化及其他异常实验室检测项目 □ 依据病情需要下达 □ 末期康复评定	出院医嘱： □ 通知出院 □ 依据病情给予出院带药及出院康复指导 □ 出院带药
主要护理工作	□ 正确执行医嘱 □ 每日护理评定 □ 心理与生活护理	□ 指导患者办理出院手续 □ 出院康复指导	□ 出院带药服用指导 □ 康复护理指导 □ 告知复诊时间和地点
病情变异记录	□ 无　□ 有，原因： 1. 2.	□ 无　□ 有，原因： 1. 2.	□ 无　□ 有，原因： 1. 2.
护士签名			
医师签名			

（岳寿伟）

四、膝关节置换术后康复临床路径

人工膝关节置换术后康复临床路径,国家卫生和计划生育委员会于 2016 年 12 月发布。

【人工膝关节置换术后康复临床路径(2016 年版)】

(一)人工膝关节置换术后康复临床路径标准住院流程

1. 适用对象 已行人工膝关节置换术(ICD-9-CM-3:81.54)。

2. 诊断依据 根据《临床诊疗常规:物理医学与康复分册》(中华医学会编著,人民卫生出版社),《康复医学(第 5 版)》(人民卫生出版社)。

(1)临床表现:①下肢运动功能障碍;②站立/步行功能障碍;③日常生活活动能力障碍。

(2)影像学检查:X 线片显示人工膝关节。

3. 康复评定 分别于入院后 1~3 天进行初期康复评定,入院后 9~11 天进行中期康复评定,出院前进行末期康复评定。

(1)一般临床情况评定。

(2)康复专科评定:①伤口情况评定;②下肢围度评定;③下肢血液循环状况评定;④膝关节活动度评定;⑤下肢肌力评定;⑥转移/负重能力评定;⑦步态评定;⑧日常生活活动能力评定。

4. 治疗方案的选择 根据《临床诊疗指南:物理医学与康复分册》(中华医学会编著,人民卫生出版社)、《康复医学(第 5 版)》(人民卫生出版社)。

(1)一般临床治疗。

(2)康复治疗:①安全活动指导与健康教育;②物理因子治疗;③肌力训练;④关节活动度训练;⑤转移能力训练;⑥下肢负重训练;⑦步行训练,包括助行器选择与使用训练;⑧日常生活活动能力训练。

(3)常见并发症处理,如感染治疗、血栓处理,出现骨折、假体脱落、神经损伤等严重并发症和严重合并症时需专科会诊与转诊。

5. 标准住院日 临床路径标准住院日 14~21 天。

6. 进入临床路径标准

(1)骨科已行人工关节置换(ICD-9-CM-3:81.54),无严重术后并发症和严重合并症。

(2)当患者同时具有其他疾病诊断,但在住院期间不需要特殊处理也不影响第一诊断的临床路径流程实施时,可以进入路径。

7. 住院期间辅助检查项目

(1)必需的检查项目:①血常规、尿常规、粪便常规;②肝肾功能、电解质、血糖、血脂、凝血功能;③感染性疾病筛查(乙肝、丙肝、梅毒、艾滋病等);④心电图、胸部 X 线片;⑤膝关节 X 线片;⑥下肢静脉血管超声;⑦D- 二聚体。

(2)根据具体情况可选择的检查项目:心肌酶谱、胸部 X 线片、肺功能、超声心动图等。

8. 出院标准

(1)无手术相关感染。

(2)下肢功能改善或进入平台期。

9. 变异及原因分析

(1)出现严重并发症和合并症,需要转入其他专科治疗。

(2)辅助检查结果异常,需要复查,导致住院时间延长和住院费用增加。

(3)住院期间病情加重,出现并发症,需要进一步诊治,导致住院时间延长和住院费用增加。

(4)既往合并有其他系统疾病,手术可能导致既往疾病加重而需要治疗,导致住院时间延长和住院费用增加。

(二)人工膝关节置换术康复临床路径表单

适用对象:第一诊断为已行人工膝关节置换术(ICD-9-CM-3:81.54)。

患者姓名:_____　性别:____　年龄:____　门诊号:_____　　住院号:_____

住院日期:____年__月__日　出院日期:____年__月__日　标准住院日:14~21 天

时间	住院第1天	住院第2天	住院第3天
主要诊疗工作	□ 询问病史及体格检查 □ 完成病历书写 □ 开实验室检测单及相关检查单 □ 上级医师查房与初期康复评定	□ 主治医师查房,完成相关病历书写 □ 根据实验室检测和相关检查结果,排除康复治疗禁忌证 □ 拟定康复治疗方案 □ 签署康复治疗知情同意书、自费项目协议书等 □ 向患者及家属交代病情及康复治疗方案 □ 必要时请相关科室会诊	□ 上级医师查房,根据情况调整具体治疗方案 □ 进一步明确康复治疗方案
重点医嘱	长期医嘱: □ 康复医学科护理常规 □ 二级护理 □ 饮食 □ 患者既往基础用药 □ 体位摆放 临时医嘱: □ 血常规、尿常规、粪便常规 □ 肝肾功能、电解质、血糖 □ 心电图 □ 膝关节 X 线片 □ 胸部 X 线片、肺功能、超声心动图(根据患者情况选择)	长期医嘱: □ 康复医学科护理常规 □ 二级护理 □ 饮食 □ 患者既往基础用药 □ 体位摆放 □ 物理因子治疗 □ 肌力训练 □ 关节活动度训练 □ 转移能力训练 □ 负重训练 临时医嘱: □ 请相关科室会诊	长期医嘱: □ 康复医学科护理常规 □ 二级护理 □ 饮食 □ 患者既往基础用药 □ 体位摆放 □ 物理因子治疗 □ 肌力训练 □ 关节活动度训练 □ 转移能力训练 □ 负重训练 临时医嘱: □ 其他特殊医嘱
主要护理工作	□ 入院介绍(病房环境、设施等) □ 入院护理评定	□ 观察患者病情变化并及时报告医师 □ 心理与生活护理 □ 指导患者功能锻炼	□ 观察患者病情变化并及时报告医师 □ 心理与生活护理 □ 指导患者功能锻炼

续表

时间	住院第 1 天	住院第 2 天	住院第 3 天
病情 变异 记录	□ 无 □ 有,原因: 1. 2.	□ 无 □ 有,原因: 1. 2.	□ 无 □ 有,原因: 1. 2.
护士 签名			
医师 签名			

时间	住院第 4~12 天	住院第 13~20 天 (出院前日)	住院第 14~21 天 (出院日)

主要
诊疗
工作
	□ 中期康复评定
	□ 完成病程
	□ 根据患者情况,随时调
	  整治疗方案
		□ 末期康复评定
		□ 指导出院后康复训练方案,如
		  体位摆放、活动禁忌、负重时
		  间、步态训练的注意事项等
			□ 再次向患者及家属介绍出院
			  后注意事项,出院后治疗及
			  家庭保健
			□ 患者办理出院手续,出院

重点 医嘱	长期医嘱: □ 康复医学科护理常规 □ 二级护理 □ 饮食 □ 患者既往基础用药 □ 体位摆放 □ 物理因子治疗 □ 肌力训练 □ 关节活动度训练 □ 转移能力训练 □ 负重训练 临时医嘱: □ 其他特殊医嘱	长期医嘱: □ 康复医学科护理常规 □ 二级护理 □ 饮食 □ 患者既往基础用药 □ 体位摆放 □ 物理因子治疗 □ 肌力训练 □ 关节活动度训练 □ 转移能力训练 □ 负重训练 出院医嘱: □ 明日出院 □ 2 周后门诊复诊	出院医嘱: □ 通知出院 □ 依据病情给予出院康复指导

主要
护理
工作
	□ 观察患者病情变化并及
	  时报告医师
	□ 心理与生活护理
	□ 指导患者功能锻炼
		□ 观察患者病情变化并及时报
		  告医师
		□ 心理与生活护理
		□ 指导患者功能锻炼
			□ 指导患者办理出院手续
			□ 出院宣教

病情 变异 记录	□ 无 □ 有,原因: 1. 2.	□ 无 □ 有,原因: 1. 2.	□ 无 □ 有,原因: 1. 2.
护士 签名			
医师 签名			

(岳寿伟)

五、髋关节置换术后康复临床路径

人工髋关节置换术后康复临床路径,国家卫生和计划生育委员会于 2016 年 12 月发布。

【人工髋关节置换术后康复临床路径(2016 年版)】

(一)人工髋关节置换术康复临床路径标准住院流程

1. **适用对象**　已行人工髋关节置换术(ICD-9-CM-3：81.51-81.52)。

2. **诊断依据**　根据《临床诊疗常规：物理医学与康复分册》(中华医学会编著,人民卫生出版社)、《康复医学(第 5 版)》(人民卫生出版社)。

(1)临床表现:①下肢运动功能障碍。②站立 / 步行功能障碍。③日常生活活动能力障碍。

(2)影像学检查:X 线片显示人工髋关节。

3. **康复评定**　分别于入院后 1~3 天进行初期康复评定,入院后 9~11 天进行中期康复评定,出院前进行末期康复评定。

(1)一般临床情况评定。

(2)康复专科评定:①伤口情况评定;②下肢围度评定;③下肢血液循环状况评定;④髋关节活动度评定;⑤下肢肌力评定;⑥转移 / 负重能力评定;⑦步态评定;⑧日常生活活动能力评定。

4. **治疗方案的选择**　根据《临床诊疗指南：物理医学与康复分册》(中华医学会编著,人民卫生出版社)、《康复医学(第 5 版)》(人民卫生出版社)。

(1)一般临床治疗。

(2)康复治疗:①安全活动指导与健康教育;②物理因子治疗;③肌力训练;④关节活动度训练;⑤转移能力训练;⑥下肢负重训练;⑦步行训练,包括助行器选择与使用训练;⑧日常生活活动能力训练。

(3)常见并发症处理,如感染治疗、血栓处理,出现骨折、假体脱落、神经损伤等严重并发症和严重合并症时需专科会诊与转诊。

5. **标准住院日**　临床路径标准住院日 14~21 天。

6. **进入临床路径标准**

(1)骨科已行人工髋关节置换术(ICD-9-CM-3：81.51-81.52),无严重术后并发症和严重合并症。

(2)当患者同时具有其他疾病诊断,但在住院期间不需要特殊处理也不影响第一诊断的临床路径流程实施时,可以进入路径。

7. **住院期间辅助检查项目**

(1)必需的检查项目:①血常规、尿常规、粪便常规;②肝肾功能、电解质、血糖、血脂、凝血功能;③感染性疾病筛查(乙肝、丙肝、梅毒、艾滋病等);④心电图、胸部 X 线片;⑤髋关节 X 线片;⑥下肢静脉血管超声;⑦D- 二聚体。

(2)根据具体情况可选择的检查项目:心肌酶谱、胸部 X 线片、肺功能、超声心动图等。

8. **出院标准**

(1)无手术相关感染。

(2)下肢功能改善或进入平台期。

9. 变异及原因分析

(1)出现严重并发症和合并症,需要转入其他专科治疗。

(2)辅助检查结果异常,需要复查,导致住院时间延长和住院费用增加。

(3)住院期间病情加重,出现并发症,需要进一步诊治,导致住院时间延长和住院费用增加。

(4)既往合并有其他系统疾病,腰椎间盘突出症可能导致既往疾病加重而需要治疗,导致住院时间延长和住院费用增加。

(二)人工髋关节置换术后康复临床路径表单

适用对象:第一诊断为已行人工髋关节置换术(ICD-9-CM-3:81.51-81.52)。

患者姓名:_____　性别:____　年龄:____　门诊号:_____　住院号:_____

住院日期:____年__月__日　出院日期:____年__月__日　标准住院日:14~21 天

时间	住院第 1 天	住院第 2 天	住院第 3 天
主要诊疗工作	□ 询问病史及体格检查 □ 完成病历书写 □ 开实验室检测单及相关检查单 □ 上级医师查房与初期康复评定	□ 主治医师查房,完成相关病历书写 □ 根据实验室检测和相关检查结果,排除康复治疗禁忌证 □ 拟定康复治疗方案 □ 签署康复治疗知情同意书、自费项目协议书等 □ 向患者及家属交代病情及康复治疗方案 □ 必要时请相关科室会诊	□ 上级医师查房,根据情况调整具体治疗方案 □ 进一步明确康复治疗方案
重点医嘱	长期医嘱: □ 康复医学科护理常规 □ 二级护理 □ 饮食 □ 患者既往基础用药 □ 体位摆放 临时医嘱: □ 血常规、尿常规、粪便常规 □ 肝肾功能、电解质、血糖 □ 心电图 □ 髋关节 X 线片 □ 胸部 X 线片、肺功能、超声心动图(根据患者情况选择)	长期医嘱: □ 康复医学科护理常规 □ 二级护理 □ 饮食 □ 患者既往基础用药 □ 体位摆放 □ 物理因子治疗 □ 肌力训练 □ 关节活动度训练 □ 转移能力训练 □ 负重训练 临时医嘱: □ 请相关科室会诊	长期医嘱: □ 康复医学科护理常规 □ 二级护理 □ 饮食 □ 患者既往基础用药 □ 体位摆放 □ 物理因子治疗 □ 肌力训练 □ 关节活动度训练 □ 转移能力训练 □ 负重训练 临时医嘱: □ 其他特殊医嘱
主要护理工作	□ 入院介绍(病房环境、设施等) □ 入院护理评定	□ 观察患者病情变化并及时报告医师 □ 心理与生活护理 □ 指导患者功能锻炼	□ 观察患者病情变化并及时报告医师 □ 心理与生活护理 □ 指导患者功能锻炼
病情变异记录	□ 无　□ 有,原因: 1. 2.	□ 无　□ 有,原因: 1. 2.	□ 无　□ 有,原因: 1. 2.

续表

时间	住院第 1 天	住院第 2 天	住院第 3 天
护士 签名			
医师 签名			

时间	住院第 4~12 天	住院第 13~20 天 （出院前日）	住院第 14~21 天 （出院日）
主要 诊疗 工作	□ 中期康复评定 □ 完成病程 □ 根据患者情况,随时调整治疗方案	□ 末期康复评定 □ 指导出院后康复训练方案,如体位摆放、活动禁忌、负重时间、步态训练的注意事项等。	□ 再次向患者及家属介绍出院后注意事项,出院后治疗及家庭保健 □ 患者办理出院手续,出院
重点 医嘱	**长期医嘱:** □ 康复医学科护理常规 □ 二级护理 □ 饮食 □ 患者既往基础用药 □ 体位摆放 □ 物理因子治疗 □ 肌力训练 □ 关节活动度训练 □ 转移能力训练 □ 负重训练 **临时医嘱:** □ 其他特殊医嘱	**长期医嘱:** □ 康复医学科护理常规 □ 二级护理 □ 饮食 □ 患者既往基础用药 □ 体位摆放 □ 物理因子治疗 □ 肌力训练 □ 关节活动度训练 □ 转移能力训练 □ 负重训练 **出院医嘱:** □ 明日出院 □ 2 周后门诊复诊	**出院医嘱:** □ 通知出院 □ 依据病情给予出院康复指导
主要 护理 工作	□ 观察患者病情变化并及时报告医师 □ 心理与生活护理 □ 指导患者功能锻炼	□ 观察患者病情变化并及时报告医师 □ 心理与生活护理 □ 指导患者功能锻炼	□ 指导患者办理出院手续 □ 出院宣教
病情 变异 记录	□ 无 □ 有,原因: 1. 2.	□ 无 □ 有,原因: 1. 2.	□ 无 □ 有,原因: 1. 2.
护士 签名			
医师 签名			

（岳寿伟）

六、手外伤康复临床路径

手外伤康复临床路径,国家卫生和计划生育委员会于 2016 年 12 月发布。

【手外伤康复临床路径(2016 年版)】

(一) 手外伤康复临床路径标准住院流程

1. **适用对象**　手外伤患者。
2. **诊断依据**　①手部外伤史;②手部功能障碍;③影像学和电诊断学检查。
3. **康复评定**　分别于入院后 1~3 天进行初期康复评定,入院后 4~15 天进行中期康复评定,出院前进行末期康复评定。

(1)患者一般情况:包括意识、生命体征、睡眠和大小便等基本情况。了解患者总体治疗情况。

(2)康复专科评定:评定受伤手疼痛、肿胀情况,神经功能和循环功能,在不影响组织愈合的前提下评定关节活动度和肌力等。

4. **治疗方案的选择**　根据《临床诊疗指南:物理医学与康复分册》(中华医学会编著,人民卫生出版社)、《康复医学(第 5 版)》(人民卫生出版社)。治疗方法包括:①体位摆放;②物理因子治疗;③关节活动度训练;④肌力训练;⑤日常生活活动能力训练。

5. **标准住院日**　临床路径标准住院日 14~21 天。

6. **进入临床路径标准**

(1)手外伤。

(2)当患者同时具有其他疾病诊断,但在住院期间不需要特殊处理也不影响第一诊断的临床路径流程实施时,可以进入路径。

7. **住院期间辅助检查项目**

(1)必需的检查项目:①血常规、尿常规、粪便常规;②肝肾功能、电解质、血糖、血脂、感染性疾病筛查(乙肝、丙肝、梅毒、艾滋病等);③心电图。

(2)根据具体情况可选择的检查项目:患手 X 线片、肌电图、局部超声检查、凝血功能、心肌酶谱、胸部 X 线片、肺功能、超声心动图等。

8. **出院标准**

(1)伤口愈合好,伤口无感染征象(或可在门诊处理的伤口情况)。

(2)手功能恢复达到平台期。

9. **变异及原因分析**

(1)并发症:本病可伴有其他损伤,应当严格掌握入选标准。部分患者因伴有骨折、血管损伤、神经损伤等需延期治疗,如合并神经血管损伤需要一期探查或二期治疗等。

(2)合并症:老年患者易有合并症,如骨质疏松、糖尿病、心脑血管疾病等,伤口愈合或肌腱固定愈合较慢,住院时间延长。

(二) 手外伤康复临床路径表单

适用对象:第一诊断为手外伤患者。

患者姓名:_____　性别:____　年龄:____　门诊号:_____　住院号:_____

住院日期:____年__月__日　出院日期:____年__月__日　标准住院日:14~21 天

时间	住院第 1 天	住院第 2 天	住院第 3 天
主要诊疗工作	□ 询问病史及体格检查 □ 完成病历书写 □ 开实验室检测单及相关检查单 □ 上级医师查房与初期康复评定	□ 主治医师查房,完成相关病历书写 □ 根据实验室检测和相关检查结果,排除康复治疗禁忌证 □ 拟定康复治疗方案 □ 签署康复治疗知情同意书、自费项目协议书等 □ 向患者及家属交代病情及康复治疗方案 □ 必要时请相关科室会诊	□ 上级医师查房,观察患肢远端感觉运动情况等,根据情况调整具体治疗方案 □ 进一步明确康复治疗方案
重点医嘱	**长期医嘱:** □ 康复医学科护理常规 □ 二级护理 □ 饮食 □ 患者基础用药 □ 体位摆放 **临时医嘱:** □ 血常规、尿常规、粪便常规 □ 肝肾功能、电解质、血糖 □ 心电图 □ 患手 X 线片、肌电图、局部超声检查(根据病情选择) □ 胸部 X 线片、肺功能、超声心动图(根据患者情况选择)	**长期医嘱:** □ 康复医学科护理常规 □ 二级护理 □ 饮食 □ 患者基础用药 □ 体位摆放 □ 物理因子治疗 □ 肌力训练 □ 关节活动度训练 **临时医嘱:** □ 请相关科室会诊	**长期医嘱:** □ 康复医学科护理常规 □ 二级护理 □ 饮食 □ 患者基础用药 □ 体位摆放 □ 物理因子治疗 □ 肌力训练 □ 关节活动度训练 **临时医嘱:** □ 其他特殊医嘱
主要护理工作	□ 入院介绍(病房环境、设施等) □ 入院护理评定	□ 观察患者病情变化并及时报告医师 □ 心理与生活护理 □ 指导患者功能锻炼	□ 观察患者病情变化并及时报告医师 □ 心理与生活护理 □ 指导患者功能锻炼
病情变异记录	□ 无 □ 有,原因: 1. 2.	□ 无 □ 有,原因: 1. 2.	□ 无 □ 有,原因: 1. 2.
护士签名			
医师签名			

时间	住院第 4~12 天	住院第 13~20 天 (出院前日)	住院第 14~21 天 (出院日)
主要诊疗工作	□ 中期康复评定 □ 根据患者情况,随时调整治疗方案	□ 末期康复评定 □ 指导出院后康复训练方案,如体位摆放、主动抗阻训练过程等	□ 再次向患者及家属介绍出院后注意事项,出院后治疗及家庭保健 □ 患者办理出院手续,出院

续表

时间	住院第 4~12 天	住院第 13~20 天 （出院前日）	住院第 14~21 天 （出院日）
重点 医嘱	**长期医嘱：** □ 康复医学科护理常规 □ 二级护理 □ 饮食 □ 患者既往基础用药 □ 体位摆放 □ 物理因子治疗 □ 肌力训练 □ 关节活动度训练 □ 感知觉训练 □ 日常生活活动能力训练 **临时医嘱：** □ 其他特殊医嘱	**长期医嘱：** □ 康复医学科护理常规 □ 二级护理 □ 饮食 □ 患者既往基础用药 □ 体位摆放 □ 物理因子治疗 □ 肌力训练 □ 关节活动度训练 □ 感知觉训练 □ 日常生活活动能力训练 **出院医嘱：** □ 明日出院 □ 2 周后门诊复诊	**出院医嘱：** □ 通知出院 □ 依据病情给予出院康复 　指导
主要 护理 工作	□ 观察患者病情变化并及 　时报告医师 □ 心理与生活护理 □ 指导患者功能锻炼	□ 观察患者病情变化并及时报告 　医师 □ 心理与生活护理 □ 指导患者功能锻炼	□ 指导患者办理出院手续 □ 出院宣教
病情 变异 记录	□ 无　□ 有,原因: 1. 2.	□ 无　□ 有,原因: 1. 2.	□ 无　□ 有,原因: 1. 2.
护士 签名			
医师 签名			

（岳寿伟）

七、骨质疏松症康复临床路径

【原发性骨质疏松症康复临床路径】

（一）原发性骨质疏松症康复临床路径标准住院流程

1. **适用对象**　第一诊断为原发性骨质疏松症（ICD-10 :M80-M81）,患者同意接受康复治疗。

2. **诊断依据**　根据《原发性骨质疏松症诊疗指南（2017 年）》（中华医学会骨质疏松和骨矿盐疾病分会）。

（1）临床表现:骨痛和 / 或脆性骨折史。

1）疼痛:患者可有腰背疼痛或周身骨骼疼痛,负荷增加时疼痛加重或活动受限,严重时翻身、起坐及行走有困难。

2)脊柱变形:骨质疏松严重者可有身高缩短和驼背,脊柱畸形和伸展受限。胸椎压缩性骨折会导致胸廓畸形,影响心肺功能。腰椎骨折可能会改变腹部解剖结构,引起便秘、腹痛、腹胀、食欲减低和过早饱胀感等。

3)骨折:脆性骨折是指低能量或非暴力骨折,如日常活动而发生的骨折为脆性骨折。常见部位为胸、腰椎,髋部、桡尺骨远端和肱骨近端。其他部位也可发生骨折。发生过一次脆性骨折后,再次发生骨折的风险明显增加。

(2)骨密度:临床上采用骨密度测量作为诊断骨质疏松、预测骨质疏松性骨折风险、监测自然病程及评价药物干预疗效的最佳定量标准。双能 X 线吸收测定法测量值是目前国际学术界公认的骨质疏松症诊断的"金标准"。

世界卫生组织推荐的诊断标准:T 值用于绝经后妇女和 50 岁以上男性的骨密度水平。对于儿童、绝经前妇女和 50 岁以下的男性,其骨密度水平建议用 Z 值表示。骨密度值低于同性别、同种族正常成年人骨峰值不足 1 个标准差属正常;降低 1~2.5 个标准差为骨量低下(骨量减少);降低程度等于或大于 2.5 个标准差为骨质疏松;符合骨质疏松诊断标准同时伴有一处或多处骨折时为严重骨质疏松。

(3)其他影像学提示有骨质疏松。

(4)应排除引起继发性骨质疏松的疾病或其他骨骼疾病。

1)药物:糖皮质激素、免疫抑制剂(环孢素)、抗癫痫药物(尤其是苯巴比妥、苯妥英钠)、促性腺激素释放激素激动剂和拮抗剂、肝素、癌症化疗。

2)内分泌失调:肢端肥大症、肾上腺皮质功能不全、库欣综合征、饮食失调、子宫内膜异位症、甲状旁腺功能亢进、高泌乳素血症、甲状腺功能亢进症、性腺功能减退症(原发或继发性)、糖尿病。

3)胃肠疾病/营养紊乱:酒精性肝病、腹腔疾病、慢性活动性肝炎、慢性胆汁淤积性疾病、胃大部切除术、炎症性肠病、空肠回肠旁路术、吸收不良综合征、胰腺功能不全、肠外营养、原发性胆汁性胆管炎、严重的肝脏疾病、维生素 D 和/或钙缺乏。

4)骨髓相关的疾病:淀粉样变性、血色素沉着病、血友病、白血病、淋巴瘤、肥大细胞增多症、多发性骨髓瘤、恶性贫血、结节病、镰状细胞贫血、地中海贫血。

5)器官移植:骨髓、心、肾、肝、肺。

6)其他原因:强直性脊柱炎、慢性阻塞性肺疾病、先天性卟啉症、大疱性表皮松解症、血友病、特发性高钙尿症、特发性脊柱侧凸、多发性硬化症、类风湿关节炎。

7)遗传性疾病:低磷酸酯酶症、成骨不全症、胱硫醚所致胱氨酸尿症。

3. 康复评定

(1)风险评估:危险因素评估、风险评估[国际骨质疏松症基金会(International Osteoporosis Foundation, IOF)骨质疏松症风险测试、亚洲人骨质疏松自我筛查工具(Osteoporosis Self-assessment Tool for Asians, OSTA)]、风险预测[FRAX®(Fracture Risk Assessment Tool)]、跌倒及其危险因素评估等。

(2)关节活动度评定、肌力评定、心肺功能评定、平衡功能评定、感觉评定。

(3)疼痛评定、日常生活活动能力评定、社会参与能力评定、个体与环境因素评估、生活质量评估。

(4)营养和心理评估。

4. **治疗方案的选择** 根据《原发性骨质疏松症诊疗指南(2017年)》(中华医学会骨质疏松和骨矿盐疾病分会)。

(1)基础措施

1)调整生活方式:①富含钙、低盐和适量蛋白质的均衡饮食;②适当户外活动和日照,有助于骨健康的体育锻炼和康复治疗;③避免嗜烟、酗酒,慎用影响骨代谢的药物;④采取防止跌倒的各种措施,注意是否有增加跌倒的疾病和药物;⑤加强自身和环境的保护措施(各种关节保护器)等。

2)基本骨营养补充剂:钙剂和维生素D。①钙剂:我国营养协会制定成人每日钙摄入推荐量800mg,绝经后妇女和老年人每日钙摄入推荐量为1 000~1 200mg。目前的膳食营养调查显示我国老年人平均每日从饮食中获得钙400mg,故平均每日应补充钙剂500~600mg。②维生素D:成年人推荐剂量200IU/d;老年人因缺乏日照及摄入和吸收障碍,故推荐剂量为400~800IU/d。维生素D用于治疗骨质疏松时,剂量应该为800~1 200IU/d,还可与其他药物联合使用。建议有条件的医院可根据血25(OH)D$_3$浓度,补充维生素D。

3)有氧运动、抗阻运动:对患者的一般情况、营养状况、脏器功能等进行评估,根据实际能力和生活环境设定个体化的康复治疗方案,选择合适的运动方式及运动频率和强度。

(2)药物选择

1)抑制骨吸收药物:①双膦酸盐类(阿仑膦酸钠、唑来膦酸等);②降钙素类(鲑鱼降钙素、鳗鱼降钙素);③选择性雌激素受体调节剂(SERMs)(雷洛昔芬);④雌激素类。

2)促进骨形成药物(重组人PTH$_{1-34}$等)。

3)具有抑制骨吸收和促进骨形成双重作用的药物(雷奈酸锶、维生素K$_2$)。

4)活性维生素D及其类似物。

5. **标准住院日** 临床路径标准住院日为7~10天。

6. **进入临床路径标准**

(1)第一诊断必须符合原发性骨质疏松症疾病编码(ICD-10:M80-M81)。

(2)当患者同时具有其他疾病诊断,但在住院期间不需要特殊处理,也不影响第一诊断的临床路径流程实施时,可以进入路径。

7. **住院期间检查项目**

(1)必需的检查项目

1)血常规、尿常规、粪便常规。

2)肝肾功能、血糖、电解质、血钙、血磷、碱性磷酸酶。

3)骨转换生化标志物:①骨形成标志物,如Ⅰ型原胶原N端前肽(PINP);②骨吸收标志物,如血清Ⅰ型胶原交联C末端肽(S-CTX)等。

4)胸部X线片、心电图、腹部B超。

5)胸椎、腰椎、骨盆及可疑骨折骨骼X线检查。

6)双能X线骨密度仪测定腰椎和髋部骨密度。

(2)根据患者情况可选择的检查项目

1)红细胞沉降率(简称血沉)、24小时尿钙和尿磷、血气分析、血甲状旁腺激素(PTH)、25(OH)D$_3$、1,25(OH)$_2$D$_3$、骨钙素、骨特异性碱性磷酸酶、抗酒石酸酸性磷酸酶等骨生化指标。

2）性腺激素。

3）疑有继发性骨质疏松或其他骨骼疾病者可选择骨扫描、血免疫固定电泳、尿免疫固定电泳、血尿轻链、肿瘤标志物、骨髓形态学检查、甲状腺功能、血总皮质醇、24小时尿游离皮质醇测定等。

4）放射性核素骨扫描、骨髓穿刺或骨活检等检查。

8. **出院标准**　明确诊断,治疗无严重不良反应,基本掌握社区或居家康复方法。

9. **变异及原因分析**　经检查发现继发性骨质疏松的病因或其他骨骼疾病,则退出该路径。

（二）原发性骨质疏松症康复路径表单

适用对象:第一诊断为原发性骨质疏松症（ICD-10 :M80-M81）。

患者姓名:_____　性别:____　年龄:____　门诊号:_____　住院号:_____

住院日期:____年__月__日　出院日期:____年__月__日　标准住院日:7~10天

时间	住院第 1 天	住院第 2 天	住院第 3 天
主要诊疗工作	□ 询问病史及体格检查:疼痛、脊柱变形、骨折、既往治疗史等 □ 查看既往辅助检查:骨密度、骨骼 X 线片、激素水平等 □ 康复评定:危险因素评估、风险评估［国际骨质疏松基金会(IOF)骨质疏松症风险测试、亚洲人骨质疏松自我筛查工具(OSTA)］、风险预测(FRAX®)、跌倒及其危险因素评估等 □ 完善辅助检查 □ 医师查房,初步确定诊断 □ 完成病历书写 □ 向患者及其家属告知病情及诊治方案,签署相关知情同意书 □ 完成首次病程记录等病历书写 □ 初期康复评定 □ 必要时上级医师查房,明确诊断,指导治疗 □ 完成医师查房记录 □ 必要时向患者及家属介绍病情变化及相关检查结果 □ 对症治疗	□ 上级医师查房 □ 完善入院检查项目 □ 继续对症治疗 □ 根据病史、体格检查、现有影像学检查、实验室检测等相关检查结果,对患者的康复治疗风险进行评估 □ 非药物疗法相关评定:肌力评定、平衡功能评定、心肺功能评定等 □ 制订康复目标 □ 制订康复治疗方案 □ 向患者及家属交代康复治疗后注意事项及自我保健 □ 完成上级医师查房记录等病历书写 □ 进行必要的相关科室会诊(骨科、内分泌科、营养科等)	□ 三级医师查房 □ 根据体检、实验室检测及其他检查结果,以及既往资料,进行鉴别诊断和确定诊断 □ 疑有继发性骨质疏松或其他骨骼疾病者进行相应检查 □ 根据病史、体格检查、常规实验室检测、骨转换生化标志物、骨密度、骨骼 X 线检查等相关检查结果,分析病情特点,明确是否调整诊疗方案 □ 进行必要的相关科室会诊 □ 根据检查结果制订药物治疗方案 □ 根据评定结果制订非药物治疗方案:生活方式调整方案□ 有氧运动□ 抗阻运动□ □ 注意观察治疗不良反应,并对症处理 □ 完成病程记录

续表

时间	住院第 1 天	住院第 2 天	住院第 3 天
重点医嘱	**长期医嘱：** □ 康复护理常规 □ 二级护理 □ 饮食：普食□ 流食□ 半流食□ 低盐低脂饮食□ 糖尿病饮食□ 低嘌呤饮食□ 管饲饮食(营养配餐或自制营养流食)□ □ 基础药物治疗：抗骨质疏松药物□ 合并症治疗□ □ 其他医嘱，根据病情下达 **临时医嘱：** □ 血常规、尿常规、粪便常规 □ 肝肾功能、血钙、血磷、碱性磷酸酶、血清蛋白电泳 □ 胸部 X 线片、心电图 □ 骨转换生化标志物：Ⅰ型原胶原 N 端前肽(PINP)、血清Ⅰ型胶原交联 C 末端肽(S-CTX)等 □ 全脊柱或胸椎、腰椎、骨盆及可疑骨折骨骼 X 线检查 □ 骨密度(双能 X 线骨密度仪测) □ 其他医嘱	**长期医嘱：** □ 康复护理常规 □ 二级护理 □ 饮食 □ 抗骨质疏松用药：双膦酸盐□ 降钙素类□ 雌激素类□ 甲状旁腺激素□ 选择性雌激素受体调节剂类□ 锶盐□ 活性维生素 D 及其类似物□ 维生素 K_2□ □ 患者既往基础用药 □ 其他医嘱，根据病情下达 **临时医嘱：** □ 如需鉴别诊断：血沉、性腺激素、25(OH)D_3、1,25(OH)$_2D_3$、甲状旁腺激素、尿钙和磷、甲状旁腺功能、皮质醇、血气分析、血尿轻链、肿瘤标志物等实验室检测，以及骨扫描、骨髓穿刺、骨活检等 □ 其他医嘱	**长期医嘱：** □ 康复护理常规 □ 二级护理 □ 饮食 □ 康复治疗医嘱(运动疗法、作业治疗、理疗) □ 调整后的抗骨质疏松用药 □ 患者既往基础用药 □ 其他医嘱，根据病情下达 **临时医嘱：** □ 补充完善有关检查 □ 对症支持 □ 其他医嘱
主要护理工作	□ 介绍病房环境、设施和设备 □ 入院康复宣教，入院护理评估 □ 执行医嘱，观察患者病情	□ 宣教(生活方式调整、钙剂及维生素 D 补充) □ 执行医嘱，观察患者病情 □ 按时评估病情，相应护理到位	□ 执行医嘱，观察患者病情 □ 观察药物及康复治疗的效果及副作用 □ 心理护理和日常生活护理
病情变异记录	□ 无　□ 有，原因： 1. 2.	□ 无　□ 有，原因： 1. 2.	□ 无　□ 有，原因： 1. 2.
护士签名			
医师签名			

日期	住院第 4~5 天	住院第 6~9 天 （出院前日）	住院第 7~10 天 （出院日）
主要 诊疗 工作	□ 三级医师查房 □ 上级医师查房 □ 观察药物治疗的疗效及副作用 □ 观察康复治疗后症状变化、体征变化、功能变化 □ 查看会诊记录 □ 完成中期康复评定及评定记录 □ 完成上级医师查房记录 □ 完成日常病程记录	□ 三级医师查房 □ 末期康复评定,制定出院后的短期及长期康复治疗方案 □ 上级医师查房,进行评估,确定有无治疗不良反应,明确是否出院 □ 完成出院记录、病案首页、出院证明书等 □ 向患者交代出院后的注意事项,如:返院复诊的时间、地点,发生紧急情况时的处理等 □ 如果患者不能出院,在"病程记录"中说明原因和继续治疗的方案	□ 再次向患者及家属介绍出院后注意事项,出院后治疗及家庭保健 □ 患者办理出院手续,出院
重点 医嘱	**长期医嘱:** □ 康复护理常规 □ 二级护理 □ 饮食 □ 调整后的康复治疗医嘱（运动疗法、作业治疗、理疗） □ 抗骨质疏松用药 □ 患者既往基础用药 □ 其他医嘱,根据病情下达 **临时医嘱:** □ 补充完善有关检查 □ 对症支持 □ 其他医嘱	**长期医嘱:** □ 康复医学科护理常规 □ 二级护理 □ 基础疾病用药 □ 依据病情下达 **出院医嘱:** □ 出院带药:神经营养药物、消炎止痛药 □ 居家康复指导 □ 生活方式指导 □ 明日出院 □ 2 周后门诊复查,如有不适,随时来诊	**出院医嘱:** □ 通知出院 □ 出院带药 □ 定期门诊随访
主要 护理 工作	□ 观察治疗反应 □ 执行医嘱	□ 指导患者办理出院手续 □ 出院康复指导	□ 出院带药服用指导 □ 康复护理指导 □ 交代常见的药物及康复治疗不良反应,嘱其定期门诊复诊
病情 变异 记录	□ 无 □ 有,原因: 1. 2.	□ 无 □ 有,原因: 1. 2.	□ 无 □ 有,原因: 1. 2.
护士 签名			
医师 签名			

【绝经后骨质疏松症康复临床路径】

（一）绝经后骨质疏松症康复临床路径标准住院流程

1. **适用对象**　第一诊断为绝经后骨质疏松症（ICD-10：M81.095），患者同意接受康复治疗。

2. **诊断依据**　世界卫生组织将绝经后妇女的骨质疏松定义为：绝经后妇女脊柱、髋部或前臂的骨密度值较年轻成年人平均值低 2.5 个或以上标准差（T 值 ≤ -2.5），伴或不伴脆性骨折史。

（1）有脆性骨折史：脆性骨折是在没有重大创伤（如，机动车辆事故）的情况下，从站立高度或更低位置跌倒所引起的骨折。如发生脊柱、髋部、腕部、肱骨、肋骨和骨盆等部位的脆性骨折，不做骨密度测定也可以做出骨质疏松的诊断。椎骨骨折是骨质疏松最常见的临床表现，约 2/3 的这类骨折没有症状，而是在胸部或腹部 X 线检查时偶然发现；其他如髋部骨折、桡骨远端骨折及股骨头软骨下不全性骨折也常见。

（2）骨密度（双能 X 线骨密度仪测定腰椎和髋部）降低超过 2.5 个标准差为骨质疏松（T 值 ≤ -2.5）：世界卫生组织定义了低骨量和骨质疏松的诊断阈值，其依据为骨密度测量值相比于年轻成人参考人群的结果（T 评分）。在排除其他代谢性骨病的情况下出现脆性骨折，或无既往脆性骨折史的情况下，腰椎（前后位）、股骨颈、髋部和 / 或桡骨远端 33%（1/3）的 T 值 ≤ -2.5，可诊断骨质疏松症；Z 评分是将患者的骨密度与年龄匹配人群进行比较的结果，不作为诊断标准；但是，若 Z 评分值比平均值低 2 个标准差以上，则提示需要进一步筛查是否存在引起骨质疏松的因素。

（3）其他影像学提示的骨质疏松。

（4）鉴别诊断：排除年龄和雌激素缺乏以外造成骨量低的原因，例如骨软化症、甲状腺功能亢进和甲状旁腺功能亢进症，并发现潜在可矫正的病因或骨质疏松的其他促成因素。主要需鉴别的疾病：骨密度下降和骨折的其他原因包括骨软化症、恶性肿瘤（如，多发性骨髓瘤）、Paget 病和甲状旁腺功能亢进症。通过临床病史、体格检查和实验室检测，可将上述诊断中的大多数与雌激素缺乏相关性骨质疏松区分开来。

3. **康复评定的内容**

（1）骨质疏松及骨折风险评估：危险因素评估、风险评估（IOF 骨质疏松症风险测试、亚洲人骨质疏松自我筛查工具）、风险预测（FRAX®）、跌倒及其危险因素评估等。

（2）运动康复指导相关评定：关节活动度评定、肌力评定、心肺功能评定、平衡功能评定、感觉评定。

（3）日常生活活动能力相关评定：疼痛评定、日常生活活动能力评定、社会参与能力评定、个体与环境因素评估、生活质量评估。

（4）营养和心理评估。

4. **治疗方案的选择**　根据美国临床内分泌医师协会与美国内分泌学会《绝经后骨质疏松症诊断及治疗的临床实践指南（2016）》。

（1）基础措施

1）调整生活方式：保持充足的饮食钙摄入，建议患者限制酒精摄入，每天不超过 2 个酒精单位（1 个酒精单位等于 10ml 酒精），避免吸烟或戒烟。保持积极的生活方式，进行每周

3次,每次至少持续30分钟的锻炼。

2)基本骨营养补充剂:年龄≥50岁的女性每天钙摄入量达到1 200mg(包括日常饮食及必要时的钙补充剂)。每天应补充1 000~2 000IU的维生素D_3以维持合适的血清25(OH)D_3水平,骨质疏松症患者应保持血清25(OH)D_3≥30ng/ml(推荐范围30~50ng/ml)。

3)有氧运动、平衡训练、抗阻运动:对患者的一般情况、营养状况、脏器功能等进行评估,根据实际能力和生活环境设定个体化的康复治疗方案,选择合适的运动方式及运动频率和强度。

(2)药物选择

1)抑制骨吸收药物:双膦酸盐类(阿仑膦酸钠、唑来膦酸等),降钙素类(鲑鱼降钙素、鳗鱼降钙素),选择性雌激素受体调节剂(雷洛昔芬),雌激素类。

2)促进骨形成药物:重组人PTH_{1-34}等。

3)具有抑制骨吸收和促进骨形成双重作用的药物:雷奈酸锶。

5. 标准住院日　临床路径标准住院日为7~10天。

6. 进入临床路径标准

(1)第一诊断必须符合绝经后骨质疏松症疾病编码(ICD-10:M81.095)。

(2)当患者同时具有其他疾病诊断,但在住院期间不需要特殊处理,也不影响第一诊断的临床路径流程实施时,可以进入路径。

7. 住院期间检查项目

(1)必需的检查项目

1)常规实验室检测项目:血常规、尿常规、粪便常规。

2)代谢相关基础实验室检测项目:肝肾功能、血糖、电解质、血钙、血磷、碱性磷酸酶、白蛋白、总蛋白、肌酐。

3)25(OH)D_3。

4)其他常规检查:胸部X线片、心电图、腹部B超。

5)脆性骨折筛查:胸椎、腰椎、骨盆及可疑骨折骨骼X线检查。

6)骨密度检查:双能X线骨密度仪测定腰椎和髋部骨密度。

(2)根据患者情况可选择的检查项目

1)血沉、24小时尿钙和尿磷、血气分析、血甲状旁腺激素、1,25(OH)$_2D_3$、骨钙素、骨特异性碱性磷酸酶、抗酒石酸酸性磷酸酶等骨生化指标。

2)骨转换生化标志物:PINP、S-CTX等。

3)性腺激素:卵泡刺激素(FSH)、黄体生成素(LH)、雌二醇(E_2)、孕酮(P)、睾酮(T)、催乳素(PRL)等。

4)疑有继发性骨质疏松或其他骨骼疾病者可选择骨扫描、血免疫固定电泳、尿免疫固定电泳、骨髓形态学检查、甲状腺功能、血总皮质醇、24小时尿游离皮质醇测定等。

8. 出院标准　明确诊断,治疗无严重不良反应,基本掌握社区或居家康复方法。

9. 变异及原因分析　经检查发现其他继发性骨质疏松的病因或其他骨骼疾病,则退出该路径。

(二)绝经后骨质疏松症康复临床路径表单

适用对象:第一诊断为绝经后骨质疏松症(ICD-10:M81.095)。

患者姓名:_____　性别:____　年龄:____　门诊号:_____　住院号:_____

住院日期:___年__月__日　　出院日期:___年__月__日　　标准住院日:7~10 天

时间	住院第 1 天	住院第 2 天	住院第 3 天
主要诊疗工作	□ 询问病史及体格检查:疼痛、脊柱变形、骨折、既往治疗等 □ 查看既往辅助检查:骨密度、骨骼 X 线片、激素水平等 □ 康复评定:危险因素评估、风险评估(IOF 骨质疏松症风险测试、亚洲人骨质疏松自我筛查工具)、风险预测(FRAX®)、跌倒及其危险因素评估等 □ 完善辅助检查 □ 医师查房,初步确定诊断 □ 初期康复评定 □ 完成病历书写 □ 向患者及其家属告知病情及诊治方案,签署相关知情同意书 □ 完成首次病程记录等病历书写 □ 必要时上级医师查房,明确诊断,指导治疗 □ 完成医师查房记录 □ 必要时向患者及家属介绍病情变化及相关检查结果 □ 对症治疗	□ 上级医师查房 □ 完善入院检查项目 □ 继续对症治疗 □ 根据病史、体格检查、现有影像学检查、实验室检测等相关检查结果,对患者的康复治疗风险进行评估 □ 非药物疗法相关评定:肌力评定、平衡功能评定、心肺功能评定等 □ 制订康复目标 □ 制订康复治疗方案 □ 向患者及家属交代康复治疗后注意事项及自我保健 □ 完成上级医师查房记录等病历书写 □ 进行必要的相关科室会诊(骨科、内分泌科、营养科等)	□ 三级医师查房 □ 根据体检、实验室检测及其他检查结果,以及既往资料,进行鉴别诊断和确定诊断 □ 疑有继发性骨质疏松或其他骨骼疾病者进行相应检查 □ 根据病史、体格检查、常规实验室检测、骨转换生化标志物、骨密度、骨骼 X 线检查等相关检查结果,分析病情特点,明确是否调整诊疗方案 □ 进行必要的相关科室会诊 □ 根据检查结果制订药物治疗方案 □ 根据评定结果制订非药物治疗方案:生活方式调整方案 □ 有氧运动□ 抗阻运动□ □ 注意观察治疗不良反应,并对症处理 □ 完成病程记录
重点医嘱	**长期医嘱:** □ 康复护理常规 □ 二级护理 □ 饮食:普食□ 流食□ 半流食□ 低盐低脂饮食□ 糖尿病饮食□ 低嘌呤饮食□ 管饲饮食(营养配餐或自制营养流食)□ □ 基础药物治疗:抗骨质疏松药物□ 合并症治疗□ □ 其他医嘱,根据病情下达 **临时医嘱:** □ 血常规、尿常规、粪便常规 □ 肝肾功能、血糖、电解质、血钙、血磷、碱性磷酸酶、白蛋白、总蛋白、肌酐 □ 25(OH)D_3 □ 胸部 X 线片、心电图、腹部超声 □ 全脊柱或胸椎、腰椎、骨盆及可疑骨折骨骼 X 线检查 □ 骨密度(双能 X 线骨密度仪测) □ 其他医嘱	**长期医嘱:** □ 康复护理常规 □ 二级护理 □ 饮食 □ 抗骨质疏松用药:双膦酸盐□ 降钙素类□ 雌激素类□ 甲状旁腺激素□ 选择性雌激素受体调节剂类□ 锶盐□ 活性维生素 D 及其类似物□ 维生素 K_2□ □ 患者既往基础用药 □ 其他医嘱,根据病情下达 **临时医嘱:** □ 骨转换生化标志物:PINP、S-CTX 等 □ 如需鉴别诊断:血沉、性腺激素、1,25(OH)$_2$$D_3$、甲状旁腺激素、尿钙和磷、甲状腺功能、皮质醇、血气分析、血尿轻链、肿瘤标志物等实验室检测,以及骨扫描、骨髓穿刺、骨活检等 □ 其他医嘱	**长期医嘱:** □ 康复护理常规 □ 二级护理 □ 饮食 □ 康复治疗医嘱(运动疗法、作业治疗、理疗) □ 调整后的抗骨质疏松用药 □ 患者既往基础用药 □ 其他医嘱,根据病情下达 **临时医嘱:** □ 补充完善有关检查 □ 对症支持 □ 其他医嘱

续表

时间	住院第 1 天	住院第 2 天	住院第 3 天
主要护理工作	□ 介绍病房环境、设施和设备 □ 入院康复宣教,入院护理评估 □ 执行医嘱,观察患者病情	□ 宣教(生活方式调整、钙剂及维生素 D 补充) □ 执行医嘱,观察患者病情 □ 按时评估病情,相应护理到位	□ 执行医嘱,观察患者病情 □ 观察药物及康复治疗的效果及副作用 □ 心理护理和日常生活护理
病情变异记录	□ 无 □ 有,原因: 1. 2.	□ 无 □ 有,原因: 1. 2.	□ 无 □ 有,原因: 1. 2.
护士签名			
医师签名			

日期	住院第 4~5 天	住院第 6~9 天 (出院前日)	住院第 7~10 天 (出院日)
主要诊疗工作	□ 三级医师查房 □ 上级医师查房 □ 观察药物治疗的疗效及副作用 □ 观察康复治疗后症状变化、体征变化、功能变化 □ 查看会诊记录 □ 完成中期康复评定及评定记录 □ 完成上级医师查房记录 □ 完成日常病程记录	□ 三级医师查房 □ 末期康复评定,制定出院后的短期及长期康复治疗方案 □ 上级医师查房,进行评估,确定有无治疗不良反应,明确是否出院 □ 完成出院记录、病案首页、出院证明书等 □ 向患者交代出院后的注意事项,如:返院复诊的时间、地点,发生紧急情况时的处理等 □ 如果患者不能出院,在"病程记录"中说明原因和继续治疗的方案	□ 再次向患者及家属介绍出院后注意事项,出院后治疗及家庭保健 □ 患者办理出院手续,出院
重点医嘱	长期医嘱: □ 康复护理常规 □ 二级护理 □ 饮食 □ 调整后的康复治疗医嘱(运动疗法、作业治疗、理疗) □ 抗骨质疏松用药 □ 患者既往基础用药 □ 其他医嘱,根据病情下达 临时医嘱: □ 补充完善有关检查 □ 对症支持 □ 其他医嘱	长期医嘱: □ 康复医学科护理常规 □ 二级护理 □ 基础疾病用药 □ 依据病情下达 出院医嘱: □ 出院带药:神经营养药物、消炎止痛药 □ 居家康复指导 □ 生活方式指导 □ 明日出院 □ 2 周后门诊复查,如有不适,随时来诊	出院医嘱: □ 通知出院 □ 出院带药 □ 定期门诊随访

续表

日期	住院第 4~5 天	住院第 6~9 天 （出院前日）	住院第 7~10 天 （出院日）
主要 护理 工作	□ 观察治疗反应 执行医嘱	□ 指导患者办理出院手续 □ 出院康复指导	□ 出院带药服用指导 □ 康复护理指导 □ 交代常见的药物及康 复治疗不良反应,嘱其 定期门诊复诊
病情 变异 记录	□ 无　□ 有,原因: 1. 2.	□ 无　□ 有,原因: 1. 2.	□ 无　□ 有,原因: 1. 2.
护士 签名			
医师 签名			

【糖皮质激素性骨质疏松症康复临床路径】

(一) 糖皮质激素性骨质疏松症康复临床路径标准住院流程

1. **适用对象**　第一诊断为药物性骨质疏松症(ICD-10:M80.495),患者同意接受康复治疗。

2. **诊断依据**　根据 2013 年中华医学会风湿病学分会发布的《糖皮质激素诱导的骨质疏松诊治的专家共识》。

(1)临床表现:糖皮质激素性骨质疏松的临床表现与其他原因引起的骨质疏松相同。皮质激素能够增加骨质吸收和减少骨形成,内源性(即库欣综合征)或外源性长期糖皮质激素过量均可导致骨质疏松和骨折。典型症状包括:

1)疼痛:患者可有腰背痛或周身骨骼痛,负荷增加时疼痛加重或活动受限,严重时翻身、起坐及行走困难。

2)脊柱变形:骨质疏松严重者可有身高变矮、驼背、脊柱畸形和伸展受限。

3)脆性骨折:骨折常见部位为胸椎、腰椎、髋部、桡尺骨远端和肱骨近端。

(2)糖皮质激素性骨质疏松的特点

1)糖皮质激素使用初期即可发生骨质疏松,骨量丢失在治疗第 1 年最明显(骨量丢失率12%~20%),以后每年丢失约 3%。

2)糖皮质激素剂量越大,骨量丢失越多。

3)包括吸入治疗在内的糖皮质激素治疗无安全阈值。

4)停用糖皮质激素后骨量可部分恢复。

5)骨折与骨密度不平行。

(3)骨密度(双能 X 线骨密度仪测定腰椎和髋部)降低超过 2.5 个标准差为骨质疏松(T值≤-2.5)。

(4)除外其他原因导致的骨折及骨质疏松。

3. 康复评定

(1)骨质疏松及骨折风险评估:危险因素评估、风险评估(IOF 骨质疏松症风险测试、亚洲人骨质疏松自我筛查工具)、风险预测(FRAX®)、跌倒及其危险因素评估等。

(2)运动康复指导相关评定:关节活动度评定、肌力评定、心肺功能评定、平衡功能评定、感觉评定。

(3)日常生活活动能力相关评定:疼痛评定、日常生活活动能力评定、社会参与能力评定、个体与环境因素评估、生活质量评估。

(4)营养和心理评估。

4. 治疗方案的选择
根据 2017 年美国风湿病学会关于类固醇性骨质疏松症的预防和治疗推荐。

(1)基础措施

1)调整生活方式:保持充足的饮食钙摄入,建议患者限制酒精摄入,每天不超过 2 个酒精单位(1 个酒精单位等于 10ml 酒精),避免吸烟或戒烟。保持积极的生活方式,进行每周 3 次,每次至少持续 30 分钟的锻炼。

2)基本骨营养补充剂:对于接受糖皮质激素治疗(使用任意剂量的糖皮质激素,且预期疗程 ≥ 3 个月)的患者,应通过膳食和 / 或补充剂维持 1 200mg/d 的总钙摄入量及 800U/d 的维生素 D 摄入量。

3)有氧运动、平衡训练、抗阻运动:对患者的一般情况、营养状况、脏器功能等进行评估,根据实际能力和生活环境设定个体化的康复治疗方案,选择合适的运动方式及运动频率和强度。

(2)药物选择

1)双膦酸盐类(阿仑膦酸钠、利塞膦酸钠、唑来膦酸等):双膦酸盐是预防和治疗糖皮质激素性骨丢失的一线药物,尤其是阿仑膦酸钠或利塞膦酸钠。对于不能耐受口服双膦酸盐或难以完成其给药要求的患者,也可选择静脉用唑来膦酸。

2)甲状旁腺激素适应证:①在启用糖皮质激素之前存在严重骨质疏松(T 值 ≤ −3.5,或即使患者无骨折,T 值 ≤ −2.5 且有脆性骨折);②存在骨质疏松(T 值小于 −2.5),并且不能耐受口服或静脉用双膦酸盐或有使用双膦酸盐的相对禁忌证(食管失弛缓症、食管硬皮病、食管狭窄);③其他骨质疏松治疗无效。

3)激素替代治疗:糖皮质激素可减少性类固醇激素的生成。对于闭经和雌激素过少(因为下丘脑性闭经或原发性卵巢功能不全)的女性或者确诊性腺功能减退的男性,可以使用相应的激素替代治疗。

5. 标准住院日
临床路径标准住院日为 7~10 天。

6. 进入临床路径标准

(1)第一诊断必须符合糖皮质激素性骨质疏松症疾病编码(ICD-10:M80.495)。

(2)当患者同时具有其他疾病诊断,但在住院期间不需要特殊处理,也不影响第一诊断的临床路径流程实施时,可以进入路径。

7. 住院期间检查项目

(1)必需的检查项目

1)常规实验室检测项目:血常规、尿常规、粪便常规。

2)25(OH)D_3。

3）其他常规检查：胸部 X 线片、心电图。

4）脆性骨折筛查：胸椎、腰椎、骨盆及可疑骨折骨骼 X 线检查。

5）骨密度检查：双能 X 线骨密度仪测定腰椎和髋部骨密度。

（2）根据患者情况可选择的检查项目

1）肝肾功能、血糖、电解质、血钙、血磷、碱性磷酸酶、白蛋白、总蛋白、肌酐、血沉、24 小时尿钙和尿磷、血气分析、血甲状旁腺激素、1,25(OH)$_2$D$_3$、骨钙素、骨特异性碱性磷酸酶、抗酒石酸酸性磷酸酶等。

2）骨转换生化标志物：PINP、S-CTX 等。

3）性腺激素：FSH、LH、E$_2$、P、T、PRL 等。

4）疑有继发性骨质疏松或其他骨骼疾病者可选择骨扫描、血免疫固定电泳、尿免疫固定电泳、骨髓形态学检查、甲状腺功能、血总皮质醇、24 小时尿游离皮质醇测定等。

8. **出院标准**　明确诊断，治疗无严重不良反应，基本掌握社区或居家康复方法。

9. **变异及原因分析**　经检查发现其他继发性骨质疏松的病因或其他骨骼疾病，则退出该路径。

（二）糖皮质激素性骨质疏松症康复临床路径表单

适用对象：第一诊断为糖皮质激素性骨质疏松症（ICD-10：M80.495）。

患者姓名：_____　性别：____　年龄：____　门诊号：_____　住院号：_____

住院日期：___年__月__日　出院日期：___年__月__日　标准住院日：7~10 天

时间	住院第 1 天	住院第 2 天	住院第 3 天
主要诊疗工作	□ 询问病史及体格检查：疼痛、脊柱变形、骨折、既往治疗等 □ 查看既往辅助检查：骨密度、骨骼 X 线片、激素水平等 □ 康复评定：危险因素评估、风险评估（IOF 骨质疏松症风险测试、亚洲人骨质疏松自我筛查工具）、风险预测（FRAX®）、跌倒及其危险因素评估等 □ 完善辅助检查 □ 医师查房，初步确定诊断 □ 完成病历书写 □ 向患者及其家属告知病情及诊治方案，签署相关知情同意书 □ 完成首次病程记录等病历书写 □ 初期康复评定 □ 必要时上级医师查房，明确诊断，指导治疗 □ 完成医师查房记录 □ 必要时向患者及家属介绍病情变化及相关检查结果 □ 对症治疗	□ 上级医师查房 □ 完善入院检查项目 □ 继续对症治疗 □ 根据病史、体格检查、现有影像学检查、实验室检测等相关检查结果，对患者的康复治疗风险进行评估 □ 非药物疗法相关评定：肌力评定、平衡功能评定、心肺功能评定等 □ 制订康复目标 □ 制订康复治疗方案 □ 向患者及家属交代康复治疗后注意事项及自我保健 □ 完成上级医师查房记录等病历书写 □ 进行必要的相关科室会诊（骨科、内分泌科、营养科等）	□ 三级医师查房 □ 根据体检、实验室检测及其他检查结果，以及既往资料，进行鉴别诊断和确定诊断 □ 疑有继发性骨质疏松或其他骨骼疾病者进行相应检查 □ 根据病史、体格检查、常规实验室检测、骨转换生化标志物、骨密度、骨骼 X 线检查等相关检查结果，分析病情特点，明确是否调整诊疗方案 □ 进行必要的相关科室会诊 □ 根据检查结果制订药物治疗方案 □ 根据评定结果制订非药物治疗方案：生活方式调整方案 □ 有氧运动□ 抗阻运动□ □ 注意观察治疗不良反应，并对症处理 □ 完成病程记录

续表

时间	住院第 1 天	住院第 2 天	住院第 3 天
重点医嘱	**长期医嘱:** □ 康复护理常规 □ 二级护理 □ 饮食:普食□ 流食□ 半流食□ 低盐低脂饮食□ 糖尿病饮食□ 低嘌呤饮食□ 管饲饮食(营养配餐或自制营养流食)□ □ 基础药物治疗:抗骨质疏松药物□ 合并症治疗□ □ 其他医嘱,根据病情下达 **临时医嘱:** □ 血常规、尿常规、粪便常规 □ 25(OH)D$_3$ □ 胸部 X 线片、心电图 □ 全脊柱或胸椎、腰椎、骨盆及可疑骨折骨骼 X 线检查 □ 骨密度(双能 X 线骨密度仪测) □ 其他医嘱	**长期医嘱:** □ 康复护理常规 □ 二级护理 □ 饮食 □ 抗骨质疏松用药:双膦酸盐□ 降钙素类□ 雌激素类□ 甲状旁腺激素□ 选择性雌激素受体调节剂类□ 锶盐□ 活性维生素 D 及其类似物□ 维生素 K$_2$□ □ 患者既往基础用药 □ 其他医嘱,根据病情下达 **临时医嘱:** □ 肝肾功能、血糖、电解质、血钙、血磷、碱性磷酸酶、白蛋白、总蛋白、肌酐 □ 骨转换生化标志物:PINP、S-CTX 等 □ 如需鉴别诊断:血沉、性腺激素、1,25(OH)$_2$D$_3$、甲状旁腺激素、尿钙和磷、甲状旁腺功能、皮质醇、血气分析、血尿轻链、肿瘤标志物等实验室检测,以及骨扫描、骨髓穿刺、骨活检等 □ 其他医嘱	**长期医嘱:** □ 康复护理常规 □ 二级护理 □ 饮食 □ 康复治疗医嘱(运动疗法、作业治疗、理疗) □ 调整后的抗骨质疏松用药 □ 患者既往基础用药 □ 其他医嘱,根据病情下达 **临时医嘱:** □ 补充完善有关检查 □ 对症支持 □ 其他医嘱
主要护理工作	□ 介绍病房环境、设施和设备 □ 入院康复宣教,入院护理评估 □ 执行医嘱,观察患者病情	□ 宣教(生活方式调整、钙剂及维生素 D 补充) □ 执行医嘱,观察患者病情 □ 按时评估病情,相应护理到位	□ 执行医嘱,观察患者病情 □ 观察药物及康复治疗的效果及副作用 □ 心理护理和日常生活护理
病情变异记录	□ 无　□ 有,原因: 1. 2.	□ 无　□ 有,原因: 1. 2.	□ 无　□ 有,原因: 1. 2.
护士签名			
医师签名			

日期	住院第 4~5 天	住院第 6~9 天 （出院前日）	住院第 7~10 天 （出院日）
主要诊疗工作	□ 三级医师查房 □ 上级医师查房 □ 观察药物治疗的疗效及副作用 □ 观察康复治疗后症状变化、体征变化、功能变化 □ 查看会诊记录 □ 完成中期康复评定及评定记录 □ 完成上级医师查房记录 □ 完成日常病程记录	□ 三级医师查房 □ 末期康复评定,制定出院后的短期及长期康复治疗方案 □ 上级医师查房,进行评估,确定有无治疗不良反应,明确是否出院 □ 完成出院记录、病案首页、出院证明书等 □ 向患者交代出院后的注意事项,如:返院复诊的时间、地点,发生紧急情况时的处理等 □ 如果患者不能出院,在"病程记录"中说明原因和继续治疗的方案	□ 再次向患者及家属介绍出院后注意事项,出院后治疗及家庭保健 □ 患者办理出院手续,出院
重点医嘱	长期医嘱: □ 康复护理常规 □ 二级护理 □ 饮食 □ 调整后的康复治疗医嘱(运动疗法、作业治疗、理疗) □ 抗骨质疏松用药 □ 患者既往基础用药 □ 其他医嘱,根据病情下达 临时医嘱: □ 补充完善有关检查 □ 对症支持 □ 其他医嘱	长期医嘱: □ 康复医学科护理常规 □ 二级护理 □ 基础疾病用药 □ 依据病情下达 出院医嘱: □ 出院带药:神经营养药物、消炎止痛药 □ 居家康复指导 □ 生活方式指导 □ 明日出院 　2 周后门诊复查,如有不适,随时来诊	出院医嘱: □ 通知出院 □ 出院带药 □ 定期门诊随访
主要护理工作	□ 观察治疗反应 □ 执行医嘱	□ 指导患者办理出院手续 □ 出院康复指导	□ 出院带药服用指导 □ 康复护理指导 □ 交代常见的药物及康复治疗不良反应,嘱其定期门诊复诊
病情变异记录	□ 无　□ 有,原因: 1. 2.	□ 无　□ 有,原因: 1. 2.	□ 无　□ 有,原因: 1. 2.
护士签名			
医师签名			

（陈丽霞）

八、粘连性肩关节囊炎康复临床路径

(一)粘连性肩关节囊炎康复临床路径标准门诊流程

1. **适用对象** 第一诊断为粘连性肩关节囊炎(ICD-10:M75.000)。

2. **诊断依据** 根据《临床诊疗指南:物理医学与康复分册》(中华医学会编著,人民卫生出版社)、《康复医学(第5版)》(人民卫生出版社)。

(1)临床表现:①肩关节痛;②运动功能障碍;③日常生活活动能力障碍。

(2)影像学检查:肩关节X线平片、CT或MRI检查。

3. **康复评定**

(1)临床一般情况评定。

(2)康复专科评定:①疼痛评定;②肩关节活动度评定;③肌力评定;④Constant-Murley肩关节功能评分;⑤日常生活活动能力评定。

4. **治疗方案的选择** 根据《临床诊疗指南:物理医学与康复分册》(中华医学会编著,人民卫生出版社)、《康复医学(第5版)》(人民卫生出版社)。

(1)临床一般治疗。

(2)康复治疗:①物理因子治疗;②手法治疗;③运动疗法;④作业治疗;⑤注射治疗;⑥矫形器等辅助器具装配;⑦健康教育。

5. **进入临床路径标准**

(1)第一诊断必须符合粘连性肩关节囊炎(ICD-10:M75.000)。

(2)如患有其他疾病,但门诊治疗期间不需要特殊处理,也不影响第一诊断的临床路径流程实施时,可以进入路径。

6. **门诊就诊后检查的项目**

(1)必需的检查项目:肩关节正侧位X线。

(2)根据患者病情及具体情况可选择的检查项目:肩关节MRI、CT。

(3)有相关疾病者必要时请相关科室会诊。

7. **康复治疗结束标准**

(1)症状、体征明显缓解或消失。

(2)功能恢复进入平台期。

(3)康复治疗6周无效。

8. **变异及原因分析**

(1)粘连性肩关节囊炎病情严重,康复治疗无效,需转入其他专科治疗。

(2)辅助检查结果异常,需要复查,导致门诊康复治疗暂停。

(3)门诊治疗期间病情加重,出现并发症,需要进一步诊治,导致门诊康复治疗暂停。

(4)既往合并有其他系统疾病,粘连性肩关节囊炎可能导致既往疾病加重而需要治疗,导致康复治疗暂停。

(二)粘连性肩关节囊炎康复临床路径表单

适用对象:第一诊断为粘连性肩关节囊炎(ICD-10:M75.000)。

患者姓名:_____ 性别:____ 年龄:____ 门诊号:_____

首次康复治疗日期:____年__月__日 末次康复治疗日期:____年__月__日

时间	门诊首次就诊	门诊治疗 5 次后	门诊治疗 10 次后
主要诊疗工作	□ 询问病史及体格检查 □ 完成病历书写 □ 开相关检查单 □ 初期康复评定 □ 口服非甾体抗炎药 □ 开具康复治疗方案 □ 向患者及家属交代病情及康复治疗方案	□ 复诊,治疗后康复疗效初评 □ 继续进行相关检查 □ 根据康复治疗疗效调整康复治疗方案 □ 指导家庭康复训练方法 □ 必要时请相关科室会诊	□ 复诊,康复评定及小结 □ 根据疗效调整康复治疗方案 □ 继续进行必要的相关检查 □ 向患者及家属交代病情及注意事项
重点医嘱	□ 肩关节 X 线检查 □ 康复评定 □ 口服非甾体抗炎药 □ 康复治疗 □ 康复宣教	□ 物理因子治疗 □ 手法治疗 □ 运动疗法 □ 作业治疗	□ 康复评定 □ 根据情况请相关科室会诊 □ 根据情况进一步检查
病情变异记录	□ 无 □ 有,原因: 1. 2.	□ 无 □ 有,原因: 1. 2.	□ 无 □ 有,原因: 1. 2.
治疗师签名			
医师签名			

时间	门诊治疗 20 次后	门诊治疗 30 次至末次康复治疗	末次康复治疗
主要诊疗工作	□ 中期康复评定 □ 注意疼痛及关节功能变化 □ 明确是否继续康复治疗或请相关科室会诊 □ 明确是否需调整康复治疗频率,准备结束康复治疗	□ 末期康复评定,是否需要结束康复治疗 □ 向患者交代日常生活中的注意事项	□ 再次向患者及家属介绍结束康复治疗后注意事项及家庭保健 □ 如果患者不能结束康复治疗,在"康复治疗记录单"中说明原因和继续治疗的方案
重点医嘱	□ 康复评定 □ 运动疗法 □ 必要时请骨科或其他相关科室会诊	□ 康复评定 □ 宣教	□ 依据病情给予结束治疗后康复指导及注意事项 □ 必要时请骨科或相关科室会诊
病情变异记录	□ 无 □ 有,原因: 1. 2.	□ 无 □ 有,原因: 1. 2.	□ 无 □ 有,原因: 1. 2.
护士签名			
医师签名			

（谢　青）

九、肩袖损伤康复临床路径

（一）肩袖损伤（非手术治疗）康复临床路径标准门诊流程

1. 适用对象　第一诊断为肩袖损伤（ICD-10 ：S46.002）。

2. 诊断依据　根据《临床诊疗指南 ：物理医学与康复分册》（中华医学会编著，人民卫生出版社）、《康复医学（第 5 版）》（人民卫生出版社）。

（1）临床表现 ：①肩关节痛 ；②运动功能障碍 ；③日常生活活动能力障碍。

（2）影像学检查 ：肩关节 X 线平片、MRI 或 CT 检查。

3. 康复评定

（1）临床一般情况评定。

（2）康复专科评定 ：①疼痛评定 ；②肩关节活动度评定 ；③肌力评定 ；④ Constant-Murley 肩关节功能评分 ；⑤日常生活活动能力评定。

4. 治疗方案的选择　根据《临床诊疗指南 ：物理医学与康复分册》（中华医学会编著，人民卫生出版社）、《康复医学（第 5 版）》（人民卫生出版社）。

（1）临床一般治疗。

（2）康复治疗 ：①物理因子治疗 ；②手法治疗 ；③运动疗法 ；④作业治疗 ；⑤注射治疗 ；⑥健康教育。

5. 进入临床路径标准

（1）第一诊断必须符合肩袖损伤（非手术治疗）（ICD-10 ：S46.002）。

（2）如患有其他疾病，但门诊治疗期间不需要特殊处理，也不影响第一诊断的临床路径流程实施时，可以进入路径。

6. 门诊就诊后检查的项目

（1）必需的检查项目 ：①肩关节正侧位及出口位 X 线 ；②肩关节 MRI。

（2）根据患者病情及具体情况可选择的检查项目 ：①肩关节 CT ；②肌电图检查。

（3）有相关疾病者必要时请相关科室会诊。

7. 康复治疗结束标准

（1）症状、体征明显缓解或消失。

（2）功能恢复进入平台期。

（3）康复治疗 6 周无效。

8. 变异及原因分析

（1）肩袖损伤病情严重，康复治疗无效，需转入其他专科治疗。

（2）辅助检查结果异常，需要复查，导致门诊康复治疗暂停。

（3）门诊治疗期间病情加重，出现并发症，需要进一步诊治，导致门诊康复治疗暂停。

（4）既往合并有其他系统疾病，肩袖损伤可能导致既往疾病加重而需要治疗，导致康复治疗暂停。

（二）肩袖损伤康复临床路径表单

适用对象 ：第一诊断为肩袖损伤（ICD-10 ：S46.002）。

患者姓名 ：_____　性别 ：____　年龄 ：____　门诊号 ：_____

首次康复治疗日期 ：____年__月__日　末次康复治疗日期 ：____年__月__日

时间	门诊首次就诊	门诊治疗 5 次后	门诊治疗 10 次后
主要诊疗工作	□ 询问病史及体格检查 □ 完成病历书写 □ 开相关检查单 □ 初期康复评定 □ 口服非甾体抗炎药 □ 开具康复治疗方案 □ 向患者及家属交代病情及康复治疗方案	□ 复诊,治疗后康复疗效初评 □ 继续进行相关检查 □ 根据康复治疗疗效调整康复治疗方案 □ 指导家庭康复训练方法 □ 必要时请相关科室会诊	□ 复诊,康复评定及小结 □ 根据疗效调整康复治疗方案 □ 继续进行必要的相关检查 □ 向患者及家属交代病情及注意事项
重点医嘱	□ 肩关节 X 线及 MRI 检查 □ 康复评定 □ 口服非甾体抗炎药 □ 康复治疗 □ 康复宣教	□ 物理因子治疗 □ 手法治疗 □ 运动疗法 □ 作业治疗	□ 康复评定 □ 根据情况请相关科室会诊 □ 根据情况进一步检查
病情变异记录	□ 无　□ 有,原因: 1. 2.	□ 无　□ 有,原因: 1. 2.	□ 无　□ 有,原因: 1. 2.
治疗师签名			
医师签名			

时间	门诊治疗 20 次后	门诊治疗 30 次至末次康复治疗	末次康复治疗
主要诊疗工作	□ 中期康复评定 □ 注意疼痛及关节功能变化 □ 明确是否继续康复治疗或请相关科室会诊 □ 明确是否需调整康复治疗频率,准备结束康复治疗	□ 末期康复评定,是否需要结束康复治疗 □ 向患者交代日常生活中的注意事项	□ 再次向患者及家属介绍结束康复治疗后注意事项及家庭保健 □ 如果患者不能结束康复治疗,在"康复治疗记录单"中说明原因和继续治疗的方案
重点医嘱	□ 康复评定 □ 运动疗法 □ 必要时请骨科或其他相关科室会诊	□ 康复评定 □ 宣教	□ 依据病情给予结束治疗后康复指导及注意事项
病情变异记录	□ 无　□ 有,原因: 1. 2.	□ 无　□ 有,原因: 1. 2.	□ 无　□ 有,原因: 1. 2.
护士签名			
医师签名			

（谢　青）

第三节　心肺康复临床路径

一、冠心病康复临床路径

(一)冠心病康复临床路径标准住院流程

1. 适用对象　第一诊断为冠心病(ICD-10：I25.101),患者同意接受康复治疗。

2. 诊断依据　根据《临床诊疗指南：物理医学与康复分册》(中华医学会编著,人民卫生出版社)、《临床诊疗指南：心血管分册》(中华医学会编著,人民卫生出版社)、《稳定性冠心病诊断与治疗指南》(中华医学会心血管病分会,2018 年)、《康复医学(第 5 版)》(人民卫生出版社)。

(1)临床表现:由运动或其他增加心肌需氧量的情况所诱发,短暂的胸痛(＜10 分钟),休息或含服硝酸甘油可使之迅速缓解。包括:①循环功能障碍;②呼吸功能障碍;③全身运动耐力减退;④代谢功能障碍;⑤行为障碍。

(2)实验室检测:包括全血细胞计数,空腹血脂水平(低密度脂蛋白胆固醇),肾功能(肌酐清除率),如有必要还需行甲状腺功能检查、肝功能检查、肌酸激酶检查、脑利尿钠肽(BNP)/氨基末端脑利尿钠肽前体(NT-proBNP)检查及糖尿病筛查。

(3)心电图变化:所有患者建议行静息心电图;对疑似伴有心律失常的稳定性冠心病患者建议行动态心电图监测,胸痛发作时相邻两个或两个以上导联心电图 ST 段压低 ≥ 0.1mV,胸痛缓解后 ST 段恢复。

(4)胸部 X 线检查:常规检查,有助于鉴别诊断肺部疾病。

(5)超声检查:静息经胸超声心动图帮助了解心脏结构和功能,帮助排除其他结构性心脏疾病。

(6)负荷试验:负荷心电图与负荷影像检查。

(7)冠状动脉 CT 血管成像。

(8)冠状动脉造影(coronary angiography,CAG):对无法进行负荷影像学检查、左心室射血分数(left ventricle ejection fraction,LEVF)＜50% 且有典型心绞痛症状的患者,或从事特殊行业人员(如飞行员),心外膜下冠状动脉直径狭窄超过 50%,且患者有典型心绞痛症状或无创性检查显示患者有心肌缺血证据。

3. 康复评定　根据《临床诊疗指南：物理医学与康复分册》(中华医学会编著,人民卫生出版社)、《稳定性冠心病诊断与治疗指南》(中华医学会心血管病分会,2018 年)、《康复医学(第 5 版)》(人民卫生出版社)、《冠心病康复与二级预防中国专家共识》(中国康复医学会心血管病专业委员会,2013 年)。

分别于入院后立即进行入院评定,出院前进行末期康复评定,评定具体内容如下:

(1)临床一般情况评定。

(2)康复专科评定:①危险因素评估;②并发症评估;③认知功能评估;④心肺功能评估;⑤运动功能评估;⑥情绪及心理评估;⑦睡眠质量评估;⑧日常生活能力评估;⑨环境支持评估。

4. 治疗方案的选择　根据《临床诊疗指南：物理医学与康复分册》(中华医学会编著,人民卫生出版社)、《稳定性冠心病诊断与治疗指南》(中华医学会心血管病分会,2018 年)、

《康复医学(第 5 版)》(人民卫生出版社)、《冠心病康复与二级预防中国专家共识》(中国康复医学会心血管病专业委员会,2013 年)。

(1)临床常规治疗

1)危险度分层:根据临床评估、对负荷试验的反应(Duke 活动平板评分)、左心室功能及冠状动脉造影显示的病变情况综合判断,并接受长期的动态评估。

2)药物治疗:缓解症状、改善缺血的药物,包括 β 受体阻滞剂、硝酸酯类药物和钙通道阻滞剂;改善预后的药物,包括抗血小板药物、调脂药物、β 受体阻滞剂和血管紧张素转换酶抑制剂(ACEI)或血管紧张素 Ⅱ 受体拮抗剂(ARB)。

3)血运重建:对强化药物治疗下仍有缺血症状及存在较大范围心肌缺血证据的患者,如预判选择经皮冠状动脉介入术(percutaneous coronary intervention,PCI)或冠状动脉旁路移植术(coronary artery bypass grafting,CABG)治疗的潜在的获益大于风险,可根据病变特点选择相应的治疗策略。①任一冠状动脉直径狭窄>70%,表现为活动诱发的心绞痛或等同症状,并对药物治疗反应欠佳;②预后示左主干直径狭窄>50%;③前降支近段直径狭窄>70%;④两支或三支冠状动脉直径狭窄>70%,且左心室功能受损(LVEF<40%);⑤大面积缺血(缺血面积超过左心室面积 10%);⑥单支通畅冠状动脉直径狭窄>50%。

4)危险因素管理:血脂管理、血压管理、糖尿病患者血糖管理。

5)生活方式管理:加强体育锻炼,戒烟,控制饮酒,进行体重管理及社会心理因素管理。

(2)康复治疗

1)健康教育:以冠心病医学常识为主的健康教育。

2)药物方案调整:及时调整抗栓、调脂方案;积极控制心室率、血压、血糖。

3)呼吸训练:调整呼吸模式,提高呼吸效率。

4)运动疗法:完善运动风险评估,尤其是运动负荷试验(6 分钟步行试验、心电图运动负荷试验、心肺运动负荷试验)和危险分层,根据患者的健康、体力和心血管功能状态,结合学习、工作、生活环境和运动喜好等制定个性化的康复治疗方案,每一运动处方内容遵循 FITT[频率(frequency)、强度(intensity)、时间(time)和类型(type)]原则,选择合适的运动方式、强度、频次及疗程。运动康复治疗中需密切监测患者症状、心电图、心律、心率、血压、血糖和 Borg 自感劳累分级评估。

5)营养处方:调整膳食习惯,低盐低脂饮食。膳食营养是影响心血管疾病的主要环境因素之一。从膳食中摄入的能量、饱和脂肪和胆固醇过多,以及蔬菜和水果摄入不足等增加心血管病发生的风险,而合理科学膳食可降低心血管疾病风险。

6)戒烟处方:特别强调需要戒烟的疾病包括 PCI 围手术期和术后、CABG 围手术期和术后、慢性稳定型心绞痛、不稳定型心绞痛 / 非 ST 段抬高心肌梗死、ST 段抬高心肌梗死和外周血管疾病。非药物干预包括给予心理支持治疗和行为指导,药物干预即处方戒烟药物。

7)心理康复:心血管疾病通常与焦虑抑郁共存,根据患者具体情况,必要时完善情绪及心理评估,明确有无焦虑症、抑郁症,及时提供心理支持。

8)生活方式调整:强调规律的生活方式,保证充足的休息和睡眠时间。

5. 标准住院日　临床路径标准住院日为 3~7 天。

6. 进入临床路径标准

(1)第一诊断必须符合冠心病疾病编码(ICD-10 :I25.101)。

（2）除外心肌梗死、主动脉夹层、急性肺栓塞等疾病。

（3）如患有其他非心血管疾病，但在住院期间不需特殊处理（检查和治疗），也不影响第一诊断时，可以进入路径。

（4）适用于择期 PCI 者，不适用于 ST 段抬高心肌梗死发病<12 小时患者。

7. 住院期间检查项目

（1）必需的检查项目

1）常规实验室检测项目：血常规＋血型、尿常规＋酮体，粪便常规＋隐血。

2）血清心肌损伤标记物、凝血功能、肝肾功能、电解质、血糖、血脂、感染性疾病筛查（乙肝、丙肝、艾滋病、梅毒等）。

3）胸部 X 线片、心电图、超声心动图、动态心电图。

4）6 分钟步行试验、心电图运动负荷试验、心肺运动负荷试验。

（2）根据患者具体情况可选择的检查项目

1）BNP、D- 二聚体、血气分析、血沉、C 反应蛋白或高敏 C 反应蛋白。

2）24 小时动态心电图，头颅 MRA，颈、下肢、肾动脉彩超。

8. 出院标准

（1）生命体征稳定，无心肌缺血发作。

（2）完成 I 期心脏康复恢复良好。

（3）无其他需要继续住院的并发症。

9. 变异及原因分析

（1）冠状动脉造影后转外科行急诊 CABG。

（2）等待二次 PCI 或择期 CABG。

（3）PCI 术中出现并发症转入冠心病监护室（CCU）。

（4）造影冠状动脉正常，需进一步检查明确诊断。

（5）药物保守治疗，观察治疗效果。

（二）冠心病康复临床路径表单

适用对象：第一诊断为冠心病（ICD-10：I25.101）。

患者姓名：_____　性别：____　年龄：____　门诊号：_____　住院号：_____

住院日期：____年__月__日　出院日期：____年__月__日　标准住院日：3~7 天

时间	住院第 1 天	住院第 2 天
主要诊疗工作	□ 病史采集与体格检查，描记"18 导联"心电图，完善辅助检查 □ 行初期康复评定 □ 医师查房：明确危险性分层，明确诊断，确定康复计划及康复目标 □ 进行"常规治疗"（参见《心血管病诊疗指南解读》） □ 完成病历书写及上级医师查房记录	□ 上级医师查房：根据病情及检查结果调整治疗方案，包括确定是否需要药物调整及冠状动脉造影 □ 完善入院常规检查，复查异常的检验结果，必要时请相关科室会诊 □ 核实常规治疗方案，并根据相关检查结果，排除康复治疗禁忌证 □ 根据初期康复评定结果拟定康复疗计划 □ 向患者及家属交代病情及康复治疗方案，签署康复治疗知情同意书 □ 完成上级医师查房记录，病程记录

续表

时间	住院第 1 天	住院第 2 天
重点医嘱	**长期医嘱:** □ 冠心病护理常规 □ 一级或二级护理 □ 饮食:普食□ 流食□ 半流食□ 低盐低脂饮食□ 糖尿病饮食□ 低嘌呤饮食□ 管饲饮食(营养配餐或自制营养流食)□ □ 持续心电监测 □ 抗栓药物应用:阿司匹林□ 氯吡格雷□ 阿司匹林与氯吡格雷联合应用□ □ 调脂治疗:他汀类药物 □ 钙通道阻滞剂:可与 β 受体阻滞剂联合应用 □ ACEI □ ARB □ β 受体阻滞剂(无禁忌证者常规使用) □ 硝酸酯类药物 □ 既往基础疾病用药 □ 康复治疗(健康教育,呼吸训练,营养处方,戒烟处方,心理教育,生活方式调整) **临时医嘱:** □ 血常规 + 血型、尿常规 + 酮体,粪便常规 + 隐血 □ 血清心肌损伤标记物、凝血功能、肝肾功能、电解质、血糖、血脂、感染性疾病筛查 □ 心电图、胸部 X 线片、超声心动图、动态心电图 □ 初期康复评定(危险因素评估,并发症评估,认知功能评估,心肺功能评估,运动功能评估,情绪及心理评估,睡眠质量评估,日常生活能力评估,环境支持评估)	**长期医嘱:** □ 冠心病护理常规 □ 一级或二级护理 □ 饮食 □ 抗栓药物应用 □ 调脂药物应用 □ 改善心肌缺血治疗 □ 呼吸训练 □ 营养宣教 □ 心理教育 □ 戒烟处方 □ 生活方式调整训练 **临时医嘱:** □ 辅助检查:BNP、D- 二聚体、血气分析、血沉、C 反应蛋白、24 小时动态心电图、心脏负荷试验、24 小时动态心电图;头颅 MRA;颈、下肢、肾动脉彩超。 □ 依据病情需要下达 [拟明日行冠脉造影 + 支架置入术,明早禁食水,备皮,造影剂皮试,术前镇静,足量使用抗血小板药物(阿司匹林 + 氯吡格雷),术前晚可适当使用镇静药物] □ 其他特殊医嘱
主要护理工作	□ 入院宣教 □ 完成患者心理与生活护理 □ 安排各项检查时间 □ 完成日常护理工作	□ 观察患者病情变化并及时报告医师 □ 完成患者心理与生活护理 □ 康复宣教并指导督促康复训练 □ 完成日常护理工作
病情变异记录	□ 无 □ 有,原因: 1. 2.	□ 无 □ 有,原因: 1. 2.
护士签名		
医师签名		

时间	住院第 3 天(手术日)		住院第 4 天
	术前	术后	
主要诊疗工作	□ 住院医师查房,检测心率、血压、心电图,完成术前病程记录 □ 冠心病常规治疗 □ 康复及宣教 □ 检查抗血小板药物剂量	□ 住院医师接诊术后患者,检查心率、血压、心电图,并书写术后病程记录 □ 严密观察穿刺部位出血、渗血征象 □ 观察患者不适症状,及时发现和处理 PCI 术后并发症 □ 冠心病常规治疗 □ PCI 术后常规治疗(参见《心血管病诊疗指南解读》) □ 术后康复初级评估	□ 上级医师查房 □ 完成上级医师查房记录 □ 穿刺部位换药 □ 严密观察病情,及时发现和处理 PCI 术后并发症 □ 完善术后康复评估(包括评估危险因素、并发症、认知功能、心肺功能、运动功能、情绪及心理、睡眠质量、日常生活能力评估、环境支持评估) □ 康复及宣教
重点医嘱	长期医嘱: □ 冠心病护理常规 □ 一级或二级护理 □ 饮食 □ 持续心电监测 □ β 受体阻滞剂(无禁忌证者常规使用) □ 硝酸酯类药物 □ 阿司匹林与氯吡格雷联合应用 □ 调脂治疗:他汀类药物 □ 钙通道阻滞剂:可与 β 受体阻滞剂联合应用 □ ACEI □ 冠心病"常规治疗" 临时医嘱: □ 今日行冠脉造影术 □ 术前康复训练(术前教育,呼吸训练,床上活动训练)	长期医嘱: □ 冠心病护理常规 □ 冠脉造影术后护理常规 □ PCI 术后常规治疗 □ 一级护理 □ 低盐低脂饮食 □ 持续心电监测 □ 药物治疗 临时医嘱: □ 心电图 □ 完善尿常规、心肌损伤标志物(肌钙蛋白 T、肌钙蛋白 I、肌酸激酶同工酶)、血常规 □ 术后康复训练(呼吸训练,肢体活动)	长期医嘱: □ 冠心病护理常规 □ 冠脉造影术后护理常规 □ PCI 术后常规治疗 □ 一级或二级护理 □ 低脂饮食 □ 持续心电监测 □ 药物治疗 □ 呼吸训练 □ 营养宣教 □ 心理教育 □ 戒烟处方 □ 生活方式调整训练 □ 床上活动 □ 日常生活活动训练 临时医嘱: □ 再次复查 6 分钟步行试验、心电图运动负荷试验、心肺运动负荷试验
主要护理工作	□ 完成患者心理与生活护理 □ 完成日常护理工作 □ 完成术前护理工作 □ 执行术前医嘱,建立静脉通道,术前药物 □ 指导患者功能锻炼	□ 完成患者心理与生活护理 □ 安排各项检查时间 □ 完成日常护理工作 □ 观察患者穿刺部位出血、渗血情况 □ 记录尿量,术后 4~6 小时>800ml □ 指导患者功能锻炼	□ 完成患者心理与生活护理 □ 完成日常护理工作 □ 观察穿刺部位情况 □ 指导患者功能锻炼
病情变异记录	□ 无　□ 有,原因: 1. 2.	□ 无　□ 有,原因: 1. 2.	□ 无　□ 有,原因: 1. 2.

续表

时间	住院第 3 天(手术日)		住院第 4 天
	术前	术后	
护士 签名			
医师 签名			

时间	住院第 5 天	住院第 6 天 （出院前日）	住院第 7 天 （出院日）
主要 诊疗 工作	□ 医师查房 □ 完成查房记录 □ 康复及宣教 □ 制定冠心病康复运动处 　方	□ 医师查房 □ 根据患者昨日运动表现调 　整治疗方案 □ 完成上级医师查房记录 □ 继续康复训练 □ 完成出院前评估 □ 完成出院康复指导，交代 　注意事项	□ 住院医师查房,监测心率、血压、 　心电图,并完成出院前病程记录 □ 书写出院记录、诊断证明,填写住 　院病历首页 □ 向患者及家属交代出院后注意事 　项,预约复诊时间 □ 如果患者不能出院,在病程记录 　中说明原因和继续治疗的方案 □ 二级预防的方案 □ 再次向患者及家属介绍出院后注 　意事项,出院康复指导
重点 医嘱	长期医嘱: □ 冠心病护理常规 □ 一级或二级护理 □ 低盐低脂糖尿病饮食 □ 药物治疗 □ 呼吸训练 □ 营养宣教 □ 心理教育 □ 戒烟处方 □ 生活方式调整训练 □ 运动训练 □ 日常生活活动训练 临时医嘱: □ 复查异常的实验室检测 　项目 □ 制定运动处方,进行运动 　康复	长期医嘱: □ 冠心病护理常规 □ 一级或二级护理 □ 低盐低脂糖尿病饮食 □ 药物治疗 □ 呼吸训练 □ 营养宣教 □ 心理教育 □ 戒烟处方 □ 生活方式调整训练 □ 运动训练 □ 日常生活活动训练 临时医嘱: □ 复查异常的实验室检测项目 □ 出院前康复评定	出院医嘱: □ 通知出院 □ 低盐低脂糖尿病饮食 □ 适当活动 □ 改善生活方式(戒烟、保证休息及 　睡眠、改善膳食) □ 控制高血压、高血脂、糖尿病、戒 　烟等危险因素 □ 出院带药(根据情况):抗血小板 　药物、他汀类药物、β 受体阻滞 　剂、ACEI、钙通道阻滞剂等 □ 规律运动康复 □ 规律心理康复 □ 定期复查
主要 护理 工作	□ 完成患者心理与生活护理 □ 完成日常护理工作 □ 指导患者完成运动训练	□ 观察病情变化 □ 出院准备指导 □ 冠心病预防知识教育 □ 指导患者完成运动训练	□ 帮助办理出院手续 □ 出院指导 □ 出院后冠心病二级预防宣教 □ 告知复诊时间和地点

续表

时间	住院第 5 天	住院第 6 天 （出院前日）	住院第 7 天 （出院日）
病情 变异 记录	□无　□有,原因: 1. 2.	□无　□有,原因: 1. 2.	□无　□有,原因: 1. 2.
护士 签名			
医师 签名			

（魏　全）

二、慢性阻塞性肺疾病急性加重期康复临床路径

（一）慢性阻塞性肺疾病急性加重期康复临床路径标准住院流程

1. **适用对象**　第一诊断为慢性阻塞性肺疾病急性加重期（ICD-10 :J44.001 或 J44.101）。

2. **诊断依据**　根据《慢性阻塞性肺疾病诊治指南（2013 年修订版）》（中华医学会呼吸病学分会慢性阻塞性肺疾病学组）、根据《临床诊疗指南:物理医学与康复分册》（中华医学会编著,人民卫生出版社）、《临床诊疗指南:呼吸病学分册》（中华医学会编著,人民卫生出版社）。

（1）有慢性阻塞性肺疾病（COPD）病史。

（2）出现超越日常状况的持续恶化,并需改变基础 COPD 的常规用药者。

（3）通常在疾病过程中,患者短期内咳嗽、咳痰、气短和 / 或喘息加重,痰量增多,呈脓性或黏脓性,可伴发热等炎症明显加重的表现。

3. **治疗方案的选择**　根据《慢性阻塞性肺疾病诊治指南（2013 年修订版）》（中华医学会呼吸病学分会慢性阻塞性肺疾病学组）。

（1）常规临床治疗。

（2）呼吸支持:①氧疗;②有创、无创机械通气;③经鼻高流量氧疗。

（3）康复评价:① 6 分钟步行试验;②肺功能;③运动心肺功能测试（CPET,又称心肺运动试验）;④最大吸气压（MIP）、最大呼气压（MEP）;⑤膈肌超声（厚度、移动度及呼吸变异度）;⑥咳嗽峰流速;⑦睡眠呼吸暂停监测;⑧营养评估;⑨心理评估。

（4）康复治疗。

4. **标准住院日**　临床路径标准住院日为 10~22 天。

5. **进入临床路径标准**

（1）第一诊断必须符合慢性阻塞性肺疾病急性加重期疾病编码（ICD-10 :J44.001 或 J44.101）。

（2）当患者同时具有其他疾病诊断时,但在住院期间不需要特殊处理也不影响第一诊断的临床路径流程实施时,可以进入路径。

6. **入院期间检查项目**

（1）必需的检查项目:①血、尿、粪便常规;②肝功能、肾功能、电解质、血气分析、凝血功能、D- 二聚体、血沉、C 反应蛋白;③术前免疫八项;④肺功能（通气 + 支气管舒张试验）、胸部正侧位

X 线片、心电图；⑤超声心动图、下肢静脉超声、腹部超声、膈肌超声；⑥营养学筛查、心理学评估。

（2）根据患者病情可以选择的检查项目：①心肺运动试验；②膈肌肌电图；③ 6 分钟步行试验；④吞咽功能评估；⑤认知功能评估；⑥腹肌肌电图；⑦最大吸气压、最大呼气压、跨膈压、最大呼气峰流速、咳嗽峰流速。

7. 治疗方案

（1）评估病情严重程度。

（2）急性期常规临床治疗。

（3）慢性阻塞性肺疾病急性加重（AECOPD）稳定后康复评估。

（4）呼吸康复训练。

（5）康复训练后再次评估。

8. 出院标准

（1）吸入支气管舒张剂不超过 4 小时一次。

（2）患者能进食和睡眠，睡眠不因呼吸困难而唤醒。

（3）患者能完成 6 分钟步行试验，并能够提高 20% 以上，结束后无明显生命体征不稳定波动。

（4）低氧血症稳定，高碳酸血症得到改善或稳定，动脉血气稳定 12~24 小时。

（5）患者能理解吸入药物的规范使用。

9. 有无变异及原因分析

（1）存在并发症，需要进行相关的诊断和治疗，考虑为变异因素，如并发症严重需要专科治疗则退出路径。

（2）出现治疗不良反应，需要进行相关诊断和治疗。

（3）病情加重，达到需要呼吸支持标准则需要退出临床路径。

（4）当患者同时具有其他疾病诊断，住院期间病情发生变化，需要特殊处理，影响第一诊断的临床路径流程实施时，需要退出临床路径。

（5）患者达到出院标准，但因为患者原因拒绝出院者退出路径。

（二）慢性阻塞性肺疾病临床路径表单

适用对象：第一诊断为慢性阻塞性肺疾病急性加重期（ICD-10：J44.001 或 J44.101）。

患者姓名：_____　性别：____　年龄：____　门诊号：_____　住院号：_____

住院日期：____年__月__日　出院日期：____年__月__日　标准住院日：10~22 天。

时间	住院第 1~7 天	住院第 8~13 天	住院第 14~22 天（出院日）
主要诊疗工作	□ 完成病史询问和体格检查，初步评估病情严重程度，是否有指征行无创辅助通气。有气管插管指征患者，转入 ICU 继续治疗，退出路径，转入相应路径 □ 完成三级医师查房，根据患者病情调整治疗方案，处理可能发生的并发症 □ 指导吸入装置的正确使用	□ 进行呼吸康复训练初次评价，无明显禁忌证后进行呼吸康复训练；有禁忌证者退出临床路径，完善相关评估及治疗后再评估康复风险 □ 呼吸康复中期评价，评估训练效果及患者目前呼吸功能改变情况，必要时调整康复训练方案	如果患者可以出院： □ 进行呼吸康复末次评价，积极调整患者呼吸康复训练方案，包括康复踏车强度和呼吸肌训练强度、上肢肌肉训练强度等，并给予出院方案指导 □ 教导患者识别长期控制吸入用药及缓解症状吸入用药；检查患者应用吸入装置的正确性；交代患者长期家庭氧疗的重要性

续表

时间	住院第 1~7 天	住院第 8~13 天	住院第 14~22 天 （出院日）
主要 诊疗 工作		□ 向 患 者 及 其 家 属 交 代 　家庭氧疗装置的配备要 　求及长期家庭氧疗方法	□ 完成出院小结；向患者交代出 　院后注意事项，预约复诊日期
重点 医嘱	**长期医嘱：** □ AECOPD 呼吸康复护理常 　规 □ 特级 / 一 / 二 / 三级护理 □ 控制性氧疗 □ 持续心电、血压和血氧饱和 　度监测等(重症) □ 吸痰(必要时) □ 陪住(必要时) □ 记出入量(必要时) □ 无创正压通气(重症) □ 抗生素 □ 祛痰剂、止咳剂、支气管舒 　张剂 □ 糖皮质激素、抑酸剂或胃黏 　膜保护剂(必要时) □ 其他对症治疗 □ 基础疾病的相关治疗 **临时医嘱：** □ 血、尿、粪便常规 □ 血型、血气分析、肝功能、肾 　功能、电解质、血糖、心肌酶、 　血沉、C 反应蛋白、凝血功 　能、D- 二聚体、术前免疫八 　项、血脂 □ 痰涂片 + 痰培养 / 药敏试验 □ 支原体抗体、衣原体抗体、军 　团菌抗体、结核抗体 □ 肺功能(病情允许时)、胸部正 　侧位 X 线片、心电图 □ 超声心动图、BNP、肺 CT、腹 　部超声、下肢超声(必要时) □ 胸腔积液超声、胸腔穿刺、 　胸腔积液相关检查(必要时) □ 特殊病原菌检查(如真菌、结 　核菌等,必要时) □ 基础疾病的相关检查	**长期医嘱：** □ AECOPD 呼吸康复护理 　常规 □ 特级 / 一 / 二 / 三级护理 □ 控制性氧疗 □ 持续心电、血压和血氧饱 　和度监测等(重症) □ 吸痰(必要时) □ 陪住(必要时) □ 记出入量(必要时) □ 无创正压通气(重症) □ 抗生素 □ 祛痰剂、止咳剂、支气管 　舒张剂 □ 糖皮质激素、抑酸剂或胃黏 　膜保护剂(必要时) □ 吸入糖皮质激素、长效 β 　受体激动剂、长效抗胆碱 　能药物(必要时) □ 低分子肝素(必要时) □ 其他对症治疗 □ 基础疾病的相关治疗 □ 6 分钟步行试验(3 次 / 周) **临时医嘱：** □ 纠正水、电解质失衡 □ 血气分析(必要时) □ 重复异常的实验室检测及 　其他检查项目 □ 对于住院期间出现的异 　常症状根据需要安排进 　行相关检查 □ 心理学评价 □ 营养学评价 □ 作业治疗内容评价 □ 吞咽功能评价 □ 咳嗽能力评价 □ 膈肌功能评价 □ CPET(运动心肺功能测试)	**长期医嘱：** □ AECOPD 呼吸康复护理常规 □ 特级 / 一 / 二 / 三级护理 □ 控制性氧疗 □ 持续心电、血压和血氧饱和度 　监测等(重症) □ 吸痰(必要时) □ 陪住(必要时) □ 记出入量(必要时) □ 无创正压通气(重症) □ 抗生素 □ 祛痰剂、止咳剂、支气管舒张剂 □ 糖皮质激素(减量)、抑酸剂或 　胃黏膜保护剂(必要时) □ 吸入糖皮质激素、长效 β 受体 　激动剂、长效抗胆碱能药物(必 　要时) □ 低分子肝素(必要时) □ 基础疾病的相关治疗 **临时医嘱：** □ 血常规、血气分析 □ 胸部正侧位 X 线片 □ 重复异常的检查 □ 对于住院期间出现的异常症状 　根据需要安排进行相关检查 □ 心理学评价 □ 营养学评价 □ 作业治疗内容评价 □ 吞咽功能评价 □ 咳嗽能力评价 □ 膈肌功能评价 □ CPET(运动心肺功能测试)

续表

时间	住院第 1~7 天	住院第 8~13 天	住院第 14~22 天（出院日）
主要护理工作	□ 介绍病房环境、设施和设备 □ 入院护理评估 □ 随时观察患者情况 □ 用药指导 □ 健康宣教、戒烟宣教 □ 指导氧疗、雾化吸入方法、吸入装置的使用 □ 观察患者病情变化 □ 教会患者有效的咳嗽排痰方法，教导陪护人员协助患者拍背排痰方法 □ 密切观察药物疗效及不良反应	□ 重复异常的检查 □ 康复踏车训练 □ 指导呼吸康复训练（缩唇呼吸、腹肌训练及体力训练） □ 恢复期心理与生活护理 □ 根据患者病情指导并监督患者恢复期的治疗与活动	□ 出院注意事项（戒烟、避免烟尘吸入、坚持康复锻炼、注意保暖、加强营养） □ 教导患者应用含激素吸入用药后需漱口 □ 复诊计划，就医指征
病情变异记录	□ 无 □ 有，原因： 1. 2.	□ 无 □ 有，原因： 1. 2.	□ 无 □ 有，原因： 1. 2.
是否退出路径	□ 是 □ 否，原因： 1. 2.	□ 是 □ 否，原因： 1. 2.	□ 是 □ 否，原因： 1. 2.
护士签名	白班 / 小夜班 / 大夜班	白班 / 小夜班 / 大夜班	白班 / 小夜班 / 大夜班
医师签名			

（李建军）

第四节 类风湿疾病康复临床路径

一、类风湿关节炎康复临床路径

（一）类风湿关节炎康复临床路径标准住院流程

1. **适用对象** 第一诊断为类风湿关节炎（ICD-10：M06.900）。

2. **诊断依据** 根据《临床诊疗指南：物理医学与康复分册》（中华医学会编著，人民卫生出版社），《临床诊疗指南：风湿科分册》（中华医学会编著，人民卫生出版社）。

（1）临床症状：小关节为主的持续性、对称性、多关节肿胀及疼痛，伴有晨僵。

（2）辅助检查：实验室检测、X 线检查、超声检查。

3. **康复评定**　分别于入院后 1~2 天进行初期康复评定,入院后 7~8 天进行中期康复评定,出院前进行末期康复评定。评定内容包括:

(1)临床一般情况评定。

(2)康复专科评定:①关节活动度评定;②肌力评定;③疼痛评定;④功能障碍及其严重程度评定(类风湿关节炎功能指数);⑤日常生活活动能力评定。

4. **治疗方案的选择**　根据《临床诊疗指南:物理医学与康复分册》(中华医学会编著,人民卫生出版社),《临床诊疗指南:风湿科分册》(中华医学会编著,人民卫生出版社),《骨科康复学》(陆廷仁主编,人民卫生出版社)。

(1)临床一般治疗

1)药物:①非甾体抗炎药;②糖皮质激素类药;③改变病情抗风湿药;④生物靶向制剂;⑤骨质疏松防治药物;⑥中药。

2)正确的休息措施:①卧床休息,注意正确体位摆放或良肢位摆放;②局部休息,夹板制动;③保持良好的关节位置和功能。

(2)康复治疗:①运动疗法;②物理因子治疗;③作业治疗;④功能性训练(包括辅助器具与适应性器具);⑤能量节约技术和关节保护技术;⑥日常生活活动能力训练;⑦矫形治疗;⑧中医治疗;⑨健康教育。

5. **标准住院日**　临床路径标准住院日为 10~15 天。

6. **进入临床路径标准**

(1)第一诊断必须符合类风湿关节炎(ICD-10 :M06.900)。

(2)如患有其他疾病,但住院期间不需要特殊处理,也不影响第一诊断的临床路径流程实施时,可以进入路径。

(3)当患者同时具有其他疾病诊断,但在住院期间需特殊处理、影响第一诊断的临床路径流程实施时,不进入路径。

7. **住院期间检查项目**

(1)必需的检查项目:①血常规、尿常规、粪便常规及隐血;②肝肾功能、电解质、血糖、血脂、风湿三项;③感染性疾病筛查(乙肝、丙肝、梅毒、艾滋病等);④类风湿关节炎的相关自身抗体谱(类风湿因子(RF)、抗 CCP 抗体、抗角蛋白抗体(AKA)、抗核周因子抗体(APF)、抗 MCV 抗体)及炎症指标[C 反应蛋白(CRP)、红细胞沉降率(ESR)];⑤其他自身抗体检查[包括抗核抗体(ANA)、抗 ENA 和 ds-DNA 抗体],免疫球蛋白;⑥心电图、关节 X 线、胸部 X 线;⑦关节超声、骨密度检查。

(2)根据患者病情进行的检查项目:关节镜检查、滑膜液检查、关节 CT 和 MRI、超声心动图、腹部 B 超(肝、胆、胰、脾和肾脏)、肿瘤标志物。

(3)有相关疾病及原发病诊断不明确者需请相关科室会诊。

8. **出院标准**

(1)关节疼痛的数目或肿胀程度减少或缓解。

(2)肌力或关节功能障碍改善。

(3)日常生活能力改善。

(4)功能恢复进入平台期。

9. 变异及原因分析

(1)类风湿关节炎病情严重或进展,康复治疗无效,需手术治疗或转入专科治疗。

(2)辅助检查结果异常,需要复查,导致住院时间延长和住院费用增加。

(3)伴有影响本病治疗效果的合并症和并发症,需要进行相关诊断和治疗,导致住院时间延长和住院费用增加。

(二)类风湿关节炎康复临床路径表单

适用对象:第一诊断为类风湿关节炎(ICD-10:M06.900)。

患者姓名:_____ 性别:____ 年龄:____ 门诊号:_____ 住院号:_____

住院日期:___年__月__日 出院日期:___年__月__日 标准住院日 10~15 天

时间	住院第1天	住院第2天	住院第3天
主要诊疗工作	□ 询问病史及体格检查 □ 初期康复评定 □ 完成病历书写 □ 开实验室检测单及相关检查单 □ 主治医师查房 □ 临床诊断 □ 基础用药 □ 医患沟通,交代病情及注意事项,签署医疗文书 □ 健康教育	□ 上级医师查房 □ 继续进行相关检查 □ 根据临床、实验室检测和相关检查结果,排除有关康复治疗禁忌证 □ 根据病情需要,完成相关科室会诊 □ 基础用药 □ 初步确定治疗方案 □ 签署康复治疗知情同意书、自费项目协议书等 □ 住院医师完成上级医师查房记录及病程日志 □ 指导能量节约技术 □ 指导关节保护技术	□ 上级医师查房 □ 根据病史、体检、X线、CT/MRI等,完善治疗方案 □ 基础用药 □ 再次向患者及家属交代病情及康复治疗方案 □ 指导能量节约技术 □ 指导关节保护技术 □ 健康教育
重点医嘱	长期医嘱: □ 康复医学科护理常规 □ 二级护理 □ 饮食 □ 药物治疗 □ 卧床休息/体位摆放 □ 局部夹板固定/关节功能位 临时医嘱: □ 血常规、尿常规、粪便常规及隐血 □ 肝肾功能、血糖、血脂、电解质、红细胞沉降率、C反应蛋白、补体、免疫球蛋白、风湿三项 □ 类风湿早期诊断抗体谱、抗核抗体谱、抗中性粒细胞胞质抗体(ANCA)谱 □ 心电图、骨密度	长期医嘱: □ 康复医学科护理常规 □ 二级护理 □ 饮食 □ 药物治疗 □ 卧床休息/体位摆放 □ 局部夹板固定/关节功能位 □ 运动疗法 □ 物理因子治疗 □ 作业疗法 □ 功能性训练 □ 矫形治疗 □ 中医治疗 临时医嘱: □ 依据病情需要下达 □ 请相关科室会诊 □ 其他特殊医嘱	长期医嘱: □ 康复医学科护理常规 □ 二级护理 □ 饮食 □ 卧床休息/体位摆放 □ 局部夹板固定/关节功能位 □ 药物治疗 □ 运动疗法 □ 物理因子治疗 □ 作业治疗 □ 功能性训练 □ 矫形治疗 □ 中医治疗 临时医嘱: □ 依据患者病情需要下达 □ 其他特殊医嘱

续表

时间	住院第 1 天	住院第 2 天	住院第 3 天
重点医嘱	□ 影像学检查：关节及胸部 X 线、关节彩超 □ 康复评估 □ 根据患者情况选择：胸部 CT、超声心动图、腹部超声、CT/MRI		
主要护理工作	□ 入院宣教及入院护理评定 □ 正确执行医嘱 □ 正确体位摆放 □ 正确关节功能位维持 □ 观察患者病情变化 □ 心理和生活护理	□ 健康宣教 □ 辅助器具训练指导 □ 正确执行医嘱 □ 正确体位摆放 □ 正确关节功能位维持 □ 观察患者病情变化 □ 心理和生活护理	□ 健康宣教 □ 正确执行医嘱 □ 正确体位摆放 □ 正确关节功能位维持 □ 观察患者病情变化 □ 心理和生活护理
病情变异记录	□ 无　□ 有，原因： 1. 2.	□ 无　□ 有，原因： 1. 2.	□ 无　□ 有，原因： 1. 2.
护士签名			
医师签名			

时间	住院第 4~8 天	住院第 9~14 天 （出院前日）	住院第 10~15 天 （出院日）
主要诊疗工作	□ 三级医师查房与完成病程记录 □ 基础用药 □ 中期康复评定 □ 根据病情及评估调整治疗方案 □ 向患者及家属交代病情及注意事项	□ 三级医师查房 □ 基础用药 □ 末期康复评定明确是否出院 □ 指导出院后康复训练方法 □ 如果患者不能出院，在"病程记录"中说明原因和继续治疗的方案	□ 完成出院记录、病案首页、出院证明书等 □ 向患者及家属介绍出院后或转院注意事项，出院后治疗及家庭保健 □ 患者办理出院手续，出院 □ 预约复诊
重点医嘱	**长期医嘱：** □ 康复医学科护理常规 □ 二级护理 □ 饮食 □ 药物治疗 □ 卧床休息 / 体位摆放 □ 局部夹板固定 / 关节功能位	**长期医嘱：** □ 康复医学科护理常规 □ 二级护理 □ 饮食 □ 药物治疗 □ 体位摆放 / 关节功能位 □ 运动疗法 □ 物理因子治疗	**出院医嘱：** □ 通知出院 □ 依据病情给予出院带药及出院康复指导

续表

时间	住院第 4~8 天	住院第 9~14 天 （出院前日）	住院第 10~15 天 （出院日）
重点 医嘱	□ 运动疗法 □ 物理因子治疗 □ 作业治疗 □ 功能性训练 □ 矫形治疗 □ 中医治疗 **临时医嘱：** □ 康复评定 □ 依据病情下达 □ 其他特殊医嘱	□ 作业治疗 □ 功能性训练 □ 矫形治疗 □ 中医治疗 **临时医嘱：** □ 康复评定 □ 出院前康复指导 □ 出院带药 □ 明日出院	
主要 护理 工作	□ 康复护理评定 □ 正确执行医嘱 □ 随时观察患者病情变化 □ 正确体位摆放 □ 正确关节功能位维持 □ 心理和生活护理	□ 康复护理评定 □ 正确执行医嘱 □ 随时观察患者病情变化 □ 正确体位摆放 □ 正确关节功能位维持 □ 心理和生活护理	□ 出院带药服用指导 □ 康复护理指导 □ 指导患者办理出院手续 □ 告知复诊时间和地点
病情 变异 记录	□ 无　□ 有,原因： 1. 2.	□ 无　□ 有,原因： 1. 2.	□ 无　□ 有,原因： 1. 2.
护士 签名			
医师 签名			

（谢　荣）

二、强直性脊柱炎康复临床路径

（一）强直性脊柱炎康复临床路径标准住院流程

1. **适用对象**　第一诊断为强直性脊柱炎（ICD-10：M45.X00）。

2. **诊断依据**　根据《临床诊疗指南：物理医学与康复分册》（中华医学会编著,人民卫生出版社）、《临床诊疗指南：风湿病分册》（中华医学会编著,人民卫生出版社）、《内科学（第8 版）》（人民卫生出版社）。

（1）临床表现：①下背痛的病程至少 3 个月,疼痛随活动改善,休息不减轻；②腰椎在前、后和侧屈方向活动受限；③胸廓扩展范围小于同年龄和性别的正常值。

（2）影像学检查：骶髂关节 X 线、CT 检查。

（3）实验室检测：HLA-B27 阳性（>90%）,血沉增快。

3. **康复评定**　分别于入院后 1~3 天进行初期康复评定,入院后 4~20 天进行中期康复评定,出院前进行末期康复评定。

评定内容包括:①脊柱运动功能评定;②胸廓活动度评定;③ Keitel 功能试验;④疼痛评定;⑤关节活动度评定;⑥肌力评定;⑦心肺功能评定;⑧强直性脊柱炎活动性评定;⑨日常生活活动能力评定;⑩心理评定。

4. **治疗方案的选择**　根据《临床诊疗指南:物理医学与康复分册》(中华医学会编著,人民卫生出版社)、《临床诊疗指南:风湿病分册》(中华医学会编著,人民卫生出版社)、《内科学(第 8 版)》(人民卫生出版社)。

治疗方法包括:①临床一般治疗;②药物治疗;③运动疗法,包括脊柱的后伸、胸廓的扩张、四肢关节活动、肌力训练、维持体位、纠正姿势的活动;④物理因子治疗;⑤作业治疗;⑥群体治疗;⑦健康教育;⑧中医治疗;⑨并发症的干预。

5. **标准住院日**　临床路径标准住院日为 21~28 天。

6. **进入临床路径标准**

(1)第一诊断必须符合强直性脊柱炎(ICD-10:M45.X00)。

(2)当患者同时具有其他疾病,但在住院期间不需要特殊处理也不影响第一诊断的临床路径流程实施时,可以进入路径。

7. **住院期间检查项目**

(1)必需的检查项目:①血常规、尿常规、粪便常规;②肝肾功能、电解质、血糖、HLA-B27、RF、ANA、ESR、CRP;③感染性疾病筛查(乙肝、丙肝、艾滋病、梅毒等);④骶髂关节 X 线片;⑤胸部 X 线片、心电图。

(2)根据患者病情进行的检查项目:①细胞因子、骨代谢;②脊柱、外周关节 X 线片;③骶髂关节 CT 或 MRI;④ B 超、骨密度、关节腔穿刺。

8. **出院标准**

(1)症状、体征明显缓解或消失。

(2)功能恢复进入平台期。

9. **变异及原因分析**

(1)强直性脊柱炎病情严重,康复治疗无效,需转入其他专科治疗。

(2)辅助检查结果异常,需要复查,导致住院时间延长和住院费用增加。

(3)住院期间病情加重,出现并发症,需要进一步诊治,导致住院时间延长和住院费用增加。

(4)既往合并有其他系统疾病,强直性脊柱炎可能导致既往疾病加重而需要治疗,导致住院时间延长和住院费用增加。

(二)强直性脊柱炎康复临床路径表单

适用对象:第一诊断为强直性脊柱炎(ICD-10:M45.X00)。

患者姓名_____　性别____　年龄____　门诊号_____　住院号_____

住院日期____年__月__日　出院日期____年__月__日　标准住院日:21~28 天

时间	住院第 1 天	住院第 2 天	住院第 3 天
主要诊疗工作	☐ 询问病史及体格检查、辅助检查,确定诊断,排除康复治疗禁忌证 ☐ 行初期康复评定,确定康复计划及康复目标 ☐ 向患者及家属告知病情及注意事项,签署知情同意书 ☐ 完成病历书写	☐ 上级医师查房 ☐ 完善辅助检查 ☐ 根据实验室检测和相关检查结果,排除康复治疗禁忌证 ☐ 必要时请相关科室会诊 ☐ 完成病历书写	☐ 上级医师查房 ☐ 询问病史、体格检查等,进行病情分析及鉴别诊断 ☐ 根据病情调整康复目标及康复计划 ☐ 完成病历书写
重点医嘱	长期医嘱: ☐ 康复医学科护理常规 ☐ 二级护理 ☐ 饮食 ☐ 患者既往基础用药 ☐ 非甾体抗炎药 ☐ 康复治疗(运动疗法、物理因子治疗、作业治疗、中医治疗、健康教育) 临时医嘱: ☐ 初期康复评定 ☐ 血常规、尿常规、粪便常规 ☐ 肝肾功能、电解质、血糖、HLA-B27、RF、ANA、ESR、CRP ☐ 感染性疾病筛查 ☐ 心电图 ☐ 骶髂关节 X 线片 ☐ 胸部 X 线片、肺功能、超声心动图(根据患者情况选择)	长期医嘱: ☐ 康复医学科护理常规 ☐ 二级护理 ☐ 饮食 ☐ 患者既往基础用药 ☐ 非甾体抗炎药 ☐ 康复治疗 临时医嘱: ☐ 临时用药(根据情况) ☐ 辅助检查(根据情况) ☐ 请相关科室会诊(根据情况)	长期医嘱: ☐ 康复医学科护理常规 ☐ 二级护理 ☐ 饮食 ☐ 调整用药 ☐ 调整治疗 临时医嘱: ☐ 根据病情需要下达
主要护理工作	☐ 介绍病房环境、设施和设备 ☐ 体位摆放 ☐ 入院宣教及护理评定	☐ 宣教 ☐ 观察患者病情变化 ☐ 心理和生活护理	☐ 执行医嘱 ☐ 观察病情变化 ☐ 心理和生活护理
病情变异记录	☐ 无 ☐ 有,原因: 1. 2.	☐ 无 ☐ 有,原因: 1. 2.	☐ 无 ☐ 有,原因: 1. 2.
护士签名			
医师签名			

时间	住院第 4~19 天	住院第 20~27 天 （出院前日）	住院第 21~28 天 （出院日）
主要诊疗工作	□ 上级医师查房与中期康复评定 □ 观察康复治疗后病情变化，调整治疗方案 □ 完成病历书写	□ 上级医师查房，行末期康复评定，明确是否出院 □ 完成上级医师查房记录、出院记录、出院指导、诊断证明、病案首页等 □ 指导出院后康复训练方法，向患者交代出院后的注意事项 □ 如患者不能出院，在病程记录中说明原因和继续治疗的方案	□ 向患者及家属交代出院注意事项、出院康复指导 □ 患者办理出院手续、出院
重点医嘱	长期医嘱： □ 康复医学科护理常规 □ 二级护理 □ 饮食 □ 调整康复治疗 □ 调整用药（根据情况） 临时医嘱： □ 根据病情需要下达	长期医嘱： □ 康复医学科护理常规 □ 二级护理 □ 饮食 □ 基础疾病用药 临时医嘱： □ 出院带药：非甾体抗炎药、缓解病情抗风湿药 □ 明日出院 □ 2 周后门诊复查 □ 如有不适，随时来诊	出院医嘱： □ 通知出院 □ 依据病情给予出院带药及出院康复指导 □ 出院带药
主要护理工作	□ 执行医嘱 □ 观察病情变化 □ 心理和生活护理	□ 指导患者办理出院手续 □ 出院康复指导	□ 出院带药服用指导 □ 康复护理指导 □ 告知复诊时间和地点
病情变异记录	□ 无　□ 有,原因： 1. 2.	□ 无　□ 有,原因： 1. 2.	□ 无　□ 有,原因： 1. 2.
护士签名			
医师签名			

（张继荣　陈 彦）

第五节　脑性瘫痪康复临床路径

一、脑性瘫痪康复临床路径标准住院流程

1. **适用对象**　第一诊断为脑性瘫痪,生命体征稳定。

2. **诊断依据**　根据《中国脑性瘫痪康复指南(2015)》(中国康复医学会儿童康复专业委员会、中国残疾人康复协会小儿脑性瘫痪康复专业委员会,《中国脑性瘫痪康复指南》编委会)。

(1)必备条件

1)中枢性运动障碍持续存在:①粗大及精细运动障碍或发育落后;②功能障碍是持久性、非进行性,但并非一成不变。

2)运动和姿势发育异常:①动态和静态姿势异常;②不同体位的姿势异常;③不同年龄段的姿势发育异常;④异常运动模式。

3)反射发育异常:①原始反射延缓消失或不消失;②立直(矫正)反射、平衡(倾斜)反应延迟出现或不出现;③可有病理反射阳性。

4)肌张力及肌力异常:①肌张力降低、肌张力增高、肌张力变化;②静止性肌张力、姿势性肌张力和运动性肌张力的异常;③肌肉硬度、关节活动度异常;④可有牵张反射异常;⑤可有肌力降低。

(2)参考条件:①有引起脑瘫的病因学依据;②可有头颅影像学佐证。

(3)合并障碍及继发性障碍:①智力发育障碍;②癫痫;③语言障碍;④视觉障碍;⑤听觉障碍;⑥咀嚼吞咽障碍;⑦心理行为异常;⑧骨骼畸形及关节挛缩。

(4)辅助检查

1)直接相关检查:①头颅影像学检查(MRI、CT和B超);②遗传代谢筛查;③凝血机制检查。

2)合并症的相关检查:①脑电图检查;②肌电图检查;③脑干听觉、视觉诱发电位检查;④智商/发育商及相关检查;⑤关节X线检查(主要针对合并症——先天或后天)。

3. **分型及分级依据**

(1)临床分型:①痉挛型四肢瘫;②痉挛型双瘫;③痉挛型偏瘫;④不随意运动型;⑤共济失调型;⑥混合型。

(2)临床分级:使用粗大运动功能分级系统(Gross Motor Function Classification System, GMFCS)。5个年龄组(0~2岁、2~4岁、4~6岁、6~12岁、12~18岁),每个年龄组根据患儿运动功能从高至低分为5个级别(Ⅰ级、Ⅱ级、Ⅲ级、Ⅳ级、Ⅴ级)。

4. **康复评定**　根据《中国脑性瘫痪康复指南(2015)》(中国康复医学会儿童康复专业委员会、中国残疾人康复协会小儿脑性瘫痪康复专业委员会,《中国脑性瘫痪康复指南》编委会)。

(1)一般情况:包括生命体征,生长发育状况,营养状况,饮食、睡眠和大小便等基本情况。

(2)康复专科评定:入院后3天内进行初期评定,住院期间根据功能变化情况进行一次中期评定,出院前进行末期评定。

ICF框架下的儿童脑性瘫痪评定,根据需求选择采用以下评定内容(表3-5-1),可根据情况选择应用于不同组别:简明通用、<6岁组、6~<14岁组、14~<18岁组。

表 3-5-1　脑瘫 ICF-CY 核心分类组合简明通用版

领域	类目	简明通用版	特定年龄组简明版		
			<6 岁组	≥6 且 <14 岁组	≥14 且 <18 岁组
身体结构	s110 脑的结构	√	√	√	√
身体功能	b117 智力功能	√	√	√	√
	b1301 动机			√	√
	b134 睡眠功能	√	√	√	√
	b140 注意力功能			√	
	b164 高水平认知功能				√
	b167 语言精神功能	√	√	√	√
	b210 视功能	√	√	√	
	b230 听功能		√		
	b280 痛觉	√	√	√	√
	b710 关节活动功能	√	√	√	√
	b735 肌张力功能	√	√	√	√
	b760 随意运动控制功能	√	√	√	√
活动与参与	d133 习得语言		√		
	d155 掌握技能		√		
	d175 解决问题			√	√
	d230 进行日常事务			√	
	d250 控制自身行为				√
	d350 交谈			√	
	d415 保持一种身体姿势	√	√	√	√
	d440 精巧手的使用	√	√	√	√
	d450 步行	√	√	√	√
	d460 在不同地点到处移动	√	√	√	√
	d530 如厕	√	√	√	
	d550 吃	√	√	√	
	d570 照顾个人健康				√
	d710 基本人际交往	√	√	√	
	d720 复杂人际交往				√
	d760 家庭人际关系	√	√	√	
	d820 学校教育			√	√
	d880 参与游戏		√		√
	d920 娱乐和休闲			√	√

续表

领域	类目	简明通用版	特定年龄组简明版		
			<6 岁组	≥6 且 <14 岁组	≥14 且 <18 岁组
环境因素	e115 个人日常生活用的产品和技术	√	√	√	√
	e120 个人室内外移动和运输用的产品和技术	√	√	√	√
	e125 通信用的产品和技术	√	√	√	√
	e130 教育用的产品和技术			√	
	e140 文化、娱乐及体育用的产品和技术			√	
	e150 公共建筑用的设计、建设和建筑产品和技术	√	√	√	√
	e310 直系亲属家庭	√	√	√	√
	e320 朋友	√	√	√	√
	e355 卫生专业人员		√		
	e410 直系亲属家庭成员的个人态度		√		
	e420 朋友的个人态度				√
	e460 社会的态度	√	√	√	√
	e540 交通运输的服务、体制和政策				√
	e580 卫生的服务、体制和政策	√	√	√	√
	e585 教育和培训的服务、体制和政策			√	√

ICF-CY:《国际功能、残疾和健康分类儿童和青少年版》

5. 治疗方案的选择　根据《中国脑性瘫痪康复指南(2015)》(中国康复医学会儿童康复专业委员会、中国残疾人康复协会小儿脑性瘫痪康复专业委员会,《中国脑性瘫痪康复指南》编委会),《实用小儿脑性瘫痪康复治疗技术(第 2 版)》(人民卫生出版社)。

(1)康复治疗原则:①早期发现异常,早期干预;②综合性康复;③符合儿童生长发育特点及需求;④与日常生活相结合;⑤与游戏相结合;⑥医教结合;⑦遵循循证医学的原则。

(2)不同年龄段康复治疗目标及策略:①婴儿期;②幼儿期;③学龄前期;④学龄期;⑤青春期。

(3)不同类型脑瘫康复治疗策略:①痉挛型偏瘫;②痉挛型双瘫;③痉挛型四肢瘫;④不随意运动型;⑤共济失调型;⑥混合型。

(4)康复治疗

1)运动疗法:①基本康复训练技术的应用;②神经生理治疗技术的应用;③运动控制及

任务导向训练技术的应用;④头部的控制;⑤支撑抬起训练;⑥翻身训练;⑦坐位训练;⑧膝手立位和高爬位的训练;⑨站立和立位训练;⑩步行训练;⑪步态改善和实用性训练;⑫平衡与协调训练;⑬核心力量训练。

2)物理因子治疗:①功能性电刺激治疗;②传导热疗;③冷疗;④生物反馈治疗;⑤经颅磁刺激治疗;⑥水疗;⑦超声波治疗。

3)作业治疗:①促进认知功能发育;②提高日常生活活动能力;③姿势控制;④手功能训练;⑤视觉功能训练;⑥手眼协调能力训练;⑦书写能力训练;⑧游戏活动;⑨进食训练;⑩更衣训练;⑪如厕训练;⑫沐浴;⑬学习与交流训练;⑭感觉统合训练;⑮强制性诱导疗法;⑯镜像疗法。

4)言语治疗:①构音障碍治疗;②语言发育迟缓治疗;③神经肌肉电刺激治疗;④小组言语训练;⑤针灸治疗;⑥口腔周围穴位按摩;⑦音乐治疗;⑧吞咽及进食治疗;⑨交流用具的使用;⑩口肌训练技术的应用。

5)其他治疗:引导式教育及教育康复、认知功能治疗、中医治疗、心理行为治疗、游戏治疗、娱乐治疗、多感官刺激治疗、音乐治疗、马术治疗、矫形器及辅助器具的应用。

6)康复护理与管理。

(5)药物治疗:如 A 型肉毒毒素,苯酚,乙醇,地西泮,单曲林,巴氯芬,替扎尼定,左乙拉西坦,双膦酸盐类药物,维生素 D 和钙补充剂,神经生长因子。

(6)伴随障碍的治疗:如智力发育障碍,癫痫,视觉障碍、听觉障碍,心理行为异常,关节挛缩、骨骼畸形、脱位、半脱位,营养不良,免疫力低下。

6. 标准住院日 临床路径标准住院日康复专科医院为 60 天,综合医院为 26 天。

7. 进入临床路径标准

(1)第一诊断必须符合脑性瘫痪。

(2)当患者同时具有其他疾病诊断,但在住院期间控制良好、不需要特殊处理也不影响第一诊断的临床路径流程实施时,可以进入路径。

(3)患者生命体征稳定,且存在需要康复治疗的功能障碍。

8. 住院期间检查项目

(1)必需的检查项目 ①血常规、尿常规、粪便常规;②肝肾功能、血糖、血脂、电解质、凝血功能等;③感染性疾病筛查(乙肝、丙肝等);④脑电图、心电图检查。

(2)根据患者具体情况可选择的检查项目 ①头颅 B 超、CT 或 MRI;②肌电图;③髋关节或其他关节 X 线;④听力筛查;⑤视力筛查;⑥遗传代谢筛查;⑦心脏超声检查。

9. 出院标准

(1)已达到预期康复目标。

(2)患儿进入到疲劳周期。

(3)无严重并发症或并发症已得到有效控制。

10. 变异及原因分析

(1)诊断变更或由于其他严重疾病而影响第一诊断者退出路径。

(2)辅助检查结果异常,需要复查,导致住院时间延长和住院费用增加。

(3)住院期间病情加重,出现并发症,需要进一步诊治,导致住院时间延长和住院费用增加。

（4）既往合并有其他系统疾病，住院期间既往疾病加重而需要治疗，导致住院时间延长和住院费用增加。

（5）因患儿及其家属意愿而影响本路径的执行时，退出本路径。

二、脑性瘫痪康复临床路径表单

（一）康复专科医院

适用对象：第一诊断为脑性瘫痪。

患者姓名：_____　性别：____　年龄：____　门诊号：_____　住院号：_____

住院日期：____年__月__日　出院日期：____年__月__日　标准住院日：60 天。

时间	住院第 1 天
主要诊疗工作	□ 采集病史，体格检查 □ 上级医师查房与入院病情康复评定 □ 完善辅助检查 □ 评定既往辅助检查结果，确定复查时间 □ 确定初步诊断及治疗方案 □ 签订相关医疗文书及项目实施协议 □ 完成首次病程记录、入院记录等病历书写
重点医嘱	**长期医嘱：** □ 康复医学科护理常规 □ 二级护理 □ 母乳喂养 / 婴（幼）儿饮食 □ 其他用药依据病情下达 **临时医嘱：** □ 康复评定 □ 血常规、尿常规、粪便常规 □ 肝肾功能 □ 乙肝、丙肝 □ 心电图、脑电图 □ 心脏彩超 □ 其他临时医嘱
主要护理工作	□ 入院宣教及护理评定记录 □ 喂养宣教 □ 日常生活活动（ADL）护理与管理 □ 正确执行医嘱 □ 观察病情变化
病情变异记录	□ 无　□ 有，原因： 1. 2.
护士签名	
医师签名	

时间	住院第 2 天	住院第 3 天	住院第 4~25 天
主要诊疗工作	□ 主治医师查房 □ 追访检查结果 □ 书写病程记录 □ 完成上级医师查房记录 □ 申请相应康复治疗项目并签订治疗知情同意书 □ 继续观察病情变化,并及时与患者及家属沟通 □ 完成初期康复评定并记录 □ 制订近期和远期康复目标,制订康复治疗计划 □ 康复训练	□ 主任/副主任医师查房 □ 完成上级医师查房记录 □ 向患者及家属介绍病情及相关检查结果 □ 相关科室会诊 □ 复查异常的实验室检测及其他检查项目 □ 调整完善初期康复评定并记录 □ 调整并完善近期和远期康复目标、康复治疗计划 □ 康复训练	□ 三级医师查房 □ 评定患者各项功能状态及康复训练情况,调整治疗方案和检查项目 □ 完成上级医师查房记录 □ 相关科室会诊 □ 复查异常的实验室检测及其他检查项目 □ 完成康复训练记录 □ 康复训练
重点医嘱	长期医嘱: □ 康复医学科护理常规 □ 药物治疗 □ 运动疗法 □ 作业治疗 □ 言语治疗 □ 物理因子治疗 □ 中医治疗 □ 辅助器具与矫形器治疗 □ 感觉统合治疗 □ 多感官刺激治疗 □ 引导式教育及教育 □ 音乐治疗 □ 娱乐治疗 □ 伴发障碍治疗 临时医嘱: □ 必要的辅助检查 □ 初期康复评定 □ 依据病情需要下达	长期医嘱: □ 康复医学科护理常规 □ 药物治疗 □ 运动疗法 □ 作业治疗 □ 言语治疗 □ 物理因子治疗 □ 中医治疗 □ 辅助器具与矫形器治疗 □ 感觉统合治疗 □ 多感官刺激治疗 □ 引导式教育及教育 □ 音乐治疗 □ 娱乐治疗 □ 伴发障碍治疗 临时医嘱: □ 复查异常的实验室检测项目 □ 必要的辅助检查 □ 调整完善初期康复评定 □ 矫形器制作 □ 依据病情需要下达	长期医嘱: □ 康复医学科护理常规 □ 药物治疗 □ 运动疗法 □ 作业治疗 □ 言语治疗 □ 物理因子治疗 □ 中医治疗 □ 辅助器具与矫形器治疗 □ 感觉统合治疗 □ 多感官刺激治疗 □ 引导式教育及教育 □ 音乐治疗 □ 娱乐治疗 □ 伴发障碍治疗 临时医嘱: □ 复查异常的实验室检测项目 □ 必要的辅助检查 □ 依据病情需要下达
主要护理工作	□ 正确执行医嘱 □ ADL 护理与管理 □ 观察病情变化 □ 生活及心理护理与管理	□ 正确执行医嘱 □ ADL 护理与管理 □ 观察病情变化 □ 生活及心理护理与管理	□ 正确执行医嘱 □ ADL 护理与管理 □ 观察病情变化 □ 生活及心理护理与管理
病情变异记录	□ 无　□ 有,原因: 1. 2.	□ 无　□ 有,原因: 1. 2.	□ 无　□ 有,原因: 1. 2.
护士签名			
医师签名			

时间	住院第 26~35 天	住院第 36~55 天 （出院前日）	住院第 60 天 （出院日）
主要 诊疗 工作	□ 三级医师查房 □ 评定患者各项功能状态及康复 　训练情况 □ 完成上级医师查房记录 □ 向患者及家属介绍病情及相关 　检查结果 □ 完成康复训练记录 □ 完成中期康复评定 □ 康复训练	□ 三级医师查房 □ 根据中期康复评定调整治疗方案 □ 完成上级医师查房记录 □ 完成康复训练记录 □ 康复训练 □ 完成末期康复评定 □ 完成出院康复指导，交代注意事 　项	□ 再次向患者及家属 　介绍出院后注意事 　项，出院康复指导 □ 患者办理出院手续， 　出院
重点 医嘱	**长期医嘱：** □ 康复医学科护理常规 □ 药物治疗 □ 运动疗法 □ 作业治疗 □ 言语治疗 □ 物理因子治疗 □ 中医治疗 □ 辅助器具与矫形器治疗 □ 感觉统合治疗 □ 多感官刺激治疗 □ 引导式教育及教育 □ 音乐治疗 □ 娱乐治疗 □ 伴发障碍治疗 **临时医嘱：** □ 复查异常的实验室检测项目 □ 必要的辅助检查 □ 中期康复评定 □ 依据病情需要下达	**长期医嘱：** □ 康复医学科护理常规 □ 药物治疗 □ 运动疗法 □ 作业治疗 □ 言语治疗 □ 物理因子治疗 □ 中医治疗 □ 辅助器具与矫形器治疗 □ 感觉统合治疗 □ 多感官刺激治疗 □ 引导式教育及教育 □ 音乐治疗 □ 娱乐治疗 □ 伴发障碍治疗 **临时医嘱：** □ 复查异常的实验室检测项目 □ 必要的辅助检查 □ 末期康复评定 □ 依据病情需要下达	**临时医嘱：** □ 通知出院 □ 依据病情给予出院 　带药指导 □ 出院康复指导 □ 确定复诊时间
主要 护理 工作	□ 正确执行医嘱 □ ADL 护理与管理 □ 观察病情变化 □ 生活及心理护理与管理	□ 正确执行医嘱 □ ADL 护理与管理 □ 观察病情变化 □ 出院用药指导 □ 出院护理与管理指导	□ 康复护理与管理指导 □ 告知复诊时间和地点
病情 变异 记录	□ 无　□ 有，原因： 1. 2.	□ 无　□ 有，原因： 1. 2.	□ 无　□ 有，原因： 1. 2.
护士 签名			
医师 签名			

（二）综合医院康复科

适用对象：第一诊断为脑性瘫痪。

患者姓名：_____　性别：____　年龄：____　门诊号：_____　住院号：_____

住院日期：____年__月__日　出院日期：____年__月__日　标准住院日：26 天

时间	住院第 1 天
主要 诊疗 工作	□ 采集病史，体格检查 □ 上级医师查房与入院病情康复评定 □ 完善辅助检查 □ 评定既往辅助检查结果，确定复查时间 □ 确定初步诊断及治疗方案 □ 签订相关医疗文书及项目实施协议 □ 完成首次病程记录、入院记录等病历书写
重点 医嘱	**长期医嘱：** □ 康复医学科护理常规 □ 二级护理 □ 母乳喂养 / 婴（幼）儿饮食 □ 其他用药依据病情下达 **临时医嘱：** □ 康复评定 □ 血常规、尿常规、粪便常规 □ 肝肾功能 □ 乙肝、丙肝 □ 心电图、脑电图 □ 心脏彩超 □ 其他临时医嘱
主要 护理 工作	□ 入院宣教及护理评定记录 □ 喂养宣教 □ ADL 护理与管理 □ 正确执行医嘱 □ 观察病情变化
病情 变异 记录	□ 无　□ 有，原因： 1. 2.
护士 签名	
医师 签名	

时间	住院第 2 天	住院第 3 天	住院第 4~12 天
主要诊疗工作	□ 主治医师查房 □ 追访检查结果 □ 书写病程记录 □ 完成上级医师查房记录 □ 申请相应康复治疗项目并签订治疗知情同意书 □ 继续观察病情变化,并及时与患者家属沟通 □ 完成初期康复评定并记录 □ 制订近期和远期康复目标,制订康复治疗计划 □ 康复训练	□ 主任 / 副主任医师查房 □ 完成上级医师查房记录 □ 向患者及家属介绍病情及相关检查结果 □ 相关科室会诊 □ 复查异常的实验室检测及其他检查项目 □ 调整完善初期康复评定并记录 □ 调整并完善近期和远期康复目标、康复治疗计划 □ 康复训练	□ 三级医师查房 □ 评定患者各项功能状态及康复训练情况,调整治疗方案和检查项目 □ 完成上级医师查房记录 □ 相关科室会诊 □ 复查异常的实验室检测及其他检查项目 □ 完成康复训练记录 □ 康复训练
重点医嘱	**长期医嘱:** □ 康复医学科护理常规 □ 药物治疗 □ 运动疗法 □ 作业治疗 □ 言语治疗 □ 物理因子治疗 □ 中医治疗 □ 辅助器具与矫形器治疗 □ 感觉统合治疗 □ 多感官刺激治疗 □ 引导式教育及教育 □ 音乐治疗 □ 娱乐治疗 □ 伴发障碍治疗 **临时医嘱:** □ 必要的辅助检查 □ 初期康复评定 □ 依据病情需要下达	**长期医嘱:** □ 康复医学科护理常规 □ 药物治疗 □ 运动疗法 □ 作业治疗 □ 言语治疗 □ 物理因子治疗 □ 中医治疗 □ 辅助器具与矫形器治疗 □ 感觉统合治疗 □ 多感官刺激治疗 □ 引导式教育及教育 □ 音乐治疗 □ 娱乐治疗 □ 伴发障碍治疗 **临时医嘱:** □ 复查异常的实验室检测项目 □ 必要的辅助检查 □ 完善初期康复评定 □ 矫形器制作 □ 依据病情需要下达	**长期医嘱:** □ 康复医学科护理常规 □ 药物治疗 □ 运动疗法 □ 作业治疗 □ 言语治疗 □ 物理因子治疗 □ 中医治疗 □ 辅助器具与矫形器治疗 □ 感觉统合治疗 □ 多感官刺激治疗 □ 引导式教育及教育 □ 音乐治疗 □ 娱乐治疗 □ 伴发障碍治疗 **临时医嘱:** □ 复查异常的实验室检测项目 □ 必要的辅助检查 □ 依据病情需要下达
主要护理工作	□ 正确执行医嘱 □ ADL 护理与管理 □ 观察病情变化 □ 生活及心理护理与管理	□ 正确执行医嘱 □ ADL 护理与管理 □ 观察病情变化 □ 生活及心理护理与管理	□ 正确执行医嘱 □ ADL 护理与管理 □ 观察病情变化 □ 生活及心理护理与管理
病情变异记录	□ 无 □ 有,原因: 1. 2.	□ 无 □ 有,原因: 1. 2.	□ 无 □ 有,原因: 1. 2.
护士签名			
医师签名			

时间	住院第 13~24 天	住院第 25 天 （出院前日）	住院第 26 天 （出院日）
主要 诊疗 工作	□ 三级医师查房 □ 评定患者各项功能状态及 　康复训练情况 □ 完成上级医师查房记录 □ 向患者及家属介绍病情及 　相关检查结果 □ 完成康复训练记录 □ 完成中期康复评定 □ 康复训练	□ 三级医师查房 □ 根据中期康复评定调整治 　疗方案 □ 完成上级医师查房记录 □ 完成康复训练记录 □ 康复训练 □ 完成末期康复评定 □ 完成出院康复指导，交代注 　意事项	□ 再次向患者及家属交代出 　院后注意事项，出院康复 　指导 □ 患者办理出院手续，出院
重点 医嘱	长期医嘱： □ 康复医学科护理常规 □ 药物治疗 □ 运动疗法 □ 作业治疗 □ 言语治疗 □ 物理因子治疗 □ 中医治疗 □ 辅助器具与矫形器治疗 □ 感觉统合治疗 □ 多感官刺激治疗 □ 引导式教育及教育 □ 音乐治疗 □ 娱乐治疗 □ 伴发障碍治疗 临时医嘱： □ 复查异常的实验室检测项目 □ 必要的辅助检查 □ 中期康复评定 □ 依据病情需要下达	长期医嘱： □ 康复医学科护理常规 □ 药物治疗 □ 运动疗法 □ 作业治疗 □ 言语治疗 □ 物理因子治疗 □ 中医治疗 □ 辅助器具与矫形器治疗 □ 感觉统合治疗 □ 多感官刺激治疗 □ 引导式教育及教育 □ 音乐治疗 □ 娱乐治疗 □ 伴发障碍治疗 临时医嘱： □ 复查异常的实验室检测项目 □ 必要的辅助检查 □ 末期康复评定 □ 依据病情需要下达	临时医嘱： □ 通知出院 □ 依据病情给予出院带药及 　出院康复指导 □ 确定复诊时间
主要 护理 工作	□ 正确执行医嘱 □ ADL 护理与管理 □ 观察病情变化 □ 生活及心理护理与管理	□ 正确执行医嘱 □ ADL 护理与管理 □ 观察病情变化 □ 出院用药指导 □ 出院护理与管理指导	□ 康复护理与管理指导 □ 告知复诊时间和地点
病情 变异 记录	□ 无　□ 有，原因： 1. 2.	□ 无　□ 有，原因： 1. 2.	□ 无　□ 有，原因： 1. 2.
护士 签名			
医师 签名			

（李晓捷　吕智海）

第六节　烧伤康复临床路径

一、烧伤康复临床路径标准住院流程

1. **适用对象**　临床专科处理结束、生命体征相对平稳的烧伤患者。

2. **诊断依据**　根据《临床诊疗指南：物理医学与康复分册》(中华医学会编著，人民卫生出版社)、《康复医学(第 5 版)》(人民卫生出版社)、《烧伤康复学》(人民卫生出版社)。

(1)烧伤病史。

(2)临床表现：①烧伤创面；②瘢痕生长；③运动功能障碍；④感觉功能障碍；⑤吞咽功能障碍；⑥呼吸功能障碍；⑦精神、情感、心理障碍；⑧日常生活功能障碍。

(3)影像检查：X 线或 CT 等影像学检查查找是否存在合并伤。

3. **康复评定**　根据《临床诊疗指南：物理医学与康复分册》(中华医学会编著，人民卫生出版社)、《康复医学(第 5 版)》(人民卫生出版社)、《烧伤康复学》(人民卫生出版社)。

(1)一般情况：包括意识、生命体征，饮食、睡眠和大小便等基本情况。

(2)康复专科评定：入院后 3 天内进行初期评定，住院期间根据功能变化情况进行一次中期评定(住院 2 周左右)，出院前进行末期评定。

评定内容包括：①烧伤面积的评定；②烧伤深度的评定；③烧伤程度的评定；④运动功能的评定；⑤感觉功能的评定；⑥吞咽功能的评定；⑦呼吸功能的评定；⑧瘢痕的评定；⑨精神、情感、心理状态的评定；⑩日常生活活动能力的评定。

4. **治疗方案的选择**　根据《临床诊疗指南：物理医学与康复分册》(中华医学会编著，人民卫生出版社)、《康复医学(第 5 版)》(人民卫生出版社)、《烧伤康复学》(人民卫生出版社)。

(1)临床外科手术、补液、伤口换药等常规治疗。

(2)康复治疗

1)烧伤早期：①物理治疗，包括水疗、光疗、短波及超短波治疗，目的为预防和控制感染，促进创面愈合；②运动疗法，如良肢位摆放与处理，以被动、助力训练为主。

2)烧伤后期：①物理治疗，如电疗、蜡疗、超声波、光疗；②运动疗法，以助力、主动训练为主；③作业治疗，如日常生活能力训练；④吞咽治疗、呼吸功能训练；⑤矫形器具及其他辅助器具装配与使用；⑥心理行为治疗；⑦健康教育。

3)烧伤后遗症期：①运动疗法；②物理治疗；③矫形器具及其他辅助器具装配与使用。

(3)常见并发症的处理：①感染的治疗；②深静脉血栓的治疗；③压疮的治疗；④异位骨化的治疗；⑤其他，如骨质疏松、关节挛缩。

5. **标准住院日**　临床路径标准住院日为 21~28 天。

6. **进入临床路径标准**

(1)第一诊断必须符合烧伤的诊断。

(2)当患者同时具有其他疾病诊断，但在住院期间控制良好、不需要特殊处理也不影响第一诊断的临床路径流程实施时,可以进入路径。

(3)患者生命体征相对稳定,且存在需要康复治疗的功能障碍。

7. 住院期间检查项目

(1)必需的检查项目:①血常规、尿常规、粪便常规;②肝肾功能、血糖、血脂、凝血功能、脑利尿钠肽、C反应蛋白;③感染性疾病筛查(乙肝、丙肝、梅毒、艾滋病等);④心电图检查。

(2)根据具体情况可选择的检查项目:①胸部、四肢的X线和CT检查;②心、肺功能检查;③超声检查,如外周血管等。

8. 出院标准

(1)创面愈合良好,已达到预期康复目标,功能已进入平台期。

(2)无严重并发症或并发症已得到有效控制。

9. 变异及原因分析

(1)创面长期不愈合或其他严重疾病而影响第一诊断者需退出路径。

(2)辅助检查结果异常,需要复查,导致住院时间延长和住院费用增加。

(3)住院期间病情加重,出现并发症,需要进一步诊治,导致住院时间延长和住院费用增加。

(4)既往合并有其他系统疾病,住院期间既往疾病加重而需要治疗,导致住院时间延长和住院费用增加。

二、烧伤康复临床路径表单

适用对象:第一诊断为烧伤,已行或未行手术治疗。

患者姓名:_____　性别:____　年龄:____　门诊号:_____　住院号:_____

住院日期:____年__月__日　出院日期:____年__月__日　标准住院日:21~28天

时间	住院第1天
主要诊疗工作	□ 采集病史,体格检查 □ 上级医师查房与入院病情康复评定 □ 完善辅助检查 □ 评定既往辅助检查结果,确定复查时间 □ 确定初步诊断及治疗方案 □ 签订相关医疗文书及项目实施协议 □ 完成首次病程记录、入院记录等病历书写
重点医嘱	**长期医嘱:** □ 康复医学科护理常规 □ 二级护理 □ 生命体征的监测 □ 止痛药物 □ 基础疾病用药 □ 饮食 □ 其他用药依据病情下达 □ 换药

续表

时间	住院第 1 天
重点 医嘱	**临时医嘱：** □ 康复评定 □ 血常规、尿常规、粪便常规 □ 肝肾功能、血糖、血脂、电解质、凝血功能、心肌酶谱 □ 乙肝五项，抗 HCV、抗 HIV、梅毒抗体 □ 心电图、胸部 X 线片、B 超 □ 其他临时医嘱
主要 护理 工作	□ 入院宣教及护理评定记录 □ 良肢位摆放 □ 正确执行医嘱 □ 观察病情变化
病情 变异 记录	□ 无　□ 有，原因： 1. 2.
护士 签名	
医师 签名	

时间	住院第 2 天	住院第 3 天	住院第 4~12 天
主要 诊疗 工作	□ 主治医师查房 □ 追访检查结果 □ 书写病程记录 □ 完成上级医师查房记录 □ 申请相应康复治疗项目并签订治疗知情同意书 □ 相关科室会诊 □ 继续观察病情变化，并及时与患者及家属沟通 □ 康复训练	□ 主任/副主任医师查房 □ 完成上级医师查房记录 □ 向患者及家属介绍病情及相关检查结果 □ 相关科室会诊 □ 复查结果异常的检查指标 □ 完成初期康复评定并记录 □ 制订近期和远期康复目标，制订康复治疗计划 □ 康复训练	□ 三级医师查房 □ 评定患者神经功能状态及康复训练情况，调整治疗方案和检查项目 □ 完成上级医师查房记录 □ 复查结果异常的检查指标 □ 康复训练
重点 医嘱	**长期医嘱：** □ 康复医学科护理常规 □ 促创面愈合药物 □ 止痛药物 □ 基础疾病用药 □ 其他用药依据病情下达 □ 运动疗法	**长期医嘱：** □ 康复医学科护理常规 □ 促创面愈合药物 □ 止痛药物 □ 基础疾病用药 □ 其他用药依据病情下达 □ 运动疗法	**长期医嘱：** □ 康复医学科护理常规 □ 促创面愈合药物 □ 基础疾病用药 □ 其他用药依据病情下达 □ 运动疗法 □ 作业治疗

续表

时间	住院第 2 天	住院第 3 天	住院第 4~12 天
重点医嘱	□ 呼吸功能训练(合并吸入伤) □ 物理因子治疗 □ 换药 临时医嘱: □ 必要的辅助检查 □ 依据病情需要下达 □ 相关科室会诊	□ 呼吸功能训练(合并吸入伤) □ 物理因子治疗 □ 换药 临时医嘱: □ 复查异常指标 □ 必要的辅助检查 □ 初期康复评定 □ 依据病情需要下达 □ 相关科室会诊	□ 呼吸功能训练(合并吸入伤) □ 物理因子治疗 □ 换药 临时医嘱: □ 复查异常指标 □ 必要的辅助检查 □ 依据病情需要下达
主要护理工作	□ 正确执行医嘱 □ 正确体位摆放 □ 观察病情变化 □ 生活与心理护理	□ 正确执行医嘱 □ 正确体位摆放 □ 观察病情变化 □ 生活与心理护理	□ 正确执行医嘱 □ 正确体位摆放 □ 观察病情变化 □ 生活与心理护理
病情变异记录	□ 无 □ 有,原因: 1. 2.	□ 无 □ 有,原因: 1. 2.	□ 无 □ 有,原因: 1. 2.
护士签名			
医师签名			

时间	住院第 13~19 天	住院第 20~27 天 (出院前日)	住院 21~28 天 (出院日)
主要诊疗工作	□ 三级医师查房 □ 评定患者神经功能状态及康复训练情况 □ 完成上级医师查房记录 □ 向患者及家属介绍病情及相关检查结果 □ 康复训练 □ 完成中期康复评定	□ 三级医师查房 □ 根据中期康复评定调整治疗方案 □ 完成上级医师查房记录 □ 康复训练 □ 完成末期康复评定 □ 完成出院康复指导,交代注意事项	□ 再次向患者及家属介绍出院后注意事项,出院康复指导 □ 患者办理出院手续,出院
重点医嘱	长期医嘱: □ 康复医学科护理常规 □ 外用药物 □ 基础疾病用药 □ 其他用药依据病情下达 □ 运动疗法 □ 作业治疗 □ 呼吸功能训练(吸入伤)	长期医嘱: □ 康复医学科护理常规 □ 外用药物 □ 基础疾病用药 □ 其他用药依据病情下达 □ 运动疗法 □ 作业治疗 □ 物理因子治疗	临时医嘱: □ 通知出院 □ 依据病情给予出院带药及出院康复指导 □ 出院带药

续表

时间	住院第 13~19 天	住院第 20~27 天 (出院前日)	住院 21~28 天 (出院日)
重点 医嘱	□ 物理因子治疗 临时医嘱: □ 复查异常指标 □ 必要的辅助检查 □ 依据病情需要下达 □ 中期康复评定	临时医嘱: □ 复查异常指标 □ 必要的辅助检查 □ 依据病情需要下达 □ 末期康复评定 □ 矫形器制作	
主要 护理 工作	□ 正确执行医嘱 □ 正确体位摆放 □ 观察病情变化 □ 生活与心理护理	□ 正确执行医嘱 □ 正确体位摆放 □ 观察病情变化 □ 出院用药指导 □ 出院护理指导	□ 出院带药服用指导 □ 康复护理指导 □ 告知复诊时间和地点
病情 变异 记录	□ 无　□ 有,原因: 1. 2.	□ 无　□ 有,原因: 1. 2.	□ 无　□ 有,原因: 1. 2.
护士 签名			
医师 签名			

(刘宏亮)

第七节　吞咽障碍康复临床路径

一、吞咽障碍康复临床路径标准住院流程

1. **适用对象**　功能诊断为吞咽障碍,生命体征稳定。

2. **诊断依据**　根据《吞咽障碍的评估与治疗(第 2 版)》(人民卫生出版社)。

(1)临床表现:①进食时或进食后出现呛咳;②进食时出现口、鼻反流;③进食时出现咽喉部梗阻感、粘贴感;④进食后出现声音的改变;⑤反复多次吞咽或清嗓动作增加;⑥吞咽痛(食团通过时痛感);⑦呕吐;⑧咳嗽、痰量增多,气短,呼吸道感染,反复肺炎;⑨流涎过多或口干;⑩体重减轻。

(2)影像检查:吞咽造影检查发现吞咽障碍的表现。

3. **康复评定**　根据《吞咽障碍的评估与治疗(第 2 版)》(人民卫生出版社)。

(1)一般情况:包括生命体征,饮食、睡眠和大小便等基本情况。

(2)吞咽功能评定:入院后 24 小时内进行筛查和初期评定,住院期间根据功能变化情况

进行一次中期评定(住院 2 周左右),出院前进行末期评定。

1)临床评估:①主观评估,包括主诉、病史询问、营养状态;②吞咽障碍筛查,如饮水试验、Eat-10 吞咽功能筛查量表等筛查;③吞咽器官功能评估,包括口颜面功能评估、吞咽反射功能评估、喉功能评估、综合功能评估、咳嗽反射试验;④颈部听诊,即进食过程中,听咽喉部声音及音调的变化;⑤摄食评估,包括食物的准备、容积 - 黏度吞咽测试、功能性经口摄食分级、进食观察、代偿方式、饮食习惯。

2)仪器评估:①吞咽造影检查;②纤维内镜吞咽检查;③超声检查;④咽腔测压;⑤表面肌电图检查;⑥特别评估,如国际功能、残疾和健康分类(ICF)评估。

4. 治疗方案的选择   根据《吞咽障碍的评估与治疗(第 2 版)》(人民卫生出版社)。

(1)吞咽各期的异常表现、原因及治疗方案见表 3-7-1。

表 3-7-1   吞咽各期的异常表现、原因及治疗方案

类型	表现	可能原因	治疗方案
口腔准备期	嘴唇无力、唇漏出	三叉神经问题	将食物放置在口腔后方
口腔推送期	面颊无力	面部无力、外科手术	口腔运动训练、将食物放置在力量较强一侧
	咀嚼无力	牙齿缺失、认知水平下降	改变食物性状、舌肌抗阻训练
	过早溢出	舌肌无力	下颚抬起、改变食物性状
咽腔期	吞咽启动延迟	口腔期问题、迷走神经功能失调、长期插管	温热刺激、冷酸刺激腭弓、增强舌的力量
	喉部抬升减弱	气管切开术、留置鼻饲管、舌骨上肌肉	拔除气管套管、拔除鼻饲管
	反复吞咽	口腔减弱、咽充血、收缩能力下降	液体和固体交替吞咽、Masako 手法
	吞咽后立即咳嗽 / 清嗓	会厌谷无力继发误吸、口腔期问题、气管食管瘘	声门上吞咽、改变食物性状
	延迟咳嗽 / 清嗓	咽滞留继发吞咽时误吸	反复干吞咽、液体和固体食物交替
	声音质量改变	声带水平的渗漏、声带无力	不经口进食、改变食物性状
食管期	明显延迟、误吸	反流、狭窄	药物、改变食物性状、胃肠治疗

(2)常见并发症的处理:①肺部感染的治疗;②呼吸衰竭的治疗;③营养不良的治疗。

5. 标准住院日   临床路径标准住院日为 21~28 天。

6. 进入临床路径标准

(1)功能诊断必须符合吞咽障碍。

(2)当患者同时具有其他疾病诊断,但在住院期间控制良好、不需要特殊处理也不影响吞咽障碍的临床路径流程实施时,可以进入路径。

(3)患者生命体征稳定,神经科等相关科室临床处理已结束,且存在需要康复治疗的吞

咽障碍。

7. 住院期间检查项目

(1) 必需的检查项目：①血常规、尿常规、粪便常规；②肝肾功能、电解质、血糖、血脂、凝血功能；③感染性疾病筛查；④心电图、胸部 X 线检查；⑤吞咽造影录像检查（video fluoroscopic swallowing study, VFSS）。

(2) 根据具体情况可选择的检查项目：①吞咽纤维内镜检查（fiberoptic endoscopic evaluation of swallowing, FEES）；②心、肺功能检查；③肺部 CT、颈部 CT；④咽腔高分辨率测压检查（high resolusion manometry, HRM）、舌压测定；⑤超声检查、表面肌电图检查。

8. 出院标准

(1) 已达到预期康复目标，功能恢复已进入平台期。

(2) 无严重并发症或并发症已得到有效控制。

9. 变异及原因分析

(1) 辅助检查结果异常，需要复查，导致住院时间延长和住院费用增加。

(2) 住院期间病情加重，出现吸入性肺炎等并发症，需要进一步诊治，导致住院时间延长和住院费用增加。

(3) 既往合并有其他系统疾病，住院期间既往疾病加重而需要治疗，导致住院时间延长和住院费用增加。

二、吞咽障碍康复临床路径表单

适用对象：功能诊断为吞咽障碍，生命体征稳定。

患者姓名：_____　性别：____　年龄：____　门诊号：____　住院号：_____

住院日期：____年__月__日　出院日期：____年__月__日　标准住院日：21~28 天

时间	住院第 1 天
主要诊疗工作	□ 询问病史及体格检查 □ 吞咽症状、饮水试验筛查 □ 入院康复评定、预后评定 □ 完成首次病程记录和入院记录 □ 做出初步诊断及治疗方案 □ 医患沟通，交代病情、治疗方案及注意事项 □ 填写康复治疗转介单
重点医嘱	**长期医嘱：** □ 康复医学科护理常规 □ 级别护理：一／二／三 □ 基础疾病用药 □ 神经营养药物 **临时医嘱：** □ 吞咽障碍筛查 □ 营养状况筛查 □ 血常规、尿常规、肝功能、肾功能、血糖、血脂、血生化、凝血功能、感染性疾病筛查、心电图、胸部 X 线片

续表

时间	住院第 1 天
主要护理工作	□ 入院宣教及护理评估 □ 指导患者留取血、尿、粪便、痰标本 □ 防误吸护理 □ 饮食与营养护理 □ 生活与心理护理
病情变异记录	□ 无 □ 有,原因: 1. 2.
护士签名	
医师签名	

时间	住院第 2 天	住院第 3 天	住院第 4~12 天
主要诊疗工作	□ 上级医师查房:根据病情及检查结果调整治疗方案 □ 完善吞咽功能的评定 □ 书写上级医师查房记录 □ 向患者及家属介绍病情变化及康复治疗计划 □ 防治并发症	□ 上级医师查房 □ 完成上级医师查房记录 □ 向患者及家属介绍病情及相关检查结果 □ 相关科室会诊 □ 复查异常的实验室检测及其他检查项目 □ 完成初期吞咽功能评定并记录 □ 制订近期和远期康复目标,制订康复治疗计划 □ 吞咽障碍功能训练	□ 三级医师查房 □ 完善吞咽造影 □ 评定患者吞咽功能状态及康复训练情况,调整治疗方案和检查项目 □ 完成上级医师查房记录 □ 相关科室会诊 □ 复查异常的实验室检测及其他检查项目 □ 吞咽功能训练
重点医嘱	**长期医嘱:** □ 康复医学科护理常规 □ 级别护理:一／二／三 □ 基础疾病用药 □ 神经营养药物 **临时医嘱:** □ 吞咽评估与治疗 □ 针灸辨证施治 □ 依据病情需要下达 □ 其他特殊医嘱	**长期医嘱:** □ 康复医学科护理常规 □ 级别护理:一／二／三 □ 基础疾病用药 □ 神经营养药物 **临时医嘱:** □ 复查异常的实验室检测项目 □ 必要的辅助检查 □ 吞咽评估与治疗 □ 针灸辨证施治 □ 依据病情需要下达 □ 其他特殊医嘱	**长期医嘱:** □ 康复医学科护理常规 □ 级别护理:一／二／三 □ 基础疾病用药 □ 神经营养药物 **临时医嘱:** □ 复查异常的实验室检测项目 □ 吞咽造影检查 □ 吞咽评估与治疗 □ 针灸辨证施治 □ 依据病情需要下达 □ 其他特殊医嘱

续表

时间	住院第 2 天	住院第 3 天	住院第 4~12 天
主要护理工作	□ 入院宣教及护理评估 □ 指导患者留取血、尿、便、痰标本 □ 口腔护理 □ 防误吸护理 □ 饮食途径与营养护理 □ 生活与心理护理	□ 留取血、尿、便、痰标本 □ 病情观察 □ 正确执行医嘱及护嘱 □ 口腔护理 □ 防误吸护理 □ 饮食途径与营养护理 □ 生活与心理护理	□ 根据病情进行护理评估及调整护理方案 □ 正确执行医嘱及护嘱 □ 与康复医师、治疗师协调督促,指导训练 □ 防误吸护理 □ 饮食途径与营养护理 □ 生活与心理护理
病情变异记录	□ 无　□ 有,原因: 1. 2.	□ 无　□ 有,原因: 1. 2.	□ 无　□ 有,原因: 1. 2.
护士签名			
医师签名			

时间	住院第 13~19 天	住院第 20~27 天 (出院前日)	住院第 21~28 天 (出院日)
主要诊疗工作	□ 三级医师查房 □ 评定患者吞咽功能状态及康复训练情况 □ 完成上级医师查房记录 □ 向患者及家属介绍病情及相关检查结果 □ 吞咽功能训练 □ 完成中期吞咽功能评定	□ 三级医师查房 □ 根据中期康复评定调整治疗方案 □ 完成上级医师查房记录 □ 吞咽功能训练 □ 完成末期康复评定 □ 完成出院康复指导,交代注意事项	□ 再次向患者及家属介绍出院后注意事项,出院康复指导 □ 患者办理出院手续,出院
重点医嘱	长期医嘱: □ 康复医学科护理常规 □ 级别护理:一 / 二 / 三 □ 基础疾病用药 □ 神经营养药物 临时医嘱: □ 复查异常的实验室检测项目 □ 必要的辅助检查 □ 吞咽评估与治疗 □ 针灸辨证施治 □ 依据病情需要下达 □ 其他特殊医嘱 □ 中期康复评定	长期医嘱: □ 康复医学科护理常规 □ 级别护理:一 / 二 / 三 □ 基础疾病用药 □ 神经营养药物 临时医嘱: □ 复查异常的实验室检测项目 □ 必要的辅助检查 □ 吞咽评估与治疗 □ 针灸辨证施治 □ 依据病情需要下达 □ 其他特殊医嘱 □ 末期康复评定	临时医嘱: □ 通知出院 □ 依据病情给予出院带药及出院康复指导 □ 出院带药

续表

时间	住院第 13~19 天	住院第 20~27 天 （出院前日）	住院第 21~28 天 （出院日）
主要护理工作	☐ 根据病情进行护理评估及调整护理方案 ☐ 正确执行医嘱及护嘱 ☐ 与康复医师、治疗师协调督促，指导床边日常生活活动训练 ☐ 防误吸护理 ☐ 生活与心理护理 ☐ 合理喂食与用药护理	☐ 根据病情进行护理评估及调整护理方案 ☐ 正确执行医嘱及护嘱 ☐ 与康复医师、治疗师协调督促，指导床边日常生活活动训练 ☐ 防误吸护理 ☐ 生活与心理护理 ☐ 合理喂食与用药护理	☐ 出院带药服用指导 ☐ 康复护理指导 ☐ 告知复诊时间和地点
病情变异记录	☐ 无　☐ 有,原因: 1. 2.	☐ 无　☐ 有,原因: 1. 2.	☐ 无　☐ 有,原因: 1. 2.
护士签名			
医师签名			

（窦祖林　李　娜）

第八节　肉毒毒素注射规范化操作流程

肉毒毒素（botulinum toxin,BoNT）是肉毒梭菌在生长繁殖中产生的一种外毒素,属于高分子蛋白的神经毒素,能引起人和动物肉毒中毒且死亡率很高。根据肉毒毒素抗原不同,将其分为 A、B、C1、C2、D、E、F、G 等 8 个型。A 型肉毒毒素（botulinum toxin A,BTXA）毒力最强,研究得最多也较清楚,20 世纪 70 年代末已被开发并逐步试用于临床以治疗某些神经肌肉疾病如眼睑痉挛、面肌痉挛、痉挛性斜颈及肢体肌张力障碍的治疗。1989 年 12 月,美国食品药品管理局（FDA）批准 A 型肉毒毒素为新药投产,1993 年 10 月我国同类产品问世。肉毒毒素的功能是作用于周围运动神经末梢,神经肌肉接点即突触处,抑制突触前膜释放神经介质——乙酰胆碱,从而引起肌肉松弛性麻痹。肉毒毒素的肌肉松弛性麻痹作用能持续数月,随着新的神经末梢的发芽和运动终板处的功能连结,神经传导和肌肉活动又得以逐步恢复。目前被广泛应用于各种原因所导致的局限性肌张力障碍。以下重点阐述其在康复科的应用操作规范。

一、相关制度

（一）注射者资质
使用肉毒毒素注射技术的康复科临床医生必须经过具备培训资质的机构进行系统的理论和注射技术培训并通过考核。治疗小组成员中应至少有一名具备肉毒毒素注射资格的临床医生负责,以保证患者在注射过程中或注射后发生紧急情况时,能提供及时、有效的医疗处理方案。稀释肉毒毒素的操作,应该由临床医生或护士按照药物说明书执行。注射人员经过培训后要具备相关的知识和技能。

1. 要具备的知识　①肉毒毒素的定义及治疗痉挛状态的机制;②痉挛状态的定义;③痉挛状态对患者、护理人员及康复过程的影响;④使用肉毒毒素治疗的不良反应观察;⑤注射相关的功能解剖;⑥痉挛状态、挛缩或软组织短缩的鉴别;⑦康复治疗条件的配备,如物理治疗、矫形器 / 夹板的应用等;⑧新技术准入申请;⑨建立和开展痉挛管理的医疗服务。

2. 要具备的技能　①选择合适的患者;②评估患者;③沟通和协调能力;④确定并识别靶肌肉的能力;⑤肌电图、电刺激器或超声波仪引导下注射的技术;⑥注射后随访运用和解释治疗效果的测评指标,包括评定目标达成情况。

(二)医疗机构的资质

1. 基本要求　具备取得肉毒毒素注射资质的人员可以开展专科范围内的注射技术;对已经取得肉毒毒素注射资质的临床医生进行定期的相关培训,以提高其知识和技能;应使用国家药品监督管理局批准的国药准字号肉毒毒素注射产品。

2. 基本条件　临床医生除了接受过神经系统疾病康复和痉挛状态治疗的全面培训,还必须接受过专门的肉毒毒素治疗培训;要组建综合治疗小组,其职责包括选择合适的患者进行肉毒毒素注射治疗;肉毒毒素注射后能够有条件进行针对性的物理治疗和作业治疗;能够提供恰当的矫形器 / 夹板;必要时可以提供相应的外科(如骨科和神经外科)会诊;有适当的注射环境,如场地、设备和辅助人员配备;有条件可开设肉毒毒素专科注射门诊。其优点为:评价更方便,更经济有效,便于综合治疗小组随访,最大程度地减少肉毒毒素的浪费,能够更熟练地使用定位设备辅助注射,经过培训的门诊护理人员也可以协助综合治疗小组对患者进行医疗服务。

(三)肉毒毒素注射培训

注射肉毒毒素的临床医生要接受过相应的培训,并能够提供具有相应能力的证明。培训的形式主要为监督下的临床实践,有条件时应建立正式的认证课程作为补充,机构要有相应的培训计划,确保所有相关人员都能接受培训,都能掌握最新的信息和技术,有正式的培训效果评价方法,确保医疗专业人员能够获取必要的知识、具备必要的经验、掌握必要的技能,以便能够正确实施肉毒毒素治疗并提供合理的医疗服务。

1. 培训方式　①被批准的短期讲座和实践示范课程;②到开展肉毒毒素治疗的医疗中心中进修;③在擅长痉挛状态治疗和肉毒毒素应用的医生的监督下工作。

2. 最低培训要求　①参加正式肉毒毒素注射培训课程(获得资质证书);②学习至少5例有上肢痉挛状态相关问题的患者和至少5例有下肢痉挛状态相关问题的患者的评估,以及相应的肉毒毒素治疗方法;③能够使用相关设备,如肌电图、电刺激器或超声波仪。

二、肉毒毒素治疗的决策过程及治疗目标的确定

(一)肉毒毒素治疗的决策过程

这一过程通常在患者和临床小组的首次会议上以图表形式展现。首先评价患者上运动神经元综合征的表现和肌肉过度活动的结果。一旦证实,临床小组将决定是否控制并减轻肌张力,见图 3-8-1。应用这一指南时应注意下述几点:

1. 肉毒毒素治疗的适当性最终决定于患者及照顾者的目标。

2. 虽然肉毒毒素只是局部治疗,但是通过打破协同模式,它也能改善非治疗肌的功能。

3. 对一些患者来说,我们不可能一次处理了所有受影响的肌群,需要分次注射治疗。

4. 局限于少数动态肌肉缩短和有足够选择性运动控制的患者的疗效可能最好;而对挛缩和变形持续时间长,病情复杂的患者疗效则差。早期治疗有助于达到最大反应和延长疗效,因为它有减轻挛缩和延迟手术的潜能。

5. 注射前对患者的临床预后进行评测是重要的,应根据既定目标来选择评测方法。

6. 儿童肉毒毒素治疗的最佳时间为 1~5 岁。

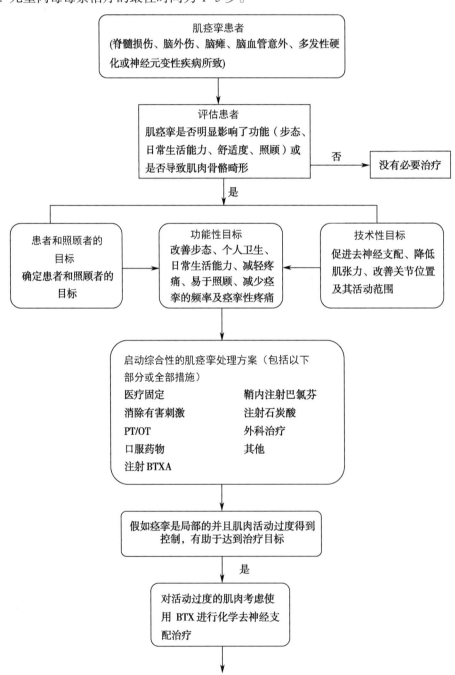

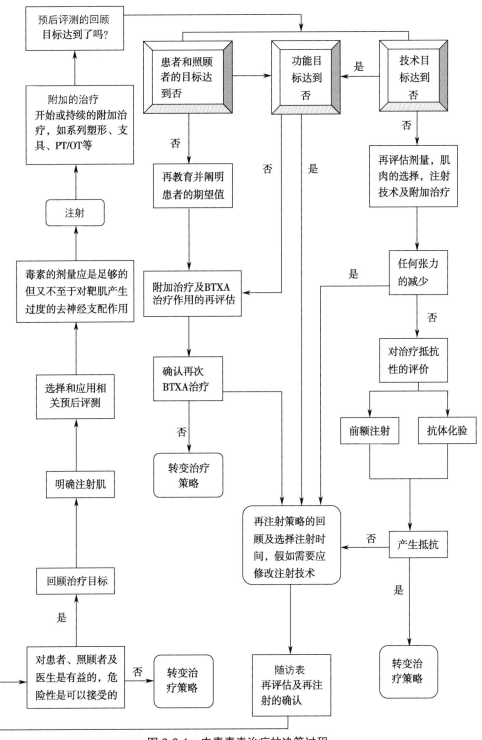

图 3-8-1　肉毒毒素治疗的决策过程

PT：物理治疗；OT：作业治疗；BTXA：A 型肉毒毒素；BTX：肉毒毒素。

（二）治疗目标的确定

任何痉挛治疗的适当性取决于作用是否接近患者和照顾者的目标,无论该目标是改善功能、舒适度、照顾、修饰还是减轻复杂性痉挛,见表3-8-1。临床小组应与患者和照顾者一起确定这些目标,制定一个全面的痉挛治疗方案,决定肉毒毒素在这一方案所起的作用。如果肌肉过度活动存在,且肉毒毒素有可能减轻这种情况并有潜力达到既定的目标,则提供肉毒毒素治疗。

表 3-8-1　肉毒毒素治疗痉挛的总体目标

总体目标	具体体现
改善功能	活动性(行走,正常的步态模式)
	转移
	坐起及体位
	平衡
	轮椅使用及灵活性
	性功能
	减少能耗
预防或治疗肌肉骨骼并发症	延迟或预防挛缩
	防止半脱位
	减少压疮
	防止痉挛
	提高了功效,减少了塑形的需要
减少护理难度	进食
	穿衣
	个人卫生及洗澡
	体位
增加舒适度	疼痛减少
	睡眠改善
	支具舒适性的改善
修饰	改善形象
	增加了常规用鞋的可选择性及耐久性

三、注射前准备

在开始肉毒毒素治疗前应遵守以下原则:①患者应当确保注射后可进行恰当的康复治疗;②肉毒毒素使用与否取决于患者的痉挛模式,运动时的痉挛成分,明确治疗目标和达到目标所需的能力;③在治疗之前,应使患者和家属及其照顾者知晓有关信息,并签署知情同意书;④肉毒毒素靶肌内注射应当由临床医生来执行,该医生应在诊断与处理痉挛上有经验,具有功能解剖学方面的知识,并懂得如何控制剂量;⑤肉毒毒素注射之后要达到最理想的临床效果,还应结合锻炼程序,肌肉牵伸和/或夹板应用;⑥临床治疗小组应规范地评估治疗效果,在治疗前后都需要进行一系列的评测,以帮助患者和照顾者达到他们的目标。

（一）认识肉毒毒素

1. **产品**　BTXA 在世界范围内的商品名：Allergan 公司的保妥适（BOTOX），欧洲 Ipsen 公司的 Dysport 及中国兰州生物制品研究所的 BTXA，Xeomin（Mertz），Neurobloc/Myobloc （Solstice）等，除 Neurobloc/Myobloc 外，其他都是 BTXA。目前国内被批准上市的产品只有进口的保妥适和衡力（商品名，中国兰州生物制药生产）。衡力与保妥适经实验室检测对比质量相同。由于各产品工艺、配方、结构及均匀程度不同，故不可认为剂量单位标识相同的各产品之间是等效的，国际上还没有公认的换算不同肉毒毒素产品剂量单位的方法。

2. **保存与稀释**　未开封的肉毒毒素应保存在 2~8℃的环境中。一旦配药后，肉毒毒素在 2~8℃的冰箱中最长可保存 24 小时。美国 FDA 推荐肉毒毒素应在稀释后 4 小时注射或处理掉。在临床实践中，一组患者同时注射治疗是减少浪费的方法。用注射用生理盐水稀释本品，稀释比例可参考药品说明书，稀释方法如表 3-8-2。肉毒毒素每安瓿 100U，可稀释为各种浓度。稀释方法决定于靶肌的大小，对扩散的关注及疗效要求。对大多数一般大小的肌肉来说，浓度为 2~10U/0.1ml，每点最高容量 1.0ml。应警惕较大容量的注射有可能造成靶区域的远处扩散。对于那些非常微小的肌肉，适合于高浓度低容量的方法。标准的浓度范围是 10~20U/0.1ml，注射容量为每点 0.1~0.2ml。建议在铺有带塑料衬垫的纸巾上进行稀释操作和注射器准备，以防液体外溅。本品会由于气泡或类似力量的振动而变性，所以应使稀释液通过瓶中负压被缓慢吸入。如果瓶中无真空负压抽吸稀释液，应废弃该瓶药物。本品配制后应为无色至略显黄色、不含杂质的透明液体。

表 3-8-2　肉毒毒素的稀释方法

稀释后每 0.1ml 毒素含量 /U	不同规格 A 型肉毒毒素生理盐水加量			
	50U	100U	120U	150U
10.0	0.5	1.0	1.2	1.5
5.0	1.0	2.0	2.4	3.0
2.5	2.0	4.0	4.8	6.0
1.25	4.0	8.0	9.6	12.0

3. **适应证及禁忌证**　BTXA 有广泛的适应证，但本文所涉及的仅为上运动神经元综合征所造成的肌肉过度活动；这种过度活动是动态性的，仅存在静态挛缩并不是肉毒毒素的适应证。本文所说的禁忌证包括对 BTXA 配方中任一种成分过敏者，重症肌无力或兰伯特 - 伊顿（Lambert-Eaton）综合征患者，以及拟注射部位感染者。其他特别警告和注意事项的完整内容，可查看完整说明书或向厂家索取资料。药物对妊娠的影响尚无充分的孕妇用药的资料来支撑。动物实验表明本药具有生殖毒性，但这种潜在的危险对于人类的作用尚不明确。孕妇使用时应权衡利弊。尚不明确本药是否从乳汁分泌，不推荐哺乳期妇女使用本药。

（二）患者的准备

应加强患者对肉毒毒素的认识，了解其性质、作用、不良反应，以及注射后可能达到的效果。治疗前要与患者及其家属讨论治疗目标和预期效果，并达成一致。可采用目标达成量表逐步讨论出切实可行的目标。临床医生要向患者、家属及其护理人员说明治疗会产生什么结果,要注射哪些肌肉,注射几次,有哪些潜在益处和不良反应,综合治疗小组提出的建议的重要性。如果患者要在社区进行治疗,则需要尽可能联系当地的治疗小组。负责治疗的临床医生一定要先征得患者的知情同意,然后才能注射,负责治疗的临床医生还一定要考虑到相应的伦理问题。知情同意书的内容应包括:患者存在的痉挛造成了哪些障碍及障碍对功能的影响,治疗的目标,治疗中及治疗后可能出现的副反应及不良反应,患者及家属的意见,签名及日期。

(三)评估

任何合理的治疗计划都来自治疗前合理的临床评测,建立基线评估及疗效判定标准十分重要。现就注射前应考虑到的临床评测及意义做简单介绍。注射前的评价通常在注射当天再次进行。以图表形式记录患者当前的神经学和康复状况。评估应包括以下几个方面:

1. 目标达成情况评估　通常采用目标达成量表(goal attainment scale,GAS)来进行评估。GAS 是一个较成功的量表,能够记录患者是否成功实现至关重要的目标。对于需要采用多维度、个体化策略制定治疗计划和评价治疗效果的一些临床问题,用这个量表比较合适。

2. 痉挛变化情况评估　改良 Ashworth 量表和 Tardieu 量表是较常用的痉挛状态评定量表。改良 Ashworth 量表显示肌张力的分级,虽然应用广泛,但是其效度、信度和敏感度有局限性。不过,这个量表在一定程度上可说明肌张力的变化。Tardieu 量表由脑瘫儿童的评估发展到脑卒中后肢体痉挛的评估,日益受到重视。关节活动度和解剖距离(如髋内收肌注射后测量膝间距离)可作为痉挛状态评价的补充方式。

3. 症状变化情况评估　疼痛或肌肉僵硬是痉挛状态的常见症状,最令患者痛苦。使用视觉模拟评分法(visual analogue scale,VAS),或其他文字表述和图示量表,有助于对疼痛变化进行客观评价。对于 VAS,垂直方向的标尺可避免因单侧忽略而造成的评价失真。有些患者可能觉得用文字描述的评定量表较容易报告自己的疼痛情况,如"无—轻度—中度—重度",或诉说疼痛"是相同、好些还是加重"。

对有认知问题、沟通问题和视空间障碍的患者进行症状评价时,应注意采用患者看得懂的量表形式。对缺乏语言表达和数字表达能力的患者,也许能够用经过适当改编的图示评定量表。另外,痉挛状态可造成皮肤、骨骼和其他软组织的不良后果及相应症状,需做相应评价。例如当严重的屈指畸形造成皮肤浸渍时,可利用影像进行记录和比较。

4. 功能变化情况评估　Barthel 指数或功能独立性评定量表(functional independence measure,FIM)是常用的主动活动功能变化评估方法。在患者的肢体本身有选择性自主运动能力,但痉挛状态限制了主动活动(如影响了运动的质量和速度)的情况下,可以用局部运动功能评定来进行评价。常用的上肢局部功能评定方法包括 Frenchay 上肢活动检查(Frenchay arm test)、上肢动作研究量表(action research arm test,ARAT)和九孔柱试验,常用的下肢局部功能评定方法包括功能性步行量表、10 米行走时间(或 6 分钟行走距离)和步态分析。被动活动功能的评估方法包括:用文字描述或直观模拟的方法评定"减轻护理困难"的情况;确定护理工作所需时间,如穿衣/清洗所需时间;用正式的量表评价患者的依赖性或护理人员的负担,如 Leeds 手臂痉挛影响量表。

5. 其他　如有条件,进行录像、步态分析、肌电图是较为理想和客观的评价。

（四）注射剂量的确定

根据已发表的研究论文和临床经验,平均身高和体重的成年人的推荐注射部位和剂量见表3-8-3。此外,还需要考虑是否在一定范围内调节初始剂量。剂量调整参见表3-8-4。如果患者的临床情况需要低的起始剂量,可选择最低剂量,最高剂量适合于临床状况极其严重的患者。临床医生需要仔细考虑一些临床情况,特别是给已有吞咽障碍或吞咽有困难的患者进行肉毒毒素治疗。针对以上情况,多数临床医生会选择较保守的方案。

表 3-8-3　肉毒毒素注射部位和剂量

肌肉	起点	止点	作用	神经支配	剂量 /U 保妥适	注射点确定及数量
髋屈肌和躯干肌						
腰大肌	T_{12}~L_5 横突和椎体	股骨小转子	屈髋	腰丛神经分支	150~200	在 L_2、L_3 和 L_4 横突外侧缘用脊髓穿刺针自后向前进针,1~2 个点
髂腰肌	髂窝底部	插入腰肌腱,形成髂腰肌腱,止于小转子	屈髋	腰丛神经分支	75~150	在腹股沟韧带外 1/3 下方,股动脉和髂前上棘之间进针,1 个点
腰方肌	髂腰韧带和髂嵴	第 12 肋 和 $L_{1~5}$ 横突	使脊柱侧凸	腰神经前支	100	从腰椎横突外侧缘,髂嵴中点正上方(脊柱外侧)用脊髓穿刺针进针,2~3 个点
髋伸肌和髋外展肌						
臀大肌	髂骨背面、骶骨、尾骨及骶结节韧带	大转子	伸髋、髋外旋	臀下神经	很少注射	大转子和骶骨下缘之间连线的中点处进针,2~3 个点
臀中肌	髂嵴下方骶骨的大部分区域	大转子后上角	髋外展	臀上神经	100	髂嵴中点正下方约 2.5cm 处 1~2 个点
臀小肌	臀前线和臀下线之间髂骨宽面	大转子下外侧部分	髋外旋	臀上神经	很少注射	髂嵴中点和大转子之间连线的 1/2 处进针,深达骨膜后稍微拔出一点后注射,1 个点
膝伸肌						
股直肌	髂前下棘(直头)和髋骨(反折头)	经股四头肌和髌韧带止于胫骨结节	屈髋和伸膝	股神经	100~150	大腿前方,髌骨和髂前上棘连线注射,4 个点
股外侧肌、股中间肌及股内侧肌	股骨前面	经股四头肌和髌韧带止于胫骨结节	伸膝	股神经	100~150	在大腿外侧注射 2 个点;在大腿下半部分中间位置深部注射 1 个点,在内侧注射 1~2 个点

续表

肌肉	起点	止点	作用	神经支配	剂量/U 保妥适	注射点确定及数量

股内收肌和膝屈肌

肌肉	起点	止点	作用	神经支配	剂量/U 保妥适	注射点确定及数量
耻骨肌	耻骨上支	股骨背面,小转子下面	使髋内收,帮助屈髋	股神经	50~100	耻骨结节外1指,腹股沟韧带下方,股静脉内侧,1个点
大收肌	坐骨结节	股骨后2/3,股骨内侧髁内收肌结节下方	内收及伸髋。主要在坐位时发挥作用	闭孔神经	100~200	股骨内侧髁和耻骨结节的连线中点处进针,2个点
长收肌	耻骨体,耻骨嵴和耻骨联合的下方	股骨中段背面,止于股骨嵴	使大腿内收。主要在立位时发挥作用	闭孔神经	50~100	触摸起自耻骨结节的长收肌肌腱在结节远端4指处进针,2个点
短收肌	耻骨上支,耻骨嵴下方	股骨上段背面,小转子与股骨嵴之间	使髋内收、外旋	闭孔神经	50~100	触及起自耻骨结节的长收肌肌腱,在结节远端4指宽处进针穿过长收肌,进针深度大约5cm,1~2个点
股薄肌	耻骨下支	胫骨内侧髁背面的鹅足	髋内收和伸膝。屈膝时可使髋内旋	闭孔神经	80~120	耻骨结节和股骨内侧髁的中点处进针不超过1.2cm,3~4个点
半膜肌	坐骨结节	胫骨内侧髁背面的鹅足	屈膝。屈腿时可使腿内旋,伸髋	坐骨神经	100~150	半腱肌肌腱的外侧,半腱肌肌腱与股二头肌形成的"V"字形的顶端,1~2个点
半腱肌	与股二头肌长头起点相同	胫骨内侧髁背面的鹅足	与半膜肌相同	坐骨神经	100~150	股骨内侧髁与坐骨结节连线的中点,2~3个点
股二头肌长头	坐骨结节	腓骨头	屈膝,使腿外旋,伸髋	坐骨神经	100~150	腓骨小头和坐骨结节的连线的中点,3个点
腘肌	前面外上髁的腘肌沟	向后穿过关节囊。胫骨上段内侧面	屈膝,开始屈膝时使小腿内旋	坐骨神经	30	胫骨内侧髁背面深部。向下进针达腘窝的骨内侧面,然后退出一点注射,1个点

肌肉	起点	止点	作用	神经支配	剂量/U 保妥适	注射点
小腿前外侧肌群						
胫骨前肌	胫骨外侧面上半段和骨间膜	内侧楔骨	使足背屈和内翻	腓神经	75~120	胫骨结节远端5指、胫骨外侧1指宽处进针,1~2个点
趾长伸肌	腓骨前面上3/4	止于第二趾和第五趾的中节和末节趾骨	使足背屈	腓神经	50~80	胫骨粗隆下4指,胫骨脊外侧缘2指处进针,1~2个点
踇长伸肌	腓骨中2/3和骨间膜	踇趾远节趾骨底	伸踇趾	腓深神经	50~60	内外侧踝的连线上方3指,胫前肌肌腱外侧进针,针朝向深部及内侧进入,1~2个点
腓骨长肌	腓骨外侧面上2/3	经第5跖骨底下面和骰骨沟止于内侧楔骨和第1跖骨底	使足外翻和跖屈	腓浅神经	50~80	腓骨小头下3指,腓骨外侧处进针,1~2个点
腓骨短肌	腓骨干下2/3	第5跖骨底	使足外翻	腓浅神经	30~40	腓骨长肌腱前面,外踝近端5指处,1~2个点
小腿后肌群						
腓肠肌内侧头	股骨内侧髁背面	经跟腱(AT)止于跟骨	使足跖屈和屈膝	胫神经	100	小腿后面内侧的浅层肌肉隆起处,1~3个点
腓肠肌外侧头	股骨外侧髁背面	经跟腱止于跟骨	使足跖屈和屈膝	胫神经	100	小腿后面外侧的浅层肌肉隆起处,1~3个点
比目鱼肌	腓骨干背面和胫骨内侧缘	经跟腱止于跟骨	使足跖屈	胫神经	100	在腓肠肌肌腹的远端、跟腱的内前方进针,1~3个点
踇长屈肌	腓骨背面,比目鱼肌下面	经距骨背面的沟止于踇趾远节趾骨	使踇趾屈曲[趾间(IP)关节和跖趾(MTP)关节],保持纵向足弓	胫神经	50	跟骨结节上方内侧5指处,在跟腱前方向腓骨方向斜插进针,1个点
趾长屈肌	胫骨背面	第2趾和第5趾的末节趾骨	使第2~5趾屈曲(趾间关节和跖趾关节)保持纵向足弓	胫神经	50	在胫骨平台和胫骨内踝的中点水平、胫骨的下方1指处进针

续表

肌肉	起点	止点	作用	神经支配	剂量/U 保妥适	注射点
胫骨后肌	骨间膜,以及胫骨和腓骨背面的邻近部位	舟骨粗隆和内侧楔骨	使足跖屈和内翻	胫神经	50~80	胫骨结节远端5指、胫骨内侧1指宽处进针,斜穿比目鱼肌和趾长屈肌,紧贴于胫骨后方;也可在胫骨前方进针,在小腿中下1/3处胫骨和腓骨之间进针穿过胫前肌或趾长伸肌,通过前方的骨间膜时有突破感,然后可直接进入胫骨后肌。1~3个点
趾展肌	跟骨内侧和屈肌支持带	跗趾近节趾骨底内侧	使跗趾外展、跖屈	足底内侧神经	10~20	足底内侧,第1跖骨下方1指处,1个点
跗短屈肌	骰骨和胫骨肌腱	2块肌腹各止于第1趾近节趾骨底的一侧	使第1跖趾关节屈曲	足底内侧神经	10~20	在第1跖趾关节近端、跗长屈肌肌腱内侧进针,1个点
趾短屈肌	跟骨内侧和肌间隔筋膜	第2~5趾中节趾骨	使趾趾间关节及其外侧的4个跖趾关节弯曲	足底内侧神经	10~20	跟骨和第3跖趾关节连线的中点处进针,触及跖骨时稍退出后注射,1个点
上肢带肌						
斜方肌	自枕骨沿正中线向下一直到最后一个胸椎	锁骨外1/3、肩峰及肩胛冈	使肩胛骨抬高和旋转	副神经	50~75	位置表浅,颈肩之间比较大的肌肉,2~4个点
大菱形肌	C_7~T_5棘突	肩胛骨内侧缘	使肩胛骨伸展	肩胛背神经	50~60	在肩胛骨下角和脊柱之间偏内侧,进针后穿过中斜方肌,1个点
冈上肌	肩胛骨的冈上窝	肱骨大结节	使手臂外展,从0°~15°,一直到超过90°	肩胛上神经	40	肩胛骨的冈上窝的中点,1个点
冈下肌	肩胛骨背面,肩胛冈下面	肱骨大结节	使手臂外旋	肩胛上神经	50	肩胛骨冈中点下2指处,1~2个点
肩胛下肌	肩胛骨前面	肱骨小结节	使手臂内旋	肩胛下神经	50	在脊柱旁肩胛内侧缘斜插进针,针尖朝向外侧及肩胛骨下方,1~2个点

续表

肌肉	起点	止点	作用	神经支配	剂量/U 保妥适	注射点
三角肌	肩胛冈、肩峰及锁骨	肱骨三角肌粗隆	使手臂内收，15°~90°	腋神经	50~75	在肩峰前缘下3指、中间和后缘2指处进针注射，3个点
大圆肌	肩胛骨下角的背面	肱骨小结节嵴	使手臂内收、内旋、伸展	肩胛下神经	30	沿肩胛骨外侧缘方向，肩胛下角上方3指处刺入皮肤后朝肩峰方向进针，1个点
小圆肌	肩胛骨外侧面	肱骨大结节的背面	内收和外旋	腋神经	30	肩峰和位于肩胛骨外侧缘的下角之间连线1/3处进针，1~2个点
背阔肌	下6个胸椎的棘突、胸腰筋膜及髂嵴	肱骨结节间沟的底部	使上肢内收、回缩及内旋	胸背神经	80	沿腋窝后缘，距腋窝后缘3指处，用拇指和示指夹住腋后襞，在两手指之间进针，2~6个点
前锯肌	上8条肋骨，分成3部分	肩胛骨内侧缘	使上肢前伸	胸长神经	60~70	肩胛骨下角的外侧，4~6个点
胸大肌	锁骨和第3~8前肋	肱骨大结节	内收和内旋	胸外侧神经	75	锁骨部于锁骨中点下1指宽处水平进针；胸肋部在腋前襞外侧旁开2指进针。2~6个点
胸小肌	第3~5肋的软骨	肩胛骨喙突	拉肩胛骨向前下方使肩降低	胸内侧神经	40	胸大肌上部的深面，进针达第3肋骨前面时稍退出后注射，1个点
臂肌						
肱二头肌	短头：肩胛骨喙突 长头：肩胛骨盂上结节	肱二头肌腱膜	旋后和屈肘	肌皮神经	75~100	上臂中段，肌腹隆起处，内外侧肌束分别注射，2~4个点
肱三头肌	肩胛骨和肱骨	尺骨鹰嘴	伸肘	桡神经	75~100	外侧头：肱骨三角肌粗隆稍后方；长头：腋窝后缘远端4指处；内侧头：肱骨内上近端3指处。各1个点
喙肱肌	肩胛骨喙突	肱骨中部内侧缘	使上臂屈曲、内收	肌皮神经	40	沿肱骨上部的内侧，在喙突远端4指处，肱骨和神经血管束之间，1个点
肱肌	肱骨远端1/2的前面	尺骨冠突	屈肘	肌皮神经	50	位于上臂中下1/3部位；肘窝皱褶线近端2指，肱二头肌肌腱及肌腹的外侧。1~2个点

续表

肌肉	起点	止点	作用	神经支配	剂量/U 保妥适	注射点
前臂伸肌						
肱桡肌	肱骨外侧髁上嵴	桡骨远端外侧面	屈肘	桡神经	50	位于肱骨的桡侧,肱二头肌肌腱与肱骨外侧髁之间连线中点,2~4 个点
旋后肌	桡骨尺骨切迹	桡骨干近端	使前臂旋后	桡神经	30~40	肱二头肌腱最远端止点的桡侧处,穿过指总伸肌后注射,1~2 个点
桡侧腕长伸肌	肱骨外侧髁上嵴远端 1/3	第 2 掌骨(MC)底	使手在腕部伸展和内收	桡神经	30~40	肱桡肌后面,肱骨外上髁远端 2 指处,1~2 个点
桡侧腕短伸肌	伸肌总腱起点(肱骨外上髁)	第 3 掌骨底	使手在腕部伸展和内收	桡神经	20~30	桡侧腕长伸肌的后内侧,1~2 个点
尺侧腕伸肌	伸肌总腱起点	第 5 掌骨底	使腕关节和肘关节伸展,使手内收	桡神经	30~40	前臂中点的尺侧,位于尺骨干上,2~4 个点
指总伸肌	伸肌总腱起点	中节和远节指骨底	使腕关节和手指伸展	桡神经	30~40	前臂桡骨粗隆远端背面中部,进针深达 1.2cm,2~4 个点
小指伸肌	伸肌总腱起点	第 5 指中节和远节指骨底	使第 5 指伸展	桡神经	30~40	指总伸肌内侧缘,1~2 个点
拇长伸肌	尺骨中 1/3 背面	拇指远节指骨底	使拇指的所有关节伸展	桡神经	20~30	沿尺骨桡侧缘的前臂中点进针,穿过尺侧腕伸肌后注射,1~2 个点
拇短伸肌	桡骨和骨间膜的背面	拇指近节指骨底	使拇指腕掌(CMC)关节和掌指(MCP)关节伸展	桡神经	20~25	桡骨的尺侧,腕上 4 指处,1~2 个点
拇收肌	骨间膜,以及桡骨和尺骨的背面	第 1 掌骨底	使拇指和手内收	尺神经	20~40	虎口边缘,直接在第 1 掌骨近端进针,1 个点
示指伸肌	尺骨远端和骨间膜的背面	第 1 指骨背面伸指肌腱扩张部	使示指伸展	桡神经	20~30	尺骨茎突近端 2 指处,进针深达 1.2cm,1 个点

续表

肌肉	起点	止点	作用	神经支配	剂量/U 保妥适	注射点
前臂屈肌						
旋前圆肌	肱头：肱骨内上髁 尺头：尺骨冠突内侧缘	桡骨外侧面中部	使前臂旋前,屈肘	正中神经	30~40	肱骨内侧髁与肱二头肌肌腱之间连线的中点远端2指,1~2个点
桡侧腕屈肌	肱骨内上髁	第2掌骨底	屈腕、屈肘	正中神经	30~40	肱骨内上髁与肱二头肌腱连线的中点远端4指处,1~2个点
尺侧腕屈肌	肱头：肱骨内上髁 尺头：鹰嘴及其后缘上2/3	腕部的豌豆骨	使手在腕部屈曲和内收	尺神经	30~40	前臂中上1/3交界处,尺骨桡侧2指处,1~2个点
指浅屈肌	肱尺头：肱骨内上髁和尺骨冠突 桡头：桡骨前缘上半部	内侧4指的中节指骨	近端指间(PIP)关节屈肌和掌指关节屈肌	正中神经	25~30	操作者手掌握住患者手腕掌侧面,示指指向肱二头肌肌腱,在示指尖的尺侧进针,进针后穿过掌长肌,1~2个点
指深屈肌	尺骨近端2/3	手指末节指骨	使所有手指关节屈曲	正中神经、尺神经	30~40	小指置于尺骨鹰嘴,环指、中指及示指沿尺骨骨干排列,在示指尖的尺骨尺侧缘进针注射,1~2个点
拇长屈肌	桡骨前面上2/3	拇指末节指骨	使拇指的所有关节屈曲	正中神经	20~30	于前臂腹侧的中点,紧贴桡骨骨面,穿过桡侧腕屈肌及指浅屈肌,1~2个点
旋前方肌	尺骨前面(远端)	桡骨远端前面	使前臂旋前	正中神经	20~30	桡骨茎突和尺骨茎突之间连线中点近端3指处,从桡骨和尺骨的骨间筋膜进针,1~2个点

　　该表格主要参考英国指南,并根据中国医生的实践经验做了部分调整。该表格为保妥适推荐剂量,不适用于其他肉毒毒素产品;进针位点主要适合肌电图和体内电刺激引导方法注射。

表 3-8-4　肉毒毒素剂量调整的参考

参考指标	减量	增量
体重	轻	重
疗程	慢性	急性
肌肉体积	很小	很大
同时注射的肌数	多	少

续表

参考指标	减量	增量
Ashworth 评分	低	很高
注射后肌肉变弱的可能性	高	低
过去治疗的反应	肌肉太弱	反应不足

每个患者对肉毒毒素治疗都会产生一定的反应。剂量将根据首次治疗的反应和治疗后临床进展的情况进行调整。当一种普遍有效的治疗对一些特殊的患者改善很少时,应建议停止规则间歇的持续治疗。如果治疗的有效性趋向于明显降低,需要再次评价肌肉的选择、剂量、注射点、注射技术,以及药物抗体产生的可能性。应注意到可能发生的免疫反应,要考虑限制肉毒毒素使用频率和每次注射的总剂量。在痉挛的治疗中,抗体的产生虽然还不是一个显著的问题,但抗体的出现提醒我们应使用尽可能低的有效剂量,在注射前存在吞咽障碍的患者或者有吞咽风险的患者应使用保守的剂量。儿童的剂量受体重的限制,要按体重调整。

(五)注射部位及注射点的确定

注射计划和注射部位由临床医生确定,确定时要与综合治疗小组讨论。可根据体表解剖知识确定注射位点,并根据徒手反向牵拉加以确定。为确保能够准确找出注射部位,使用肌电图了解有无肌肉活动来确认注射部位,通过电刺激引起目标肌肉"收缩"来确定注射部位,也可使用超声等影像技术。什么是最佳注射技术尚无定论,兼有肌电图和电刺激定位两种方式,可能是较好的选择。对特定肌肉用超声定位也可能是较好的选择,如深层小肌肉。理论上最佳注射部位是运动终板。一些肌肉的终板定位已经明确,可查阅相关文献。但实际上肉毒毒素可从注射部位向周围小范围扩散,因此小肌肉和中等大小的肌肉,将其注射到靶肌肉的肌腹即可。这可能是因为毒素对胆碱能神经具有高亲和力,往往可找到活跃的神经肌肉接头。对于有相互清楚边界的多头肌肉,如股四头肌,则建议每块肌束单独注射。对于肌纤维横向平行排列的肌肉,最好进行肌腹横向的数个部位注射;对于肌纤维纵向排列的肌肉,则最好沿纵向在数个部位注射。理想的注射点数尚无统一观点。目前公认保妥适单点注射的最高剂量为 50U,如超过 50U 就需要增加注射点数。注射点的数量以肌肉的功能大小为度。宁愿选择低容量多点注射,而不要选择大容量一点注射。增加了注射点,更有可能使药物到达更多的神经末梢。这种方法平衡并逆反了那些没有神经末梢的注射部位的问题,如肌肉肌腱结合部。而儿童患者,应减少注射点的数量去减少注射带来的不适感。

四、定位技术及注射技术

(一)定位技术

肉毒毒素可使用肌内及皮下注射技术,对于表浅大块的肌肉可采用徒手定位注射技术,而深部精细复杂的肌肉则需要肌电图或电刺激引导的定位注射技术。甚至超声、CT 等定位技术。各种定位技术在临床实践中的应用比较可参见表 3-8-5。从准确性、安全性及注射所需的时间上来说,超声无疑是最优越的;而从实用性、花费及注射所需的时间上来说,解剖徒手定位技术无疑是最优越的。笔者认为,超声 + 肌电图 + 电刺激三者联合的定位注射技术可实现更加精准的治疗。

表 3-8-5　各种定位技术的比较

指标	解剖	肌电图	电刺激	计算机断层扫描（CT）	超声
准确性	+	++	++	+++	+++
安全性	+	+	+	+	+++
时间	+++	++	++	+	+++
可用性 / 实用性	+++	+++	++	−	+
花费	+++	++	++	−	+

−、+、++、+++ 表示级别由最低到最高。

　　无论何种定位技术都要基于徒手定位技术,徒手定位技术的关键是注射者必需熟练掌握肌肉骨骼解剖及关节运动学,明确知道注射肌的起止点、分布及痉挛表现,并预测注射后可能产生的治疗结果、副反应及不良反应。虽然每个患者的治疗都是个体化的,但肌肉痉挛的最初临床模式引导着医师的定位及识别。直接的神经系统检查能提示哪些肌群的肌张力呈动力性增高,哪些肌群是最无能的肌群,哪些肌群残存有随意运动控制,是否肌张力的增高掩盖了随意运动控制的能力。在检查和治疗中,准备一本解剖书和其他相关资料是有用的,尤其是回顾上运动神经系统损伤的不同模式。

　　笔者在多年的临床工作中总结出“反向牵拉指压法”,实践证实这是一种经济、方便而有效的方法。其定位步骤如下：①患者取适当的体位以利于暴露注射部位并方便于助手对靶肌进行反向牵拉；②助手沿靶肌长轴反向牵拉靶肌并诱发阵挛、痉挛或肌张力增高,同时治疗者触摸按压痉挛肌的肌腹；③视注射容量及稀释浓度的情况,按 2~3cm^2 表面积 1 个注射点的原则在痉挛最明显的肌腹部用记号笔定点。

（二）注射技术

　　1. 年幼及焦虑患者可在注射前适量给予苯二氮䓬类药物,也可在注射前 0.5~1 小时使用局部麻醉膏。但上述处理可减弱痉挛,影响定点及注射时的针感,所以应在定点后使用。一般情况下可不必使用。

　　2. 用 1ml 注射器抽取已稀释好的肉毒毒素,再根据靶肌体积的大小及深度选择不同型号的注射针头。一般面颈部肌群、手的内在肌、幼儿上肢用皮试针或 30mm 注射针头即可,而成人深部肌群可用 50~70mm 注射针头。

　　3. **徒手注射技术**　常规消毒,助手再实施反向牵拉,在反向牵拉激发痉挛的状态下进行定点肌内注射,治疗者按定点穿刺进针直到感觉针身有阻涩感（通常在非麻醉状态下进针时患者立即有痉挛增加,针感很强）,回抽无血,注入预先计算好的剂量。如靶肌肉体积较大,可使用分层注射的方法。拔针后轻压止血。各点依次重复。

　　4. **超声 + 肌电图 + 电刺激引导的注射技术**　较深层、较小的肌肉,或者期望在注射后获得较精细运动控制的肌肉可选用该注射技术。术前要向患者交代可能使用的设备及其对患者的影响,使用的目的及意义,并获得患者的知情同意。操作前检查各种设备硬件及其各项参数,确保处于所需工作状态。常规消毒工作区,超声寻找靶肌肉,从探头短轴或长轴插入肌电引导注射针直达靶肌肉,当针尖到达靶肌肉并接近运动终板时可以听见或看见不自主的运动单位动作电位的发放,这样的运动单位动作电位具有清脆的声学特征。此时,切换为电刺激模式,通常使用频率1Hz,脉冲宽度200ms,逐渐增加刺激强度,在4mA刺激强度内找到以最低刺激强度获得靶肌肉收缩的点,注入计划注入的剂量,有时注入的剂量也会根据注射点不自主的运动单位动作电位的发放情况,以及电刺激时肌肉兴奋域的高低而做出调整。

5. **注意事项**　注射前、中、后0.5~1小时应严密观察患者的症状及体温、脉搏、呼吸、血压等生命体征,并备有急救药品,如肾上腺素,以便严重过敏反应时急救用。在注射后应留院内短期观察30~60分钟。注射后取坐位,并于6~24小时内忌按摩及擦洗注射部位,以防远处及局部扩散。凝血障碍的患者除非治疗必需,在注射前2周应停用抗凝剂,尤其是计划要注射深部肌群的患者。

五、注射后管理

（一）记录

1. 肉毒毒素产品的稀释度、剂量及注射的肌肉。

2. 治疗目标及治疗目标是否达成一致。

3. 与目标相对应的评估及基线测评值。

4. 注射后治疗及随访计划。

（二）康复治疗

1. 物理治疗师应指导患者进行合适的牵伸和主动活动。

2. 由于活跃的神经肌接头比静息的神经肌接头更易于吸收肉毒毒素,因此可以视具体情况,对所注射的肌肉采用强制性运动疗法或电刺激来提高其治疗效果；美国心脏协会（AHA）/美国卒中协会（ASA）于2016年发布的《成年人卒中康复和恢复指南》中提出神经肌肉电刺激及痉挛肌振动疗法可作为辅助康复治疗暂时改善卒中后痉挛状态。

3. 使用矫形器/夹板,包括系列石膏、热塑夹板、充气夹板和动态夹板,可以长期牵拉肌肉,与肉毒毒素一起使用时,可更好地拉长肌肉,纠正和预防挛缩,最大程度地增强功能。

4. 作业治疗师应设计并指导患者完成治疗性作业活动,以提高其日常生活及工作能力。

（三）随访周期及目的

1. **7天**　评估起效时间、副作用,以及是否需要追加注射。

2. **14天**　评估起效时间、副作用,拆除系列石膏后,确定是否需要使用夹板、矫形器。

3. **4~6周**　评估疗效及疗效高峰时间。

4. **3~4个月**　评估功能性结果及功能性目标达成情况,确定是否需要重复注射或调整治疗计划。

（敖丽娟）

第九节 肌电图的规范化操作流程

一、概述

肌电图检查包括神经传导检查(nerve conduction studies,NCSs)和针电极肌电图(needle electromyography,nEMG),其记录和分析神经与肌肉对外界刺激的电反应,是用于协助周围神经肌肉系统疾病诊断和评估的最基本的临床神经生理学检测手段。NCSs 主要包括运动神经传导、感觉神经传导、F 波、H 反射、瞬目反射、重复电刺激,可用于评估神经节、神经根、神经丛、周围神经、神经肌肉接头及肌肉的功能状态;nEMG 采用同芯针电极、单极针电极或单纤维针电极(single fiber needle),插入目标肌肉后,记录和分析插入电位(insertional activity)、肌肉放松时的自发电位(spontaneous activity)及自主活动时的运动单位动作电位(motor unit action potentials,MUAPs),可检测出肌肉失神经支配或其他异常情况,用于肌源性疾病与神经源性肌肉失用和肌无力的鉴别,亦可根据神经源性异常的分布情况鉴别局部神经病、神经丛病或神经根病。

肌电图医师可根据患者的病史和体格检查结果,结合自身所掌握的相关知识、接受的专业培训及工作经验,制定初步的肌电图检查方案,在进行操作的过程中再根据对实时检测指标的实时分析来确定下一步的检查内容。为此,肌电图医师应全面了解周围神经和肌肉的解剖学及病理生理学,掌握神经肌肉损伤后的临床表现及其可能出现的神经电生理异常表现,接受专业的肌电图检查临床操作技术培训,并有丰富的临床肌电图检查实践经验。

NCSs 和 nEMG 的主要适应证包括:神经源性疾病,如脊髓前角细胞、神经根、神经丛或周围神经病损等;肌源性疾病,如炎性肌病、肌营养不良等;神经肌肉接头疾病,如重症肌无力、肌无力综合征等。主要禁忌证包括:神志不清、不合作者;有出血倾向者(如血友病、血小板减少者);有传染性疾病者;开放性骨折或创伤伤口未愈合者;严重高血压、心脏病患者等。

二、操作流程

肌电图检查对操作者的实践能力和技术水平要求很高,这不仅是因检查结果的准确性可直接影响到最后的诊断和评定结果,更是因为肌电图的检查结果较易受到一些生理性因素(如体表温度、年龄、身高、手指围度、异常神经支配等)或非生理性因素(皮肤的准备情况、电极放置的准确性、周边工作电源的影响等)的影响。肌电图医师在操作过程中,需首先排除自身操作技术等对检查结果的影响,这有利于进一步考虑是否存在一些生理性因素的影响,从而结合所有资料做出最后的判断。采用标准化的技术操作和流程,能够明显减小肌电图检查中各个检查者间检查结果的差异。

以下将对肌电图检查的具体操作流程做简要介绍。

(一) 病史采集和体格检查

这是所有肌电图检查项目中的第一步。肌电图医师对患者进行针对性的病史询问有助于制定初步的检查计划。病史采集应包括主诉,以及症状的分布情况、性质、持续时间、发作时间、加重或缓解因素、演变过程等。如出现疼痛或麻木症状,提示可能有感觉神经系统的受累;如出现肌力下降但不伴有疼痛、麻木,提示可能有运动神经系统、神经肌肉接头或肌肉的受累;如症状分布较广泛,即症状可见于多个肢体,应该询问一些其他方面的主诉,例如呼吸困难、尿急、吞咽困难,发音障碍和视力改变,以及饮酒、抽烟情况等。现病史还应注意询问是否有糖尿病、尿毒症、免疫性疾病、血小板减少症、出血性疾病或正在服用抗凝药物;值得关注的既往史应包括颈椎或腰椎疾病、恶性肿瘤病史、化疗、放疗或放射线接触史等,因为这些疾病或治疗可对周围神经产生影响。另外,应确定是否有嵌压性神经病等神经疾病手术史,比如尺神经转位术或腕管松解术;有无任何神经疾病的家族史,对于有广泛或无法解释的神经症状的患者应注意家族史的询问。

体格检查主要包括运动、感觉和反射三个方面的检查。肌力减弱常见于神经肌肉疾病;感觉异常提示中枢或外周感觉传导受损;反射减弱提示可能存在周围神经系统障碍,反射增强则主要提示中枢神经系统疾病,特别是同时伴有 Babinski 征(+)、痉挛或肌张力增高的表现。

(二)确定检查项目

肌电图医师根据患者的病史和体格检查结果确定初步的检查项目,即需要进行哪几条神经的传导检查和哪几块肌肉的 nEMG 检查。接着还需根据对初步检查结果的实时分析和判断,决定是否需要对检查计划进行调整,例如增加一些检查项目或扩大检查范围等。

通常的检查顺序是先做 NCSs,然后再做 nEMG 检查。NCSs 和 nEMG 需在同一次检查中完成,以获得完整的检查资料。分开检查将有可能降低检查的质量。

(三)向患者进行充分说明与解释

在进行检查之前,应向被检者说明检查目的及大致需要检查的项目,要清晰告知患者在检查过程中可能出现的不适感,尽量减轻被检者的紧张情绪,取得患者的充分合作。

(四)神经传导检查

1. 一般程序　每个肌电图实验室均应根据各自实验室的特定条件制定自己的正常参考值。因为仪器类型、室温、周边环境等均会影响到神经传导检查结果。

(1)肌电图设备的准备:保证记录电极、地线、刺激电极线路的连接正确,没有可见异常且各电线互不交叉;检查刺激电极的电流输出有无异常,有没有无电流输出或是输出时有时无的现象等。

(2)被检者体位:需使被检者处于一种舒适的体位,且便于检查者操作,保证所检肢体肌肉处于放松的状态。

(3)皮肤的准备:若表面电极放置部位的皮肤表面油脂过多或茧较厚,应使用酒精擦拭,用砂纸轻擦茧,注意保持电极之间皮肤的干燥。

2. 运动神经传导　在此检查的全过程中,被检者需保持某一特定体位不变,以确保测量结果的准确性。记录电极多采用表面电极,若靶肌肉位置较深或萎缩明显,可采用针电极记录;刺激电极阴、阳极之间的距离通常为 2~3cm。确定所要检查的运动神经后,将记录电极的主电极置于该神经支配肌肉的肌腹上,参考电极置于该肌肉肌腱上,二者间距 3~4cm。刺激电极置于神经干上,阴极朝向记录电极。若受检者的皮肤较为干燥,可将电极放置的体表位点用洁净水润湿,但注意避免刺激电极阴、阳两极之间皮肤的过度湿润而造成短路。

地线置于刺激电极和记录电极之间。于神经走行的两个不同部位进行刺激,两个刺激点之间的距离最好至少 10cm(于腓骨小头上和腓骨小头下刺激胫神经时,两刺激点不应超过10cm),输出冲动一般为方波,时限为 0.05~1.0ms,输出冲动强度由低逐渐上调,直至得到最大波幅混合肌肉动作电位(compound muscle action potential,CMAP)后,再增加 20% 以进行超强刺激。用记号笔在皮肤上标记两次刺激时刺激电极阴极所在体表位点,并测量两次刺激位点间的距离,用于运动神经传导速度的计算。该项检查需分析指标有:CMAP 的潜伏期、波幅、波形及运动神经传导速度。

注意事项:①若未观察到肌肉的收缩,亦记录不到 CMAP 时,应检查刺激电极有无电流输出、刺激的部位是否准确、记录电极与皮肤间的导电膏是否够量、刺激强度是否够大;若观察到肌肉收缩,而记录不到 CMAP,应检查前置放大器(preamplifier)是否打开、记录电极是否位于收缩的肌肉之上、有无导电膏过多或过少、记录电极或连接线是否完好、前置放大器和放大器间的连接是否正常等。②记录电极一定要准确置于肌腹之上,否则CMAP 波幅可能过低,必要时可调整记录电极的位置以获得最大波幅的 CMAP。③观察电位的波形,如起始波是负向波,则其为 CMAP,如在 CMAP 前有一个小的正向波,则提示记录电极位置有偏差。④观察两个不同位点刺激时获得的 CMAP 的波形,如二者波形有较明显的差异,则需调整刺激部位以消除技术因素。⑤刺激强度必须足够大,即以超强刺激来获得最大波幅 CMAP,但需注意刺激强度过强会影响到邻近神经,从而由于容积传导效应记录到邻近肌肉的动作电位,也可能使 CMAP 的波形出现异常。⑥发现异常结果时,首先应排除技术因素,如发现记录到的电位是一个多相且较复杂的波时,要排除是否为刺激强度过大或者刺激部位异常。⑦潜伏时延长,可能是因为病理变化所致,亦可能是皮肤温度太低,故需排除肢体温度的影响。⑧有传导阻滞存在时,应使用多个节段刺激法,以确定神经损伤的具体部位。⑨对于难以判断的结果,建议进行双侧神经传导检查结果的对比。

3. 感觉神经传导　记录电极多为表面电极或环状电极,刺激电极同运动神经传导,刺激电极和记录电极的主电极和参考电极均应置于神经干的走行上,接地电极置于记录电极和刺激电极之间。因感觉神经动作电位(sensory nerve action potential,SNAP)波幅通常很小,故灵敏度通常设为 10~20μV/D。感觉神经传导测定方法有顺向记录法(orthodromic recording)和逆向记录法(antidromic recording)两种。顺向记录法是指于感觉神经远端进行刺激,近端进行记录;逆向记录法是指于感觉神经近端进行刺激,远端进行记录。目前临床常用的为后者,因为逆向记录到的 SNAP 波形更大更清晰一些。感觉神经的激活阈值比运动神经低,应从较低刺激强度开始缓慢上调,直至得到最大波幅 SNAP。

注意事项:①被检肢体需完全放松,若被检者无法做到,检查者可做一些使放松肌肉的拮抗肌收缩的手法,对抗该肌肉的收缩;②若无法判断异常与否时,需进行双侧的对比,双侧的刺激部位和记录部位的间距要相等,尽可能保持对称;③需考虑肢体水肿、肥胖、皮肤角质层过厚等因素对结果的影响;④刺激伪迹过大会使 SNAP 起始点不清晰;⑤位置较表浅的神经,刺激强度不宜太大。

4. F 波　皮肤准备、体位要求、电极放置同运动神经传导,刺激电极置于神经干上,刺激强度为超强刺激,刺激频率不宜过快,一般不大于 0.5Hz,至少连续记录 10 次 F 波。F 波在很多肌肉上都可记录到,但是在手部和足部小肌肉上最易引出,波幅一般很小。分析指标包括 F 波的潜伏时和出现率。F 波的潜伏期以 10 个 F 波中潜伏时最短的为准。可协助诊断神经根病、神经丛病和多发性神经病。

注意事项：①当运动单位电位 M 波的波幅很小时，F 波很难引出，不能以此判断有近端神经的损伤；②F 波对神经根病敏感性较低，大多数神经根病 F 波检测正常，故 F 波的检测结果需结合其他神经传导检查及针电极肌电图检查结果综合分析。

5. H 反射　H 反射是一个单突触的反射，只能在比目鱼肌（于腘窝处刺激胫神经）和桡侧腕屈肌（于肘部刺激正中神经）等少数肌肉上记录到。记录电极置于目标肌肉，接地电极置于刺激电极和记录电极之间。选择性刺激胫神经或正中神经的 Ia 类纤维，刺激频率需慢，应小于等于 1Hz，刺激时程较长，为 0.5~1ms，刺激强度小幅缓慢增加，H 反射波幅随刺激强度增加逐渐增加，后随 M 波的出现及其波幅的逐渐增加而逐渐变小并消失。H 反射的检测对肌肉放松的要求更高，如记录胫神经 H 反射时，应置一软垫于膝下，使膝部处于约 120° 的半屈位，踝关节需维持 110° 的角度。H 反射通常需要进行双侧的对比，双侧电极摆放位置一定要对称。H 反射主要关注的指标是：H 反射的潜伏时、H 波出现与否。双侧潜伏期时差一般不超过 1ms。可协助诊断骶 1 和颈 7 神经根病、近端或远端周围神经病。

注意事项：①H 反射的潜伏时与皮温、年龄、性别、身高相关，分析结果时应综合考虑这些因素；②过于肥胖的人难以引出，年龄超过 60 岁者也有可能是缺失的；③一侧 H 反射的缺失或异常提示可能有神经的损伤，需结合其他检查项目综合考虑。

6. 瞬目反射　清洁被检者面部皮肤，嘱被检者放松，轻闭眼，采用两个导联同时记录，两个主记录电极分别置于左右两侧眼轮匝肌，相应参考电极置于记录电极外侧，接地电极置于前额中央。刺激电极阴极置于眶上切迹，以超强刺激分别于左右两侧进行刺激，均重复多次，选择基线平稳、波形稳定、重复性较好的波形来测量 R1、R2 的最短潜伏时。主要关注的指标是：R1、R2 的出现情况，其潜伏期及其左右差值。

注意事项：①嘱被检者放松；②因三叉神经于眶上切迹处较表浅，刺激强度不需太大，以免引起疼痛并增大刺激伪迹；③每次刺激间隔 5~10 秒。

7. 重复电刺激　使被检者处于放松体位，并嘱其放松，告知其大概的操作流程及注意事项。记录电极置于肌腹，参考电极置于肌腱。将被检肢体适度固定，先以单个超强刺激神经以获得最大波幅 CMAP 作为对照，然后进行低频（2~3Hz）的连续刺激，刺激 6~10 次，被检者往往不能耐受过多的超强刺激。接着嘱被检者自主持续大力收缩受检肌肉 15~30 秒，若其无法进行自主收缩，则给予高频超强刺激（20~50Hz），刺激时长 1 秒。主要分析指标是：放松状态、低频刺激、大力收缩或高频刺激时各电位的波幅和面积，波幅递增递减情况。

注意事项：①如被检者短时间内停用胆碱酯酶抑制剂类药物不危及其生命，建议在检查前 12 小时停用；②温度对检查结果影响较大，应采用一些措施来维持被检肌肉的温度在35℃左右；③肌肉一定要放松，尽可能固定被检肢体；④因需进行超强刺激，尽量选择患者较易忍受的部位刺激，否则患者无法放松；⑤记录电极位置一定要准确；⑥记录电极最好选用黏性和导电性较强的表面电极；⑦尽量选择功能正常的神经支配的肌肉；⑧选择基线平稳、波形一致且重复性好的波来进行结果分析。

（五）针电极肌电图

进行针电极肌电图（nEMG）检查前，应再次向被检者说明可能出现的不适感。肌电图检查者需精于解释异常的肌肉电活动和经扬声器传出的电活动的声音。

1. **皮肤及电极的准备** 嘱受检者做收缩目标肌肉的动作以确定进针位置,常规用碘伏或酒精在目标肌肉的表皮进行消毒。接地采用表面电极,置于受检侧肢体。针电极应严格消毒,或使用一次性无菌电极。

2. **被检者体位** 能使被检肢体完全放松的体位。

3. **电极的插入及插入活动观察** 应保持打开肌电图仪器的扬声器。若所检肌肉较表浅、薄或小,建议采用斜刺进针法,若肌肉位置较深,建议采用垂直进针法,进针时检查者用左手将皮肤绷紧,右手快速地将针电极插入,注意听插入电位的声音,并同时观察显示屏上的插入电位,以确定电极是否插入肌肉。插入电位为由短暂的肌肉动作电位组成的多相波,持续时间短暂,正常情况下针电极停止移动时插入电位立即消失。如需对同一块肌肉进行多个位点的检测,建议将针往外退至皮下后再改变进针方向重新进针以避免引起受检者的疼痛。需关注的指标有:插入电位的出现情况及其持续时间。

注意事项:①肌纤维化或被脂肪组织替代、严重肌萎缩时,插入活动减少;②早期肌肉失神经支配和肌强直性疾病时,插入电位潜伏时延长。

4. **肌肉放松状态下电位活动观察** 嘱被检者完全放松肌肉,此时亦不要移动电极,检查者需注意观察有无自发电位及其波形、时程、稳定性、发放的频率、发放规律等,注意听自发电位的声音特点。正常情况下,当受检者完全放松时,检查者观察到的应为一条直线,见不到自发电位活动。但在病理状态下,可观察到纤颤电位、正锐波、复杂性重复放电、束颤电位等自发电位。检查者能熟练辨别各类自发电位。

注意事项:①注意保持基线平稳;②保证被检者放松,否则 MUAP 会对自发电位的检测产生影响;③对可疑肌肉,若某一点未发现异常自发电位,需进行多个位点的检测;④需实时记录检测波形和声音,便于分析。

5. **MUAP 的记录与分析** 嘱被检者保持肌肉轻度收缩,于 4~5 个位点记录至少 20 个 MUAP,此步骤比较耗费时间。如果检查者经验非常丰富,记录几个较具代表性的 MUAP 即可。MUAP 的分析指标包括:MUAP 波幅、上升时间、时程、相位数、转折、稳定性、有无卫星电位。

注意事项:①注意保持基线平稳;②此过程中,亦应注意听电位活动的声音,声音较钝则说明电位时程较长,反之较短;③检查者给被检肌肉一定的阻力,感知被检者的用力情况;④神经源性损害会出现高波幅、长时程、多相 MUAP,肌源性损害时会出现低波幅、短时程、多相 MUAP,注意二者与正常 MUAP 的区别。

6. **MUAP 募集和发放频率的观察** 嘱被检者中等强度收缩肌肉,正常情况下,随着肌肉收缩力度的增加,运动单位的发放频率增加,新的运动单位被募集,MUAP 比肌肉轻收缩时增大。检查者需感知被检者的用力情况,并实时观察屏幕上电位的变化情况。需关注的指标:MUAP 募集情况和发放频率随肌力增加的变化情况。该指标较难判断,需检查者有较丰富的经验。

注意事项:检查过程中给予被检肌肉一定的阻力,感知被检者的用力情况。

7. **干扰相(interference pattern,IP)的检测** 嘱被检者最大力收缩肌肉,所有运动单位被募集将得到完整的 IP。IP 可协助诊断和鉴别肌源性疾病和神经源性疾病。

（六）**结果的分析**

对于所做 NCSs 的各项指标的异常表现,都需进行分析判断可能受损的神经及其受损部位;对于 nEMG 的结果,如存在异常自发电位、异常 MUAP 或病理干扰相,总结这些异常表现的分布情况,进而判断出可能受损的神经或肌肉。综合分析 NCSs 和 nEMG 检查结果,二者相互补充、相互验证,进而得出最终的结论。

(七)肌电图检查报告的书写

肌电图检查报告中,应包括患者个人信息和疾病相关问题的描述、NCSs 和 nEMG 检查结果的描述、检查结果的总结、诊断性阐述和临床提示等。

1. 患者个人信息和疾病相关问题的描述

(1)描述患者的一般信息:包括姓名、性别、年龄或出生年月日,身高、体重、上肢用手习惯、相关疾病诊断(如糖尿病、慢性肾衰竭)和手术治疗及日期(如:腕管综合征手术,2000 年 8 月 5 日)。

(2)描述转诊原因:简短描述支持进行肌电图检查的相关症状和体格检查结果。可选择写出可能的诊断。

(3)如存在相对禁忌证应予以描述:NCSs 的相对禁忌证(心脏起搏器、对电刺激敏感性较大)和 nEMG 的相对禁忌证(正在接受抗凝治疗、有出血性疾病);NCSs 受限(如肢体佩戴有支具),nEMG 检查受限(若患者无法翻身,则臀部肌肉和脊旁肌检查受限)。

2. NCSs 结果 记录 NCSs 检查过程中皮肤温度的大概波动范围。结果以表格形式呈现。

(1)运动神经传导和感觉神经传导检查结果:应包括所检神经的名称及左 / 右侧,刺激和记录部位,测量所得距离,CMAP/SNAP 的潜伏时和波幅,神经传导速度,以及各电位潜伏时、波幅及神经传导速度的正常参考值。

(2)F 波检查结果:包括受检神经、刺激和记录部位、F 波的最短潜伏时、F 波的出现率。

(3)H 反射检查结果:所检神经、刺激和记录部位、H 波潜伏时。

3. nEMG 结果 以表格形式呈现。内容包括检查所用电极类型,所检肌肉名称及侧别(左 / 右侧),所检各肌肉的电位活动情况(插入电位、自发电位、MUAP 的波幅、波宽、相位数、募集情况)等,如检测结果异常,应呈现具体的异常指标,如异常自发电位的严重等级。描述无法进行某些操作的理由,如患者配合度不够等,应予以说明。

4. 总结

(1)总结 NCSs 结果无明显异常的神经,结果异常的神经及其异常表现(如波幅低、传导速度减慢等)。

(2)总结 nEMG 结果,描述哪些肌肉的检查结果未见明显异常,哪些肌肉有异常表现及其具体的异常情况和分布。

5. 提示

(1)陈述检查结果未见异常或正常,如异常,则描述具体的异常结果。

(2)提出可能的电生理学诊断。神经损伤的部位、神经 - 肌肉接头疾病或肌源性疾病。如有患者配合度不够、肢体水肿或畸形等影响肌电图检查结果的因素存在,应在此说明。如果患者之前的肌电图检查结果有意义,可加以陈述。

6. 签名 进行上述检查操作及报告书写的肌电图医师签名。

(鲁银山　郭铁成)

第十节　表面肌电图的规范化操作流程

一、概述

1. **表面肌电图定义**　表面肌电（surface electromyography，sEMG）信号是源于大脑运动皮质控制之下的脊髓运动神经元的生物电活动，形成于众多外周运动单位电位在时间和空间上的总和。神经肌肉系统在进行随意性和非随意性活动时，生物电变化经表面电极引导、放大、显示和记录所获得，其振幅为 0~5 000μV，频率 30~350Hz。在控制良好的条件下，表面肌电信号活动的变化在一定程度上能够定量反映肌肉活动的局部疲劳程度、肌力水平、肌肉激活模式、多肌群协调性等肌肉活动和中枢控制特征的变化规律。

2. **表面肌电图历史与发展**　表面肌电图是肌电图的一个分支领域，1942 年 Herbert Jasper 在 McGill 大学设计和研制了第一台肌电图机，1960 年，Ag/AgCl 表面电极的发明促进了表面肌电的发展，1984 年 Hermens 等提出使用皮肤表面电极取代针状电极来检测肌肉电信号，并成功采集到了表面肌电信号。经过近 30 年的发展，表面肌电检测从传统的有线信号传输发展到无线传输，从传统表面肌电到阵列式表面肌电发展；信号分析从传统的时域、频域分析，发展到时频联合分析、非线性分析和图像分析等。随着康复医学和临床医学的科学化发展，表面肌电技术已逐渐成为神经肌肉功能障碍检测与评价的一种重要手段和方法，在慢性腰痛、颈椎病、小儿脑瘫、帕金森病和脑卒中等基本诊断和功能评价中有着广泛应用。

二、表面肌电图仪器组成

表面肌电图设备就是一个检测皮肤表面微弱肌电信号的记录仪器。表面肌电信号通过电极从人体皮肤表面进入差分放大器，信号进入放大器之后通过信号调理电路，送入模数转换器，数字信号送入各控制系统，实现显示、数据处理及存储等功能。因此，表面肌电仪器的组成包括电极、放大器、模数转换、数据存储和软件分析系统。

1. **电极**　用于表面肌电采集的电极种类很多，大致分为湿电极、干电极和细丝电极。湿电极在电极与皮肤表面之间加入了导电凝胶或导电复合薄膜，改善皮肤的导电性能。干电极表面与皮肤的电阻比较大，易受到运动伪迹和噪声的影响，临床应用较少。细丝电极为非常柔软的金属丝，埋入肌肉中采集深部肌群的肌电活动，因有创性且电极较难获得，临床应用较少。

2. **放大器**　肌肉收缩产生的微弱肌电信号经过放大后再送去数据存储和处理。肌电信号的能量主要分布在 0~500Hz，幅度变化在 0.01μV 至 10mV，放大器放在记录点附近可减小噪声，提高信噪比（signal to noise ratio，SNR）。

3. **模数转换**　模数转换器的作用是将前级的模拟放大电路的电压信号转换为数字信号，最后输入到计算机中存储或形成数据文件或做进一步的加工处理。模数转换器最主要指标有两个：一是转换速率，二是转换精度。

4. 数据存储和分析软件 通过仪器采集和放大后的数据经过计算机进行存储,然后通过配套的肌电分析软件进行分析转换得出不同的指标。不同的指标可反映肌肉不同的收缩功能。

三、表面肌电影响因素

肌肉收缩时所产生的电信号需要经过肌肉组织、皮下组织、皮肤等组织形成的复杂的容积导体通过表面电极间接地被检测并记录。故表面肌电信号受到多因素的影响。

1. **解剖和生理** 每个人的肌肉位置、走行都不完全相同,而电信号一般沿着肌纤维的方向进行传导,故表面肌电电极的放置位置一般沿着肌纤维走向进行贴布。

2. **噪声干扰** 表面肌电受到的干扰主要来自电源和心电信号。电源干扰可以通过增大受试者与仪器之间的距离,避免仪器和其他仪器共接,或者在仪器中加入特定频率的陷波器而减少。而心电信号比肌电信号强,且持续存在,由于其对身体左侧的影响大,可以通过缩小两个记录电极之间的距离而减少。

3. **电阻影响** 表皮组织相对干燥并有致密的角质层和毛发等物质,导致表面肌电电极的接触阻抗可高达数十兆欧,而在理想状态下表面电极的接触阻抗最好低于 $5k\Omega$。因此,做表面肌电检测时常采用的方法是用 75% 的酒精脱脂,让酒精挥发后再粘贴记录电极,必要时剔除肌电采集区域的毛发和汗液等,同时尽量缩短导线的长度。

4. **采样时的姿势** 肌肉等长收缩时,电极与肌肉的相对位置不变,所采集的肌电信号稳定。但如果在进行运动过程中采样时,电极与肌肉之间的相对位置、电极之间的位置时刻会发生变化。无论是等长收缩还是运动过程中采样,表面肌电的分析结果均会受到姿势的影响。故采样应建立在解剖中立位的基础上,同时尽量保持每次采样在同一体位下进行。

5. **脂肪组织** 脂肪组织对结果的影响在肌肉放松时较肌肉运动时大,但是不影响双侧的对称性。皮下脂肪组织越厚,表面肌电信噪比越低,且脂肪层厚度对等长收缩的影响大于等张收缩和等速收缩。脂肪对于时阈指标存在过滤性,脂肪越厚,表面采集到的肌电信号时阈指标越低。

6. **电极** 肌电信号通过表面电极的导电膏、汗液等电解质进行传导,形成一个金属-电解质溶液界面,这个界面上的化学反应会产生一个电极电位。而表面肌电信号随着肌肉收缩和被测部位移动而发生低频的漂移,称为运动伪迹。电极位置偏差可以造成结果的偏差。电极的材质、形状和制作工艺也会影响到采集的肌电信号质量。

7. **性别与年龄** 性别和年龄使人与人之间的生理功能不同,当然所记录的肌电情况也不同。在动态采样过程中,肌电信号的募集水平随年龄的增大而降低,但静态采样时这种差别消失。

8. **容积传导** 容积传导是指记录目标肌肉肌电波的同时记录到距离电极很远的肌肉运动所产生的肌电波。故表面肌电检测时应将原动肌、拮抗肌、协同肌作为一个运动单元来考虑。

9. **温度** 温度对于神经传导和兴奋性存在着明显的影响,过低和过高的温度都可导致神经的兴奋性和传导性下降,从而导致记录到的肌电信号偏低。22~25℃的室内温度适合进行肌肉收缩时表面肌电信号的采集分析。

四、表面肌电图指标及其意义

1. **时域指标**　时域分析是将肌电信号看作时间的函数,用来刻画时间序列信号的振幅特征,可反映运动单位募集数量的变化,其数值变化通常与肌肉收缩力有关。主要包括积分肌电值、均方根值和平均肌电值等。

(1)积分肌电值(integrated electromyogram,iEMG):指一定时间内肌肉中参与活动的运动单位放电总量,在时间不变的前提下其值的大小在一定程度上反映了参加工作的运动单位的数量多少和每个运动单位的放电大小。

(2)均方根值(root mean square,RMS):是放电有效值,一般认为与运动单位募集和兴奋节律的同步化有关,又取决于肌肉负荷性因素和肌肉本身生理、生化过程之间的内在联系。

(3)平均肌电值(average electromyogram,AEMG):反映肌肉电信号的强度,与参与的运动单位数目及放电频率同步化程度有关,平均肌电值的改变与运动单位的大小及肌纤维的密度有关。

2. **频域指标**　频域分析指标是通过对自相关函数做快速傅里叶变换(fast Fourier transform,FFT),据功率谱密度(power density spectrum,PDS)确定肌电值中不同频段信号分布情况,在疲劳分析研究中应用较多。随着肌肉运动后疲劳的发生发展,会出现肌电频谱左移现象。

(1)中位频率值(median frequency,MF)和平均功率频率(mean power frequency,MPF):是反映信号频率特征的生物物理指标,其高低与外周运动单位动作电位的传导速度,参与活动的运动单位类型及其同步化程度有关。两者的区别为计算方式不一致。

(2)肌电疲劳阈(electromyographic fatigue threshold,EMGFT):是应用频域指标在肌肉疲劳时下降的特征来进行肌肉疲劳研究的一个指标。

3. **协调性指标**　协同收缩率是反映拮抗肌在主动收缩过程中所占的比例,主要与肌肉活动时的协调性相关。屈曲-放松现象是指在躯干完全屈曲时,椎旁肌表面肌电活动完全消失的一种正常现象。触发时间和触发顺序是指肌肉在受到生物物理刺激后到肌肉产生肌电活动之间的时间,以及不同肌肉激活的时间顺序上的差异。上述指标与肌肉的协调、控制和放松能力相关。

4. **非线性指标**　非线性系统是指系统状态的变化以一种复杂的方式依赖于系统先前状态的有机整体,在这里,复杂的方式是指除成比例、相差常量,以及这两者组合之外的任何其他方式。在实践过程中人们发现,系统运动的若干数值特征可以用于识别或刻画非线性运动,主要有分数维值、熵、功率谱、复杂度、李雅普诺夫指数(Lyapunov exponent)等。但目前非线性指标的临床研究较少。

五、表面肌电标准化

表面肌电图是一个高度可变信号,多种因素都会干扰信号测量,这会使得整个试验过程的有效性和可靠性降低,故在临床进行表面肌电分析时需要将肌电信号幅度进行标准化处理。表面肌电信号的标准化过程就是把测得表面肌电信号实际的电压值转化成和标准测试条件下测得的表面肌电信号的百分比值。

1. **幅度标准化**　主要有三种方法：最大主动收缩强度归一化（maximum voluntary contraction，MVC）、参考主动收缩强度归一化（reference voluntary contractions，RVC）、信号最大值归一化（maximum value，MV）。

（1）最大主动收缩强度归一化：是指每次试验前先让测试目标肌肉做最大强度等长收缩，得到的结果即是标准化的基础值。此后将目标肌肉做动作的试验结果转换为试验结果与标准化基础值的比值，这样就完成了最大主动收缩强度标准化。

（2）参考主动收缩强度归一化：是指在标准的测试动作下，做出被试者最大能完成的动作，取该测试值作为后续重复测试动作的参考值。此后的试验信号都以此用来标准化。

（3）信号最大值归一化：即在试验后数据处理时计算当次试验的最大值或平均值，用计算出的最大值或平均值作为标准化的基准值。

2. **时间标准化**　时间标准化的具体步骤如下：确定一个标准时长 T，将其确定为 1，然后将多次周期性的肌电信号所持续的时间 t 与这个标准时长相比较，如果 T>t，则将该周期的信号进行差值。反之，需要对信号进行降采样。

3. **肌电强度的平均**　经过前文所述的幅度与时间标准化后，便可对多次试验的肌电信号曲线进行平均、叠加、比较等操作，用来表示如健康人典型值等特征。

六、表面肌电图的操作

首先需要了解的是，表面肌电图作为观察肌电变化的工具，其检测方案是根据患者的情况和检查的目的进行设计执行的，故不同功能障碍的患者，以及不同的评估目的，其执行的测试方案也有所不同。

1. **表面肌电图检查目的**　表面肌电图可用于测试较大范围内的肌电信号，并很好地反映运动过程中肌肉生理、生化等方面的改变，具有安全、简便、无创、客观量化、无痛等优点。可在静态或者运动过程中持续观察肌肉活动的变化，观察肌肉反应的模式、肌肉活动开始和停止情况、与治疗效果相关的肌肉反应水平、肌肉收缩形式及肌肉活动的姿势等。

2. **表面肌电检查的适应证**　表面肌电图的应用范围十分广泛，所有涉及肌肉功能方面的领域几乎都可能会有不同程度的应用，包括工业医学和人类工程学评定及研究；运动医学领域的应用（间接测定肌力、肌肉疲劳度、监测运动训练效果、指导训练计划的制订、运动训练方案的选择等）；航空航天医学领域的应用和神经生理学方面的研究；康复医学领域，表面肌电图可间接评估肌肉肌力、疲劳度、肌张力，步态分析时肌肉的激活时间和程度，为治疗前的评定、治疗方案的选择及康复目标的量化提供一定的依据，监测康复治疗的效果，判断预后，是帮助确定治疗价值性的有效临床工具。

3. **表面肌电检查的禁忌证**　表面肌电图的检查为表面电极贴布在患者皮肤表面获取肌电信号进行分析的检查，故对患者无伤害为首要原则，如患者待测处皮肤存在伤口未愈合、伤口感染或化脓等情况则不可进行相应部位的表面肌电图检查。骨折患者在早期制动情况下不可进行某些需要相关关节活动的测试。患者存在昏迷、痴呆、意识障碍等无法配合进行测试或患者因某些原因无法完成测试动作者则无法完成表面肌电图检测。严重心肺功能下降的患者或存在明显高血压未有效控制的患者，在执行肌肉收缩时可导致血压升高、心率加快等情况，故存在一定的检查风险。装有心脏起搏器等植入性医疗仪器者可能存在肌电信号的明显干扰。

4. **检查前准备工作**　仔细采集或了解患者相关病史、专科检查情况,根据患者情况决定是否需要进行表面肌电图检查及检查的目的。然后需要向受检者介绍本次表面肌电图检查的目的、方法和注意事项,以取得受检者充分的合作,同时询问或检查患者是否存在表面肌电图检查的禁忌情况。

根据常用表面肌电图检查的流程准备相关物品,如木制检查床、软枕、不同质量的哑铃、绑带、小刀片等;一次性表面电极(目前多采用一次性心电电极)和 75% 酒精棉球;检查仪器准备和测试。

患者根据检查者的要求,去除身上的金属及手机等物品,暴露待检查部位。由于皮肤毛发等介质会影响肌电的采集,必要时对皮肤进行剃毛、砂纸刮擦等处理。

5. **表面肌电检查的方案选择**　表面肌电图检查过程的具体方案设计需要根据患者的疾病、功能障碍情况和检查的目的进行设计。目前,一部分疾病的检查方案如腰痛患者的静态负荷耐力试验(Biering-Srensen test,BST)等长背伸肌力收缩测试方案已经得到了广泛的认可,可以常规作为腰痛患者背伸肌群表面肌电检测的方案。但是,对肌张力障碍患者进行表面肌电检查时,不同的痉挛程度进行牵伸的速度和角度并不一致,故目前尚无完整统一的检测方案。

每个患者或者病种检查方案的选择和设计并不完全一致,一个病种可以有几种不同的检查方案,但进行肌电检查的方案主要是根据检查者需要观察的是肌肉耐力、肌肉收缩能力还是肌肉触发时间和顺序等目的,设计采集时间的长短、目标肌肉的选择及具体动作的执行。

此外,设计表面肌电检查方案的同时需要考虑进行肌电的标准化设计,只有标准化以后的方案才可以进行个体之间的对照。

检查方案设计完成后,根据要求在相应肌肉的肌腹最饱满处沿着肌纤维走行的方向贴布表面电极,然后根据方案执行相应的动作并维持相应的时间。一般对肌肉进行最大等长收缩测试采集肌电时,维持的时间为 5 秒左右,但对肌肉进行耐力测试采集肌电时,维持的时间为至少 30 秒,甚至维持至患者不能耐受为止。

6. **数据分析与结果判读**　表面肌电信号原始数据经过配套软件进行分析后可得出不同的指标,而不同的指标反映的肌肉功能情况有所不同,如时域指标与肌肉收缩募集相关,而频域指标主要反映肌肉收缩疲劳程度等。

肌肉收缩功能还受到肌肉萎缩、肥大、疲劳、收缩方式、肌肉收缩效率等不同情况的影响,故对于表面肌电检查结果的分析解读需要根据患者的情况进行具体分析。如膝关节术后患者早期进行膝关节股四头肌内侧头等长收缩检测时,低负荷情况下患侧的平均肌电值高于健侧,而在高强度收缩时患侧的平均肌电值一般低于健侧,多数临床研究的结果均提示与运动单位早期活化程度较高存在相关,而不能解释为低强度收缩时患侧的肌力较健侧大。

七、表面肌电检查体位及注意事项

表面肌电图检查需要基于一定的运动分析评定的基础上,根据检查疾病和检测肌肉的不同需要,根据要求采取不同的体位并选择不同的肌肉。腰部背伸肌群测试有国际通用的标准的 BST 等长收缩测试体位,但有一些患者因疾病本身或其他特殊原因情况下并不一定能完成该体位下的表面肌电检测,则需要根据患者实际情况设计相关的其他动作。目前大多数的表面肌电检查无特殊体位,体位选择的原则性问题是健、患侧及治疗前后能维持在同一体位进行对比,选择的体位可以使待测肌肉产生较大的收缩。

测试前 24 小时内受试者未参加过剧烈体育或体力劳动,以避免乳酸堆积、肌肉疲劳或者肌肉超量恢复对于肌肉本身真实收缩功能的影响;因电磁辐射等会对肌电产生信号干扰,故检查期间受试者不可随身携带能产生电磁辐射类产品,如手机、电子仪器等;表面肌电图检查需完成相应的主动或被动的动作,故受试者需要能够配合医师要求,按指示完成相应动作。

但检查过程中患者出现不适反应时(如血压升高、肌肉疼痛等),需立即停止检查并观察患者相关反应。疼痛等因素可导致肌肉代偿性的收缩募集增加,从而影响表面肌电指标的准确性。

(李建华　吴方超)

第十一节　高压氧的规范化操作流程

一、概述

(一)高压氧的基本概念

1. **大气及大气压**　地球表面为大气所包围,大气具有质量,因此具有一定压力。单位面积上所承受的大气压的重量,称为压强。将接近海平面附近的大气压定为 1 个大气压($1atm =760mmHg=101.325kPa$)或称为常压。

自然界中的大气又称空气。空气是由 78.9% 的氮气、21% 的氧气及 0.03% 二氧化碳及一些惰性气体等组成的混合气体。混合气体的总压等于各组成气体的分压之和,即道尔顿定律。例如,常温常压气体中,氧分压为 21kPa(0.21atm),氮气分压为 80kPa(0.789atm),二氧化碳气体分压为 0.03kPa(0.000 3atm)。对人体起生理作用的是氧分压,而不是氧浓度。

2. **高气压、高压氧及高分压氧**　在常压下,标准氧浓度为 20.9%(通常按 21% 计算),我们称之为常氧或常压氧。

在医学工作中,我们一般把氧浓度在 21%~94% 的氧气称为富氧或高浓度氧;将氧浓度大于 95% 的氧气称为纯氧。

标准状态下,1 个大气压称为常压,其中氧分压为 0.21atm。当周围环境气体压力超过 1 个大气压时,称为高气压。

高压氧(hyperbaric oxygen,HBO)一般指的是高压下的纯氧;高分压氧(high partial pressure of oxygen)则指的是混合气体中氧分压超过 21kPa(0.21atm)时的氧。

3. **高压氧治疗**　高压氧舱是为高压氧治疗提供压力环境的特殊设备。氧舱设备的高压密闭环境是保证患者有效吸氧的基本条件。

加压舱内充注的介质是压缩空气的,称之为高压空气舱;舱内充注的介质是氧气的,称之为高压纯氧舱。患者在空气加压舱(通过面罩吸氧)或氧气加压舱(直接吸舱内氧气)内吸入纯氧,利用氧的物理、化学、生物及生理作用治疗疾病的方法,称为高压氧治疗。

未加压时,舱上的压力表指针所指示的压力为"0"。当加压治疗时,指针开始移动,压力上升,所显示的压力为表压,又叫附加压。此时的实际治疗压力等于指针所指示的压力(表压或附加压)。但医学上进行高压氧治疗时一般常用绝对压(ATA)表示:

$$绝对压(ATA)=附加压(表压)+常压(1个标准大气压)$$

目前,高压氧治疗的最高压力一般不超过3ATA。

(二)高压氧治疗的基本原理

1. 增加血氧含量,提高血氧分压。
2. 增加血氧弥散量,提高组织氧储量。
3. 促进侧支循环的生成。
4. 消除体内气泡的栓塞。
5. 抑制厌氧菌生长。
6. 对放化疗的增敏作用。
7. 减少L型钙通道开放降低细胞内浓度。
8. 促进神经再生。
9. 对免疫功能的双向调节作用。

(三)治疗设备

氧舱是通过注入压缩气体(氧气、空气等),使之高于大气压的密闭容器,患者通过呼吸舱内氧气或面罩吸氧气而进行治疗的场所,属于载人压力容器。按照加压介质不同分为氧气加压舱和空气加压舱。

(1)氧气加压舱:加压介质为氧气,分为成人氧气加压舱和婴幼儿氧气加压舱,一般设计的进舱治疗人数均为1人。

(2)空气加压舱:加压介质为空气,按照进舱人数多少分为单人氧舱和多人氧舱(GB/T 12130—2020版)。

单人医用空气加压氧舱是指治疗人数为1人、加压介质为空气,并通过供氧管路和呼吸装置向患者提供吸氧治疗的氧舱。

多人医用空气加压氧舱是指治疗人数为2人或2人以上、加压介质为空气,并通过供氧管路和呼吸装置向患者提供吸氧治疗的氧舱。

二、高压氧舱操作规程

(一)空气加压氧舱操作规程

1. 开舱前准备

(1)每次开舱前检查氧舱各系统设备是否处于完好工作状态。

(2)检查压缩空气气源,储量是否满足治疗的需要,并打开供气阀。

(3)检查氧气气源,并打开供氧阀,供氧压力应高于舱内压,为0.4~0.7MPa。

(4)检查操作台上各加减压和供排氧阀门是否关闭。

(5)打开操作台上的总电源开关,接通所需使用的各种仪器、仪表电源(监视器、测氧仪、电脑、对讲机、音箱、空调、电磁阀等),开启舱内照明开关。

（6）检查患者吸氧装置连接是否正确,指导患者正确的吸氧方法并试吸氧。

（7）检查并关闭递物筒内外盖,关闭内外盖上的平衡阀。

（8）如有雾化吸氧装置,应调试安装好雾化瓶。

（9）对入舱人员进行安全检查。

（10）宣教进舱须知。

（11）多人舱操作人员不得少于 2 人。

（12）氧舱运行期间,注意观察仪器、仪表和舱内情况,不得脱岗。工作期间严禁做一切与工作无关的事情。

2. 氧舱工作过程

（1）加压阶段

1）加压前通知舱内人员准备加压并告知加压注意事项（包括咽鼓管调压、引流管、输液、气管插管/套管的气囊的管理及生命体征观察等）。应严格掌握加压速度,加压初始阶段应缓慢加压,在表压为 0.1~0.15MPa 时,总加压时间不得少于 15 分钟。

2）加压过程中,应经常询问舱内人员的感觉及中耳调压情况,如舱内人员反映耳闷、耳痛不适时,应减慢加压速度或暂停加压或适当减压,嘱患者反复做中耳调压,如上述措施不能解决耳部疼痛,则考虑减压出舱,并通知医生做好对症处理。

3）注意调节舱内温度。

（2）稳压阶段

1）舱内压力加至治疗压力后,打开操作台上的供氧阀和雾化吸氧控制阀,通知患者戴好面罩开始吸氧。供氧压力宜保持在 0.5~0.6MPa 范围内,同时打开操作台上的排氧网。保持舱压稳定,如有升高或降低时,应及时排气或补气。

2）监测舱内氧浓度,严格控制在 23% 以内,如氧浓度增高过快应立即查明原因并排除,同时舱内应通风换气。

（3）减压阶段

1）通知舱内人员准备减压并告知减压注意事项（包括咽鼓管调压、引流管、输液、气管插管/套管的气囊管理及生命体征观察等）,摘掉吸氧装置,严格按规定减压方案操作,表压 ≥ 0.12MPa,总减压时间不少于 30 分钟。减压时应监测舱内氧浓度。

2）减压期间要求舱内人员保持安静,不要站立、走动或活动躯体,注意保暖。注意调节舱内温度。

（4）减压出舱后

1）患者出舱后,对舱内进行常规的检查、清理和消毒,关闭操作台电源和各种阀门,手操器旋钮复位归零。

2）关闭氧气气源。

3）将氧舱操作记录等填写完整。

（二）氧气加压舱操作规程

氧气加压舱加压介质为氧气,安全操作极为重要,保证一人操作一舱,氧舱操作人员必须坚守岗位,患者在舱内时,氧舱操作人员不得以任何理由擅离职守。

1. 进舱前准备

（1）检查氧舱设备及电气控制系统是否处于完好状态,氧舱必须保证在无故障的情况下才能开舱使用。

(2)检查氧气气源及加湿装置水量是否充足。

(3)检查操作台上各加减压和供排氧阀门是否关闭。

(4)检查测氧仪是否处于良好工作状态。

(5)检查舱内床单、被褥是否干净,将舱门打开,推出滑动床,准备接治患者。

(6)协助患者将自己的衣物全部脱掉,更换高压氧治疗专用纯棉服装,将头发加湿并全部塞入纯棉帽内,严格检查,严禁携带易燃、易爆、火种及与治疗无关物品。督促患者将化妆品、发胶全部洗净。

(7)安装并固定好防静电装置。

(8)向患者详细交代舱内注意事项及中耳调压方法,帮助患者调整到舒适体位,关好舱门。

(9)再次核对患者的姓名、年龄、诊断、高压氧治疗方案,填写氧舱操作记录单。

2. 操作过程

(1)通知患者做好准备,开始加压,告知加压注意事项。

(2)打开供气阀进行加压,初始阶段应缓慢,并随时询问舱内患者的感觉,严格按治疗方案掌握加压时间。

(3)当表压升到 0.02MPa 时,应进行舱内换气"洗舱",其方法是打开输出阀,保持输入和输出流量相等,氧浓度达 75% 后关闭输出阀继续加压。

(4)随时注意患者反应,如有耳闷、耳痛等不适,应减慢加压速度或暂停加压甚至适当减压,待不适消除后再继续加压,如果不能消除耳痛或有其他情况出现,则应减压出舱。

(5)根据患者实感温度控制制冷装置,当舱压升至预定的治疗值时,关闭进氧阀,记录时间并开始计为稳压时间。

(6)稳压后氧浓度(体积分数)应保持在 80% 以上。

(7)掌握好通风换气,一般每隔 15~20 分钟换气一次,每次 3~5 分钟;或采用持续供氧换气方式(8~10L/min)。

(8)稳压时间结束时,通知患者做好减压准备,告知减压注意事项。打开排气阀,严格按减压方案开始减压。

(9)当舱压为零,舱内气压确已解除时,打开舱门,协助患者出舱,填写完整治疗记录。

3. 出舱后的清理

(1)每位患者治疗结束后。整理舱内各种物品,检查设备确认无故障后,用消毒液擦洗消毒,以备使用。

(2)每天治疗结束后、关闭操作和各种开关按钮及阀门,关闭氧气气源及总电源。

(三)婴儿氧舱操作规程

1. 治疗前常规检查氧舱有机玻璃筒体、所有仪表、检测系统、供排氧系统等部件,一切正常方可使用。

2. 关闭在婴儿舱控制板上的供排氧阀,然后缓慢开启氧气瓶调节器或供氧管路截止阀,再逐渐调整减压阀的输出压力,输出压力不得大于 0.15MPa。

3. 打开舱门,拉出托盘,用纯棉被服包裹婴幼儿后放置在托盘上,侧卧固定,然后轻轻推入,关紧舱门。

4. 开启供氧控制阀、供氧流量计针型阀进行加压。减压时开启排氧阀和排氧流量计针型阀。加、减压过程宜平缓。

5. 婴幼儿治疗所采用的加减压速率、治疗压力及治疗时间由医务人员按婴幼儿年龄及病情制订,严密观察婴儿情况。

6. 高压氧治疗氧浓度(体积分数)应达到 80% 以上。

7. 严密观察并记录患儿治疗情况,做好氧舱操作记录。

8. 氧舱操作结束后,打开舱门,拉出托盘,抱出婴幼儿,观察无异常情况方允许离开。

9. 治疗中如发生紧急情况应快速排气,并调节舱门紧急减压。

(四) 递物筒操作规程

1. 由舱内向舱外传递物品

(1)由舱外操作人员关闭并锁紧外盖,关闭压力平衡阀。

(2)由舱内操作人员打开内盖压力平衡阀,以便向筒内充气加压。

(3)当平衡阀气流声消失时,或筒外盖上压力表与舱内压一致时,表明筒内压力已与氧舱压力平衡,即可松开闭锁装置,打开内盖门。

(4)放入需要递出的物品,关闭并锁紧内盖,关闭其平衡阀。

(5)通知舱外操作人员,可进行取物操作。

(6)舱外操作人员得到舱内报告后,先打开外盖压力平衡阀,进行减压。当递物筒压力表指针回零或平衡阀气流声已消失时,即可松开闭锁装置,打开外盖,取出物品。

(7)由于递物筒外盖是外开式结构,在开盖操作时必须注意安全。

1)必须在筒内压力彻底解除后,方可松开闭锁装置。

2)操作人员应站在递物筒开口一侧操作,以防筒内的余压或操作错误时,因筒内压力过高弹开舱门而造成伤害。

2. 由舱外向舱内传递物品

(1)操作人员应检查递物筒外盖处于何种状态,如处于关闭时,应按 1.(6)程序操作。

(2)放入需要递进的物品。

(3)关好外盖,关闭压力平衡阀。

(4)通知舱内操作人员可进行取物操作。

(5)舱内操作人员得到舱外的通知后,进行取物操作,其程序,按 1.(2)~(3)操作。

(6)取出物品后应及时关闭内盖和压力平衡阀空气加压。

(五) 氧舱内护理技术操作常规

高压氧治疗期间,由于舱内气压变化,对舱内的护理技术操作有特别要求,应加以注意,并做好舱内抢救治疗用的药品、物品及医疗器材的准备、检查工作。

1. 开启安瓿

(1)由于高压氧舱内压力与安瓿内压力不平衡,当安瓿内压力低于舱内压,开启时玻璃碎片易落入瓶内污染药品;当舱内压力低于安瓿内压时,玻璃易向外飞溅。使用 10ml 以上较大安瓿时,宜在舱外将药液抽入针管,带入或从递物筒传入舱内,应固定针管针头连接部及针栓。

(2)可能在舱内使用的安瓿,应在安瓿颈部划好划痕,用 75% 酒精消毒后以无菌纱布包裹后再开启。

(3)注意无菌操作。抽吸药液前观察药液内有无玻璃碎片,查对后注射。

(4)在舱内可能使用的药剂应多配备。

2. 静脉输液加压或减压时,由于舱内压力变化,输液瓶内和莫菲管内的气体体积和压强也相应改变。

(1)若为硬质材料密封输液瓶宜采用长针头排气,将长针插到液平面之上,调节瓶内外压力平衡,同时夹闭排气管;若为软质输液袋,夹闭排气管,不需做其他特殊处理。

(2)加压时由于莫菲管内气体被压缩而体积变小,液平面会上升到较高的位置,甚至会看不到液体点滴,因此,加压前应将莫菲管内液平面调到较低水平;加压过程调整控制液体滴速。

(3)减压时,舱内压力降低,莫菲管内气体膨胀,液平面回落,应观察其高度并做相应调整;减压过程调节控制液体滴速。

3. **负压吸引器的使用**　空气加压氧舱中配备利用舱内外压力差而起负压吸引作用的装置。使用舱内负压吸引装置时,随舱内压力升高,使负压吸引力也增大,应防止吸引管对鼻、咽、气管黏膜的损伤;因此,须缓慢打开,调整到合适吸引强度,压力表上显示压力不应超过 26.7kPa(200mmHg)。如负压吸引装置与电动吸引器连接,则在常压下及加压初期和减压末期舱压小于 0.02MPa 时,可以使用电动吸引器。如无负压吸引装置,用脚踏机械式负压吸引器或 50~100ml 针筒进行人工负压吸引。

4. **患者所带导管的管理**

(1)入舱前认真检查患者所带的各种导管的名称、部位、作用,可做标记。

(2)观察引流物性质、颜色、数量,防止逆流。

(3)各种导管应妥善牢固地固定,防止移位、脱落或掉落患者体内。

(4)加压时夹闭引流管,减压时开放所有导管,保持引流通畅。

(5)带有套囊的气管插管/套管,加压时应适当加注空气,保持其密封作用。减压时应抽出适量空气,以避免空气膨胀而造成气囊破裂或压迫气管壁造成损伤;气囊中也可抽出气体再注入适量生理盐水(加压时液体体积不改变),减压出舱后抽出液体,再注入适量空气。

5. **采血**　在高压氧舱内采集周围静脉血或动脉血标本的操作与常压下相同,但血标本经递物筒由舱内传出过程的操作有特殊要求。

(1)血常规的血标本应加到稀释液内,标本瓶应直立不密封。

(2)装有血标本的注射器应将针头插入橡皮塞内,用胶布把针管与针栓固定,针管与针头连接部粘牢,以防止在递物筒内减压过程中血液里的气体体积膨胀,推出针栓致使标本报废。

6. **呼吸器**

(1)舱内专用(气动)呼吸机:连接舱内呼吸机专用供气供氧接口,按照呼吸机操作常规操作。

(2)简易呼吸器:是麻醉科常用器材,高压氧舱内应常规备简易呼吸器,并且两端能与供氧管及吸氧装置良好连接,根据患者病情按照常规进行操作。

三、应急预案

（一）空气加压氧舱紧急情况处理应急预案

当舱内发生火灾意外事故时，操作人员应沉着果断地做出如下处理：

1. 迅速关闭供氧、供气阀门，切断总电源开关。

2. 启动舱内水喷淋系统或使用舱内灭火器灭火，如安装有应急供气系统应同时开启应急供气系统阀门，指导舱内人员戴好吸氧装置呼吸、开启紧急卸压阀，尽量避免呼吸道损伤和窒息。

3. 迅速打开排气阀及舱外紧急卸压阀，尽快减压至常压。

4. 通过对讲装置镇静、沉着地安抚舱内患者及陪舱人员。

5. 迅速打开舱门，救出舱内人员。

6. 通知医院相关科室进行抢救。如发生减压病应设法加压治疗。

7. 保护现场，立即如实报告上级主管部门及省市级高压氧质量控制中心，查清火灾事故原因。

以上规则应定期（至少每 3 个月 1 次）进行演练并记录。

注：事故发生时本科相关人员应各司其职，如有可能以上几项同时进行。

（二）氧气加压舱紧急情况处理应急预案

氧气加压舱发生紧急情况时，基本为火灾，患者主要为严重烧伤、窒息及减压病，故应采取以下紧急措施：

1. 立即切断总电源。

2. 立即关闭供氧阀门。

3. 立即打开所有排气阀，并采取一切必要措施，尽快打开舱门。

4. 用备好的消防器材，迅速将火扑灭，救出患者。

5. 立即通知科室主任及医师，准备好一切抢救物品，对患者进行急救。

6. 在采取以上措施的同时，及时向医院相关部门汇报。

7. 保护好现场，以便查明事故原因。

（三）婴儿氧舱紧急情况处理应急预案

1. 若高压氧治疗中婴幼儿发生危及生命安全的紧急情况（如呕吐、窒息、抽搐、发绀等），应立即减压，尽快出舱进行救治。

2. 治疗中氧舱设备发生故障时，尽快减压出舱。

3. 婴儿舱一旦发生火险时，就应立即关闭进氧阀，调节舱门减压出舱，组织抢救并报告医院相关部门。

（李红玲）

第十二节　腰痛的预防和康复质量控制

腰痛是以下腰部、腰骶、臀部或腿部一侧或两侧疼痛不适为主要表现的一种病症，又称下腰痛（low back pain, LBP）。主要分为三类：① "红标性腰痛"，包括肿瘤、感染（包括结核）、骨折等；②腰椎间盘突出症（神经根性腰痛），腰痛伴有下肢神经根性症状；③非特异性下腰痛，始发于腰部症状，包括腰肌劳损、腰肌纤维织炎、腰肌筋膜炎、腰三横突综合征等急慢性腰部病变。病程小于 6 周的为急性腰痛，7~12 周的为亚急性腰痛，大于 12 周的为慢性腰痛。

一、腰痛学校

腰痛的治疗主要包括药物、手术和物理治疗等方法，而康复预防也是康复医学主要强调的内容之一。腰痛学校（back school）是集腰痛防治知识教育、腰痛力学姿势和行为训练、功能康复、心理指导及医学治疗于一体的综合康复治疗单元，是由康复医师和康复治疗师通过小班的方式，对腰痛易患人群、腰痛患者进行腰痛知识教学、培训的一种持续性干预方法。更准确地说，"腰痛学校"是一种理念，一种腰背痛预防和治疗的医疗模式。腰痛学校的概念最早出现于 20 世纪 60 年代，并逐渐发展至整个西方世界。2000 年中国开始运用腰痛学校理念治疗腰痛患者，其教学对象是腰痛易患人群、正在腰痛或曾经腰痛的患者，年龄 18~70 岁且能积极配合防治的腰痛者。

腰痛学校的实施方案如下：

1. **教学形式** 根据引起腰痛的原因不同，将易患人群、腰痛患者分成不同的班级，以现实或网络集体授课为主，通过康复评估制定近期与远期康复计划，系统地进行教学。对于特殊对象，医护人员再给予个别指导。

2. **教学内容** ①理论授课：包括腰痛相关的基础生理、解剖知识，腰痛的发生发展，生活中容易诱发因素或加重腰痛的不良姿势或生活习惯，使患者对腰痛做到知己知彼；②运动训练：包括运动评估、牵拉训练、肌力训练、核心肌群训练、姿势控制训练，并在每次课程结束前检验教学效果，辅以个别指导，使患者真正地掌握正确自我防治腰痛的方法。

3. **教学重点** 使学员学习并掌握运动项目、运动方式、运动强度及运动负荷的安全指数，包括科学合理的腰背肌功能锻炼知识和方法。通过运动处方，强调腰背部核心肌群的运动功能锻炼，纠正脊柱周围肌力的不平衡、强化脊柱的稳定性、提高脊柱活动功能，改善局部的血液循环，达到缓解腰部疼痛的目的。

4. **教学目标** 学员通过理论学习、集体训练、共同参与、互相交流，全面提高对腰痛发病原因的认识，了解容易诱发腰痛的不良生活习惯，掌握自我训练方法，主动防治腰痛或避免腰痛复发。腰痛学校是一种值得提倡的整体化康复模式，通过腰痛学校可以有效降低易患人群的腰痛发病率和腰痛患者的复发率，促进腰痛缓解，从而减少相关费用。

5. **腰痛学校质量控制** ①通过督察保障教学内容的全面性、合理性、实用性；②通过考试了解并增强学员对教学内容的理解、掌握程度。

二、腰痛的药物管理

用于治疗腰痛的药物种类很多，常用的有非甾体抗炎药（NSAID）、肌松剂、利尿脱水剂、阿片类镇痛药，抗抑郁、抗焦虑与镇静催眠药，糖皮质激素等。镇痛药物通过解除或者减轻疼痛从而改变机体对疼痛的反应，选择性抑制痛觉的产生和传导，从而达到镇痛目的。

（一）使用药物消炎镇痛的基本原则

1. **首选口服给药** 口服用药具有无创、方便、安全、经济的优点。当急性疼痛需要尽快采用其他起效更快的给药途径或患者出现口服不能耐受的不良反应时，才考虑其他给药途径；不能吞咽或口服吸收障碍的患者可采用非口服途径，如透皮贴剂止痛，也可持续静脉或皮下输注止痛药等。

2. **按阶梯用药** 按照 WHO 三阶梯原则，应当根据患者疼痛程度，有针对性地选用不同强度的镇痛药物，按时规律给药，而不是按需给药。目的是获得最佳疗效，使副作用最小化。①轻度疼痛：可选用 NSAID；②中度疼痛：选用 NSAID，并可合用弱阿片类药物；③重度疼痛：可选用强阿片类药，并可合用 NSAID。合用 NSAID 既可增加阿片类药物的止痛效果，而且还可以减少阿片类药物用量。

3. **注意具体细节** 对使用止痛药的患者要加强监护，密切观察其疼痛缓解程度和机体反应情况，注意药物联合应用的相互作用，并及时采取必要措施尽可能减少药物的不良反应。

（二）全身用药

1. **NSAID** 可分成三类：乙酰水杨酸盐类，包括阿司匹林等；非乙酰基水杨酸盐类，包括水杨酸镁、二氟尼柳（二氟苯水杨酸）等；非水杨酸盐类，常用的有布洛芬、醋氯芬酸肠溶片等。适用于所有类型的腰痛。其主要副作用是胃肠道和肾功能损害。老年人及有心血管、胃肠道基础疾病的患者需慎用，如必须用此类药物，需评估相关风险。该药禁用于既往服用阿司匹林或其他 NSAID 后诱发哮喘、荨麻疹等过敏反应的患者及严重心肾衰竭的患者。

（1）布洛芬：具有抗炎、镇痛、解热作用，镇痛效果优于阿司匹林。适用于急性或慢性疼痛，特别是不能耐受阿司匹林患者。布洛芬片规格每片 0.1g，每次口服 0.1~0.2g，每天 3 次；每 4~6 小时可重复 1 次，24 小时用药不超过 4 次。布洛芬缓释胶囊规格每片 0.3g，每次口服 0.3g，每天 2 次。

（2）醋氯芬酸肠溶片规格每片 50mg，每次 50~100mg，每天 2 次，每天最大剂量 200mg。双氯芬酸钾分散片规格每片 50mg，50~150mg/d，分 2 次口服，每天最大剂量 200mg。双氯芬酸利多卡因用于重度腰痛，每支 2ml，肌内注射每次 1 支，每天 1 次，严重者可间隔数小时再注射 1 次。

（3）艾瑞昔布：是新型的选择性环氧合酶 -2（COX-2）抑制剂，能减少胃肠道的反应，较少引发心血管不良事件，临床抗炎效果较好。规格为每片 0.1g，每次 0.1g，每天 2 次。仅用于男性，以及非育龄期或治疗期无生育要求的妇女，儿童和青少年禁用。

一般建议 NSAID 使用 2 周为 1 个疗程，但考虑到不良反应，建议持续应用时间不超过 1 个月。

2. **骨骼肌松弛药** 通过缓解腰背痛患者的肌紧张状态达到减轻疼痛目的。分为苯二氮䓬类（如艾司唑仑）和中枢性肌肉松弛药（如乙哌立松），适用于急性、中重度腰痛。副作用以恶心等消化道症状为主，其次是头晕、嗜睡等神经系统反应，停药后可缓解。应尽量选择中枢抑制作用小的肌肉松弛药。该类药禁用于严重肝肾功能不全者。

（1）艾司唑仑：规格为每片 1mg。使用方法为每晚 1 次，每次口服 1~2mg，疗程 7~10 天。

（2）乙哌立松：规格为每片 50mg。使用方法为每天 3 次，每次口服 1 片，疗程 2~4 周，必要时可适当延长。

3. 利尿脱水药 可以消除急性神经根炎症水肿,对腰痛急性期,具有快速缓解症状的作用。适用于腰椎间盘突出症引起的腰腿痛患者。副作用为肝肾功能损伤,有肝肾功能障碍的患者及老年人应慎用或不用。

(1)20% 甘露醇:规格为 250ml/袋。使用方法为每次 200~250ml 静脉滴注,每日 1 次,严重者 8~12 小时 1 次,必须加压快速滴入,一般要求在 30 分钟内滴完,有心脏问题或老年人可适当延长滴注时间至 40~50 分钟。疗程为 5~7 天,可依据症状缓解程度适当调整至 10 天内。

(2)七叶皂苷钠粉针:规格为 10mg。使用方法为 20~30mg 加入 250ml 生理盐水中静脉滴注,每天 1 次。2 周为 1 个疗程。

4. 激素类药物 具有消除神经根水肿,缓解疼痛的作用。适用于急性、重度腰痛(VAS ≥ 8 分),一般性治疗无效或疗效差,无激素禁忌证者。常与脱水剂合并使用。副作用为长期使用可致物质代谢和水盐代谢紊乱、消化性溃疡、骨质疏松、加重感染等。老年人、骨质疏松者应慎用或不用。该药禁用于感染、高血压危象、严重骨质疏松、消化性溃疡伴出血、青光眼、糖尿病、股骨头坏死等患者。应同时使用胃肠道保护剂如奥美拉唑、铝碳酸镁、碳酸氢钠等,对于老年人及骨质疏松患者应加用钙剂。

地塞米松:临床上常以 5~10mg 加于 100ml 生理盐水中静脉滴注,3~5 天后改为口服;每日口服 1.5~3mg,分早、中 2 次饭后服用,一般每 3 天减 1 片(0.75mg),总疗程为 10~15 天。

5. 阿片类 一般选用弱阿片类(如曲马多、可待因等)药物,主要用于缓解疼痛。必须规律给药而不是疼痛时给药。适用于严重腰痛、慢性腰背痛且其他治疗方式无效患者。副作用为明显的胃肠道反应(如胃肠不适、恶心、呕吐等),老年人、有胃肠疾病的患者应慎用。使用疗程应控制在 1~2 周内。

曲马多:胶囊剂规格 50mg/粒;缓释剂规格 100mg/粒。使用方法为口服或肛门给药,每次 50~100mg,每天 2~3 次,每天剂量最多不超过 400mg。首次睡前给药或/和同时口服维生素 B_6(10mg,每天 3 次),可显著降低头昏、呕吐等副作用。

6. 维生素类药物 可营养周围神经,适用于腰椎间盘突出症引起的下肢麻木患者。

(1)维生素 B_1:口服每次 10mg(1 片),每天 3 次;肌内注射维生素 B_1 药效更直接,每次 100mg,每天 1 次。10 天为 1 个疗程,可据病情连续使用数疗程。根据患者病情轻重和适应情况选择口服或肌内注射给药。

(2)维生素 B_{12}:具有促进神经组织髓鞘受损后的修复作用。注射用维生素 B_{12} 每支规格为 0.5mg,每次 25~100μg,每天 1 次,可酌情增量。甲钴胺是维生素 B_{12} 的衍生物,是一种辅酶 B_{12},比维生素 B_{12} 更容易进入神经,从而对神经元的传导有着良好的改善作用。口服每次 500μg,每天 3 次;肌内注射每次 500μg,每天 1 次。10 天为 1 个疗程,可据病情连续使用数疗程。

(3)维生素 B_6:有调节自主神经的功能,是适用于腰痛伴有胃肠疾病患者的辅助用药。常用剂量为每次口服 10mg,每天 3 次。10 天为 1 个疗程。

7. 抗抑郁药物 慢性腰痛患者通常伴随有心理和情绪问题,抗抑郁药物为慢性腰背痛的辅助用药。最常用的三环抗抑郁药包括阿米替林和多虑平。主要的副作用包括嗜睡、口干、眩晕、便秘。禁忌证为严重的心肝肾疾病及青光眼患者。老年、孕妇、前列腺肥大和癫痫患者慎用。为减少用药的副作用,一般建议先从小剂量开始服药,逐渐增量到有效剂量后开始维持服用,一旦症状改善可缓慢减量。

8. 抗癫痫药　加巴喷丁等近来也被用于治疗神经痛,有肾功能损害者慎用。

(三)透皮贴剂

外敷药物用于腰痛的痛点局部,药物能够透过表皮到达深层组织,从而起到缓解疼痛的作用。临床上常用的药物有:①中药芳香类消炎镇痛膏,如麝香止痛膏、活血止痛膏等;②西药类,如氟比洛芬巴布膏。该类用药作用于局部,不影响全身的生理活动,因此毒副作用小。注意事项:外贴膏药之前要清洁局部皮肤、24 小时需要更换一次膏药;皮肤有伤口、感染或有皮肤病的患者禁用该类药物;孕妇慎用;药物使用后有过敏征象患者需停止使用。

(四)局部注射用药

用皮质激素(如曲安奈德、复方倍他米松等)或 / 和麻醉剂(如利多卡因、普鲁卡因等)行痛点封闭。除少数脊柱器质性病变(如感染、结核、肿瘤等)外,其他一般性腰痛疾病均可应用,但在使用前应充分评估该疗法为患者带来的可能疗效与风险,然后慎重做出决定。腰部封闭可分为浅位封闭和深位封闭,前者适用于腰部浅层软组织疼痛,所选择的封闭点往往就是组织的病变区;后者适用于深部疼痛病灶,封闭针可深达深部肌肉组织、脊柱关节突关节、小关节囊、深部韧带、神经根、后纵韧带、硬膜外、骶管内、椎间盘或行穴位注射。注意事项同激素。

三、腰痛的康复方法质量控制

腰痛患者应在康复医师或 / 和治疗师指导下规范选用以下治疗方法。早期物理因子治疗可以降低急性下腰痛患者转为慢性症状患者的风险,运动疗法可以降低复发率。

(一)物理因子治疗

1. 电疗

(1)低频电疗法:具有兴奋神经肌肉组织、镇痛及促进局部血液循环的作用。经皮神经电刺激(transcutaneous electrical nerve stimulation,TENS),可应用于急、慢性下腰痛患者。一般先进行温热治疗,再行 TENS 治疗,以提高疗效。每次 20~30 分钟,每天 1 次,10 次为 1 个疗程。注意事项:孕妇、带有心脏起搏器患者禁用;治疗时电极与皮肤应充分接触,并避开瘢痕、溃疡和皮疹。

(2)中频电疗法:具有促进局部血液循环、镇痛、消炎的作用,中频电、干扰电对急、慢性非特异性下腰痛均有一定疗效。电流强度一般以患者耐受量为宜,每次 20~30 分钟,每天 1 次,10 次为 1 个疗程。禁忌证为有出血倾向、孕妇及严重心脏病患者。治疗期间注意观察患者有无头晕、头痛、胸闷等症状,应及时调整电流强度或停止治疗。皮肤局部出现斑点状潮红时,应立即涂烫伤药膏或甲紫溶液等药物。

(3)高频电疗法:高频电温热效应特点为"内源热",具有消炎、消肿、镇痛,解痉、提高免疫力等作用。超短波适用于各种类型急慢性腰痛患者,特别是对神经根水肿的消除效果好。急性期一般采用无热量或者微热量,慢性期采用温热量。每次治疗 10~15 分钟,每天 1 次,10~15 次为 1 个疗程。禁忌证为"红标性腰痛"、有出血倾向、妊娠、严重心肺功能不全及局部金属物、植入心脏起搏器者等。注意事项:治疗部位应干燥,对治疗不平整的局部应加大治疗间隙,两电极电缆不能交叉或打卷,以防短路;治疗过程中患者不能使用手机,也不能触摸仪器,需经常询问患者的感觉,以免烫伤。

2. **冲击波治疗** 对慢性腰痛患者的疼痛、功能障碍和抑郁有效。一般对腰部痛点区域进行治疗,治疗压力为 1.8~2.5bar(1bar=100kPa),频率 8.0~10.0Hz,冲击剂量 2 000 次,每次冲击治疗需间隔 3 天,3~5 次为 1 个疗程。治疗时注意避开脊柱和骨突。禁忌证为有出血倾向、肿瘤、局部感染灶等。治疗后可配合超短波等治疗。

3. **热疗** 通过改善局部血液循环、缓解肌肉痉挛减轻腰痛。注意急性期腰痛慎用热疗。

(1)熏蒸疗法:利用蒸汽或药物蒸汽作局部熏法,适用于慢性腰痛。卧位于治疗床上将需要治疗的部位直接在熏蒸汽孔上熏,温度控制在 35~40℃。每次 20 分钟,每天 1 次,15~20 次为 1 个疗程。禁忌证为严重心血管疾病、孕妇、恶性贫血、月经期、活动性肺结核、高热患者。年老、体弱者慎用。注意事项:①治疗前,严格按照说明书进行操作,清洁消毒、避免交叉感染。调整好适宜的温度,避免过热引起烫伤。②治疗中,随时观察和询问患者的反应,如有心慌、头晕、恶心等不适者,应立即停止治疗,予以对症处理。③治疗后,擦干皮肤、注意保暖,以防受寒、感冒。

(2)蜡饼疗法:适用于亚急性、慢性腰背痛。常用的方法为蜡饼疗法,温度维持在45~50℃,用塑料膜或油布包裹石蜡、装入棉质布袋敷于治疗部位,每次治疗 20~30 分钟,每天或隔天治疗 1 次,15~20 次为 1 个疗程。禁忌证为皮肤对石蜡过敏者、高热、急性化脓性炎症、妊娠、肿瘤、结核、出血倾向、心力衰竭、肾衰竭、温度感觉障碍者。注意事项:①治疗部位要清洁;②治疗时要随时观察患者的治疗反应,如患者感觉过烫应及时终止治疗,检查原因并予以处理;③在皮肤感觉障碍、血液循环障碍等部位蜡疗时温度宜稍低,骨突部位可垫棉布,防止烫伤;④少数患者治疗部位可能出现皮疹、瘙痒等过敏反应,应立即停止蜡疗,休息观察 15 分钟左右,根据患者的情况给予抗过敏处理。

4. **牵引疗法** 是腰椎间盘突出症常用的治疗手段。禁忌证为"红标性腰痛"患者、脊髓疾病、有急性马尾神经综合征表现的腰椎管狭窄症及腰椎间盘突出症;重度骨质疏松、严重高血压、心脏病、出血倾向、孕妇等。目前临床上常用的是电动骨盆牵引。

(1)牵引体位与角度:患者多取仰卧位,胸肋带和骨盆带分别固定于季肋部和骨盆髂嵴上方。通过调整骨盆牵引带两侧牵引绳位置,以控制腰椎牵引作用力的角度。

仰卧位牵引:双下肢屈髋屈膝(方法为主动屈髋屈膝踩床,或膝关节下垫三角枕)使腰椎前凸变平并处于中立位,牵引力主要作用于腰椎下段病变。如屈髋屈膝位腰椎牵引时疼痛加重或不能减轻腰痛,则可更换为双下肢伸直位牵引,以有效缓解疼痛为目标。

(2)牵引重量:为自身体重的 30%~100%,宜小重量开始,根据患者病情逐渐增加,避免超过体重。体重轻或体质弱者适当减轻牵引重量,以牵引后症状减轻为适宜重量。

(3)牵引时间:一次 20~30 分钟,轻重量牵引时持续时间可适当延长,较大重量牵引时持续时间可酌情缩短。

(4)注意事项

1)牵引前:可进行腰部热疗放松肌肉,避免拉伤;向患者做好解释工作,消除患者紧张情绪,嘱其牵引时不要屏气或用力对抗;对进行屈曲旋转快速牵引者,需详细了解患者病情制定治疗方案,以免造成损伤;高龄或体质虚弱者可以不选择牵引床治疗。

2) 牵引中：胸肋固定带和骨盆固定带要扎紧，但胸肋固定带安放的位置和松紧以不妨碍患者正常呼吸为度，同时应防止卡压腋窝，以免造成臂丛神经损伤；两侧牵引绳应位置对称，松紧一致；以有效减轻症状为目标，如果牵引中患者症状加重且通过改变体位、牵引重量不能有效缓解者，应停止牵引。

3) 牵引后：应缓慢去除牵引带，继续平卧休息 3~5 分钟后再佩戴腰围缓慢起身。牵引治疗后需适当卧床或休息 1~2 小时，可以提高疗效。

5. 针灸疗法　适用于慢性腰痛及有较高期望的患者。注意操作规范，注意手卫生、消毒，防止感染。常用的针刺穴位：主穴，取大肠俞、小肠俞、关元俞、腰阳关、阿是穴；配穴，根据疼痛放射部位辨证取穴，疼痛放射至足后侧者取秩边、承扶、殷门、委中、昆仑，疼痛放射至足外侧者取环跳、风市、阳陵泉、悬钟、足临泣，疼痛放射至足前侧者取足三里、丰隆、解溪，疼痛放射至足内侧者取血海、阴陵泉、三阴交。每次 20 分钟，每天 1 次，10 次为 1 个疗程。针灸后配合穴位拔罐可以增加疗效。注意拔针时在针眼处需按压片刻，避免针眼出血。针刺运动对非特异性下腰痛有改善肢体的酸麻和疼痛，以及活血化瘀、止痛效果。

（二）推拿疗法

推拿疗法对"红标性腰痛"以外的各种腰痛都有较好的治疗效果，满意度高。特别是对非特异性下腰痛效果最好。建议在热疗之后按照经络取穴进行推拿，疗效更佳。运用推拿治疗腰痛过程中、治疗后症状宜减轻，如加重则必须停止推拿治疗，做必要的进一步检查。

禁忌证：①"红标性腰痛"；②腰椎间盘突出导致大便或 / 和小便障碍；③严重骨质疏松；④有严重的凝血功能障碍，易于出血；⑤有髓内疾病（包括脊髓空洞症、炎症、肿瘤）者。对于高龄、腰椎滑脱、巨大椎间盘突出或脱垂患者要避免使用手法操作，请相关科室会诊协助诊治。

（三）运动疗法

1. 核心肌群稳定性训练　必须在康复医师或康复治疗师指导下进行，急性期疼痛改善后即开始在无痛前提下进行规律性锻炼。一般分为 4 个步骤：①中立位的控制，让患者对核心肌群进行自觉、有意识地控制收缩；②方向的控制，让患者能在脊柱运动情况下，维持姿势的稳定性；③失衡的控制，主要是在第 2 步方向控制的基础上增加不稳定因素，目的是训练患者深层与浅层核心肌群对脊柱在失衡情况下的控制能力；④核心肌群的主动牵伸与抑制，主要目的是提高相应肌群的柔韧性，同时对兴奋过高的肌群进行抑制。应根据腰痛患者的具体情况，由治疗师制定个性化的运动处方。

2. McKenzie 疗法　应在康复医师或治疗师指导下根据患者病情有选择性地进行无痛训练。对于急性腰痛患者、腰椎间盘突出症患者更适合脊柱伸展运动；选择哪种方式的运动方法均以能有效缓解症状为准，由治疗师根据患者病情决定。如果有症状加重，应停止训练，并做进一步评估后再调整方法。

3. 牵拉训练方法　主要分为动态牵拉和静态牵拉。①动态牵拉：通过动态牵拉有效舒展肌肉韧带，以提高肌肉韧带的能动性，减少损伤。②静态牵拉：主要用于运动锻炼后，通过静态牵拉有效清除肌肉的血乳酸，消除运动疲劳。③牵拉的注意事项：应循序渐进，牵拉的角度、时间和强度以能耐受为度。④牵拉效果评定：牵拉后肌肉的酸痛感缓解或者消除；长久规律坚持牵拉后关节活动度增加，身体姿态和运动功能保持在最佳状态。

（四）腰痛手册

了解现代人腰痛的主要病因：不良习惯（长时间用手机、用电脑和在床上看电视）；缺乏运动导致肌肉失用性萎缩、腰部力量差。因此以运动来预防和治疗腰痛，可以标本兼治，适量运动包括步行、太极拳、游泳等有氧锻炼。

（五）疗效质量控制

对腰痛的诊断和康复评估是以腰痛指南为依据，以预防为主体的综合康复治疗。常使用以下指标作为疗效控制标准：① NRS（数字分级评分法）疼痛评分减低；② Oswertry 功能障碍指数好转；③患者主观上自觉腰部活动能力改善；④ SF-36（健康调查量表 36）对日常生活活动功能和工作评估量表。

（吴建贤）

第四章 病历质量控制

▼

第一节 康复病历的特点

病历是关于患者疾病发生、发展、诊断、治疗情况的系统记录,是临床医师根据问诊、查体、辅助检查,以及对病情的详细观察所获得的资料,经过归纳、分析、整理书写而成的档案资料。康复病历是以功能障碍为中心的病历,是功能评定的病历,是综合评估的病历,是跨科性评估的病历。康复科疾病通常分为神经损伤,如脑损伤(脑卒中,脑外伤)、脊髓损伤;骨关节损伤如颈肩腰腿痛、骨折(脊柱,肢体);老年性/慢性病(涉及多个系统);儿童疾病如脑瘫、脑炎、脊髓炎等。不同病种入院记录各有其特点,现分述如下。

一、脑卒中康复病历特点

脑卒中康复病历中应包含和着重书写的内容如下:

1. **脑高级功能** 意识状态、言语、理解、表达、注意、计算、定向、记忆、精神状态等。
2. **脑神经** 眼球运动、瞳孔、视野、偏侧忽略;舌面瘫;腭弓运动、吞咽反射(有吞咽障碍者可自行选择应用吞唾液测试或饮水试验等评定)。
3. **运动** 一般情况,包括肌肉(正常、萎缩、肿胀、部位)、关节(正常、畸形、发红、肿胀、疼痛、部位)、肢体围度(正常、增大、减小、部位)、有无关节脱位;关节活动度,包括主动和被动活动;肌张力(改良 Ashworth);肌力(MMT);偏瘫侧肢体综合运动能力评级(Brunnstrom 分期)。
4. **感觉功能** 浅感觉(触觉、痛觉、温度觉)、深感觉(运动觉、位置觉、振动觉)、复合觉(两点辨别觉、图形觉、重量觉、实体觉)。
5. **反射** 腱反射、病理征。
6. **平衡及协调能力** 坐位、立位平衡等级(Berg 平衡量表);共济运动。
7. **步行能力** 独立/辅助步行,不能步行(Holden 步行功能分级);步态分析(支撑相、摆动相、异常步态、步宽)。
8. **日常生活活动(ADL)能力** ADL 评分。

二、脑外伤康复病历特点

脑外伤康复病历中应包含和着重书写的内容如下：

1. 脑高级功能(意识状态,植物状态者用持续性植物状态评分量表评分；认知功能),昏迷持续时间。

2. 头部外观。

3. 脑神经功能。

4. 瘫痪肢体运动功能评定(Brunnstrom 分期)。

5. 关节活动度、疼痛、肌力、肌张力、感觉、腱反射及阵挛、病理征。

6. 活动及参与功能。

三、脊髓损伤康复病历特点

脊髓损伤康复病历中应包含和着重书写的内容如下：

1. 球海绵体反射(肛门反射)；骶部感觉、运动。

2. ASIA 评分和分级：肢体运动功能(运动平面,运动评分)；四肢各主要肌群肌力；肢体感觉功能(感觉平面,感觉评分)。

3. 腹胸部呼吸运动。

4. 被动关节活动度(PROM)；肌张力(损伤平面以下,双侧)；双侧腱反射、阵挛；病理征。

5. ADL 能力评定(改良 Barthel 指数)。

6. 膀胱容量测定。

7. 脊柱脊髓影像学检查。

四、骨折及骨关节病康复病历特点

骨折及骨关节病康复病历中应包含和着重书写的内容如下：

1. **一般情况**　骨折应叙述受伤原因、时间,身体着地或受暴力的部位,临床处理情况(是否手术、何种固定方式)。骨关节病应描述患病诱因、时间、病情进展情况,详细记录疼痛、跛行、畸形、肿胀、关节僵硬、无力、发热和功能障碍的特点、演变过程、治疗经过及效果等。

2. **专科检查**　先由患者"自查"(指出痛点或异常部位等),后由医师检查。视诊：观察患者的姿势、畸形、步态与动作,患部的肿胀、皮肤色泽、创面、窦道及瘢痕等。触诊：骨、关节、肌肉、肌腱、韧带等是否有异常(如畸形、肿块、绞锁感、浮髌征、韧带断裂有空虚感等)；压痛部位、程度、范围、深浅及放射痛等；患部皮肤温度和动脉搏动。

3. **其他检查**　查静态和动态肌肉收缩,关节主动和被动活动。测量肢体的长度与周径、关节活动度、肌力、感觉障碍区等,并测量对侧肢体对称部位,分别记录。

五、儿童康复病历特点

儿童康复病历中应包含和着重书写的内容如下：

1. **现病史**　应着重采集母孕期、围生期情况,孕期母亲患病史、用药史,是否接触放射线等。

2. **个人史**　应从以下 4 个方面重点描述。

(1)出生史:胎次、产次、孕期、生产方式(顺产或难产),接产方式及地点,出生时体重,出生时情况(Apgar 评分)。

(2)喂养史:喂养方式(母乳、人工、混合喂养)。

(3)生长发育史:体格发育(何时能抬头、独坐、独步,何时出第一颗牙,身高、体重增长情况),智力发育(何时能笑、能认人、能发单字及短句;如已入学,应询问其学习成绩及一般活动情况)。

(4)预防接种史。

3. **家族史**　有无家族性或遗传性疾病史及传染病史;父母年龄、职业,是否近亲结婚;母亲各次分娩情况,孕期健康情况;同胞健康情况(死亡者应询问死亡原因及死亡年龄)。

4. **专科检查**　肌力、肌张力、关节活动度、反射和病理征(神经系统评定表);活动能力〔日常生活能力评定量表,脑瘫儿童粗大运动功能测试(GMFM),儿童感觉统合能力发展评定量表〕。

六、内科疾病康复病历特点

内科疾病康复病历中应包含和着重书写的内容如下:以导致主要功能障碍的内科疾病作为主要疾病进行描述,包括引起主要功能障碍的原因、时间、病情演变经过、治疗及其效果等,具体参见各临床专科病历书写要求。

第二节　入院记录内容

入院记录是指患者入院后,由经治医师通过问诊、查体、康复评定、辅助检查获得有关资料,并对这些资料归纳分析书写而成的记录。可分为入院记录、再次或多次入院记录、24 小时内入出院记录、24 小时内入院死亡记录。

入院记录、再次或多次入院记录应当于患者入院后 24 小时内完成;24 小时内入出院记录应当于患者出院后 24 小时内完成;24 小时内入院死亡记录应当于患者死亡后 24 小时内完成。入院记录内容要求如下:

主诉:是指促使患者就诊的最主要原因,包括主要功能障碍的致因和表现,以及持续时间。

现病史:是指患者本次功能障碍的发生、演变、诊疗等方面的详细情况(按时间顺序书写)。除国家卫生健康委员会(以下简称国家卫生健康委)下发的《病历书写基本规范》要求外,内容还应重点包括:

1. 引起主要功能障碍的疾病的发病情况,记录发病时间、地点、起病缓急、前驱症状、可能原因或诱因。

2. 主要功能障碍的特点及其发展变化情况,按发生的先后顺序描述主要症状的部位、性质、持续时间、程度、缓解或加剧因素,以及演变发展情况。

3. 发病以来诊疗经过及结果,尤其是康复治疗情况,是否经过系统康复训练,康复主动性情况。

4. 轮椅、辅助支具等使用情况。

5. 发病以来一般情况,包括患者发病后的精神状况、睡眠、食欲、体重变化等情况。

6. 发病以来日常生活活动能力描述,包括进食、穿衣、修饰、洗澡、大小便控制、如厕、转移、行走、上下楼梯等情况。

既往史:是指患者过去的健康和疾病情况。内容包括既往一般健康状况、疾病史(需要重点记录既往心血管疾病,泌尿系统疾病、呼吸系统疾病、肌肉骨骼系统疾病等病史)、传染病史、预防接种史、手术外伤史、输血史、食物或药物过敏史等。还应记录既往疾病引起的功能障碍情况和本次功能障碍有无关系,既往疾病对患者的压力等。

个人史:记录出生地及长期居留地,生活习惯及有无烟、酒、药物等嗜好,职业与工作条件及有无工业毒物、粉尘、放射性物质接触史,有无冶游史。记录患者平素生活和工作环境、职业特点、经济背景及心理社会适应状况等内容。患者如果是脑瘫患儿,应记录患儿出生情况、喂养情况、生长发育情况等。

婚育史、月经史:婚姻状况、结婚年龄、配偶健康状况及工作收入情况、有无子女等。女性患者记录初潮年龄、行经期天数、间隔天数、末次月经时间(或闭经年龄),月经量、痛经及生育等情况。

家族史:父母、兄弟、姐妹健康状况,有无与患者类似疾病,有无家族遗传倾向的疾病。

体格检查:体温(T)____℃,脉搏(P)____次/min,呼吸(R)____次/min,血压(BP)____/____mmHg。

按系统顺序进行书写,内容包括体温、脉搏、呼吸、血压,一般情况(对脑损伤患者意识状态、精神状态可见专科检查),皮肤、黏膜,全身浅表淋巴结,头部及其器官,颈部,胸部(胸廓、肺部、心脏、血管),腹部(肝、脾等),直肠肛门,外生殖器,脊柱,四肢等。

此处增加脊髓损伤患者大小便检查,包括有无尿潴留或失禁,膀胱充盈时有无尿意,是否可自行排尿或建立排尿反射,每次的排尿量、残余尿量,有无漏尿;排便是否需要辅助,排便频次。

此处增加自主神经功能检查。

专科情况:应当根据专科疾病特点重点记录专科特殊情况。具体说明如下:

1. **高级脑功能** 包括意识状态、言语、理解、表达、注意、计算、定向、记忆精神状态等。

(1)意识状态(昏迷、醒状昏迷;颅脑损伤患者应记录 Glasgow 昏迷评分,植物状态者用持续性植物状态评分量表评分)。

(2)认知评定可自行选择采用高级脑功能评定量表进行评定如 MMSE、LOCTA 认知功能成套测验。

(3)情绪评定可用焦虑自评量表。

(4)有言语障碍者应用失语症筛查量表区分失语症、构音障碍及言语失用,再进一步应用相应评定量表进行评定。

2. **脑神经**　按顺序对 12 对脑神经进行检查,如有吞咽障碍者可自行选择应用吞唾液测试或饮水试验等评定。

3. **运动**

(1)一般情况:包括肌肉(正常、萎缩、肿胀、部位)、关节(正常、畸形、发红、肿胀、疼痛、部位)、肢体围度(正常、增大、减小、部位)、有无关节脱位,对疼痛评定可用 VAS 评分。

(2)肌张力:对患者肢体肌张力情况如降低、正常、增高进行填写,如增高可自行选择量表如改良 Ashworth 等进行描述。

(3)肌力:自行选择量表如徒手肌力评定(MMT)等对患者肢体肌力情况进行文字描述,如肩前屈、肩外展、屈肘、伸腕、屈髋、伸膝、踝背伸等肌力。对于周围神经的病损,要按肌群详细填写。对脊髓损伤患者应分别检查左右侧肢体各关键肌群的肌力及鞍区运动的有无,确定左右运动损伤平面。

(4)关节活动度:对患者各个关节活动情况自行描述,如颈椎、肩关节、肘关节、髋关节、膝关节等。如涉及骨科其他检查内容,如颈椎、腰椎、躯干、四肢等特殊检查方式,可在此处文字描述,如颈椎间孔挤压试验、臂丛牵拉试验、直腿抬高试验、"4"字试验、仰卧挺腹试验、股神经牵拉试验、Tinel 征、Thomas 征等内容。

(5)Brunnstrom 分期(适用于偏瘫):记录肢体侧别,并且上肢、手部、下肢分开评定。

4. **感觉**　包括浅感觉、深感觉、皮质感觉。脊髓损伤患者检查感觉平面及鞍区感觉。

5. **反射**　包括浅反射、深反射、病理反射、脑膜刺激征等。脊髓损伤患者检查球海绵体反射、肛管黏膜反射、肛门反射、肛指诊反射。脑瘫患儿增加原始反射/反应与姿势反射。

6. **平衡与协调功能**　平衡功能应该记录坐位及站位平衡等级,可自行选择量表如 Berg 平衡量表、协调功能评定等。

7. **步行能力**　对步态进行描述,可自行选择应用步行能力评定量表如 Holden 步行功能分级、FIM 步行能力评定量表等。

8. **日常生活活动能力**　采用改良 Barthel 指数量表进行评定。

辅助检查:是指入院前所做的与本次疾病相关的主要检查及其结果。应分类按检查时间顺序记录检查结果,如系在其他医疗机构所做检查,应当写明该机构名称及检查号。

初步诊断:是指经治医师根据患者入院时情况,综合分析做出诊断。如初步诊断为多项时,应当主次分明。对待查病例应列出可能性较大的诊断。注意疾病诊断书写在前,功能诊断书写在后。

以下为康复医学科某脑梗死患者入院记录模板(图 4-2-1),以供参考。

姓名：×××　　　出生地：山东济南
性别：男　　　　职业：农民
年龄：51岁　　　入院时间：2014年8月28日 8:26
民族：汉族　　　记录时间：2014年8月28日 10:00
婚姻：已婚　　　病史陈述者：患者本人

主诉： 左侧肢体活动受限3个月余。

现病史： 患者于2014年5月20日工作时突然出现左下肢发软、左手麻木无力，当时无恶心呕吐、无意识丧失、无大小便失禁，急送至济南市某医院就诊，行颅脑CT检查示"多发性脑梗死"，患者住院治疗14天（具体治疗不详），能自行行走，病情好转出院。随后出现病情反复发作2次，症状较前有所加重，先后在山东省某医院及济南市某医院住院治疗，给予输液、针灸、手法按摩等治疗措施，出院1个月余，自行行走困难，需辅助。患者目前如厕、吃饭、穿衣、洗澡均依赖他人，转移时需少量帮助，不能上下楼梯。今日为求系统康复治疗，提高生活活动能力入住我科。患者近来神志清，精神可，饮食、睡眠可，大小便正常，体重无明显变化。

高血压病史10余年，未规律服用降压药物，血压控制不详。

既往史： 2001年曾发生"脑出血"，未遗留明显后遗症。否认有冠心病、糖尿病病史，否认肝炎、结核等传染病史及密切接触史，30余年前在济南市某医院因外伤手术切除左手末节，否认其他外伤、手术史，否认输血史，否认药物、食物过敏史，预防接种史随当地。

个人史： 生于原籍，无外地久居史及疫区接触史，平素生活规律，无放射性物质、粉尘、毒物接触史，吸烟史20余年，平均40支/d，少量饮酒史多年，否认其他不良嗜好。

婚育史： 适龄结婚，育有一对双胞胎女儿，配偶及女儿均体健。

家族史： 否认有家族性遗传病及传染病史。

体格检查： 体温36.5℃，脉搏82次/min，呼吸21次/min，血压143/81mmHg。中年男性，神志清，精神可，营养一般，体型中等，查体尚合作。全身皮肤黏膜未见明显黄染及出血点，全身浅表淋巴结未及肿大。头颅正常大小，眼睑无水肿，双侧瞳孔等大等圆，对光反射存在，耳鼻外形正常，口唇红润。咽部无充血，扁桃体不大。颈部无抵抗感，双侧颈动脉搏动正常，颈静脉无怒张。气管居中，甲状腺不大，胸廓无畸形，双侧呼吸运动正常，触觉语颤正常。听诊双肺呼吸音粗，未闻及干湿性啰音。心前区无隆起，心尖搏动范围正常。心率82次/min，律齐，各瓣膜区未闻及病理性杂音。腹部平软，无明显压痛及反跳痛，肝脾肋下未及。肠鸣音正常，脊柱四肢无畸形。

专科情况：

1. 高级脑功能　神志清楚，无失认失用，注意力、理解力、计算力、定向力、记忆力正常，言语清晰流利。

2. 脑神经　双眼睑无水肿，角膜反射存在，双侧瞳孔等大等圆，对光反射存在，双眼球各向活动自如，无眼球震颤，粗测视野无缺损、听力无减退。耳鼻外形正常。口唇红润，双侧鼻唇沟对称，伸舌偏左，示齿偏右，鼓腮力弱，双侧软腭动度可，腭垂居中，咽反射存在。左侧转颈力弱、耸肩力弱，右侧正常。

3. 运动

（1）一般情况：四肢肌肉无明显萎缩，双肩关节无明显半脱位。

（2）肌张力：左侧肢体肌张力高，改良Ashworth分级：左上肢屈肌及伸肌张力1$^+$级，左下肢伸肌1级；左手及右侧肢体肌张力正常。

（3）肌力：右侧肢体肌力5级。

（4）关节活动度：因跟腱挛缩及内翻畸形，左足背屈受限，余全身各关节被动活动度正常。

（5）Brunnstrom分期：左上肢Ⅲ期，左手Ⅱ期，左下肢Ⅱ期。

4. 感觉　左侧肢体深浅感觉及复合觉减退，右侧正常。

5. 反射　左侧肱二头肌、肱三头肌、桡骨膜反射（+++），左侧膝腱反射、踝反射（+++），左侧髌阵挛、踝阵挛（-），左侧Babinski征（+）。右侧膝腱反射（++），病理征（-）。

6. 平衡与协调功能　坐位平衡3级，站立平衡2级。左侧指鼻试验及跟膝胫试验不能完成，右侧指鼻试验及跟膝胫试验稳准。

7. 步行能力　Holden步行能力分级4级。

8. 日常生活活动能力　改良Barthel指数评分65分，中度功能缺陷。

辅助检查：

时间：2014年7月13日　　　项目：颅脑CT
结果：多发脑梗死　　　　　医院：济南××医院

初步诊断：

1. 脑梗死
　　偏瘫
　　偏身感觉障碍
　　日常生活能力缺陷

2. 高血压病（3级，极高危）

所属记录内容属实。

患者或委托人签名：　　　　　　　**医师签名：**

图 4-2-1　康复医学科患者入院记录

第三节　康复医学科首次病程及病程记录

病程记录是指继入院记录之后,对患者病情和诊疗过程所进行的连续性记录。内容包括患者的病情变化情况、重要的辅助检查结果及临床意义、上级医师查房意见、会诊意见、医师分析讨论意见、所采取的诊疗措施及效果、医嘱更改及理由、向患者及其近亲属告知的重要事项等。

一、首次病程记录内容

包括病例特点、拟诊讨论(诊断依据及鉴别诊断)、诊疗计划等。

1. **病例特点**　在对病史、体格检查和辅助检查进行全面分析、归纳和整理后写出本病例特征,包括阳性发现和具有鉴别诊断意义的阴性症状及体征等。

2. **拟诊讨论(诊断依据及鉴别诊断)**　根据病例特点,提出初步诊断和诊断依据;对诊断不明的写出鉴别诊断并进行分析;并对下一步诊治措施进行分析。

(1)诊断依据:包括患者一般情况(性别,年龄,必要时写职业);主诉中未涵盖但有助于诊断或鉴别诊断的症状;查体以概括的语言描写,如肌力减退、肌张力增高或左/右侧肢体上运动神经元损害,不必详细描写级数;实验室及器械检查只写有助于诊断或鉴别诊断的项目。

(2)鉴别诊断:列举 1~2 个与本病相鉴别的病种,需描述该疾病的发病特点和有助于鉴别的功能障碍表现。

3. **诊疗计划**　提出具体的检查及治疗措施安排。

(1)康复目标:在患者入院时征询患者意见后制定,注意切实可行,能在规定的住院时间内达到;一定要有日常生活活动能力目标。要有量化指标便于评定。

(2)康复计划:根据康复问题制定,计划要有预防并发症和二次残疾内容,根据康复评定制定具体康复项目。

总之,首次病程记录简要描述患者发病过程及功能障碍情况,重点描写与诊断有关的阳性症状和体征,以及可资鉴别的阴性症状和体征;内容要求简明、扼要,让不了解病情的医师看过后能迅速掌握患者的情况。由经治医师或值班医师在患者入院 8 小时内完成。

二、病程记录要求

1. 入院第 2 天为主治医师或以上职称医师查房,着重记录对诊断、康复问题、康复目标及康复计划的意见。

2. 入院第 3 天为(副)主任医师查房,明确诊断或提出新的诊断意见;明确康复问题、康复目标及康复计划。

3. 以后至少每 3 天记录一次病程,着重记录患者对治疗的依从性、治疗进展、患者功能的提高情况、还存在什么问题、是否需要修正康复目标或康复计划等(康复治疗情况在病历中记载)。

4. 非常规检查项目需在病程中记录检查目的,要及时记录检查结果,异常结果要分析原因,是否需要复查等。

5. 医嘱调整需及时记录。

6. 患者病情发生变化,如有会诊、特殊治疗等需及时记录。

7. 每 30 天做一次阶段小结,交接班记录可替代阶段小结。

8. 对患者的功能情况,住院期间需做 3 次康复评定,入院时为初期康复评定,住院10~15 天需有中期康复评定,出院前要有末期康复评定,均需记录在病程内;出院时需提供下一步康复计划(方案)。

9. 住院超过 7 天者,都要有至少 3 次沟通;具体沟通内容为:入院时交代诊断、康复目标、康复计划;中期时修改康复目标、康复计划,较重要或有争议的用药,需要患者知情的病情变化等;出院时交代患者目前功能状态,出院后需要继续康复的内容或注意事项。

10. 对于康复目标、康复问题及康复计划,应先发现康复问题,根据问题决定目标,再由目标制订计划;如果存在的问题不属于最终目标的范围,可以不列入康复问题的范畴;康复计划应由医师、治疗师与护士共同评估并协商后制定,即三个部门在临床路径上应一致。

第四节 病历质量控制要求

病历是医务人员记录疾病诊疗过程的文件。它客观完整记录了患者的病情变化及各项诊疗行为,为医疗、教学、科研提供宝贵的基础资料,为医院管理提供不可缺少的医疗信息,在涉及医患纠纷时,病历又是帮助判定法律责任的重要依据。为提高康复科病历质量,规范医疗行为,特作如下要求:

1. 病历质量从入院开始抓起。严格按照《病历书写基本规范》《住院病案首页数据填写质量规范(暂行)》《病历质量评价标准》中的要求书写,各级医师严格把关。

2. 科主任及科室质量管理小组对本科的病历质量全面负责。在出院前根据《病历质量评价标准》自行评价,并在病历首页质量栏做出等级评价(甲、乙、丙)。杜绝丙级病历,避免乙级病历。

3. 门(急)诊病历书写沿用医院一贯的要求,用碳素墨水或蓝黑墨水。住院病历使用蓝黑墨水、碳素墨水书写或计算机黑字打印(打印字迹要清楚)。

4. 病历书写尤其疾病诊断名称应使用完整的中文医学术语(参照 ICD-10 疾病编码书写诊断名称)。无正式中文译名的症状、体征、疾病名称等可以使用外文。

5. 以高度负责的法律意识认真书写病历,要求文字工整、字迹清晰、表述准确、语句通顺、标点正确。无论住院病历还是门(急)诊病历,无论正文还是医师签名,严禁出现错别字和字迹潦草。如需要修改时,书写人应当用原颜色笔用双线划在需修改的字上(每页不超过 3 处),然后再续写内容。严禁采用刮、粘、涂等方法掩盖或去掉原来的字迹。

6. 上级医师应当及时审阅和修改下级医师书写的医疗文书。如确需要修改的,在需修改字的上面划双线,并在上方改正,同时签名,并注明日期,以示负责;每页修改不超过3 处。

7. 在治疗中需取得患者书面同意方可进行的医疗活动,应当由患者本人签署同意书。如患者本人不能签署同意书的或不宜向患者讲明病情的,可由患者授权委托代理人,并签订授权委托书,由委托代理人代其行使诊疗工作中涉及病情、诊疗措施、医疗风险、医疗费用等事宜的知情同意权利。

8. 每份住院病历在患者住 / 出院时按正确的顺序排列,并从入院记录开始标记页码,医嘱单、体温单分别单独进行编码,页码标记在每页最下边的中间空白处。

9. 各级医师要用正楷及时签字,字迹清晰、易辨。

10. 病历送到病案室前由质量控制医师及质量控制护士对治疗师进行病历审核。送达病案室后由医院质量控制科按照《住院病历书写质量评估标准》(表 4-4-1)对病历进行终末评分。

表 4-4-1　住院病历书写质量评估标准

项目 (计分)	缺陷内容	扣分标准
病案首页 (10 分)	医疗信息未填写(指空白首页)	单项否决
	传染病漏报	单项否决
	血型或 HBsAg、HCV-Ab、HIV-Ab 书写错误	单项否决
	主要诊断选择错误	3
	无科主任、主(副主)任医师签字	2
	医院感染未填	2
	药物过敏未填写	2
	不规范书写(指书写有欠缺、缺项、漏项)	1/ 项
入院记录 (20 分)	无入院记录(由实习医师代替住院医师书写入院记录视为无入院记录)	单项否决
	入院记录未在 24 小时内完成	单项否决
	无主诉	3
	主诉描述有缺陷	2
	无现病史	4
	现病史描述有缺陷	3
	主诉与现病史不符	2

项目 （计分）	缺陷内容	扣分标准
入院记录 （20分）	无既往史/家族史/个人史	1/项
	无体格检查	4
	体格检查记录有缺陷，遗漏标志性的阳性体征及有鉴别意义的阴性体征	3
	无辅助检查记录	2
	无专科检查	3
	专科查体记录有缺陷	2
	无初步诊断、确定诊断或初步诊断、确定诊断书写有缺陷	2
	缺住院医师、主治医师签字和确诊日期	3
	不规范书写（指书写有欠缺、缺项、漏项）	1/项
病程记录 （50分）	首次病程未在患者入院后8小时内完成	单项否决
	首次病程记录中无病例特点、诊断依据、鉴别诊断和诊疗计划之一者	单项否决
	患者入院48小时内无主治医师首次查房记录、72小时内无副主任以上职称医师查房记录	单项否决
	医师在交接班后24小时内未完成交接班记录或无交接班记录	单项否决
	24小时内未完成转出、转入记录或无转出、转入记录	单项否决
	对危重症者不按规定时间记录病程	单项否决
	疑难或危重病例无科主任或主（副主）任医师查房记录	单项否决
	抢救记录中无参加者的姓名及上级医师意见	单项否决
	无特殊检查、特殊治疗及有创检查、操作知情同意书或无患者/家属、医师签字	单项否决
	中等以上手术无术前讨论记录	单项否决
	新开展手术及大型手术无科主任或授权的上级医师签名确认	单项否决
	无麻醉记录	单项否决
	手术记录未在术后24小时内完成	单项否决
	无手术记录	单项否决
	植入体内的人工材料的条形码未粘贴在病历中	单项否决
	无死亡抢救记录	单项否决
	抢救记录未在抢救后6小时内完成	单项否决

续表

项目 (计分)	缺陷内容	扣分标准
病程记录 (50分)	缺死者家属同意尸检的意见及签字记录	单项否决
	对病情稳定的患者未按规定时间记录病程	3
	无阶段小结	3
	治疗或检查不当	3
	病情变化时无分析、判断、处理及结果	3
	检查结果异常无分析、判断、处理的记录	2
	重要治疗未做记录或记录有缺陷	2
	未对治疗中改变的药物、治疗方式进行说明	2
	无上级医师常规查房记录	3
	上级医师查房无重点内容或未体现教学意识	2
	无会诊记录单或会诊记录有部分项目未填写(空白)	2
	自动出院或放弃治疗无患者/家属签字	5
	操作无记录	5
	无术前小结记录	5
	无手术前、麻醉医师查看患者的病程记录	5
	手术记录内容有明显缺陷	3
	无术后首次病程记录	5
	无手术前术者查看患者的病程记录	5
	术后3天内无上级医师或术者查房记录	3
	术后3天无连续病程记录	3
	缺出院前一天记录	2
	缺出院前上级医师同意出院的记录	2
	不规范书写(指书写有欠缺、缺项、漏项)	1/项
出院记录 (10分)	缺出院(死亡)记录或未按时完成出院(死亡)记录	单项否决
	无死亡讨论记录	单项否决
	产科无新生儿出院记录,无新生儿脚印及性别前后不符	单项否决
	出院记录无主要诊疗经过的内容	4
	无治疗效果及病情转归内容	2
	无出院医嘱	2

续表

项目 (计分)	缺陷内容	扣分标准
出院记录 (10分)	死亡记录中死亡时间不具体或与医嘱、体温单时间不符	2
	死亡记录中未写明死亡原因	2
	不规范书写(指书写有欠缺、缺项、漏项)	1/项
辅助检查及 医嘱 (5分)	缺住院期间对诊断、治疗有重要价值的辅助检查报告	单项否决
	医嘱(护理级别)与病情不符	2
	检查报告单与医嘱或病程不吻合者	2
	不规范书写(指书写有欠缺、缺项、漏项及无必要的标记等)	1/项
书写基本 要求 (5分)	病历中摹仿或替他人签名	单项否决
	缺少护理记录或整页病历记录,造成病案不完整	单项否决
	涂改/伪造/拷贝病历造成原则错误/计算机打印的病历无书写者的手工签名	单项否决
	病历不整洁(严重污迹、页面破损)	2
	字迹潦草、不易辨认	3
	未按规定使用蓝黑墨水书写	2
	不规范书写	1/项

11. 病历终末质量评估办法

(1)先用单项否决的方法进行筛选。

(2)存在单项否决所列项目之一者,为乙级病历,扣减10分。

(3)存在单项否决所列项目三项以上者(含三项),或缺入院记录者,为丙级病历。

(4)对每一书写项目的扣分采取累计积分方法,最高不得超过本项目的标准分值。

(5)总分值100分,根据所得分数划分病历等级:≥90分为甲级病历;70~89分为乙级病历;<70分为丙级病历。

12. 病历质量的奖惩

(1)出现乙级病历一份扣罚责任人100元;累计出现三份乙级病历者,责任人当年考核不及格;出现丙级病历一份扣罚责任人300元,责任人当年考核不及格;出现两份丙级病历,推迟申报晋升资格一年。(注:责任人是指病历中三级责任医师。)

(2)研究生在实习期间书写的病历,累计出现三份乙级病历或一份丙级病历者,按教育处的有关规定进行处罚,同时扣除一个月的生活补贴费。进修医师进修期间,累计出现三份乙级病历或一份丙级病历者取消进修资格,不发进修医师结业鉴定和结业证。

(岳寿伟　张　杨)

第五章 感染管理与质量控制

第一节 感染预防与质量控制

一、手卫生

手卫生为医务人员洗手、卫生手消毒和外科手消毒的总称。洗手（hand washing）是医务人员用流动水和肥皂（皂液）洗手，去除手部皮肤污垢、碎屑和部分致病菌的过程。卫生手消毒（hand antisepsis）是医务人员用速干手消毒剂揉搓双手，以减少手部暂居菌的过程。外科手消毒是指医务人员在外科手术前用肥皂（液）或抗菌皂（液）和流动水洗手，再用手消毒剂清除或杀灭手部暂居菌、常居菌的过程。预防医院感染最方便、最有效、最经济的方法是手卫生，严格的手卫生措施对控制医院感染尤为重要。

基本要求：康复医学科应有效落实手卫生管理制度，配备有效、便捷的手卫生设施。定期开展手卫生的全员培训，医务人员应掌握手卫生知识和正确的手卫生方法，保障洗手与手消毒的效果。加强对医务人员手卫生工作的指导与监督，提高医务人员手卫生的依从性。

基本原则：认定所有体液、血液、排泄物（不含汗水）、分泌物、破损皮肤和黏膜具有传染性；适用于所有医疗机构对所有患者的基本预防措施；尽可能避免接触患者周围的环境表面，并遵循《医务人员手卫生规范》。

（一）康复医学科洗手与卫生手消毒的原则与方法

1. 洗手与卫生手消毒应遵循的原则

（1）当手部有血液或其他体液等肉眼可见的污染时，应用肥皂（皂液）和流动水洗手。

（2）手部没有肉眼可见污染时，宜使用速干手消毒剂消毒双手代替洗手。

2. 在下列情况下，康复医学科医务人员应根据上述原则选择洗手或使用速干手消毒剂。

（1）直接接触每个患者前后，从同一患者身体的污染部位移动到清洁部位时。

（2）接触患者黏膜、破损皮肤或伤口前后，接触患者的血液、体液、分泌物、排泄物、伤口敷料等之后。

（3）接触患者周围环境及物品后。

（4）进行无菌操作、接触清洁、无菌物品之前。

（5）处理药物前。

3. 康复医学科医务人员在下列情况时应先洗手,然后进行卫生手消毒。

(1)接触患者的血液、体液和分泌物,以及被传染性致病微生物污染的物品后。

(2)直接为传染病患者进行检查、治疗、护理或处理传染患者污物之后。

（二）康复医学科手卫生方法

1. 医务人员洗手方法

(1)在流动水下,使双手充分淋湿。

(2)取适量肥皂(皂液),均匀涂抹至整个手掌、手背、手指和指缝。

(3)认真揉搓双手至少 15 秒,应注意清洗双手所有皮肤,包括指背、指尖和指缝,具体揉搓步骤(图 5-1-1)为：①掌心相对,手指并拢,相互揉搓;②手心对手背沿指缝相互揉搓,交换进行;③掌心相对,双手交叉指缝相互揉搓;④弯曲手指使关节在另一手掌心旋转揉搓,交换进行;⑤右手握住左手大拇指旋转揉搓,交换进行;⑥将五个手指尖并拢放在另一手掌心旋转揉搓,交换进行。

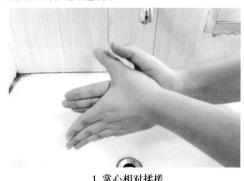
1. 掌心相对揉搓

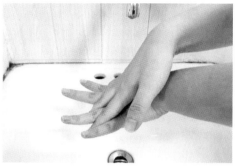
2. 手指交叉，掌心对手背揉搓

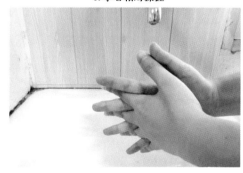
3. 手指交叉，掌心相对揉搓

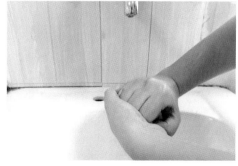
4. 弯曲手指关节掌心揉搓

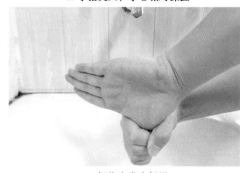
5. 拇指在掌中揉搓

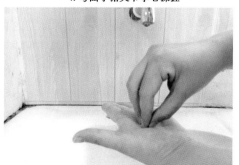
6. 指尖在掌中揉搓

图 5-1-1　洗手六步法

(4)在流动水下彻底冲净双手,擦干,取适量护手液护肤。

2. 医务人员卫生手消毒方法

(1)取适量的速干手消毒剂于掌心。

(2)严格按照上述医务人员洗手方法揉搓的步骤进行揉搓。

(3)揉搓时保证手消毒剂完全覆盖手部皮肤,直至手部干燥。

(三)注意事项

1. 对于部分酒精不能杀灭的病原体如诺如病毒等,应采用流动水洗手作为手卫生的方法。

2. 为了提高医务人员手卫生的依从性,尽量选用含有护肤成分的速干手消毒液。

3. 不可用消毒盆浸泡作为医务人员的卫生手消毒方法。

4. 应加强对护工和保洁工人的手卫生培训、教育和监督。

5. 应对陪护人员进行手卫生知识的宣传教育,进入病房探视患者前和结束探视离开患者时,应洗手或用速干手消毒液消毒进行手卫生。

6. 洗手时应当彻底清洗容易污染微生物的部位,如指甲、指尖、指甲缝、指关节及佩戴饰物的部位等,同时,不应戴假指甲,保持指甲周围组织的清洁。

7. 卫生手消毒,监测的菌落总数应 $\leqslant 10CFU/cm^2$。

二、医疗物品消毒灭菌措施

医疗卫生机构的环境、物品应当符合国家有关规范、标准和规定。医疗卫生机构应当建立消毒管理组织,制定消毒管理制度,执行国家有关规范、标准和规定,定期开展消毒与灭菌效果检测工作。康复医学科医务人员应当接受消毒技术培训、掌握消毒知识,并按规定严格执行消毒隔离制度。

(一)空气消毒

1. 按照国家卫生健康委《医院空气净化管理规范》的要求。科室的处置室、换药室、治疗室采用适当的空气净化消毒方式,并有记录。

2. 采用紫外线进行空气消毒时应对照射强度进行监测,并做好记录。紫外线灯要求:①室内安装灯管的辐照强度不得低于 $1.5W/m^3$;②新灯管的强度不得低于 $90\mu W/cm^2$;③使用中灯管的强度不得低于 $70\mu W/cm^2$;④每次照射时间不少于 30 分钟;⑤累计使用时间超过 1 000 小时应及时更换灯管。

(二)地面和物体表面的清洁与消毒

1. 地面的清洁与消毒　地面无明显污染时,采用湿式清洁。当地面受到患者血液、体液等明显污染时,先用吸湿材料去除可见的污染物,再清洁和消毒。所用消毒剂应符合国家相关要求。

2. 物体表面的清洁与消毒　室内用品如桌子、椅子、凳子、床头柜等的表面无明显污染时,采用湿式清洁。当受到明显污染时,先用吸湿材料去除可见的污染物,然后再清洁和消毒。所用消毒剂应符合国家相关要求。

3. 重视日常清洁工作　保持诊室、病房的地面整洁、干净,人流量较多时加强清洁次数。重视厕所的清洁卫生。

(三)诊疗用品的清洁与消毒

1. 诊疗用品如血压计袖带、听诊器、治疗仪等,保持清洁,遇有污染应及时先清洁,后使用中、低效的消毒剂进行消毒。

2. 快速手消毒液启用后有效期 1 个月。

3. 碘酒、酒精应密闭保存,复用容器每周灭菌 2 次。

4. 灭菌包打开后超过 24 小时不得使用。

5. 灭菌后的物品有效使用期为 7 天。

6. 抽出的药液、开启的静脉输入用无菌液体须注明时间,超过 2 小时后不得使用。

7. 无抗菌能力的灭菌物品(如棉球、纱布等)一经打开,使用时间不超过 24 小时。

8. 注射、穿刺、采血器具应当一人一用一灭菌。凡接触皮肤、黏膜的器械和用品必须达到消毒要求。

9. 换药室常规备用的不锈钢小罐应每天灭菌更换。

10. 使用各种静脉留置针时,在透明敷料上标明或记录穿刺时间,发现炎症及时更换;使用外周中心静脉导管(PICC),标明敷料更换时间,敷料每周一、周四各更换 1 次。若敷料潮湿或有污染应随时更换。

11. 周围静脉输液管道、静脉营养的输液导管每 24 小时更换 1 次;输血、血制品或脂肪乳输液管道应立即更换。

(四)患者生活卫生用品的清洁与消毒

患者生活卫生用品如毛巾、面盆、痰盂(杯)、便器、餐饮具等,保持清洁,个人专用,定期消毒;患者出院、转院或死亡进行终末消毒。消毒方法可采用中、低效的消毒剂浸泡消毒;便器可使用冲洗消毒器进行清洗消毒。

(五)患者床单元的清洁与消毒

1. 医疗机构应保持床单元的清洁。

2. 医疗机构应对床单元(含床栏、床头柜等)的表面进行定期清洁和 / 或消毒,遇污染应及时清洁与消毒;患者出院时应进行终末消毒。消毒方法应采用合法、有效的消毒剂如复合季铵盐消毒液、含氯消毒剂擦拭消毒,或采用合法、有效的床单元消毒器进行清洗和 / 或消毒,消毒剂或消毒器使用方法与注意事项等应遵循产品的使用说明。

3. 直接接触患者的床上用品如床单、被套、枕套等,应一人一用;患者住院时间长时,应每周更换;遇污染应及时更换。更换后的用品应及时清洗与消毒。消毒方法应合法、有效。

4. 间接接触患者的被芯、枕芯、褥子、病床隔帘、床垫等,应定期清洗与消毒;遇污染应及时更换、清洗与消毒。甲类及按甲类管理的乙类传染病患者,不明原因病原体感染患者等使用后的上述物品应进行终末消毒,消毒方法应正确、有效,其使用方法与注意事项等遵循产品的使用说明,或按医疗废物处置。

5. 对普通病房发现的传染病患者,除及时网络直报转送到传染病院外,还要根据传染病分类及时进行空气、物品表面及接触物品等的消毒,并做好患者之间、医护人员的隔离。

(六)治疗室的清洁与消毒

1. 正确处理被感染性体液污染的环境,根据患者接触和污染的程度制定常规性或针对性清洁策略和流程。

2. 清洁和消毒被病原体污染的物体表面,尤其是患者周围的区域,如治疗床及手频繁接触的物体表面,如门把手、卫生间内或周围的物体表面,应较其他区域进行更频繁的清洁和消毒。

（七）康复治疗室的清洁与消毒

1. 选择易于清洗和消毒的训练器材。

2. 大型固定康复设备,如攀爬装备,清洁或消毒每周不少于 1 次,污染时随时清洁或消毒。

3. 对于与患者密切接触的低值易耗品如电极片等,尽量做到一人一用;对于与患者密切接触的设备如超声波治疗仪探头等在使用时也应消毒以避免交叉感染。

4. 若设备可能接触嘴,在消毒后应用水冲洗,或是使用清洗机清洗。

5. 当设备需要清洗和消毒时应立即进行,否则应储存在有标示的容器中,并与其他干净的设备分开。

6. 制定预防污染及清洁消毒的策略和流程,其中应包括重复使用的电子设备,尤其是供患者使用的设备、器材和经常进出病房的移动式设备。

7. 运送传染病患者及其污染物品的车辆、工具必须随时进行消毒处理。

三、防护用品的使用规范流程

防护用品应符合国家相关标准,在有效期内使用。

（一）使用原则

1. 预期接触血液或体液时,需穿戴个人防护装备。

2. 离开患者的房间或区域前脱卸并丢弃个人防护装备。

3. 脱卸或丢弃个人防护装备过程中应避免污染自己的衣服或皮肤。

4. 个人防护装备的使用应遵循《手套使用标准操作规程》《隔离衣、防护服使用标准操作规程》和《面部防护用品使用标准操作规程》。

（二）康复医学科手套的使用

1. 使用手套的基本原则

(1)应遵循标准预防和接触隔离的原则。

(2)不管是否使用手套均应遵循手卫生指征。

(3)可能发生不良反应者,应尽量戴用由合成橡胶制成的手套,不宜戴用天然橡胶胶乳制成的手套;宜选用无粉手套,不宜选用有粉手套。

(4)应根据不同操作的需要,选择合适种类和规格的手套,接触患者的血液、体液、分泌物、排泄物、呕吐物及污染物品时,应戴清洁手套;进行手术等无菌操作、接触患者破损皮肤和黏膜时,应戴无菌手套。

(5)一次性手套应一次性使用。

2. 戴手套与脱手套的指征

(1)戴手套:①进行无菌操作之前;②接触血液或其他体液之前,不管是否进行无菌操作和接触破损皮肤和黏膜;③接触实施隔离措施的患者和患者周围区域之前。

(2)脱手套:①手套破损或疑有破损时;②接触血液、其他体液、破损皮肤和黏膜之后和结束之后;③接触每个患者和患者周围环境,或污染的身体部位之后;④有手卫生指征时。

3. 注意事项

(1)诊疗护理不同的患者之间应更换手套。

(2)操作完成后脱去手套,应按规定程序与方法洗手,戴手套不能替代洗手,必要时进行手消毒。

(3)操作时发现手套破损时,应及时更换。

(4)戴无菌手套时,应防止手套污染。

(三)康复医学科面部防护用品使用

应根据不同的操作要求选用不同种类的面部防护用品。

1. 口罩

(1)医用防护口罩(respirator):符合 GB19083,能阻止吸入直径<5μm 的感染因子,如天花病毒、结核分枝杆菌、严重急性呼吸综合征(SARS)病毒,含有感染原的粉尘,适用于经空气传播的呼吸道传染病的防护。

(2)普通医用口罩(procedure mask):符合注册产品标准,适用于普通环境下的卫生护理,不得用于有创操作。

(3)纱布口罩(mask):适用于普通环境下的卫生护理。

2. 护目镜或防护面罩 符合 YY/T 0691 及其他相关标准。

(1)对怀疑或确认需要采取空气隔离的患者进行支气管镜检查、非密闭式吸痰、气管插管等近距离操作,患者血液、体液、分泌物可能发生喷溅时,应使用全面型防护面罩。

(2)对未被怀疑需要采取空气隔离的患者,如结核分枝杆菌、SARS 或出血热病毒等,进行诊疗、护理操作过程中,患者血液、体液、分泌物等可能发生喷溅时,特别是支气管镜检查、非密闭式吸痰和气管插管时。

(3)接触疑似或确诊 SARS、禽流感或大流行流感等患者时应遵循最新感染控制指南。

3. 基本要求

(1)佩戴医用防护口罩的人员应进行密合性测试和培训,并选择个人合适的医用防护口罩。面部特征发生明显变化时应重新进行密合性测试。

(2)除纱布口罩外,外科口罩、医用防护口罩及普通医用口罩均应按照第二类医疗器械进行管理。

(3)佩戴时应注意内外和上下之分,一般为颜色稍浅的一面朝内,有鼻夹的一侧在上,或者按照产品使用说明书使用。

(4)护目镜或防护面罩佩戴前应检查有无破损、变形及其他明显缺陷。每次使用后应清洁与消毒。

(5)一次性口罩应一次性使用。口罩潮湿后,受到患者血液、体液污染后,应及时更换。

四、一次性使用无菌医疗用品的管理规定

为进一步加强科室一次性使用无菌医疗用品的使用管理,避免对患者和社会造成危害,进一步保证医疗安全,特制定一次性使用无菌医疗用品使用管理制度。

1. 一次性使用无菌医疗用品是指在出厂前经过灭菌处理,无菌、无热原、无溶血反应、无异常毒性等检验合格,在有效期内可直接进入人体组织内使用,并在一次性使用后及时进行无害化处理的医疗用品。科室使用一次性使用无菌医疗用品必须经医院审批采购方可使用,不得自行购入,不得从非法渠道购入。

2. 所有一次性使用无菌医疗用品应为具有相关要求证件的合格产品。必须从取得省级以上药品监督管理部门颁发医疗器械生产企业许可证、工业产品生产许可证、医疗器械

产品注册证和卫生行政部门颁发卫生许可批件的生产企业或取得《医疗器械经营企业许可证》的经营企业购进合格产品；进口的一次性导管等无菌医疗用品应具有国务院药品监督管理部门颁发的医疗器械产品注册证。

3. 每次采购，采购部门必须严格进行质量验收，订货合同、发货地点及货款汇寄账号应与生产企业、经营企业相一致，并检查每箱（包）产品的检验合格证、生产日期、消毒或灭菌日期及产品标示和失效期等中文标识，产品的内外包装应完好无损，包装标识应符合国家标准，进口产品应有中文标识。不得采购、使用无医疗器械产品注册证或无医疗器械产品合格证的无菌器械。

4. 每次采购时必须验证并索取生产（经营）企业许可证、卫生许可证及检验报告等，并归档保存备查。

5. 医院保管部门专人负责建立登记账册，记录每次订货与到货的时间、生产厂家、供货单位、产品名称、数量、规格、单价、产品批号、消毒或灭菌日期、失效期、出厂日期、卫生许可证号、供需双方经办人姓名等。

6. 所有一次性使用无菌医疗用品应按照规范要求管理，对耗材的采购、出入库等进行登记，并按照有关规定存放。

7. 一次性使用无菌医疗用品存放应符合要求，置于阴凉干燥、通风良好的物架上。存放应距地面≥20cm，距墙壁≥5cm，距天花板≤50cm，按失效期的先后顺序摆放，禁止与其他物品混放；不得将包装破损、失效、霉变的产品发放使用。

8. 一次性使用无菌医疗用品不得重复使用。

9. 科室使用一次性无菌医疗耗材前应认真检查包装标识是否符合标准，小包装有无破损、失效，产品有无不洁净等产品质量和安全性方面的问题，发现问题及时向医院感染管理科报告。

10. 使用时若发生热原反应、感染或其他异常情况时，应立即停止使用，并按规定详细记录现场情况，及时留取样本送检，同时向医院感染管理科、药学部和采购部门报告。

11. 使用后一次性使用无菌医疗用品须进行无害化处理，并按相关规定暂存、转运和最终处置，禁止与生活垃圾混放，禁止回流市场。

康复医学科应认真履行对一次性无菌医疗用品临床应用的监督、检查与管理职责，定期或不定期对科室一次性使用无菌医疗用品的管理和回收处理过程进行监督检查，发现不合格无菌器械，应立即停止使用、封存，并及时报告医院管理部门。

五、康复设备及治疗室感染预防与控制措施

康复设备及治疗室在医院感染中存在一定的危险因素，为保证康复医疗质量安全，加强康复设备及治疗室的感染控制，预防康复设备及治疗室的感染发生，特制定康复设备及治疗室感染预防与控制措施。

1. **健全与严格执行制度**　健全康复设备及治疗室使用制度并严格执行，制定康复设备及治疗室感染监控基本措施和监控方法。由科主任、护士长和康复医师、康复治疗师各一名组成感染管理小组，负责康复设备及治疗室感染监测、预防与控制措施落实的督促，坚持做到平时随机抽查，每月定期检查，对存在的问题及时整改，并做好记录。

2. **加强医务人员的感染控制意识**　物理治疗师的感染管理知识相对临床一线的医师、

护士欠缺,定期组织学习有关医院感染管理法律知识及各项感染管理规章制度,全面普及医院感染知识,不断地更新控制感染的意识,对治疗师进行岗位培训,严格执行操作常规。

3. **加强手卫生的管理** 制定和完善手卫生管理制度,改善洗手设施,治疗师在操作前后使用流动水正确洗手或速干手消毒剂正确洗手,消除手大部分微生物,切断传播途径,避免交叉感染。加强陪护人员的卫生宣教,给患者处理大小便及分泌物后加强洗手,排泄物及分泌物不能随意丢弃在生活垃圾桶内。

4. **加强医疗设备的卫生管理** 对颈椎、腰椎牵引器的挂钩、开关、把手、座椅、牵引床、治疗床等进行清洁卫生,用500mg/L含氯消毒液擦拭,颈椎牵引治疗时用一次性无纺布衬在颌枕带内,保证一人一衬,在进行中频电疗时用一次性无纺布衬作衬垫,一人一垫,在进行低频电疗时一人一副自粘电极,及时更换,对硅胶电极进行消毒液擦拭,对不能用消毒液擦拭的用紫外线消毒,定期对床单、枕套等进行消毒灭菌,对常用的沙袋套及时清洗暴晒,对空气压力波治疗仪的压力衣用含氯消毒液擦拭。在治疗皮肤溃疡、感染伤口时,严格按照无菌操作常规,处理好医疗废弃物,对被污染的器材和物品,应先消毒后,再清洗。

5. **加强治疗室的环境管理** 康复医学科住院患者多数是脑卒中后的患者,多为老年人,并且并发症多,基础疾病多,集体免疫功能低下,易导致呼吸道清除细菌的功能低下,易发生肺部感染,卒中后伴有吞咽障碍的患者,因误咽更易并发肺部感染。脊髓损伤患者早期由于卧床,也容易引起肺部感染、尿路感染等。保持物理治疗室空气新鲜,每天在上班治疗前、下班治疗后开窗通风,保持室温20~22℃,湿度60%~70%,常规下班后紫外线消毒60分钟,并登记签名。每天用500mg/L含氯消毒液擦拭台面、地面。加强康复医学科陪护人员的卫生宣教,严格控制治疗室陪护人员的进出,尤其有上呼吸道感染的患者要暂停治疗,劝其休息。严格控制治疗室患者数,按病种有序治疗。

6. **合理设立专门的区域床位** 对有急性感染者如呼吸道及肠道感染的患者,应在相应的科室控制感染后再进行治疗。对慢性病原携带者又必须治疗的患者,应在专门的床位进行,治疗结束后对接触患者的物品要进行彻底的消毒处理。

(陈 健 黄 慧 陈伟龙)

第二节 康复医学科常见感染的管理与质量控制措施

一、呼吸系统感染

呼吸系统感染分为上呼吸道感染和下呼吸道感染。上呼吸道感染是指自鼻腔至喉部之间急性炎症的总称,包括咽炎、扁桃体炎和鼻窦炎等;下呼吸道感染指的是喉以下的呼吸道感染,这类感染多为支气管和肺感染。呼吸系统感染表现为发热、咳嗽、咳痰、气促、鼻塞、流涕等症状。上呼吸道感染70%~80%由病毒引起,多可自愈;下呼吸道感染多由细菌感染引起,无感染高危因素的患者常见病原体依次为肺炎链球菌、流感嗜血杆菌、金黄色葡萄球菌、大肠埃希菌等,有感染高危因素患者为铜绿假单胞菌、大肠埃希菌、肺炎克雷伯菌等。医院获得性肺炎(hospital acquired pneumonia,HAP),是我国最常见的医院感染类型,呼吸机相关肺炎(ventilator associated pneumonia,VAP)是其中的重要类型,预后较差。为有效预防与治疗呼吸系统感染,特制定以下控制措施:

（一）加强病房管理,保持室内洁净和空气新鲜

尤其对实施呼吸道治疗的病房,一定要达到国家卫生健康委规定的卫生标准。室内不准采用气溶胶空气湿润剂;护理人员进行晨间护理,应采用湿扫。更换被单时,不能在走廊和病房清点,以避免被单上的皮屑等污物在空气中扩散。

（二）严格按无菌技术操作和消毒隔离

医务人员在进行呼吸道治疗和护理时要严格按无菌技术操作和消毒隔离要求进行,尤其强调雾化液体必须无菌条件下配置;除特殊情况下,气管切开必须在手术室进行。

（三）做好手卫生和消毒工作

在给每个患者治疗前后、接触呼吸道分泌物后,以及更换治疗部位的操作前后应洗手,必要时戴手套和进行手的消毒。科室要配备足够的洗手设备、洗手液和快速手消毒液。

（四）做好呼吸治疗装置使用、储存的清洁、消毒和灭菌

氧气湿化瓶和湿化液必须装无菌水,接触呼吸道黏膜的呼吸治疗装置应达高水平消毒。待消毒或灭菌的物品应首先彻底清洗干净,去除血迹、组织、食物残渣。来自隔离患者处的物品,应先消毒,再清洗灭菌。

（五）防止误吸和做好上呼吸道部位的护理

误吸主要是要防止胃内容物的反流和口咽部细菌进入下呼吸道。在进行鼻饲、胃肠减压、插管洗胃、吸痰、气管内滴入等要防止异物进入呼吸道,如无禁忌证,应将床头抬高约30°。加强口腔护理,促进呼吸道分泌物的排出。对胸、腹部手术的患者,避免使用镇静剂。评估吞咽功能,对于存在吞咽功能障碍的患者,建议进行鼻饲管置管,进食时将床头摇高30°~35°,鼻饲量200ml,间隔时间不少于2小时,鼻饲后维持原体位30分钟,可有效避免呛咳、呕吐等情况,减少和预防吸入性肺炎发生。

（六）合理使用抗感染药物

要重视抗感染药物的合理应用,注意呼吸道感染的微生物监测,及时观察呼吸道感染的发生和掌握治疗效果。如已发生感染病例,应遵循以下治疗原则。

1. 做好呼吸道感染患者及病原携带者的隔离　多重耐药菌感染患者按《多重耐药菌医院感染预防与控制技术指南(试行)》(卫办医政发〔2011〕5号)中的规定执行。

2. 一般治疗　进行病情严重程度评估、氧合评估;医院获得性肺炎治疗包括抗感染治疗、氧疗、机械通气、支持治疗、免疫治疗、痰液引流等综合措施,其中抗感染治疗最重要。指导患者正确咳嗽,定时予以翻身、拍背,以利于痰液引流;合并糖尿病患者,提倡积极使用胰岛素控制血糖在80~110mg/dl;加强营养,提高患者的抗病能力。不应常规采用选择性消化道去污(selective digestive decontamination,SDD)来预防医院获得性肺炎或呼吸机相关性肺炎。

3. 抗感染治疗原则

(1)尽早留取痰液进行培养,医院感染病原学检测送检率>50%,依药敏结果选用抗菌药。

(2)执行"抗菌药物临床应用指导原则",严格掌握联合用药和预防用药的指征,选用致病菌敏感的抗生素,无病原学结果前,一般医院获得性肺炎早发性、轻中症常见的病原菌有肺炎链球菌、流感嗜血杆菌、甲氧西林敏感金黄色葡萄球菌(MSSA)、肠杆菌科细菌,晚发性、重症肺炎常见病原菌有铜绿假单胞菌、念珠菌、耐甲氧西林金黄色葡萄球菌（MRSA）、肠杆菌、不动杆菌等，可选用相应的抗菌药物进行初始经验性治疗。重症者初始经验性治疗必须覆盖所有可能的病原菌，采用抗假单胞菌 β- 内酰胺类联合氨基糖苷类或喹诺酮类，48~72 小时后一旦获取可靠病原学诊断即改为特异性病原学治疗，这有助于降低重症肺炎的病死率和防止联合治疗不当、长时间使用导致耐药菌与其他不良后果。

（3）抗生素使用 72 小时后进行病情严重程度再评估；如症状无改善，应按药敏结果调整用药；根据病情决定抗生素使用疗程（天数），避免二重感染。

（七）康复治疗

主要包括：①对症和支持治疗；②直流电离子导入、超短波、短波与分米波疗法；③紫外线与激光疗法；④超声波疗法；⑤运动疗法等。

（八）质量控制与持续改进

制定呼吸系统感染质量控制指标：①充分评估病情严重程度及氧合指数；②对患者行病原学检测；③抗菌药物选择与应用适当；④氧疗方法应用适当；⑤支气管舒张剂、糖皮质激素全身（系统）应用选择符合指征（无禁忌证）；⑥合并症处理适当；⑦危重患者（如出现 $PaCO_2$ 明显升高时）选择使用无创或有创机械通气治疗符合指征；⑧患者住院 72 小时病情严重程度再评估；⑨符合出院标准及时出院；⑩提供戒烟、减少危险因素疾病自我管理健康教育服务；⑪ 住院天数与费用、疗效评价；⑫ 患者对服务质量的评价等。

（九）其他预防措施

①鼓励患者戒烟；②加强营养，提高患者的抗病能力；③应对医务人员包括护工，定期进行有关预防措施的教育培训，了解本院医院内肺炎细菌流行病学及药敏资料可帮助临床医师合理选用经验性抗菌药物，提高治疗成功率。

二、泌尿系统感染

泌尿系统感染是指各种病原微生物在尿路中生长、繁殖而引起的泌尿系统感染性疾病，典型的尿路感染有尿路刺激征、感染中毒症状、腰部不适等，结合尿液改变和尿液细菌学检查可诊断。康复科患者由于机体免疫力下降、神经源性膀胱、导尿或留置导尿管等因素，泌尿系统感染是其常见的院内感染类型之一，严重影响患者的康复治疗，其中 75%~80% 与留置导尿管相关。为有效预防与治疗尿路感染，特制定以下控制措施：

（一）尿路感染诊疗工作的一般原则

医务人员应当接受关于无菌技术、导尿操作、留置导尿管的维护，以及导尿管相关尿路感染预防的培训和教育，熟练掌握相关操作规程。医务人员应当评估患者发生尿路感染的危险因素，实施预防和控制的工作措施，逐步开展尿路感染的目标性监测，持续改进，有效降低感染率。

（二）严格掌握留置导管的适应证

应避免不必要的留置导尿，仅在有需要时插尿管，且仅在有留置指征时留置尿管，患者病情许可应尽早拔除尿管，缩短留置导管时间；除非需要防止或解除梗阻，否则不应常规使用含消毒剂或抗菌药物的生理盐水进行膀胱冲洗或灌注来预防尿路感染。在大多数情况下，康复医学科推荐清洁导尿技术。

（三）做好尿管和尿袋的管理

要选择大小合适、质软的导尿管，导尿管和引流管应避免扭转或压折，保持尿路通畅，留置尿管要给予合适的固定,防止滑脱及牵拉尿道;尿袋应保持在膀胱部位以下,不可接触地面;每隔 8 小时或尿量超过 2/3 时,即应排放。新的观念认为密闭式导尿管原则上不需定期更换,除非有无法用药物控制的泌尿道感染、阻塞、污染、破裂和沉淀物堆积。疑似出现尿路感染而需要抗菌药物治疗前,应先更换导尿管。长期留置导尿管患者,没有充分证据表明定期更换导尿管可以预防导尿管相关感染,不提倡频繁更换导尿管。有专家建议,更换频率可为导尿管 1 次 /2 周,普通集尿袋 2 次 / 周,精密集尿袋 1 次 / 周。诊疗工作中应避免尿路损伤。

(四)严格执行无菌操作

在操作过程中应严格执行手卫生并保证所用的器具在灭菌状态。应尽量保持引流装置的密闭状态,减少不必要的排放尿液;排放尿液过程中避免使容器接触尿袋口,当无菌密闭导尿装置污染或破裂时应及时更换。

(五)保护与隔离

对尿路插管的患者应注意医疗保护,对严重和特殊泌尿系统感染的患者应实行接触性隔离室,必要时安排住隔离室。

(六)持续评估

应每天评价留置导管的必要性,尽早拔除导管。对于不能自主排尿或自主排尿不充分的脊髓损伤或其他神经瘫痪,神志清楚并能主动配合的患者,应指导实施清洁导尿。

(七)重视抗感染药物的合理应用

对无尿路刺激症状的插管患者,不必要使用抗菌药物。对尿路感染的患者,如已发生感染病例,应遵循以下治疗原则。

1. **一般治疗**   急性期注意休息,多饮水,勤排尿,合理营养。发热者给予易消化、高热量、富含纤维素饮食。膀胱刺激征和血尿明显者,可口服碳酸氢钠 1g,每天 3 次,以碱化尿液、缓解症状、抑制细菌生长。注意诱发因素的治疗,如糖尿病、泌尿系结石、输尿管畸形与阴道炎性病灶等。

2. **抗感染治疗原则**

(1)尽早留取清洁中段尿进行培养,医院感染病原学检测送检率>60%,依药敏结果选用抗生素。

(2)执行"抗菌药物临床应用指导原则",严格掌握联合用药和预防用药的指征,选用致病菌敏感的抗生素,无病原学结果前,一般首选对革兰氏阴性杆菌有效的抗生素,尤其是首发泌尿系统感染。

(3)经验性用药不超过 3 天,治疗 3 天症状无改善,应按药敏结果调整用药。

(4)抗生素在尿和肾内的浓度要高,选用肾毒性小、副作用小的抗生素。

(5)单一药物治疗失败、严重感染、混合感染、耐药菌株出现时应联合用药。

(6)原因不明、无可疑细菌感染征象者不使用抗菌药物;已明确病毒感染者一般不用抗菌药物。

(八)康复治疗

可应用超短波、短波疗法,紫外线与红外线疗法等。

(九)质量控制与持续改进

制定泌尿系统感染质量控制指标:①充当评估病情严重程度;②对患者行病原学检测;③抗菌药物选择与应用适当;④患者住院 72 小时病情严重程度再评估;⑤符合出院标准及

时出院；⑥定期公布导尿管相关尿路感染（urinary tract infection,UTI）的发生率；⑦住院天数与费用、疗效评价；⑧患者对服务质量的评价等。

（十）其他预防措施

定期对医务人员包括护工进行宣教。

三、消化系统感染

（一）感染性腹泻

康复医学科患者中,感染性腹泻多指患者在住院期间发生的急性感染性胃肠炎,表现为潜伏期数小时至 12 天,腹泻轻重不等,轻者自限,重者出现脱水、电解质紊乱。康复科患者由于病、伤、残患者居多,机体免疫防御机制损害、留置胃管等原因,易发生感染性腹泻,需严格执行以下预防措施：

1. 严格执行手卫生和无菌操作制度。

2. 切断粪 - 口 - 手的传播途径。

3. 严格按规定要求进行器械消毒和保管。

4. 医院用食物采购、保存、烹调,以及向病房运输和分发的整个过程都应该按卫生学标准建立完整的规章制度,严格管理和监督。

5. 发病患者要根据病原体和传染性确定是否需要隔离,取消隔离至少需要粪培养 3 次阴性。物件处理、消毒、转院（科）等均应按《中华人民共和国传染病防治法》执行。

（二）抗生素相关腹泻

抗生素相关腹泻（antibiotic-associated diarrhea,AAD）属于药物相关性腹泻的一种,指伴随着抗生素的使用而发生的、无法用其他原因解释的腹泻。近年来,由于大量广谱抗生素的使用,AAD 的发生率呈逐渐增高趋势,院内及院外患者尤其是围手术期患者均有不同程度的 AAD 发生报道。为避免 AAD 的发生,要求如下：

1. 合理使用抗菌药物,加强用药过程中的监测。

2. 控制传染源和切断传播途径。

3. 消除相关危险因素,如免疫抑制和严重基础疾病患者及老年人等属于易感人群,而胃肠道操作和不合理用药改变了胃肠张力和内环境会增加发病危险因素,临床上在处理这些患者时应尽量减少和避免相关危险因素,改善患者基础疾病。

4. 临床感染控制后尽早停用抗生素或降阶梯为抗菌谱较窄的抗生素是有效预防 AAD 的措施。

5. 各种益生菌预防 AAD 的效果相比于其他治疗作用更确切。

（三）急性病毒性肝炎的预防与管理

1. **加强传染源管理和清除**　对患者进行隔离,甲、戊型肝炎患者自发病之日起隔离 3 周,乙、丙、丁型肝炎患者隔离治疗至症状改善、病情稳定即可出院,时间不限,但对出院患者应定期随访。急性期患者禁止献血,禁止从事饮食和托幼工作。

2. **切断传播途径**　对于甲、戊型肝炎重在健全卫生措施,加强对个人饮食的卫生管理,加强水源和粪便管理,相关人员应定期体检包括各类肝炎标志物检测。对乙、丙、丁、庚型肝炎,重点做好献血员和输血的管理和手术、注射等器械的消毒,防止经血液和体液传播。

3. **保护易感人群**　①主动免疫：甲型肝炎易感人群通过接种甲型肝炎减毒活疫苗提高

抗病能力；凡 HBsAg 阳性母亲生下的婴儿都应在分娩后立即接种乙肝疫苗，注射 3 次保护率约为 80%；HBsAg、抗 -HBs 均阴性的儿童及成人亦提倡接种乙肝疫苗。②被动免疫：甲、戊型肝炎接触者可注射人血清或胎盘球蛋白以防止发病。新生儿接种乙肝疫苗的同时或接触乙型肝炎病毒感染患者的易感者可注射高效价乙肝免疫球蛋白，以提高保护力。

4. 上报要求　病毒性肝炎属于乙类传染病，需在诊断后 24 小时内通过传染病疫情监测信息系统进行报告。

四、皮肤和软组织感染

皮肤和软组织感染（skin and soft tissue infection，SSTI），是化脓性致病菌侵犯表皮、真皮和皮下组织引起的炎症性疾病。康复医学科常见的感染有压疮感染、毛囊炎、疖、痈、淋巴管炎等。针对存在功能障碍的康复患者，需定期检查和评估皮肤和软组织感染的风险，识别风险因素并及时干预或消除。

（一）预防措施

1. 建立感染处理团队　组建一个多学科的感染预防控制团队。

2. 压疮风险评估　压疮感染可采用国际通用的 Braden 评分法，内容包括感官知觉、活动能力、移动能力、营养摄取、皮肤对潮湿、摩擦力和剪切力的反应等 6 项评定标准。根据患者得分情况调整预防措施，得分范围为 6~23 分，得分 ≤ 18 分提示具有较高的风险，分数越低，风险越高。每周评估 1 次，长期卧床和认知功能障碍患者，应加强评估。

3. 检查皮肤情况　观察局部有无红肿、皮温、压痛、硬结等，注意区域淋巴结有无肿大。具有较高压疮风险的患者每天重点检查骶骨、坐骨、转子、脚跟、手肘、枕骨部等部位。

4. 保持皮肤干燥　减少皮肤来源水分的暴露，如尿失禁、出汗或伤口渗出等。清洁皮肤一旦出现污染或者进行侵入性操作，使用中性的清洗剂来减少刺激并保持干燥。可用防潮吸附垫或局部药物作为皮肤屏障。

5. 缓解皮肤压力　建立翻身卡，每 1~2 小时变换体位，使用气垫床、泡沫床垫等缓解皮肤表面压力。

6. 加强营养　除非禁忌，请营养科会诊并进行专业指导，保证患者蛋白的摄入。

7. 健康教育　每季度组织 1 次健康讲座，针对患者及家属制作课件、宣传画、宣传图示等，增强预防意识，配合预防工作。

（二）控制措施

1. 对已出现感染的患者及时上报康复医师及护理人员。

2. 完善血常规、C 反应蛋白、血糖等检查，掌握疾病史和局部感染情况。

3. 对感染部位定期换药并评估皮肤和软组织的愈合情况，换药必须严格进行手卫生，执行无菌操作。

4. 一般治疗效果不佳时，对感染部位分泌物或脓肿穿刺液进行细菌培养和药敏试验，必要时做厌氧菌培养，疑有败血症时应做血培养，根据药敏结果选择抗菌药物治疗。

（三）质量评价与持续改进

制定标准的皮肤和软组织检查与操作规程及质量控制评分系统；定期统计皮肤和软组织感染发病率、愈合率。

五、血管内导管相关血流感染

血管内导管相关血流感染（catheter related blood stream infection, CRBSI）是指带有血管内导管或拔除血管内导管 48 小时内的患者出现菌血症或真菌血症，并伴有发热（ >38℃ ）、寒战或低血压等感染表现，除导管内外无其他明确的感染源。微生物学检查显示外周静脉血培养细菌或真菌阳性，或者从导管段或外周血培养出相同种类、相同药敏结果的致病菌。

（一）管理要求

1. 康复医学科应当遵循并落实 CRBSI 的工作规范和操作规程。

2. 医护人员应当接受血管内导管的正确置管和维护，以及 CRBSI 防控措施的培训和教育，掌握相关操作流程。

3. 医护人员应当评估发生 CRBSI 的危险因素，实施防控工作。开展 CRBSI 的目标性监测，持续改进，降低感染风险。

4. 推荐中心静脉导管集束化干预策略（central line bundle, CLB），基于流程化授权护士进行互相监督。

（二）置管前预防要点

1. 严格按照《医务人员手卫生规范》，严格执行无菌操作。置管时遵守最大限度的无菌屏障要求，插管部位应铺大无菌单；操作人员戴帽子、口罩、无菌手套、穿无菌手术衣。

2. 置管使用的医疗器械、器具等医疗用品和敷料必须达到灭菌水平；接触患者的麻醉用品应当"一人一用一消毒"。

3. 选择合适的穿刺点，成人中心静脉置管首选锁骨下静脉。

4. 采用卫生行政部门批准的皮肤消毒剂消毒；建议 0.5% 碘伏或 75% 酒精溶液消毒穿刺点皮肤。

5. 患有疖肿、湿疹等皮肤病，患有流感等呼吸系统疾病，感染或携带有耐甲氧西林金黄色葡萄球菌的工作人员，在未治愈前不应进行置管操作。

（三）置管后预防要点

1. 应用无菌纱布、透明或半透明聚氨酯敷料覆盖穿刺部位；如高热、多汗、渗血明显患者宜选无菌纱布。

2. 定期更换穿刺点覆盖的敷料，更换间隔时间为无菌纱布每 2 天 1 次、专用贴膜可至每 7 天 1 次，但敷料出现潮湿、松动、沾污时应立即更换。

3. 保持导管连接端口的清洁，注射药物时需进行消毒；如有污染，立即更换。

4. 患者洗澡或擦身时要注意对导管的保护，不要把导管浸入水中。

5. 输液管更换不宜过频，但在输入血及血制品、脂肪乳剂后或停止输液时应及时更换。

6. 对无菌操作不严的紧急置管，应在 48 小时内更换导管，选择另一穿刺点。

7. 怀疑导管相关感染时，应考虑拔除导管，但不要为预防感染而定期更换导管。

8. 由经过培训且经验丰富的人员负责留置导管的日常护理。每天评价留置导管的必要性，尽早拔除导管。

（四）质量评价与持续改进

使用质量改进系统，支持恰当使用和管理血管内装置（中心和外周静脉导管），并确保及时拔除。包括：置入和维护的协议；继续使用或拔除的提醒；遵循时间指南的审核和反馈；

继续专业教育。

六、手术部位的医院感染

手术部位感染(surgical site infection,SSI)是康复医学科术后患者常见的医院感染,包括浅表切口感染、深部切口感染、器官腔隙感染。

(一)手术前患者准备

1. 完善术前相应检查,积极治疗和／或纠正可引起感染的疾病或危险因素。

2. 择期手术患者应尽可能待手术部位以外的感染治愈后再行手术。

3. 备皮在术前即刻进行,尽量使用不损伤皮肤的方法如剪毛或脱毛。

4. 缩短术前住院时间,应尽量少于 3 天。

(二)手术中的预防控制措施

1. 为患者采取保暖措施,保持患者正常体温、血氧、血压。

2. 手术工作人员严格执行外科洗手、消毒和无菌操作,手术器材必须"一人一用一灭菌",尽量使用一次性物品。

3. 手术人员要操作精细,彻底清创,严密止血,不留死腔,感染或污染切口术毕用生理盐水或抗菌药物反复冲洗,缩短手术时间。

4. 减少手术室内空气尘埃粒子和细菌浓度,如控制手术室内人员数量、保持手术室出入门关闭状态、减少人员出入、避免不必要的走动和交谈。

5. 有感染的手术人员不得进入手术室,在未治愈前不应进行手术操作。

6. 手术室做到无菌管理。

(三)手术后的预防控制措施

1. 接触切口及切口敷料前后均必须进行手卫生。

2. 换药时应严格执行无菌操作,遵循"先清洁切口,再污染切口,最后感染切口"的次序。

3. 手术后选用吸附能力较好的敷料覆盖切口,及时更换渗湿敷料。

4. 保持各类引流管通畅,避免引流管周围皮肤受压。

5. 密切观察切口变化,可疑感染时及时采样送检。

6. 除非必要,尽早拔除引流管。

7. 加强换药室的消毒和管理。

(四)合理使用抗菌药物

1. 根据手术野有否污染或污染可能,决定是否预防用抗菌药物,具体参照国家卫生健康委员会《抗菌药物临床应用指导原则》中关于外科手术预防用药的有关规定。

2. 手术部位出现感染,对分泌物或脓液进行细菌培养和药敏试验,必要时做厌氧菌培养,疑有败血症时应做血培养,根据药敏结果合理选择抗菌药物治疗。

(五)质量评价与持续改进

1. 充分评估手术部位感染风险,根据清洁手术、清洁 - 污染手术、污染手术的不同分类,制定不同的预防感染措施。

2. 对手卫生、无菌操作技术、抗菌药物临床应用监测指标等持续进行质量评估。

3. 监测手术部位感染病例数、发病率、病死率等,对预防和控制措施进行持续改进。

七、常见多重耐药菌感染

多重耐药菌(multidrug-resistant organism,MDRO),主要是指通常敏感的常用的 3 类或者 3 类以上的抗菌药物同时呈现耐药的细菌。由多重耐药菌引起的感染呈现复杂性、难治性等特点,康复医学科主要感染类型包括泌尿道感染、医院获得性肺炎、导管相关血流感染等。

(一)加强感染管理

1. 重视多重耐菌感染的预防和控制,结合实际工作,针对诊断、监测、预防和控制等环节,遵循相关规章制度和防控措施。

2. 加强重点环节监管。对脊髓损伤、昏迷等长时间卧床的康复患者、多重耐药菌易感者、从 ICU 或其他医院转入者,或近期使用广谱抗生素治疗患者等重点人群应加大管理力度,落实各项预防措施。

3. 加强医务人员对常见多重耐药菌感染的教育和培训,提高防控认识,掌握防控措施。

(二)强化预防与控制措施

1. 加强医务人员手卫生,严格执行《医务人员手卫生规范》。

2. 严格实施隔离措施。尽量选择单间隔离;实施诊疗护理操作时候,将多重耐菌感染患者放在最后进行;与患者接触的相关器械、物品要专人专用,及时消毒。

3. 严格无菌技术操作规范,特别是对侵入性操作时,应避免感染,有效预防。

4. 加强诊疗环境的清洁、消毒工作;对医疗废物,应当按照医疗废物相关规定进行处置和管理。

(三)合理使用抗菌药物

认真落实抗菌药物临床合理使用的有关规定,严格执行抗菌药物临床使用的基本原则,切实落实抗菌药物的分级管理,根据微生物检测结果,合理选择抗菌药物。

(四)建立和完善常见多重耐药菌的监测

1. 对多重耐药菌感染患者进行监测,及时采集样本送检,必要时主动筛查,及时发现,早期诊断。

2. 微生物实验室检出多重耐药菌后,及时上报医院感染管理科,做好隔离措施,做好登记工作。多重耐药菌感染暴发时应加强对医务人员手、环境表面等进行多重耐药菌监测培养。

(五)质量评价与持续改进

1. **直接指标**　包括减少感染病例数,降低现患率、发病率,减少病死率等。

2. **间接指标**　包括手卫生、环境清洁和消毒方法是否符合要求,接触隔离依从性,抗菌药物临床应用监测指标,感染教育培训指标、感染目标监控等。

(陈　健　林小梅　何剑全)

第三节　职业防护及医院感染应急预案

一、医疗锐器刺伤应急处理程序

1. **目的**　发生锐器伤职业暴露后,指导正确处置与报告。

2. **适用范围**　临床科室、医技科室、各研究中心及后勤等各职能部门工作人员、临时工作人员、志愿者和实习生。

3. **处理流程**　详见图 5-3-1。

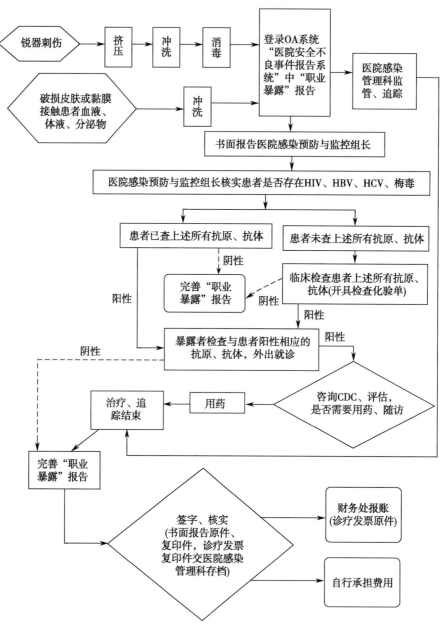

图 5-3-1　医疗锐器刺伤应急处理流程

4. 作业内容　详见表 5-3-1。

表 5-3-1　医疗锐器刺伤应急处理作业内容

作业项目	流程说明 / 注意事项 / 异常处理	备注
1. 挤压	(1)立即在伤口旁轻轻挤压 (2)由近心端向远心端挤压 (3)尽可能挤出损伤处的血液	
2. 冲洗	(1)皮肤用洗手液或消毒洗手液和流动水清洗伤口 (2)黏膜暴露,肥皂水清洗,反复用生理盐水冲洗干净	
3. 消毒	75% 酒精或者 1% 聚维酮碘或者吉尔碘消毒	
4. 包扎	伤口较大时外院就诊包扎处理	
5. 报告	(1)向医院感染预防与监控小组组长或副组长报告 (2)书面报告:职业暴露发生经过(时间、地点、人物、事件发生时的原因,个人防护情况等) (3)通过 OA "不良事件报告系统"首次报告	
6. 核实患者情况	(1)通过检验报告核实患者是否存在 HIV、HBV、HCV、梅毒的情况 (2)若患者未做相应检查,由临床科室尽量协调,查明情况	
7. 实验室检测	(1)暴露者依据以上核实情况外出就诊,进行相应检查项目的检验,必要时进行伤口处理 (2)临床科室与患者协调检查事宜,依据以上核实情况开具相应检查项目的检查单	注 1 注 2
8. 是否需要进一步治疗	(1)依据暴露者与患者双方检验结果进行判断 (2)必要时咨询 CDC(疾病预防控制中心)	注 3
9. 治疗	(1)按医嘱进行治疗(随访) (2)保留治疗过程的所有单据	
10. 追踪	(1)暴露者通过 OA "不良事件报告系统"再次报告,依据实际情况完成报告单上相应内容的填写 (2)医院感染管理科督促暴露者依据不同检验结果,进行系统追踪报告	
11. 治疗、追踪结束	按医嘱完成所有治疗	
12. 签字、核实	(1)暴露者持科室医院感染与监控小组组长签字的书面报告原件、诊疗发票原件和复印件到医院感染管理科申请核实 (2)医院感染管理科主任依据书面报告,核实职业暴露发生情况后签字 (3)双方有异议由医院感染管理委员会讨论决定	
13. 报账	(1)暴露者持医院感染管理科主任签字的诊疗发票原件到财务处报账 (2)费用计入医院感染管理支出专项资金	

备注说明:

注 1:工作日暴露者持科室医院感染防控小组组长签字的书面报告原件到医院感染管理科开具检验单,到医学检验科进行相应检查项目的检验。

注 2:节假日及夜班时间持科室医院感染防控小组组长签字的书面报告原件到医学检验科开具检验单,进行相应检查项目的检验。

注 3:参照表 5-3-2 "医务人员血源性病原体职业接触评估与追踪"。

二、常见职业暴露后应急处理预案

1. **目的**　指导、规范医院感染职业暴露预防与个人防护行为，正确应用防护装备，预防或减少职业暴露后的医源性感染。

2. **适用范围**　医师、护士、实习学生、保洁人员、志愿者、陪护人员、外包公司工作人员等。

3. **定义**　职业暴露是指医护人员、实验室工作人员及有关监管、保洁等人员，在从事诊疗及相关工作时，意外地被患者或病毒感染者的血液、体液污染了破损的皮肤或眼睛、口腔内黏膜，或被血液、体液污染的针头、手术刀等锐器刺破皮肤，具有被感染的可能性。

4. **医务人员血源性病原体职业暴露评估与追踪**　详见表 5-3-2。

表 5-3-2　医务人员血源性病原体职业暴露评估与追踪

病原体	源患者	暴露者	追踪
HIV	(+)	咨询当地 CDC	暴露后 4 周、8 周、12 周、6 个月定期追踪
HBV	(+)	HbsAg(+) 或 HBs(+)	不需要注射疫苗
	(+)	HbsAg(−) 或 HBs(−)	24 小时内注射乙肝免疫球蛋白(HBIG)并接受 HBV 疫苗注射；暴露后 3 个月、6 个月、1 年追踪
HCV	(+)	HCV(+)	继续追踪肝功能
	(+)	HCV(−)	暴露后 3 个月、6 个月、9 个月、1 年定期追踪肝功能、HCV
梅毒	(+)		预防注射长效青霉素；暴露后 3 个月追踪

5. **HIV 职业暴露处理标准作业流程**

(1)目的：意外发生疑似或者确认的 HIV 职业接触后，为快速良好地应对其后果提供明确的流程指导。

(2)适用范围：适用于医务人员从事诊疗、护理等工作过程中意外被 HIV 感染者或者艾滋病患者的血液、体液污染了皮肤或者黏膜，或者被含有 HIV 的血液、体液污染了的针头及其他锐器刺破皮肤等有可能被 HIV 感染的情况。

(3)处理流程：详见图 5-3-2。

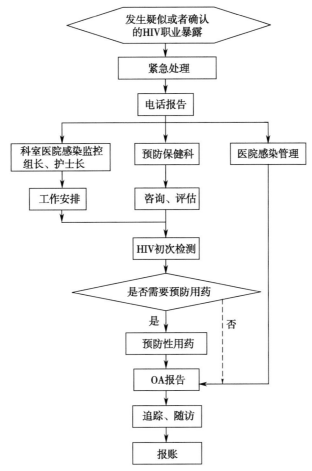

图 5-3-2 HIV 职业暴露处理流程

(4)作业内容：详见表 5-3-3。

表 5-3-3 HIV 职业暴露处理作业内容

作业项目	流程说明 / 注意事项 / 异常处理	备注
1. 局部紧急处理	(1)如是被血液、体液等溅洒在皮肤黏膜表面，先用肥皂清洗，再用自来水或生理盐水冲洗 (2)如溅入口腔、眼睛等部位，用自来水或生理盐水长时间冲洗 (3)如有出血性损伤，在伤口旁端由近心端向远心端挤压轻轻挤压，尽可能挤出损伤处的血液，再用肥皂液和流动水冲洗；禁止伤口局部挤压 (4)伤口冲洗后，消毒液涂抹消毒（75% 酒精或 0.5% 碘伏） 较大伤口就诊外科，必要时包扎伤口	
2. 电话报告	(1)被暴露者立即电话报告医院感染监控组长、护士长 (2)电话报告预防保健科 (3)电话报告医院感染管理科	
3. 科室工作安排	(1)组长或护士长安抚被暴露者情绪，必要时通知家属 (2)组长或护士长协调排班	

续表

作业项目	流程说明/注意事项/异常处理	备注
4. 评估、咨询	(1)工作日日间,电话咨询当地疾控中心 HIV 咨询办公室 (2)节假日、周末休息日日间、夜间到当地公共卫生医疗救治中心感染科进行评估、用药咨询,保留就诊票据 (3)评估内容 1)评估职业暴露级别(一、二、三级) 2)评估病毒载量水平(轻度、重度和暴露源不明) 3)评估是否预防用药	注1 注2 注3
5. HIV 初次检测	(1)工作日日间 1)员工本人写一份详细的事情发生经过说明(打印或手写一式三份),到预防保健科盖章 2)发生职业暴露后 24 小时内(尽量在 2 小时内),带本人身份证原件和 HIV 职业暴露经过情况说明(已盖预防保健科公章)到当地 CDC 艾滋病确诊实验室抽血做初次检测 (2)节假日、周末休息日日间 1)员工本人到院总值班办公室写一份详细的事情发生经过说明(一式三份)盖章 2)发生职业暴露后 24 小时内(尽量在 2 小时内),带本人身份证原件和 HIV 职业暴露经过情况说明(已盖预防保健科公章),到医院门诊部抽血初次检测 (3)夜间 1)员工本人到院总值班办公室写一份详细的事情发生经过说明(一式三份)盖章 2)发生职业暴露后 24 小时内(尽量在 2 小时内),带本人身份证原件和 HIV 职业暴露经过情况说明(已盖预防保健科公章),次日工作时间到 CDC 抽血初次检测	注4
6. 预防性用药原则	(1)预防性用药在发生 HIV 职业暴露后尽早开始,最好在 2 小时内实施 (2)最迟不得超过 24 小时;即使超过 24 小时,也应当实施预防性用药 (3)对不知是否怀孕的育龄妇女进行妊娠监测,用药期间应避免或终止妊娠	
7. 书面报告	(1)暴露者填写报告,依据实际情况完成报告单上相应内容的填写 (2)按医嘱完成所有治疗;随访后,暴露者再次报告随访结果;暴露者在暴露后的第 4、8、12 周及 6 个月时对 HIV 抗体进行检测	
8. 追踪	(1)暴露者第 4、8、12 周及 6 个月进行 HIV 抗体追踪复查,复查结果通过医院网络"不良事件报告系统"重新报告 (2)医院感染管理科通过医院网络"不良事件报告系统"追踪暴露者治疗、药物服用情况	
9. 随访	(1)暴露者持医保卡到第 4、8、12 周及 6 个月到当地 CDC 采样检测 (2)预防用药者初诊后电话咨询,必要时到当地公共卫生医疗救治中心现场随访	
10. 报账	(1)所有诊疗、随访完成后,被暴露者持盖章后的事情经过情况说明、诊疗发票原件和复印件(医保报账后的发票)到医院感染管理科申请核实 (2)医院感染管理科主任依据医院网络报告,核实职业暴露发生情况后签字 (3)被暴露者持医院感染管理科主任、医务处处长签字的诊疗发票原件到财务处报账 (4)费用计入医院感染管理支出专项资金	

备注说明:
　　注1:见表 5-3-4;注2:见表 5-3-5;注3:见表 5-3-6;注4:医院有关知情人士应为当事人(源患者、接触者)严格保密,不得向无关人员泄露。

表 5-3-4　HIV 职业暴露级别

暴露级别	暴露源	暴露类型
一级暴露	体液、血液或者含有体液、血液的医疗器械、物品	暴露源沾染了有损伤的皮肤或者黏膜,暴露量小且暴露时间较短
二级暴露		暴露源沾染了有损伤的皮肤或者黏膜,暴露量大且暴露时间较长
		暴露源刺伤或者割伤皮肤,但损伤程度较轻,为表皮擦伤或者针刺伤
三级暴露		暴露源刺伤或者割伤皮肤,但损伤程度较重,为深部伤口或者割伤物有明显可见的血液

表 5-3-5　HIV 职业暴露病毒载量水平

病毒载量水平	源患者情况
轻度	暴露源 HIV 阳性,但滴度低、HIV 感染者无临床症状、CD4 计数正常者
重度	暴露源 HIV 阳性,但滴度高、HIV 感染者有临床症状、CD4 计数低者
暴露源不明型	不能确定暴露源是否为 HIV 阳性者

表 5-3-6　HIV 职业暴露分级处理方案

暴露级别	病毒载量水平	预防性用药推荐方案
一级暴露	轻度	可以不使用预防性用药
	重度	使用基本用药程序
二级暴露	轻度	使用基本用药程序
	重度	使用强化用药程序
三级暴露	轻度 / 重度	使用强化用药程序
暴露源不明型		可以使用基本用药程序

具体用药遵照就诊医师医嘱。

6. 穿脱防护用品标准操作规程

(1)目的:指导正确穿戴和摘脱防护用品,降低感染风险。

(2)适用范围:适用于穿 / 脱防护用品的时机。

(3)流程:见图 5-3-3~ 图 5-3-9。

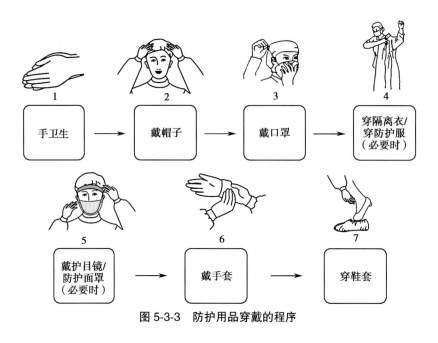

图 5-3-3　防护用品穿戴的程序

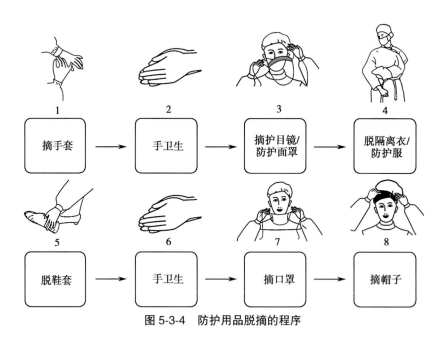

图 5-3-4　防护用品脱摘的程序

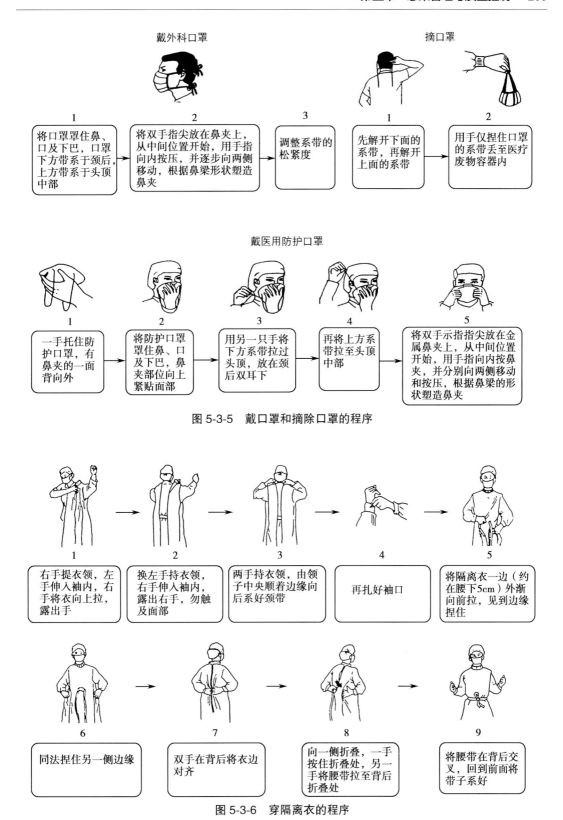

戴外科口罩

1　将口罩罩住鼻、口及下巴，口罩下方带系于颈后，上方带系于头顶中部

2　将双手指尖放在鼻夹上，从中间位置开始，用手指向内按压，并逐步向两侧移动，根据鼻梁形状塑造鼻夹

3　调整系带的松紧度

摘口罩

1　先解开下面的系带，再解开上面的系带

2　用手仅捏住口罩的系带丢至医疗废物容器内

戴医用防护口罩

1　一手托住防护口罩，有鼻夹的一面背向外

2　将防护口罩罩住鼻、口及下巴，鼻夹部位向上紧贴面部

3　用另一只手将下方系带拉过头顶，放在颈后双耳下

4　再将上方系带拉至头顶中部

5　将双手示指指尖放在金属鼻夹上，从中间位置开始，用手指向内按鼻夹，并分别向两侧移动和按压，根据鼻梁的形状塑造鼻夹

图 5-3-5　戴口罩和摘除口罩的程序

1　右手提衣领，左手伸入袖内，右手将衣向上拉，露出手

2　换左手持衣领，右手伸入袖内，露出右手，勿触及面部

3　两手持衣领，由领子中央顺着边缘向后系好颈带

4　再扎好袖口

5　将隔离衣一边（约在腰下5cm）外渐向前拉，见到边缘捏住

6　同法捏住另一侧边缘

7　双手在背后将衣边对齐

8　向一侧折叠，一手按住折叠处，另一手将腰带拉至背后折叠处

9　将腰带在背后交叉，回到前面将带子系好

图 5-3-6　穿隔离衣的程序

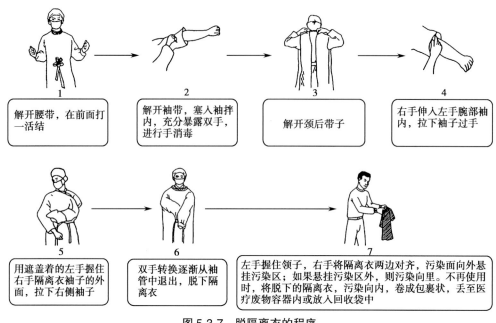

图 5-3-7　脱隔离衣的程序

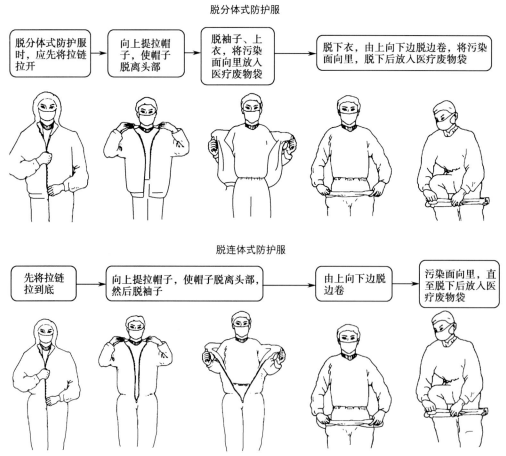

图 5-3-8　脱分体式、连体式防护服的程序

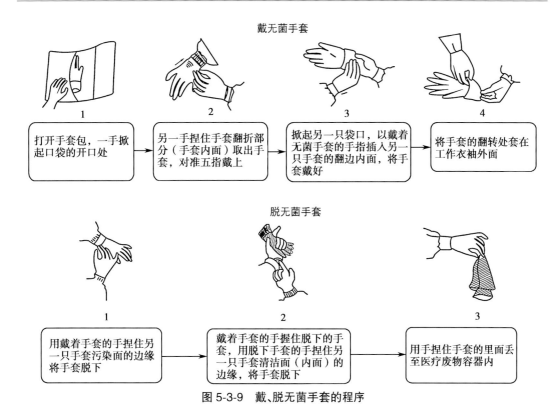

图 5-3-9 戴、脱无菌手套的程序

（4）作业内容

1）防护装备穿戴程序见表 5-3-7。

表 5-3-7 防护装备穿戴程序

作业项目	流程说明/注意事项	备注
步骤一：手卫生	1. 洗手：手部有血液或其他体液等肉眼可见污染,洗手液和流动水洗手 2. 卫生手消毒：手部无肉眼可见污染,可用速干手消毒剂消毒双手 3. 洗手或卫生手消毒步骤参见"六步洗手法标准操作规程"	
步骤二：戴帽子	1. 进入隔离区或洁净环境前,无菌操作时戴帽子 2. 布类帽子保持清洁,每次更换 3. 一次性帽子一次性使用 4. 帽子被患者血液、体液污染时须更换 5. 头发不能露出帽檐外	
步骤三：戴口罩	参见图 5-3-5	
步骤四：穿隔离衣或防护服	1. 检查衣服有无破损 2. 穿时勿使衣袖触及面部或衣领 3. 隔离衣穿戴程序参见图 5-3-6。穿连体或分体防护服,应遵循先穿下衣,再穿上衣,然后戴好帽子,最后拉上拉锁的顺序	

作业项目	流程说明/注意事项	备注
步骤五：戴护目镜或防护面罩	1. 佩戴前应检查有无破损,佩戴装置有无松懈 2. 佩戴后调节舒适度	注1
步骤六：戴手套	参见图5-3-9	
步骤七：穿鞋套	检查鞋套是否把鞋子包裹好,如有脱落、破损,及时更换	注2

备注说明:

注1:在进行诊疗、护理操作,可能发生血液、体液、分泌物喷溅时或近距离接触飞沫传播的传染病患者时进行佩戴。

注2:从潜在污染区进入污染区时或从缓冲间进入负压病房时应穿鞋套。

2)防护用品摘脱的程序见表5-3-8。

表5-3-8 防护用品摘脱的程序

作业项目	流程说明/注意事项	备注
步骤一：摘手套	参见图5-3-9	
步骤二：手卫生	采用六步洗手法洗手或卫生手消毒	
步骤三：摘护目镜或防护面罩	捏住靠近头部或耳朵的一边摘掉,放入回收医疗废物容器内	
步骤四：脱隔离衣或防护服	参见图5-3-7和图5-3-8。脱时避免污染	
步骤五：脱鞋套	放入医疗废物垃圾桶内	
步骤六：手卫生	采用六步洗手法洗手或卫生手消毒	
步骤七：摘口罩	先解开上面的系带,再解开下面的系带,捏住系带丢入医疗废物垃圾桶内,不要接触污染面	
步骤八：摘帽子	放入医疗废物垃圾桶内,不要接触污染面	
步骤九：手卫生	采用六步洗手法洗手或手消毒	

三、医院感染流行、暴发,不明原因传染病或特殊病原体感染应急预案

1. **目的** 预防和控制医院感染发生。

2. **适用范围** 适用于对疑似/确认医院感染暴发的应急处置。

3. **定义**

(1)疑似医院感染暴发:一周内同一病房出现3例以上临床综合征相似、怀疑同种病原菌感染病例。

(2)医院感染暴发:一周内同一病房发生3例以上同种同源病原菌感染病例。

4. **标准**

(1)报告:执行"医院感染暴发报告制度",医院感染病例暴发报告、处置流程。

(2)工作原则:统一领导、服从指挥、分级管理、快速反应。

(3)应急组织机构与职责

1)医院感染暴发处置应急领导小组

组长:院长;

副组长:主管副院长;

成员:医院感染管理委员会委员、医院感染管理专职人员。

2)领导小组职责:领导、指挥、组织和协调,召开领导小组会议;部署医院感染暴发应急处置各项工作,宣布启动、终止应急预案;向上级部门报告医院感染暴发应急处理过程、评估与总结。

3)医务处职责:医院感染疑似暴发或暴发时,组织、协调开展医院感染病例调查与控制;进行医师人力调配;组织对患者的治疗和善后处理。

4)医院感染管理科:医院感染病例调查、核实,环境卫生学监测,消毒隔离指导;指导医务人员/陪护采取个人防护措施;书写医院感染暴发应急处理过程、评估与总结报告。

5)护理部:进行护理人员调配,落实应急措施,开展患者救治工作;配合医院感染管理科调查与监测。

6)后勤处:负责医疗废弃物收集、运送;负责污水处理;负责车辆使用和患者转运。

7)设备处:负责仪器、防护装备、卫生材料、消毒器具等物品的储备和供应。

8)药剂科:负责药品、消毒剂的储备和供应、药物使用技术指导。

9)检验科:负责病原微生物培养、分离鉴定、检验诊断。

10)预防保健科:发生传染病医院感染暴发,疫情管理人员电话报告当地CDC流病科;配合进行流行病学调查,确定密切接触者,查明传染源及传播途径;负责向国家疾控中心网络直报传染病疫情。

11)临床科室职责:报告医院感染病例或疑似医院感染暴发;下达隔离医嘱,参照"医院隔离技术管理制度";配合进行流行病学调查。

(4)应急处置程序:临床科室发现疑似医院感染暴发报告医院感染管理科;医院感染管理科接报告到现场核查,初步认定医院感染暴发时,报告应急领导小组;应急领导小组组织调查、会诊、讨论,确认为医院感染暴发,逐级报告;临床科室配合调查,执行医院感染预防与控制措施,隔离患者;医院感染管理科分析调查资料,书写总结报告。

(5)调查、核实、处理步骤:初步认定医院感染暴发时,应急领导小组专家调查、会诊;所在科室主任或总住院医师介绍情况,专家查看医院感染暴发病历,了解病史、核查实验室检测结果;查找感染源及传播途径,感染暴发起始时间及医院感染传播方式,列出潜在的危险因素;同源性分析,确认是否医院感染暴发。

(6)医院感染预防与控制措施:消毒隔离,参照"医院清洁消毒管理制度""医院隔离技术管理制度";医务人员防护参照"医院感染职业暴露管理与个人防护制度";必要时应急小组宣布停止手术或关闭病房等。

(7)预案启动与终止

1)启动:应急领导小组调查、讨论后初步认定医院感染暴发时可启动预案。

2)终止:医院感染暴发隐患或相关危险因素消除;经过最长潜伏期后2周内无新发同种同源病例出现;特别重大医院感染暴发事件由上级卫生行政部门组织有关专家进行分析论证后决定。

(8)责任

1)院长为医院感染暴发报告管理的第一责任人,医院感染管理科负责人为医院感染暴发的责任报告人。

2)科主任为本科室医院感染暴发报告管理的第一责任人,管床医师为医院感染暴发院内责任报告人。

3)临床科室对医院感染暴发的调查处置予以配合,不拒绝和阻碍,不提供虚假材料。

4)传染病引起的医院感染暴发报告瞒报、缓报和谎报者,按《中华人民共和国传染病防治法》有关规定给予处罚。

5. **教育或培训**　本预案由医院感染管理科培训全院医院感染监控医师、护士;医院感染监控医师、护士培训本科室/部门人员,并进行考核。

6. **监控**　医院感染管理科进行监控,对违反预案职责者,按《医院感染管理目标考核细则》扣分。

7. **医院感染暴发事件报告制度**

(1)目的:发现疑似医院感染暴发,采取措施控制医院感染或终止暴发。

(2)适用范围:医院感染科专职人员、临床医师。

(3)定义:参考前文疑似医院感染暴发及医院感染暴发的定义。

(4)标准

1)临床科室报告职责

Ⅰ.经治医师或总住院医师发现疑似医院感染暴发,1小时内报告医院感染防控小组组长或副组长。

Ⅱ.临床科室医院感染防控小组会诊、讨论后疑似医院感染暴发,经治医师1小时内报告医院感染管理科。

2)医院感染管理科报告职责

Ⅰ.医院感染管理科专职人员通过"医院感染实时监测系统"发现疑似医院感染暴发,1小时内通过"医院感染实时监测系统"的学习平台或OA系统/电话对临床科室预警。

Ⅱ.医院感染管理科现场核查,初步认定医院感染暴发时,报告应急领导小组,应急领导小组组织调查、会诊、讨论,疑似或确认医院感染暴发,1小时内报告医务处、分管副院长,确认为医院感染暴发,逐级报告。

3)下述情况在12小时内报告当地CDC:

Ⅰ.5例以上疑似医院感染暴发。

Ⅱ.3例以上医院感染暴发。

4)下述情况在2小时内报告当地卫生健康委和当地CDC:

Ⅰ.5例以上医院感染暴发。

Ⅱ.由于医院感染暴发直接导致患者死亡。

Ⅲ.由于医院感染暴发导致3人以上人身损害后果。

5)下述情形按照《国家突发公共卫生事件相关信息报告管理工作规范(试行)》要求报告:

Ⅰ.10例以上的医院感染暴发事件。

Ⅱ. 发生特殊病原体或新发病原体的医院感染。

Ⅲ. 可能造成重大公共影响或严重后果的医院感染。

（5）教育或培训：本预案由医院感染管理科培训全院医院感染监控医师、护士；医院感染监控医师、护士培训本科室／部门人员，并进行考核。

（6）监控：医院感染管理科进行监控，对违反预案职责者，按《医院感染管理目标考核细则》扣分。

8. 医院感染病例暴发报告、处置流程 见图 5-3-10。

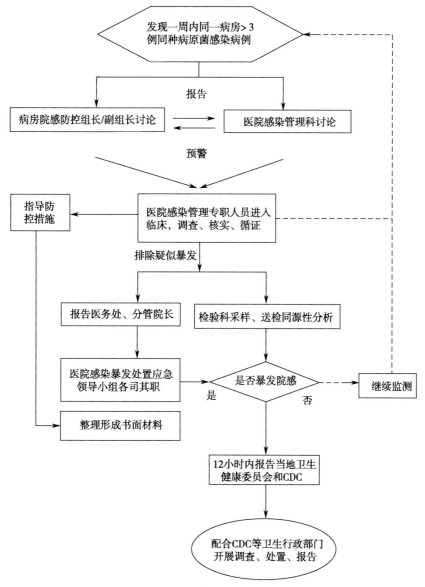

图 5-3-10　医院感染病例暴发报告、处置流程

（肖　农）

第四节　医疗废物的管理与质量控制

一、医疗废物处理人员个人防护制度

为加强员工自我防护和安全意识,提高医疗废物处理人员个人防护能力,特制定医院医疗废物处理人员个人防护制度。

1. 任何在医院内的医疗垃圾都被认为有传染性,因此工作人员接触医疗垃圾的过程中必须着工作服,佩戴红色手套、口罩;工作结束后认真洗手,更换衣服。

2. 从垃圾桶内拿出垃圾袋时要拿垃圾袋的上部,不要拿垃圾袋的侧部,防止扎伤自己,装车时垃圾袋不能超出车的边缘,防止在运送过程中碰及别人。

3. 在产生、收集、贮存、运输、处置医疗废物的过程中,必须防止医疗废物直接接触身体,一旦发生刺伤、擦伤等意外事故,应及时上报卫生科,并根据种类与受伤害程度,采取应急措施,跟踪随访。

4. 每天对运送设施进行清洗,对暂存处进行清洗和消毒。

二、医疗废物安全处置制度

为使医疗垃圾处理工作合理规范,符合院内消毒隔离、防止院内感染的要求,特制定医疗废物处理规范。凡与医疗垃圾处理相关的工作人员,在处理医疗废物的过程中,应按以下步骤进行工作。

1. 院内垃圾分为医疗垃圾和生活垃圾,分别装在黄袋和黑袋中,如有特殊传染病如严重急性呼吸综合征(SARS)等产生的垃圾,用双层黄色垃圾袋装取。

2. 为防止垃圾散发气味,垃圾桶要加盖,运送医疗垃圾车要加盖密闭。

3. 在收集医疗废物时,要检查垃圾是否封口、贴有规范标签;转运装车时垃圾袋不能超出车的边缘,防止在运送过程中碰及他人。

4. 在提取垃圾袋的过程中,要保证垃圾袋不要乱甩,如果垃圾袋或垃圾车有渗漏,要及时通知保洁员消毒处理,垃圾车冲洗后送到维修班维修。如果污物电梯出现故障,要暂停医疗垃圾运送,立即报修。

5. 在收取医疗垃圾过程中手套有可能接触各种病菌,因此不能戴手套开门、按电梯或接触其他公共设置。因垃圾运送的路途中斜坡较大,因此在下斜坡时要加倍小心,以防止碰到来往车辆,造成事故。

三、医疗废物集中处置制度

为落实并加强医院医疗废物的安全管理,防止医疗废物污染环境,危害人体健康,制定医院医疗废物集中处置制度。

1. 由各临床科室将医疗废物装入黄色垃圾袋,严禁将生活垃圾和医疗废物混装。医疗废物中的感染性、损伤性、病理性、药物性、化学性废物要分袋包装,其中损伤性废物装入硬质容器内。

2. 各临床科室对医疗废物包装时,包装必须严密,并对医疗垃圾袋进行封口,防止污染物渗漏;各科室要对医疗废物按医院规定的"医疗废物分类目录"分类、张贴标签,放置于医院规定的垃圾箱内,以防医疗废物混装和遗失。

3. 由医疗废物收集专职人员,每天 2 次到各临床科室统一收集医疗废物,转运至医院医疗废物院内贮存点暂存;任何人不得收集和随意处理医疗废物。

四、医疗废物意外事故报告制度

为规范处理医疗废物意外事故,制定医疗废物意外事故报告制度。

1. 医疗废物意外事故报告实行首发人责任制。凡在产生、收集、贮存、运输、处置医疗废物的过程中,发生泄漏、流失、扩散和意外事故,任何人一旦发现,必须第一时间报告上一级领导和相关职能部门,并有责任保护现场。

2. 上一级领导或职能部门接到报告后立即到现场,并通知保卫科至现场封存登记医疗废物;职能部门根据医疗废物事故的危害程度,采取相应应急措施和防范措施;同时向分管院长报告,决定是否按规定向所在地卫生行政部门和环保部门报告。

3. 凡发现医疗废物意外事故不报告的职工,按《医疗废物管理行政处罚办法》处理,触犯法律的,依法追究法律责任。

五、医疗废物交接制度

为防止医疗废物泄漏、流失,医疗废物移交到医疗废物收集、转运、处置部门时应严格做到:

1. 各临床科室必须对医疗废物垃圾袋进行封口、张贴医院统一印制的标签,认真填写标签内容;与医疗废物处置专职人员当面称重,双方核对无误后签收。对于无标签、未封口的医疗垃圾,运送人员不得收集、转运。

2. 医疗废物处置专职人员在将医疗废物移交给市卫生局指定的医疗废物专业处置公司时,要认真清点各类医疗废物的移交数量和重量,填好医疗废物转移联单,经交接人员双方确认无误后才能签字移交。医疗废物移交完毕后,及时对贮存点进行清洗、消毒。

3. 所有移交登记资料至少保存 3 年。各临床科室由科室自行保管;医疗废物贮存点的登记资料由后勤处保管。

六、医疗废物暂时储存制度

由于医疗废物处置是由专门机构收集,医院设立暂存库房,为防止医疗废物的泄漏和遗失,制定医疗废物暂时储存制度。

1. 医疗废物处置专职人员将医疗废物转运至贮存点时,必须分类进行登记入库、分区贮存,严禁混合贮存;凡新贮存完一次医疗废物后,必须对贮存点进行清洗、消毒;每天对运送车进行清洗、消毒。

2. 贮存点管理

(1)贮存点医疗废物要严格分类,摆放整齐。每天 3 次对贮存场地消毒处理。

(2)加强贮存点的管理,严密防止医疗废物流失和被盗。

（3）随时做好灭"四害"工作,做到贮存点内无老鼠、苍蝇、蚊子、蟑螂。

（4）贮存点内严禁吸烟、饮食。

（5）医疗废物在暂存点的存放时间不超过 48 小时。

七、医疗废物转运制度

为防止医疗废物遗失,污染环境,危害人体健康,制定医院医疗废物转运制度。

1. 为防止垃圾散发气味,垃圾桶要加盖,运送医疗垃圾车要加盖密闭。

2. 在收集医疗废物时,要检查垃圾是否封口、贴有规范标签;转运装车时垃圾袋不能超出车的边缘,防止在运送过程中碰及他人。

3. 医疗废物专职人员在运输医疗废物时,必须严格按照规定时间、路线运送,使用加盖垃圾运送车转运至医院医疗废物院内贮存点暂存。

4. 专职转运人员在装卸医疗废物时,必须小心轻放,防止包装袋破损泄漏,造成污染;严禁转运人员将医疗废物垃圾袋开包重新分解。

（肖　农）

第六章 应急管理与质量控制

第一节 应 急 管 理

一、脑卒中后癫痫发作的应急预案及程序

1. **背景资料** 1864 年 Jackson 首次报道脑血管疾病与癫痫的关系,脑血管病特别是脑卒中是癫痫最为常见的病因之一。尤其是年龄大于 65 岁的新发癫痫患者,脑卒中是最常见的原因之一。

2. **脑卒中后癫痫的定义与分类**

(1)定义:脑卒中后癫痫又称卒中后癫痫(post-stroke epilepsy)是指脑卒中前无癫痫病史,在脑卒中后一定时间内出现的癫痫发作并排除脑部和其他代谢性病变,一般脑电监测到的痫性放电与脑卒中部位具有一致性。

(2)分类:①早发性癫痫,指脑卒中发病 4 周内发生;②迟发性癫痫,指脑卒中发病 4 周后发生。

(3)预后:绝大部分早发性痫性发作随着原发病的缓解和病程的进展会自动缓解。绝大多数迟发性痫性发作会反复发作,且需要抗癫痫药物的干预。脑卒中后癫痫与卒中类型、病灶部位、大小的关系:①脑卒中后癫痫的发生率与卒中类型和病变部位有密切关系,皮质部位病变是最明确的危险因素之一。②脑梗死后癫痫的发生率为 9%~27%。大脑中动脉闭塞的癫痫发生率最高,其次是大脑前动脉和大脑后动脉闭塞造成的脑梗死,椎基底动脉系统闭塞的癫痫发生率较低。脑梗死病灶直径 ≥2cm 患者的癫痫发生率明显高于病灶直径<2cm 的患者。③脑出血后癫痫的发生率与出血部位关系密切。出血部位在皮质者癫痫发生率为 5%~13%;出血部位在皮质下者癫痫发生率约为 4.6%。脑出血后癫痫发作中,32%~54% 发生在脑叶出血,尤其是颞、顶叶皮质出血;基底节出血占 19%,主要是豆状核和尾状核受累所致,丘脑、脑干、小脑出血则少有癫痫发作。脑出血量 ≥40ml 者其癫痫发生率为 22.3%,明显高于脑出血量<40ml 的患者。

3. **癫痫发作时的应急预案**

(1)体位:①当患者癫痫发作时,迅速让患者平卧于床上,或就近躺在平整的地方;②如果实在来不及做上述安排,发现患者有摔倒的危险时,应迅速扶住患者,顺势让其原处躺下,

以防患者突然倒地摔伤头部或肢体造成骨折。

(2)保持呼吸道通畅：癫痫大发作时患者呼吸道分泌物多,可造成呼吸道梗阻或发生误吸窒息而危及生命。正确做法：①将患者头偏向一侧,及时吸出口腔内的分泌物；②解开衣领和腰带,以保持呼吸道通畅；③及时使用压舌板或牙垫防止咬伤舌和颊部；④及时给予低流量氧气吸入,以缓解抽搐时心脑血管供氧不足。

(3)镇静：快速、足量地给予抗癫痫药物,尽快控制抽搐发作。缓慢静脉推注地西泮10~20mg。

(4)防止外伤：当患者在强直期时后仰,手托患者枕部,以防颈部过伸。阵挛期四肢肌肉收缩紧张时,可适当约束限制,切勿用力按压患者身体,以防骨折及脱臼。

(5)病情观察：①意识与瞳孔变化能反映患者颅内压和脑水肿严重程度；如患者意识不清,瞳孔直径大于4mm,剧烈头痛,恶心呕吐,提示有脑水肿发生,予患者脱水剂,20%甘露醇250ml快速静脉滴注。②严密观察体温、脉搏、呼吸及血压的变化。若患者体温上升到37.5℃以上,脉搏、呼吸加快,应警惕有感染的发生。

(6)减少不良刺激：①保持病房安静,避免强光刺激；②予镇静药,纠正水电解质平衡；③避免紧张及劳累,可暂停康复训练一天,观察病情后再予训练。

4. 治疗室发生癫痫时的应急程序见图6-1-1。

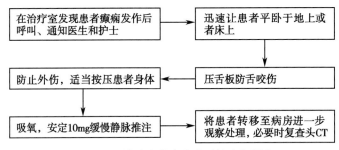

图 6-1-1　治疗室发生癫痫时的应急程序

二、出血的应急预案

(一)新发脑出血

1. 脑出血是指非外伤性脑实质内血管破裂引起的出血,占全部脑卒中的20%~30%,急性期病死率为30%~40%。发生的原因主要与脑血管的病变有关,即与高血脂、糖尿病、高血压、血管老化、吸烟等密切相关。

2. **病因**　常见病因是高血压合并小动脉硬化、微动脉瘤或者微血管瘤,其他包括脑血管畸形、脑膜动静脉畸形、淀粉样脑血管病、囊性血管瘤、颅内静脉血栓形成、特异性动脉炎、真菌性动脉炎、烟雾病和动脉解剖变异、血管炎、瘤卒中等。此外,血液因素有抗凝、抗血小板或溶栓治疗、嗜血杆菌感染、白血病、血栓性血小板减少症,以及颅内肿瘤、酒精中毒及交感神经兴奋药物等。用力过猛、气候变化、不良嗜好(吸烟、酗酒、食盐过多,体重过重)、血压波动、情绪激动、过度劳累等为诱发因素。

3. **临床表现**　高血压性脑出血常发生于50~70岁,男性略多,冬春季易发,通常在活动或情绪激动时发病,出血前多无预兆,半数患者出现头痛并很剧烈,常见呕吐,出血后血压明显升高,临床症状常在数分钟至数小时达到高峰,临床症状、体征因出血部位及出血量不同而异:基底核、丘脑与内囊出血引起轻偏瘫是常见的早期症状;少数病例出现痫性发作,常为局灶性;重症者迅速转入意识模糊或昏迷。

4. 病房内新发脑出血的处理

(1)严密观察患者病情变化,发现患者有脑出血症状时,立即通知医师,做好抢救准备,备好抢救设备及抢救车。

(2)保持呼吸道通畅,置患者仰卧位,头偏向一侧,抬高床头 15°~30°,给予氧气吸入。行心电监测,严密观察生命体征、瞳孔、意识、血氧饱和度、血糖、肢体活动,适度降低血压在理想水平。

(3)尽快完善头部 CT 等影像学检查,明确脑出血诊断。

(4)迅速建立静脉通路,遵医嘱快速滴入脱水、降颅压、解除脑血管痉挛等抢救药物。

(5)有呼吸道阻塞时,将下颌向上托起。若患者出现呼吸不规则、呼吸表浅呈潮式呼吸等,血氧饱和度逐渐下降时,协助医师做好气管插管或气管切开术,并做好相应救治工作。

(6)观察呕吐物的颜色、性质、量,并做好记录。如有咖啡色呕吐物时,提示有上消化道出血,遵医嘱给予对症处置。

(7)病情危重者,发病 24~48 小时内禁食,按医嘱静脉补液,注意水、电解质、酸碱平衡。观察大小便情况,准确记录出入液量。头部置冰块或冰帽,以降低颅内压,预防脑水肿。注意防止冻伤发生。

(8)防止继发感染及各种并发症。

(9)请神经内科、神经外科会诊指导治疗,明确是否需手术治疗,做好急诊手术前的准备。

(10)急性期绝对卧床休息,减少不必要的搬动,肢体置于功能位,做好皮肤护理。指导患者保持情绪稳定,保持大便通畅,防止再次出血。

(11)做好抢救记录。

(二)鼻出血

1. 迅速安置患者,一般出血可取坐位或半坐位,头部抬高,额部冷敷。

2. 嘱患者将口中分泌物吐出,切勿咽下。

3. 准备好止血的器械、药品,协助医师止血。局部止血,可采用鼻腔填塞、冷水袋敷前额等措施;药物止血,可用 10% 麻黄碱、明胶海绵、凝血酶填充鼻腔;必要时请耳鼻喉科会诊手术治疗。

4. 严密观察病情变化,监测呼吸、心率、血压等生命体征情况,如出现异常应立即配合医师进行抢救。

5. 大量出血,应迅速建立静脉通路,输血输液与抗休克抢救处理同步进行。必要时行气管插管,以免血液流向气道,引起窒息。

(三)使用抗凝药导致的出血

1. 根据患者临床表现,迅速判断出血部位。

2. 严密观察病情变化,监测呼吸、心率、血压等生命体征情况,必要时配合医师进行抢救。

3. 完善血常规、凝血相关检查,根据 INR 值给予对症止血治疗(INR>9.0 且无出血时,停药＋维生素 K_1 3~5mg 口服；有出血时，停药＋维生素 K_1 10mg 静脉推注，输注凝血酶原复合物。

4. 如大量出血，给予止血同时，立即建立静脉通路，给予静脉输液，请血液科会诊协助诊治，必要时输注血制品及抗休克治疗。

三、输液过程中出现肺水肿的应急程序

肺水肿是因肺血管外液过多积聚于间质组织内、肺泡内、肺泡壁及血管周围，严重影响呼吸功能，导致循环、呼吸衰竭，威胁生命。

急性肺水肿分为心源性和非心源性两大类。输液过程中出现的肺水肿属于非心源性肺水肿。非心源性肺水肿原因复杂，主要与肺毛细血管通透性增加、胶体渗透压降低和静水压增高有关。

在输液过多或过快，短时间内输入过多液体，使循环血容量急剧增加，心脏负荷过重，肺毛细血管静脉压增高时，即可发生肺水肿。早期肺血管内血液进入肺间质，患者憋气或胸闷，随着病情进一步发展，肺毛细血管静水压进一步增高，间质内静水压也随着上升，液体通过肺泡壁进入肺泡，出现通气或换气障碍、低血压症，肺部听诊有湿性啰音，呼吸困难进一步加重。

患者输液量及输液速度是根据病情而确定的，应严格掌握滴速，输液前应向患者做好解释工作，讲清注意事项，输液中应加强巡视，密切观察患者反应，避免因输液滴速过快引起非心源性肺水肿。

1. **临床表现**　严重的呼吸困难，呈端坐呼吸，口唇发绀，咳嗽，咳大量粉红色泡沫样痰，双肺闻及湿啰音。

2. **发生肺水肿时的处理**　见图 6-1-2。

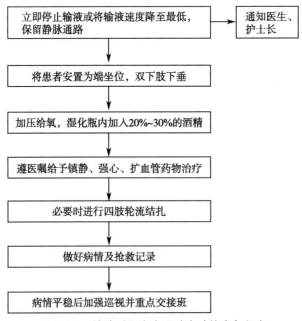

图 6-1-2　输液过程中出现肺水肿的应急程序

（1）发现患者出现肺水肿症状时，立即停止输液或将输液速度降至最低。

（2）立即通知医师、护士长。

（3）将患者安置为端坐位，双下肢下垂，以减少回心血量，减轻心脏负担。

（4）加压给氧，减少肺泡内毛细血管渗出，同时湿化瓶内加入 20%~30% 的酒精，改善肺部气体交换，缓解缺氧症状。

（5）遵医嘱给予镇静、扩血管、利尿和强心药物。

（6）必要时进行四肢轮流结扎，每隔 5~10 分钟轮流放松一侧肢体止血带，可有效地减少回心血量。

（7）认真记录患者抢救过程及病情。

（8）患者病情平稳后，加强巡视，重点交接班。

四、患者发生误吸/噎呛时的应急程序

许多脑卒中患者不是死于脑卒中本身，而是死于脑卒中并发症。吞咽障碍是脑卒中常见的并发症之一，误吸和噎呛是吞咽障碍的表现，也是引起吸入性肺炎的主要原因，有学者报道，脑卒中后误吸的发生率高达 10%~77%。误吸和噎呛的发生直接影响患者的预后和生存质量，有时甚至可造成窒息死亡。

误吸是指异物经喉头进入呼吸道。这些物质包括唾液、鼻咽分泌物、饮用的液体及食物等。误吸的发生分为显性误吸和隐性误吸。根据吸入量的多少又分为少量误吸（小于 1ml）和大量误吸（大于 1ml）。隐性误吸一般不伴有咳嗽，而显性误吸通常伴有咳嗽，发生时，患者首发症状为剧烈咳嗽、血氧下降、呼吸困难。

患者家属常缺乏相关知识，对吞咽障碍的认识不够，拒绝留置胃管，或盲目地给有吞咽障碍的患者喂食性状不适合的食物，易造成患者发生噎呛，出现剧烈咳嗽、面色发绀、血氧下降、呼吸困难，甚至窒息。发生误吸/噎呛时的应急处理见图 6-1-3。

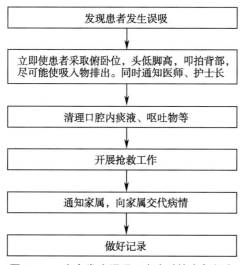

图 6-1-3　患者发生误吸/噎呛时的应急程序

（1）当发现患者发生误吸时,立即使患者采取俯卧位,头低脚高,叩拍背部,尽可能使吸入物排出,必要时负压吸引快速将吸入物排出或根据吸入物不同采取正确措施,并同时通知医师及护士长。

（2）及时清理口腔内痰液、呕吐物等。

（3）清醒患者发生固体食物噎呛时,可采用海姆立克法排出异物。操作方法:急救者首先以前腿弓、后腿蹬的姿势站稳,然后使患者坐在自己弓起的大腿上,并让其身体略前倾,然后将双臂分别从患者两腋下前伸并环抱患者。左手握拳,右手从前方握住左侧手腕,使左拳虎口贴在患者胸部下方、肚脐上方的上腹部中央,形成"合围"之势,然后突然用力收紧双臂,用左拳虎口向患者上腹部内上方猛烈施压,迫使其上腹部下陷。由于腹部下陷,腹腔内容物上移,迫使膈肌上升而挤压肺及支气管,这样每次冲击可以为气道提供一定的气量,从而将异物从气管内冲出。施压完毕后立即放松手臂,然后再重复操作,直到异物被排出。

（4）监测生命体征和血氧饱和度,如出现严重发绀、意识障碍及呼吸频率、深度异常,在采用简易呼吸器维持呼吸的同时,急请麻醉科插管吸引或气管镜吸引。

（5）做好记录,必要时遵医嘱开放静脉通路,备好抢救仪器和物品。

（6）通知家属,向家属交代病情。

（7）做好病程记录。

五、患者发生躁动时的应急程序

躁动是指患者出现过度亢奋、紧张度增加、易怒的状态,可导致精神错乱、活动过度、公然敌对。

躁动可见于中毒（毒药）、代谢性或感染性疾病、颅脑损伤、精神病和其他可引起疼痛、发热、焦虑、吸毒或停药反应、超敏反应的诱因。躁动可突发或逐渐产生,持续数分钟至数月不等,中度或重度。发热、疼痛、压力、外界刺激可使躁动加重。

发生躁动时的应急处理方法（图 6-1-4）:

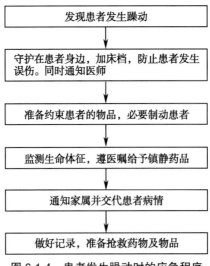

图 6-1-4　患者发生躁动时的应急程序

（1）当发现患者突然发生躁动时，立即说服并制动约束患者，防止发生意外，并通知医师。

（2）监测生命体征，遵医嘱给予镇静药物，约束制动。

（3）通知家属，向家属交代病情。

（4）做好记录，必要时遵医嘱开放静脉通路，备好抢救仪器和物品。

六、患者发生跌倒／坠床时的应急处理

跌倒，即"不是自己的意志而膝部、手等接触地面或更低处，也包括从楼梯、架子或自行车跌落"。

康复病房内跌倒及坠床的发生以脑卒中患者居多，其原因为，脑卒中患者由于神经功能受损后导致脑神经系统、运动系统、感觉系统病变，出现意识障碍、肢体偏瘫、反应迟钝、行动迟缓、步态不稳、平衡功能异常等表现，同时有个别护理人员、患者的安全防范意识薄弱，也与病区环境、不同年龄、是否服用相关药物等有关，上述多种因素共同作用，导致脑卒中患者更易发生跌倒及坠床。

发生跌倒／坠床时的应急处理见图 6-1-5。

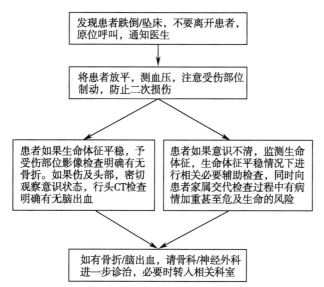

图 6-1-5　患者发生跌倒／坠床时急救处理

七、患者突然发生病情变化时的应急程序

1. 应立即通知值班医师、护士长。

2. 立即准备好抢救物品及药品。

3. 初步判断病因，请相关科室会诊协助诊治。

4. 必要时通知上级医师，通知患者家属。如医护抢救工作紧张可通知安全保卫部，由安全保卫部负责通知患者家属。

5. 某些重大抢救应按规定及时通知医务部或院总值班。

八、患者发生猝死时的应急预案及程序

（一）评估原因

1. **冠心病**　是心性猝死中最常见的病因。

2. **心肌炎**　重症心肌炎时有心肌弥漫性病变，导致心源性休克和猝死。

3. **原发性心肌病**　病变以侵犯心室为主，也可累及心脏传导系统。

4. **风湿性心脏病**　主动脉瓣狭窄患者约 25% 可致猝死。

5. **QT 间期延长综合征**　包括原发性 QT 间期延长综合征，如伴有先天性耳聋的贾 - 兰（Jervell-Lange-Nielsen）综合征。继发性者常见猝死原因为低血钾、奎尼丁及胺碘酮等药物影响。

6. **二尖瓣脱垂综合征**　常引起快速心律失常。

7. **先天性心脏病合并心房颤动**　如左冠状动脉起源于右侧冠状窦或与右冠状动脉相连。

8. **预激综合征合并心房颤动**　当旁道不应期越短，发生心房颤动时就越有可能转变为恶性心律失常——心室颤动而猝死。

9. **病态窦房结综合征**　由于窦房结或其周围组织（包括心房、房室交接区等）的器质性病变，导致窦房结冲动形成障碍和冲动传出障碍而产生的心律失常。

（二）风险预案

1. 值班人员应严格遵守医院及科室各项规章制度，坚守岗位，定时巡视患者，尤其对新入患者、危急重患者应按要求巡视，及早发现病情变化，尽快采取抢救措施。

2. 急救药品做到"五定"（定数量、品种，定点放置，定专人管理，定期消毒灭菌，定期检查维修），班班清点，同时检查急救药品性能，完好率达到 100%，急用时可随时投入使用。

3. 医务人员应熟练掌握心肺复苏流程，常用急救仪器性能、使用方法及注意事项。仪器及时充电，防止电池耗竭。

4. 发现患者在病房内猝死应迅速做出准确判断，第一发现者不要离开患者，应立即进行胸外心脏按压、人工呼吸等急救措施，同时请旁边的患者或家属帮助呼叫其他医务人员。

5. 增援人员到达后，立即根据患者情况，依据心肺复苏抢救程序，护士配合医师采取各项抢救措施。抢救中应注意心、肺、脑复苏，开放静脉通路，必要时开放两条静脉通路。

6. 发现患者在走廊、厕所等病房以外的环境发生猝死，迅速做出正确判断后，立即就地抢救，行胸外心脏按压、人工呼吸等急救措施，同时请旁边的患者或家属帮助呼叫其他医务人员。

7. 其他医务人员到达后，按心肺复苏抢救流程迅速采取心肺复苏，及时将患者搬至床上，搬运过程中不可间断抢救。

8. 在抢救中，注意随时清理环境，合理安排呼吸机、除颤仪、急救车等各种仪器、设备的摆放位置，腾出空间，利于抢救。参加抢救的各位人员应注意互相配合，有条不紊，严格查对，及时做好记录，并认真做好与家属的沟通、安慰等心理护理工作。

9. 按《医疗事故处理条例》规定，在抢救结束后 6 小时内，据实、准确地记录抢救过程。

10. 抢救无效死亡，协助家属将尸体运走，向医务处、护理部或总值班汇报抢救过程结果；在抢救过程中，要注意对同室患者进行安慰。

（三）应急程序

患者发生猝死时的应急程序详见图 6-1-6。

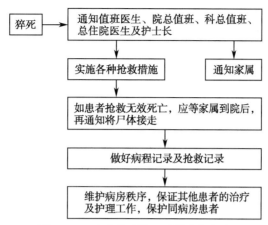

图 6-1-6　患者发生猝死时的应急程序

九、患者有自杀倾向时的应急预案及程序

（一）风险预案

1. 自杀行为尚未实施时,医务人员要保持镇静,劝慰患者,切断自杀途径和剥夺自杀工具,备好相应抢救措施,同时通知主任、护士长及相关部门。

2. 自杀行为一旦实施,要立即评估患者生命体征,通知值班医师,及时实施抢救治疗。

3. 自杀导致死亡,做好妥善处理,保护现场,保留证据。如果复苏成功,加强 24 小时看护。

4. 做好家属及其他患者及家属的安抚工作。

5. 通知护士长、主任,上报护理部、医务部。

6. 及时准确做好各项抢救护理记录及自杀事件登记(患者的基本情况,自杀时间,采取处理措施,转归等)。

7. 科室按不良事件进行分析讨论、总结,做好记录。

（二）应急程序

1. 发现患者有自杀念头时,应立即向科主任及护士长汇报。

2. 通知主管医师。

3. 做好必要的防范措施,包括没收锐利的物品,锁好门窗,防止意外。

4. 通知患者家属,要求 24 小时陪护,家属如需要离开患者时应通知值班的护理人员。

5. 详细交接班,同时多关心患者,准确掌握患者的心理状态。

十、患者发生消化道大出血时的应急预案及程序

消化道大出血是常见病。在成年人,急性消化道出血一次失血量达 800ml 以上,或约占总循环血量的 20%,当收缩压<100mmHg,脉率>100 次 /min 时,患者就会表现出低血压的症状和体征,如视物模糊、头晕、手足发冷、冷汗、直立位昏厥等。上消化道大出血表现为呕血,血色鲜红(新近出血)或棕褐色(稍前的出血),黑便并有恶臭。黑便通常表示出血来自上

消化道,但也可见于结肠。鲜血自直肠排出称为便血,便血通常提示出血来自下消化道。

上消化道大出血有下列 5 种常见病因:①胃十二指肠溃疡,约占一半,其中 3/4 是十二指肠溃疡;②门静脉高压症,食管胃底曲张的静脉破裂出血;③出血性胃炎或应激性溃疡;④胃癌;⑤胆道出血。下消化道出血与上消化道出血不同,多数下消化道出血相对缓慢,80% 出血能自行停止。

(一) 应急预案

1. 发生大出血时,患者绝对卧床休息,头部稍高并偏向一侧,防止呕出的血液吸入呼吸道。

2. 立即通知医师,同时准备好抢救车、负压吸引器、三腔两囊管等抢救设备,积极配合抢救。迅速为患者建立有效的静脉通路,护士遵医师医嘱实施输血、输液及应用各种止血治疗。

3. 及时清除血迹、污物。必要时用负压吸引器清除呼吸道内分泌物。

4. 给予氧气吸入。

5. 做好心理护理,关心安慰患者。

6. 严密监测患者的心率、血压、呼吸和神志变化,必要时进行心电监护。如患者继续出血,出血量>1 000ml,心率>120/min,血压<80/50mmHg,且神志恍惚、四肢厥冷,说明患者出现失血性休克,应迅速连接一次性三通管静脉推注液体。

7. 准确记录 24 小时出入液量,观察呕吐物和粪便的性质、次数及量,判断患者的出血量,防止发生并发症。

8. 医务人员应熟练掌握三腔两囊管的操作和插管前后的观察护理。

9. 若需进行冰盐水洗胃,生理盐水维持在 4℃,一次灌注 250ml,然后吸出,反复多次,直至吸出液清澈为止;对于采用冰盐水洗胃仍出血不止者,可胃内灌注去甲肾上腺素(100ml冰盐水内加 8mg 去甲肾上腺素),30 分钟后抽出,每小时 1 次,可根据出血程度的改善,逐渐减少次数,直至出血停止,夹闭。

10. 认真做好特护记录,加强巡视和交接班。

11. 静脉应用垂体后叶素或生长抑素时,应遵医嘱严格控制滴速,防止速度过快而引起心悸、胸闷、头晕等不良反应。

12. 患者大出血期间,应严格禁食,出血停止后,可遵医嘱给予温冷流食,逐渐过渡到高糖、低蛋白、无刺激的少渣食物。注意保持口腔卫生,做好口腔护理。

(二) 应急程序

患者发生消化道大出血时的应急程序详见图 6-1-7。

十一、肺源性心脏病合并呼吸衰竭患者的应急预案及程序

肺源性心脏病(简称肺心病)是临床常见病,在老年人中发病率较高。是由于支气管、肺及胸廓等肺动脉血管发生病理改变而导致的阻力增大、肺动脉高压,同时伴有右心衰竭的心脏病。随着病情的加重,发展为肺、心功能失代偿期,多表现为呼吸衰竭。当合并呼吸衰竭时,因严重呼吸功能障碍、低氧血症及高碳酸血症,以致不能进行有效气体交换,导致机体缺氧,从而引起呼吸困难、发绀、肺性脑病、肝肾衰竭、上消化道出血及休克等并发症。肺心病合并呼吸衰竭的临床表现有呼吸困难、大汗淋漓、颜面发绀、有窒息感、血压升高、心率加快、意识障碍等。

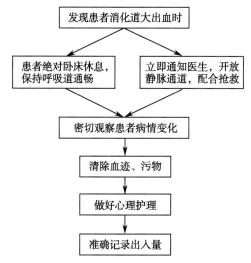

图 6-1-7 患者发生消化道大出血时的应急程序

（一）应急预案

1. 立即通知医师的同时,迅速给予患者持续低流量氧气吸入并建立静脉通路。

2. 去除呼吸道分泌物,缓解支气管痉挛。遵医嘱应用支气管解痉剂,必要时给予糖皮质激素。

3. 心电监护。观察患者缺氧情况,并配合医师做血气分析。

4. 遵医嘱应用抗生素,以控制感染。

5. 准备好各种抢救用品及药品,吸引器、气管插管用物、呼吸兴奋剂等。

6. 护理人员应严密观察:①患者的神志、生命体征、尿量和皮肤色泽等,尤其是患者的呼吸频率、节律及深浅度;②各类药物的作用及副作用,尤其是呼吸兴奋剂;③氧疗效果,如有二氧化碳潴留加重现象,立即报告医师采取措施;④患者排痰情况,及时吸出痰液,以免阻塞呼吸道;⑤患者有无肺性脑病先兆。

7. 患者病情好转,神志清楚,生命体征逐渐平稳,护理人员应做到:①整理床单,更换脏床单及衣物;②安慰患者和家属,给患者提供心理护理服务;③指导患者合理饮食。

8. 待患者病情完全平稳后,向患者详细了解此次发病的诱因,制定有效保健措施,避免或减少急性发作。

（二）应急程序

肺心病合并呼吸衰竭患者的应急程序详见图 6-1-8。

十二、大咯血的应急预案

咯血系指喉以下呼吸道或肺组织出血,经口腔咳出。其病因繁多,可因支气管、肺部、心血管或全身性疾病引起。按病因可分为感染性疾病、肿瘤、支气管-肺和肺血管结构异常、血液病、免疫性疾病、肺损伤和物理因素等。最常见的病因依次为支气管扩张、肺结核、肺癌、肺脓肿等。

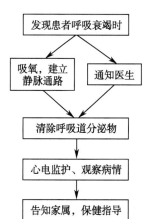

图 6-1-8 肺心病合并呼吸衰竭患者的应急程序

（一）评估原因

1. 询问患者有无支气管扩张史、肺结核及其他的全身性疾病，有无感染、过度疲劳等诱因，了解患者有无咯血先兆，咯血的时间、次数、性质和量，注意咯血的颜色、性状及伴随症状。

2. 身体状况评估，判断咯血量。一般认为小量咯血<100ml/d，中量咯血 100~500ml/d，大量咯血>500ml 或 100~500ml/ 次。窒息表现：咯血时，患者精神紧张，坐卧不安，面色晦暗，咯血不畅。

3. 心理 - 社会资料，如初次咯血时，患者较紧张、恐惧。

（二）风险预案

1. 发现患者大咯血，立即使患者平卧，头偏向一侧，防止误吸。

2. 立即通知医师，准备好抢救车、负压吸引器、气管切开包等抢救物品，积极配合抢救。

3. 给予氧气吸入。患者神志清醒，协助拍背，鼓励患者将血经口咯出；若患者神志不清，应用负压吸引将血块吸出，以免阻塞呼吸道发生窒息。

4. 迅速建立有效的静脉通路，遵医嘱实施输血、输液及应用各种止血治疗。

5. 做好心理护理，关心安慰患者，劝告患者身心放松，不要屏气，防止声门痉挛，应将气管内痰液和积血轻轻咳出，保持气道通畅。

6. 严密观察患者的心率、血压、呼吸、血氧饱和度和神志的变化，如患者出现胸闷、气急、发绀、烦躁、大汗淋漓、面色苍白等窒息的征象时，立即给予头低脚高俯卧位，头偏向一侧，轻拍背部利于血块排出，必要时行气管切开或气管插管。

7. 及时为患者漱口，擦净血迹，保持口腔清洁、舒适，防止口腔异味刺激再度引发咯血。

8. 准确记录出入水量，认真做好护理记录。

9. 加强巡视，做好交接班工作。

10. 在抢救 6 小时内及时、准确地记录抢救流程。

（三）预防措施

1. 保持病房安静，使患者得到充分的休息，以利于机体的恢复。同时，冬季要注意保暖，避免上呼吸道感染。

2. 仔细观察患者的精神面貌和意识状态。随时巡视病房，尽早发现咯血先兆，如咽喉发痒、突然胸闷、剧咳等。

3. 应根据患者的性格特征进行心理护理，安慰和体贴患者，了解患者的需要，尽力帮助患者稳定情绪，消除紧张、恐惧心理。

4. 保持大便通畅，避免用力排便。

（四）应急程序

大咯血的应急程序详见图 6-1-9。

十三、自发性气胸的应急预案及程序

自发性气胸可分为原发性和继发性，原发性自发性气胸是指肺部常规 X 线检查未发现明显病变的健康者所发生的气胸，多见于青少年；而继发性自发性气胸是指临床或有证据表明患者有肺部疾病而导致的气胸，多见于老年人伴有慢性阻塞性肺疾病，因肺气肿、肺大疱破裂所致。表现为突然出现的呼吸困难、发绀、胸痛、端坐呼吸、大汗淋漓伴心悸、烦躁不安，甚至出现休克及昏迷。

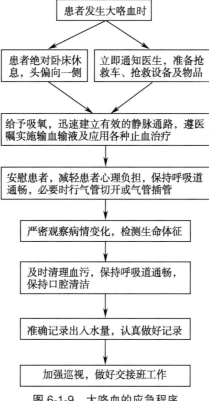

图 6-1-9 大咯血的应急程序

（一）应急预案

1. 发生气胸时立即给予氧气吸入,通知其他医护人员。

2. 医师应用 12~16 号无菌针头于锁骨中线第二肋穿入胸膜腔,简易放气。首次放气不要过多、过快,一般不超过 800ml。

3. 建立静脉通道,准备胸腔闭式引流装置。

4. 护士遵医嘱,给予镇咳剂和镇痛剂。

5. 观察患者呼吸困难改善情况、血压的变化。

6. 病情好转,生命体征逐渐平稳,做好患者的指导工作。

(1)卧床休息,保持室内清新。

(2)注意用氧安全,指导患者勿擅自调节氧流量。

(3)咳嗽剧烈时可遵医嘱给予适量镇咳剂。

(4)保持胸腔引流管的通畅,指导患者下床活动时引流管勿高于穿刺点、引流管勿脱出等注意事项。

(5)做好患者心理护理,告知气体一般 2~4 周内可吸收。

（二）应急程序

自发性气胸的应急程序详见图 6-1-10。

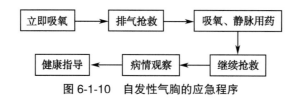

图 6-1-10 自发性气胸的应急程序

第二节 危急值管理

危急值(critical values or panic values)是指当这种检验(检查)结果出现时,表明患者可能正处于有生命危险的边缘状态或疾病有重要的变化,需要临床医护人员紧急采取及时、有效的治疗措施。否则,可能失去最佳的抢救机会,甚至出现严重后果,所以将表示可能危及生命的试验数值称为危急值。

危急值管理的意义在于:

1. 危急值管理制度是《医疗事故处理条例》举证中的重要部分,也是临床实验室认可的重要条件之一。

2. 危急值极易出现在急诊室、重症监护室、手术室等科室送检的标本中,医生在得到危急值报告后,对患者及时采取相应有效的治疗,为其获得紧急的抢救治疗赢得时间,从而能减少医疗纠纷和患者的死亡率。

3. 建立危急值管理制度能增强医学检验人员的责任心和参与临床诊断的主动性,使其对异常结果及时进行分析检查。正确甄别异常试验数据的准确与否,及时发现检验各个环节的缺陷、漏洞。

4. 增强了检验人员与医疗护理人员的沟通。检验人员第一时间与临床医生联系,为临床科室提供及时、可靠的医学检验信息,变被动为主动,同时能减少临床医生对医学检验工作的抱怨,增加其对医学检验工作的理解和信任。另一方面,标本留取质量的好坏,直接决定检验结果的准确性。有些标本危急值的出现,是由于标本留取过程中存在问题造成的。为避免此类问题出现,必须及时与护理人员沟通,从源头解决标本质量问题。

一、检验科危急值管理规定

1. 在出现危急值结果后,检验者首先确认检验过程是否正常(包括仪器运行状况、试剂质量及批号、校正及质量控制情况)和相应项目总体检测结果情况,确认有无异常环节。

2. 如果无异常环节,核准者应即刻复查,同时告知负责治疗的医务人员,了解病情及标本采集情况,确认危急值结果是否与临床病情相符。

3. 相符的结果可以发出。

4. 与临床病情不符或标本采集有问题,应告知重新采集标本复查。(对患者免收复查费)

5. 在"危急值结果登记记录"上详细记录,并注明临床反馈信息(是否与临床疾病相符,样本有无问题,是否需要重留标本复查等),保存所有有关危急值的资料,定期总结,以便能够发现检验各个环节缺陷、漏洞,及时整改。

二、临床科室危急值管理规定

1. 临床科室应建立危急值管理登记本,记录危急值结果的处理过程。

2. 接到口头或电话通知的危急值结果时,接听电话的医生或护士应告知检验人员其姓名和患者的相关信息(诊断和用药治疗情况),并确认该结果是否符合病情。

3. 如与临床病情相符,答复结果可以发出。

4. 如与临床病情不符,应考虑标本采集是否有问题,并告知检验科,必要时立即重新采集标本进行复查,复查时应采用原条码,并注明复查项目。

5. 接听电话的相关医生必须在科室危急值管理登记本中规范、完整地进行处理过程记录。详细记载危急值项目、检验结果、报告者的姓名、联系时间(min)、答复检验科的内容、复查情况等。

6. 如确系标本留取的质量问题,应及时沟通,对当事护士进行正确采集、送检标本的培训,防止类似情况再发生。

（张志强）

第七章 岗位管理与质量控制

岗位职责管理是临床康复医学质量控制的基础,明晰的岗位职责清单是确保临床康复质量与安全的前提。本章主要介绍医师岗位管理规范、治疗师岗位职责及护士岗位职责。

第一节 医师岗位管理规范

医师是康复临床、教学与科研工作的组织者、领导者、康复相关工作的掌舵者、未来方向的引导者,是康复质量与安全的首席专家与责任人,所以,高水平、高素质的医师团队是确保康复质量与安全的前提。

一、岗位基本要求

医师应该在严格遵守"九不准"、《中华人民共和国医师法》、18项核心制度及卫生健康委和医院制定的有关医师管理规范及通过每两年一次的国家医师考试的前提下,还必须具备以下知识结构与临床能力。

1. **基本知识** 掌握临床医学专业本科教材《康复医学》,康复治疗专业本科教材《康复评定学》《物理治疗学》《作业治疗学》《肌肉骨骼康复学》和《神经康复学》。

2. **临床能力** 一是独立处理康复医学科常见病、多发病、疑难复杂病症及危重症的能力;二是独立处理神经内外科、心内科、呼吸科、风湿免疫科、骨科、老年医学科等与康复医学科密切相关的常见病、多发病的能力。

3. **一技两力** 掌握并开展一种与本人亚专业相关的临床操作技术;组织实施康复组工作制的能力,引进开展与本人亚专业相关的临床新技术的能力。

根据不同岗位,医师还要达到相应岗位的要求。

二、二线医师/医疗组组长岗位要求

二线医师/医疗组组长按照排班参加二线值班、住院部白班与门诊上班。

工作模式:组工作模式。参与所在亚专业组工作、履行医师职责。医疗组组长全面负责

组织所在亚专业组工作。

　　二线医师准入标准：在职医疗组组长，非医疗组组长但在职且职称为副主任医师，在职主治医师、在职医师并获得执业医师资格者并且在康复医学科培训至少一年。

（一）岗位管理条例

1. 医疗组组长制　节假日及夜班值班期间二线医师暂代医疗组组长之职，但遇到特殊情况如潜在纠纷、死亡患者时，医疗组组长需亲自到场处理。二线医师负责处置住院医师、住院总医师与一线医师不能处理的各亚专业住院患者危、急及重症情况；安排危急重患者治疗并与患者做好沟通工作；亚专业医疗组组长因上课、门诊和休假不在时，按照一线医师、住院总医师、二线医师顺序负责安排。

2. 岗位职责

（1）工作日期间，医疗组组长负责本组的工作质量，带领本组的主治医师、住院医师、进修生、研究生、实习生查房，医嘱处理、患者及家属交流、病历质量控制、临床基础知识及技能培训、处理本组的一切医疗相关事务。节假日及夜班值班期间，二线医师负责检查、监督住院总医师、一线医师值班情况，确保住院总医师、一线医师医疗工作质量。

（2）节假日及夜班值班期间，二线医师积极主动与住院总医师、一线医师一起处理疑难危重患者的医疗问题，负责组织病房危、急、重症患者的抢救或转诊。

（3）节假日及夜班值班期间，二线医师应熟悉并掌握全科危、急、重症患者病情，带领住院总医师、一线医师对危、急、重症患者查房，了解患者情况，及时处理有关问题。

（4）二线医师值班期间不得离院外出，吃住在病房，保证 24 小时通信工具畅通，一旦接到住院总医师、一线医师请求急救的电话，必须及时到位参加抢救。

3. 医疗安全制度　医疗组组长/二线医师根据 13 项核心制度、《中华人民共和国民法典》等相关法律法规，必须向新进患者及危、急、重症患者说明病情、检查计划、诊疗计划及社保报销情况，请患者或其家属签署自费协议书、授权委托书、特殊治疗知情同意书等相关医疗文件；对瘫痪、骨折、儿童、骨质疏松、老年等感觉运动障碍患者必须在病历中强调专人陪护，以防跌倒、骨折、再次卒中等意外发生。

4. 查房工作制度　工作日期间，医疗组组长负责带领本组的主治医师、住院医师、进修生、研究生、实习生查房。节假日及夜班值班期间，二线医师负责带领病区住院总医师和一线医师对当日新入院患者及住院总医师或者一线医师值班期间收治的急危重患者进行查房。

5. 交班制度　二线医师和住院总/一线医师必须参加每天早晨病区交班；一线医师必须在交班本上记录值班日的特殊情况并亲手移交/交班给下一值班的一线医师，由住院总医师监督执行。

（1）交班内容

住院总/一线医师宣布：× 年 × 月 × 日，×××康复病区交班开始。

住院总/一线医师按照以下 6 个方面的内容组织交班：护理交班；一线医师交班/二线医师补充；各治疗部交班；管理者讲话；新入院患者床旁交班及急危重患者床旁交班。如果病区有培训，待培训结束再去床旁交班。

护理交班内容：原有患者、出入院人数，新、危、急、重症患者交班；要突出康复专科护理目标，康复专科护理方案；值班期间病房、治疗室的患者、设备、管理及安全有无特殊情况。

住院总/一线医师交班：包括行政交班与专业交班。行政交班在办公室进行，主要交班值班期间病房、治疗室的患者、设备、管理及安全有无特殊情况。专业交班主要对新入院患者及危重患者进行床旁交班，内容包括5个部分：病史摘要（包括床号、姓名、性别、年龄、主述、诊断及处理）、康复诊断（简述评定内容的名称与评定方法的名称）、康复诊断（按照结构、功能、活动、参与的顺序进行汇报）、康复目标和康复方案。

二线医师：主要补充新、危、急、重症患者的情况，但必须掌握一线医师的交班内容，指导住院总/一线医师，并纠错和完善其交班内容；同时对危重患者的床旁交班进行补充。

各治疗部交班：包括行政交班与专业交班。行政交班在办公室进行，交班内容主要是日前各个治疗室的人员、设备、管理及安全有无特殊情况需要与所在病区的医师、护士、进修生、实习生、规培生及研究生进行交流的，日前未治疗患者，说明日前未治疗患者的床号、姓名、未治疗原因等。专业交班主要对新入院患者进行床旁交班，由本院治疗师负责，按照 PT/OT/ST 顺序进行；交班内容包括5个部分：病史摘要、康复评定、康复诊断、康复目标及康复方案。

病区管理者讲话：讲话人包括病区主任、护士长、治疗长。讲话内容包括传达医院或者科室有关医疗、教学、科研、管理的文件、会议或者指示精神，特别是有关医疗质量与安全的文件、会议或者指示精神并落实。

（2）交接班时间：每天早上8点。

（3）交接班地点：交班室或者护士站。

6. 修订医嘱制度　二线医师负责危、急、重症患者的查房和医嘱修订，并通知护士和治疗师立即执行。

7. 病情反馈制度　熟悉危、急、重症患者病情，及时了解病情并督促一线医师或住院医师在病程记录中记录；及时掌握危、急、重症患者的各种检查报告、向病区主任或医疗主任反馈。

8. 康复教育制度　对亚专业组长不在时的临时出院患者进行康复教育，交代出院注意事项。

9. 换班制度　上班、值班和查岗以排班表为准。若有特殊情况需换班，需提前一天持有代班人员同意的申请，由主任同意然后在排班表上更换值班人员。

（二）康复评定会

每周一次。

除了初期、中期与末期康复评定外，通常每周固定进行一次康复评定会。具体时间由各医疗组组长确定。组织与实施方法同上。对病情发生变化或者疗效不好的患者，医疗组长可以根据具体情况组织相关医、治、护成员不定期召开康复评定会。

（三）疑难病例讨论/康复评定会

每周一次。

二线康复医师/康复医疗组组长负责组织每周一次的疑难/危重病例讨论。管床医师（或者医师助手）负责提前一周通知相关康复治疗师、护士、全体进修生、规培生、研究生等所有学生、患者或/和家属及本科室全体老师参加。管床医师（或者医师助手）负责提前准备好多媒体汇报，并负责记录。

（四）死亡病例讨论

按照十八项核心制度有关死亡病例讨论的要求进行。

（五）行风管理条例

个人的言行决定科室的魅力,科室的兴衰决定个人的生存与发展。科室是事业的基础,作为康复科的员工应爱科敬业、以患者为中心、以服务为先导、以质量为生命、以团队为基础、以铁的纪律为纲要。为了科室和个人的生存与发展,特制定以下行风规范管理条例,康复科所有员工应严格遵守执行。

1. 坚持以患者为中心、秉承人道主义精神、坚持患者的需要就是康复科员工工作的原则。对患者热心、耐心、细心、关心,禁止服务态度冷、硬、顶、拖,禁止推诿患者或咨询者。

2. 坚持服务第一的原则。实行首问负责制,禁止说"不知道";坚持微笑服务、语言亲切和亲情化服务,无论是患者、家属或陪护,见面均应主动微笑问好。禁止上班时间看手机,禁止上班时间看杂志、报纸和电视;保持仪表端庄;禁止同患者、陪护或同事吵架。

3. 坚持质量第一的原则。严格遵守十八项核心医疗制度、严格遵守病房值班管理办法、严格遵守急危重患者抢救处置管理办法和医疗质量监督管理办法。

4. 严格遵守劳动纪律。杜绝迟到、早退、脱岗、串岗;禁止收受患者红包、现金或贵重礼品,禁止接受门诊或住院患者吃请;禁止私自外出治疗,禁止利用科室仪器设备免费为患者检查和治疗;禁止与门诊或住院患者赌博。因此而造成的一切后果由当事人负全部责任。

5. 强调团队精神、构建和谐团队。服从科室工作安排;弘扬互相理解、互相包容的团队精神;禁止背后诋毁或诽谤同事,禁止传播不利团结的话,做不利团结的事;禁止挑拨离间,禁止与同事吵架。

6. 遵守请假制度。所有请假必须具备书面手续并以不影响正常工作为前提,除紧急情况外,一律不得口头请假,一定要在值班群里报备,紧急请假后必须补充书面请假条,并按照正常程序签字保存。请假 1 天内,组内安排好工作,组长签字同意后上报主任,主任同意后方可离开工作岗位。

7. 主任负责实施总体监管,医疗组组长休假必须委托专人负责:①每天上班打卡签到;②每周病区主任至少抽查一次,主要抽查周一至周日上班时间内的迟到、早退、脱岗现象,对上述 1~4 条中的内容进行一次抽查并记录;③节假日、补休不记录,病、事假必须记录。所有问题一经查实均记录在相应医师考勤考核记录本中,考勤考核记录本由病区主任保管,医疗主任定期抽查。

（六）缺陷管理条例

为执行医院缺陷管理条例,落实科室行风规范管理条例,规范服务,提高医疗质量,确保康复医疗安全,须制定缺陷管理条例并遵照执行。

三、一线医师

一线医师按照排班参加一线值班与住院部白班。

工作模式:组工作模式。参与所在亚专业组工作,在组长领导下履行医师职责。

一线医师准入标准:获得医师资格且注册的住院医师、进修医师、硕士研究生及博士研究生。

（一）岗位职责

1. **患者接诊制度**　各病区一线医师负责接待所在亚专业组当天入院患者,按照康复治疗流程确定诊疗方案(包括康复护理目标、方案)、开出医嘱,由医师组长或者二线医师审核同意后,带领患者到相关治疗室治疗并请治疗师在医嘱上签字。安排好患者每天治疗时间并告诉患者。亚专业医师组长因上课、门诊和休假不在时,按照住院总医师、二线医师、病区主任、医疗主任顺序进行请示审核、病历的完善、病程的记录。

2. **医疗安全制度**　一线医师根据18项核心制度、《中华人民共和国民法典》等相关法律法规,必须向患者说明病情、检查计划、诊疗计划及社保报销情况,签署自费协议书、授权委托书、特殊治疗(骨关节伤病、瘫痪)知情同意书等;对瘫痪、骨折、儿童、骨质疏松、老年等感觉运动障碍患者必须在病历中强调专人陪护,以防跌倒、骨折、再次卒中等意外发生。

3. **查房制度**　周一至周五,一线医师对主管患者每天查房2次;周六、日和节假日每天查房1次。危重患者随时查房,且下班前再查房并床旁交班。

4. **实施组工作制**　各一线医师在医师组长带领下与本亚专业组相关治疗师一道,确定新入院和疗效不满意的患者的临床诊断、康复诊断(流程康复问题)、康复治疗目标和方案;每晚7—9点,住院总医师和一线医师负责全科查房后方能就寝;周六、日住院总医师带领一线医师负责全科查房,危重患者通知二线医师查房。

5. **交班制度**　一线医师跟随住院总医师和二线医师参加每天早晨病区交班;一线医师必须在交班本上记录本日特殊情况并亲手移交给下一值班的一线医师,由住院总医师监督执行。交班内容参考前文。

6. **修订医嘱制度**　一线医师每天完成查房后,除非危、急、重症患者,应该于当日上午10点前完成医嘱,并通知护理和治疗师。急危重患者医嘱随下随执行。

7. **病情反馈制度**　熟悉主管患者病情,及时了解治疗后反应并在病程记录中记录;及时掌握各种检查报告并在病程记录中记录、向患者和上级医师反馈;疗效差者,通知住院总医师和医师组长组织当天评定并修订治疗方案于次日实施。

8. **参与治疗制度**　上午查房、下午医嘱结束后,到治疗室了解所管患者治疗情况、参与所管患者治疗。

9. **康复教育制度**　对主管出院患者进行康复教育,交代出院注意事项。

10. **排班制度**　科室医疗副主任负责中心全体医师排班,住院总医师负责一线医师、住院医师、进修医师、实习医师、住院总医师、代住院总医师的排班及请、休假排班事宜。上班、值班和查岗以排班表为准。若有特殊情况需换班,需提前一天持有代班人员签字同意的申请,并在值班群公布,由医师组长、所在病区主任签字,交住院总医师排班,由住院总医师存档。

(二)一线医师夜班值班管理条例

1. 一线医师夜班值班基本职责见表7-1-1。

表 7-1-1　一线医师夜班值班基本职责

尽量不做	尽量做
立即筛查原发病	对症治疗
平会诊	急会诊
修改诊断	增加诊断
长期医嘱	临时医嘱

续表

尽量不做	尽量做
告诉患者明确预后	告知患者严重风险及生命危险
应急处置	预见性处置
治疗性调整医嘱	维持生命体征
重新浏览全部病历	关注交班表
频繁修改医嘱	多看患者,多与家属交流
有创治疗	短效治疗
长效药物	短效药物
强效药物	弱效药物
使用副作用大的药物	使用副作用小的药物
过分过度治疗	阶段性治疗
不给药观察	对症给药或监护、吸氧并检查
独自调整医嘱	与患方沟通签字调药
口头交班	勤记录,与护理记录一致
做出明确的诊断	做出症状待诊断? 诊断 1/2/3
只看看患者	听诊、触诊等详细检查患者

2. 夜班值班基本要求

(1)处理疼痛,按照科室和治疗组惯例,必要时请示住院总医师和二线医师。

(2)处理伤口,注意观察其大小、深度、面积、损伤程度、有无渗液等,发现异常一定要及时汇报和记录。

(3)处理患者失眠和焦虑,给予镇静药物要选择适当,按照科室和治疗组惯例。

(4)会诊和请会诊,一定要符合程序,态度积极认真,及时记录。

(5)夜间需巡视病房,不能过早进入值班室休息,值班期间不能擅自离开病房。

(6)诊疗过程不能大声说笑。与患者交流保持真诚,有助于患者保持开朗的心态战胜病魔。

(7)面对患者及家属对诊疗计划(方案)的疑问,态度要诚恳,不轻易作答,与其沟通诊疗方案应向主管医疗组询问后谨慎回答。

(8)随叫随到,首先掌握生命体征,发现生命体征有异常值,一定要汇报住院总医师。特殊情况电话联系二线医师。

(9)确定症状,例如患者血压低,应反复多次、多部位测量,排除测量仪器原因,必要时采用手动测量。

(10)胸痛、腹痛或头痛可能与原发病有关,如心肌梗死、心脏压塞、主动脉夹层、重症肺炎、气胸、结石、糖尿病酮症酸中毒、低血糖、低钠血症、腹型癫痫、肠系膜等处血栓、胰腺炎、肠穿孔、痔疮,妇科注意黄体破裂、肠扭转、宫外孕。

(11)床旁观察患者一定要有处置,如临时给药、吸氧、监护、查体及辅助检查,以及下病危通知书。

(12)向家属详细交代病情,及时告知死亡风险,病程记录条理清楚、简单明了。

(13)所有沟通均应要求患者家属签字,讲解后家属不愿签字的应在沟通记录表中记录"已经告知患者及其家属,但是患者及其家属拒绝签字。"

(14)无论症状是否好转都不能告知患者"病好了",反复郑重告知家属潜在危险,具体病情进展是主管医师解释的事。

(15)不要轻易撤离监护设备和撤销病危,让主管医师根据病情调整。

3. 夜班值班突发事件应急流程 患者突然发生病情变化时的应急流程常规如下(图7-1-1):

(1)保护患者,改变体位,必要时现场生命支持维持(成人基础生命支持或心肺复苏术)。

(2)通知相关人员:①发现者及时电话通知该病员所在病区护士站,由护士站通知该病区一线医师和住院总医师,必要时由住院总医师通知二线医师、管床医疗组长、病区主任和医疗主任;②护士通知患者家属,必要时通知护士长与家属交流;③某些重大抢救由病区主任及时通知医务部或院区综合办公室。

(3)监护生命体征,及时记录;必要时心电监护,给予氧气吸入。严密监测患者的心率、血压、呼吸和神志变化。

(4)护士准备物品及药品,住院总医师组织抢救,并及时记录。

(5)必要时联系会诊及转科。指导做好患者相关心理康复健康宣教。

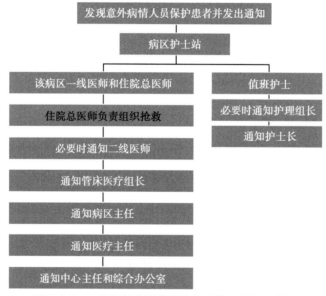

图 7-1-1 一线医师夜班值班突发事件应急处理流程

（三）一线医师行风管理条例及缺陷管理条例

同二线医师。

四、医师

医师按照排班参加门诊上班、住院部白班或一线班。

工作模式：组工作模式。参与所在亚专业组工作，在组长领导下履行医师职责。

医师准入标准：取得执业资格且已经注册的在职员工、硕士研究生、博士研究生、规范化培训医师及进修医师。

（一）岗位职责

患者接诊制度、医疗安全制度、查房制度、交班制度、修订医嘱制度、病情反馈制度、参与治疗制度及康复教育制度同一线医师。请假制度同二线医师。

（二）医师行风管理条例及医师缺陷管理条例

同二线医师。

五、住院总医师

住院总医师按照排班参加住院总值班。

工作模式：组工作模式。参与脑卒中组、颅脑损伤组、脊髓损伤组、骨关节病组、骨折烧伤组、心肺康复组 6 个组轮转管床，每组 2 个月。履行医师职责。

准入资格：①新进入康复医学科工作且取得执业医师资格并且已经注册的医师，拟申报医疗组组长的医师；②取得执业医师资格、按培养要求到期应该参加住院总医师培训的博士研究生及硕士研究生；③取得执业医师资格、按培养要求应该参加住院总医师培训的规范化培训住院医师。

培训时间：新留康复医学科或新调入康复医学科医师 1 年，博士研究生及规范化培训住院医师 6~12 个月。具体时间按照医院规定执行。

上班与休息安排：24 小时在岗，每周休息 1 天，不休节假日，不外出开会。

（一）医疗工作

1. **严格遵守 18 项核心制度**　上班首日，熟记并严格遵守和实施 18 项核心制度。除休息日外，24 小时在岗，如有特殊情况需要临时短暂离开，需向当班的一线、二线医师书面请假，签字同意后报医疗主任批准，协商安排代班医师后方可离开，并在规定的时间内回到岗位向值班的二线医师及医疗主任销假。

2. **病房管理**　全面负责病房的管理和协调工作，负责医院文件及重要会议精神传达；负责组织一线医师，完成每天晚上病房及治疗室的防火防盗等消防安全检查，及时排除安全隐患并汇报；负责组织一线医师周末、节假日的晨、晚查房；做好病房各项医疗指标及医疗差错事故的登记、统计和报告工作，配合医务部等医院行政科室的各项检查工作；保管科室相关文件、记录本，交接时签字确认；负责组织观看每周一次的医院电视晨会。

3. **交接班内容及方式**　同二线医师。负责组织督促考勤及签到；指导每日晨交班的交班汇报格式及书写格式；提醒当班二线医师交班记录特别是危重患者床旁交接班，并完成交班记录。熟悉当日患者总数，了解新入院患者病情并及时处理；熟悉危重患者及需特殊观察的患者病情并及时向二线医师汇报；住院总医师值班结束时，必须向下任交接班。

4. **患者诊治**　带领一线班，负责新入院患者的诊治，不能独立诊治时及时请示二线医师；协助上级医师组织和参加科内疑、难、危、急症患者的抢救、诊治工作；及时与各组管床医师沟通下班期间患者病情变化及处理情况，以及可能出现纠纷、突发事件等先兆情况。

5. **疑难病例讨论/康复评定会**　负责通知/组织每周一次五疑难、危重或死亡病例讨论，协助医疗组长准备好相关资料与多媒体，监督管床医师完成讨论记录的完成。负责通知医疗组组长、治疗组组长/治疗师、亚专业护士及全体规培进修研究生参加。负责通知协助每周一次的康复评定会,具体时间以各病区医疗组组长通知为准。

6. **会诊工作** 负责完成院内科间急会诊,协助完成院内普通会诊,如遇到不能独立处理的问题,及时请教相关专业组的二线医师;审核每天会诊工作,协助康复科责任医师及时会诊,督促住院医师通知他科会诊医师及时会诊。

7. **医疗质量与安全** 督促各医疗组出院病历及时完成整理、审核、电子病案系统上的登记,协助病案科完成病案及时归档;督促协助各医疗组组长完成病例质量检查并做好记录,于每月规定时间之前汇总填写"住院病历质量自查表"上交医务科病历质量管理科,并于每月科务会上进行全科通报;督促并协助各医疗组完成医院感染控制、传染病及职业暴露处理等工作开展。

（二）教学工作

1. 负责住院医师、进修医师、研究生、一线医师及实习医师轮转安排与排班。

2. 对实习医师、研究生、进修医师进行入科宣教、分组、考核并记录相关信息,介绍科室工作环境、流程及常规工作分工等。入科宣教内容包括:规范病历及医疗文书书写格式,病历互查内容,上下班纪律,请销假制度,医院感染教育,无菌操作,医疗安全知识,消防安全知识,常见疾病特点等。

3. 协助教学管理部门对出科的实习医师、进修医师进行考核,完成考核成绩的记录并上交教学科。

4. 指导实习医师、进修医师完成电子病历及相关医疗文书的撰写,督促各组管组医师及时检查病历的撰写是否正确,以及是否及时完成了相关医疗文书的书写、审核等。

5. 负责安排每周相关的科室教学讲座,准备教学讲座使用的多媒体,通知参加人员、授课教师,并监督做好教学相关记录。

6. 负责考勤实习医师的出勤情况,其管理规定参照教学管理部门相关制度,所有请假手续及文字书面材料保留在住院总医师处备查或上交教学管理部门。

7. 协助教学部门对出科的实习医师、进修医师进行考核,完成考核成绩的记录并上交教学部门。

（三）住院总医师行风管理条例及缺陷管理条例

同二线医师。

六、主治医师

工作模式:组工作制。

岗位职责:同二线医师,履行指导下级医师职责,医疗组组长不在岗时带领本组医师查房。

按照中心医疗主任排班上班,在住院部亚专业医疗组组长/副主任医师/主任医师指导下管床16~20张,根据工作需要参加二线或一线值班。

行风管理条例及缺陷管理条例:同二线医师。

七、副主任医师

工作模式:组工作制。

岗位职责:同二线医师。按照中心医疗主任排班上班。履行指导下级医师职责,医疗组组长不在岗时带领该亚专业组医师查房。在职副主任医师还没有取得医疗组组长资格之前,在主任医师或者医疗组组长指导下,在相关亚专业管床 15~30 张,根据工作需要参加二线或一线值班。取得医疗组组长资格之后履行医疗组组长职责。返聘副主任医师负责相关亚专业查房每周 2 次,指导管床 15~30 张,根据工作需要参加二线或一线值班。

行风管理条例及缺陷管理条例:同二线医师。

八、主任医师

工作模式:组工作制。

岗位职责:同二线医师。按照中心医疗主任排班上班。履行指导下级医师职责。在职主任医师在相关亚专业医疗组指导还没有取得医疗组组长资格的副主任医师 / 主治医师 / 医师,带组管床 15~30 张,根据工作需要参加二线值班。返聘主任医师负责在相关亚专业查房每周 2 次,指导管床 16~30 张,根据工作需要参加二线值班。主任医师年龄超过 55 岁者不值夜班。

行风管理条例及缺陷管理条例:同二线医师。

九、精准管理指标考核表

详见表 7-1-2。

表 7-1-2 医师精准管理指标考核表

亚专科 / 亚专业	医疗组组长	患者平均住院日	药占比 /%	除药品耗材外开单收入			治疗费			病历及时归档率 /%	病历编码率 /%	病历编码正确率 /%	实际占用床日数	病区床位使用率 /%	临床路径开展例数
				住院患者	门诊患者	合计	住院患者	门诊患者	合计						
脑卒中康复组															
颅脑损伤康复组															
脊髓损伤康复组															
骨关节病康复组															
骨折烧伤康复组															
心肺康复组															
权重															

(何成奇)

第二节　治疗师岗位职责

一、治疗长岗位职责

治疗长在科主任的领导下,全面负责治疗师职系的临床、教学、科研、后勤和行政管理工作。重点管理康复治疗学科建设、机制与内涵建设、人才培养、新技术引进等工作。

1. **学科建设**　根据国际和国内康复治疗领域的发展前沿,结合科室的发展战略,提出学科建设规划,并组织实施。

2. **机制与内涵建设**　完善和实施康复治疗质量控制的长效机制,优化康复治疗流程,强化治疗与医疗、护理的合作,协调与各个专业组的合作。

3. **人才培养**　针对科室治疗师队伍的具体人才需求,建立人才发展规划与布局,做好人才储备和人才梯队建设。

4. **核心技术/新技术引进与发展**　了解治疗师各专业的核心技术/新技术发展动态,结合学科建设规划,制定核心技术/新技术引进和发展计划。

5. **亚专业研究方向**　统筹与规划治疗师亚专业的研究方向,督促落实亚专业负责人制度,促进各亚专业科研的全面发展。

6. **管理和督促工作**　管理和督促各副治疗长、治疗组组长及所有治疗师的工作,并根据其能力和特长等调配和安排合适的工作岗位。

7. **日常工作责任制**　负责治疗师工作排班,检查并落实每周的康复评定会、疑难病例讨论、技术交流会、"三基"(基本理论、基本知识、基本技能)培训;负责治疗师月工作量统计,以及治疗师临床绩效的计算和调控,并上报科室。

8. **组织召开治疗师大会**　每月一次。传达及组织学习医院与科室相关文件,总结上月治疗师工作情况、存在问题、表扬先进、查找问题、制定整改措施,并按照 PDCA 模式持续改进质量。

9. **制订年度工作计划**　根据科室整体工作规划,结合治疗师的具体情况,与各分管治疗长讨论制订治疗师医疗、教学及科研的年度工作计划,并督导落实。

10. **年度考评**　制订治疗师年度考核方案及年度评优方案,组织落实全体治疗师年终述评与考核工作。

二、副治疗长岗位职责

(一)副治疗长(临床)岗位职责

在治疗长领导下,负责康复治疗质量控制、治疗流程、技术规范、治疗安全及新技术引进等工作的协调与管理。

1. 结合康复治疗临床发展方向与重点,制订年度康复治疗临床工作计划。

2. 负责组织、实施对各治疗部/组进行康复临床质量与安全检查的随机抽查并上报结果,每月一次。

3. 负责处理临床治疗医患沟通及监督实施质量安全规范。

4. 负责各治疗组的康复评定与治疗技术操作规范的管理、实施与定期修订。

5. 负责督促和考核各组落实疑难病治疗技术讨论和交流制度的落实情况。

6. 负责监管与分析各组月度及年度治疗工作量和强度，对异常情况需尽快查找原因并积极处理。

7. 负责组织各组进行康复新技术及新设备的引进，以及临床运作的管理。

8. 负责协助治疗长推进治疗师临床管理及流程优化等的改革。

9. 管理和推进其他与治疗师临床相关的各项工作。

(二) 副治疗长 (教学) 岗位职责

在治疗长领导下，负责与康复治疗相关的本科教学、研究生教学、临床带教、每周技术培训、三基培训、制定员工在职提升学历计划及员工考试工作的协调与管理。

1. 负责治疗师团队参与科室三基培训的教学安排与实施、汇总各部春季和秋季部门内每月学习的课程，并且对各部随机抽查，将开展情况上报科室。

2. 负责科室进修治疗师录取工作；负责规培治疗师报名材料筛选、参与面试安排、平台录取、负责录取后到报到前阶段的持续跟进工作。

3. 负责组织安排实习治疗师、进修治疗师和规培治疗师的入科宣教、轮转安排、临床教学质量管理、出科考核、教学反馈。

4. 负责组织各部 (组) 按照临床教学大纲完成组内课程设置，并定期提前汇总并发布；组织开展临床轮转人员的思政课程学习，提高师生的思想道德素质。

5. 负责组织开展各种类型的临床教学活动，以活动促学习、以活动促教育。

6. 负责每月各部的教学检查，按照临床教学要求评分，在每月治疗师大会上通报结果。

7. 负责汇总每位治疗师全年的教学参加情况和取得的教学成果，按照教学考核方案进行评价排序，将最终结果上报科室。

8. 负责迎接临床教学相关的各部门检查，临床教学相关的参观、访问、座谈等事务接待。

9. 管理和推进与治疗师教学工作相关的其他各项工作。

(三) 副治疗长 (科研) 岗位职责

在治疗长领导下，负责各亚专业研究方向的提炼、科研课题申报、论文发表、学术交流的协调与管理。

1. 协助科室科研副主任及治疗长协调与落实治疗师相关科研工作。

2. 负责治疗师科研业绩的汇总与分析，查找问题，发展和推进治疗师科研。

3. 督促并协助治疗师完成职称晋升所需的论文、专著、课题与专利等科研条件。

4. 负责治疗师科研学术能力的内部培训和执行的相关工作。

5. 督促并协助各亚专业负责人做好科研人才梯队的建设和培养。

6. 协助完成本科生、规培生及研究生的科研培训并提供科研指导。

7. 负责治疗师科研学术对外交流，以及国内外学术会议参会及汇报事宜。

8. 负责科室内外亚专业研究平台的融合，拓展和搭建国际国内的科研学术交流平台。

9. 管理和推进其他与治疗师科研学术相关的各项工作。

（四）副治疗长（后勤与宣传）岗位职责

在治疗长领导下，负责康复治疗的后勤管理、物资与设备管理、沟通协调、思想建设、文化建设等工作。

1. 协助治疗长与护士长，协调落实治疗师相关后勤工作。
2. 负责治疗相关设备的申报、盘存与管理工作。
3. 负责治疗师相关的全部物资、耗材等管理。
4. 负责治疗师相关的政治思想学习与培训、思想疏导、思想教育等工作。
5. 负责治疗师的精神面貌、行为、着装、工作责任心、服务态度、履行岗位职责及各项规章制度的教育和监管。
6. 与工会对接，负责治疗师的团队活动的策划与组织。
7. 负责治疗师团队技术、理念及文化的宣传、推广工作。
8. 管理和推进其他与治疗师设备、后勤、文化、宣传等相关的各项工作。

三、治疗组组长岗位职责

1. 带领组内治疗师遵守、执行医院和科室各项规章制度，监督治疗师严格执行康复治疗规范，严防医疗差错事故发生。
2. 对新入院患者，应认真阅读康复治疗申请单，合理分派患者给组内治疗师，指导治疗师收集患者有关资料，并完成专科评估及评估记录。
3. 组织组员充分准备、准时参加组内患者的康复评定会、病例讨论会、会诊等，会上认真讨论，做好记录，会后认真执行会上确定的治疗方案。
4. 定期检查组内治疗师书写的治疗记录、评定会记录、病例讨论会记录、交接班记录、业务讨论记录、医院感染登记等，并提出意见和整改。
5. 治疗过程中如发现患者异常时，应指导治疗师立即终止治疗，进行合理处理并立即与主管医师取得联系，与治疗师、主管医师共同分析原因和制订预防措施。
6. 监督和检查组内治疗总量的统计，做到不少计、不漏计，切实做好科室效益及工作量统计工作，每月上报给科室秘书及治疗长。
7. 负责组内的实习生、进修生和规培生等的临床教学安排与培训工作，并负责轮转期间技术考核。
8. 负责组内的医疗、办公用品、设备和器材的申领、发放、登记和保管工作，合理规划、杜绝浪费。
9. 每天上下班前后认真检查组内治疗室的门窗、水电、康复器材等，随时监督和保持治疗室的卫生和整洁。
10. 搞好治疗组内部团结，提高团队精神。掌握组内员工的思想和工作表现，经常开展谈心工作，为其解决担忧，增强集体凝聚力。

四、物理治疗师岗位职责

物理治疗师是使用运动、手法和理疗等物理方法，治疗和预防疾病的临床工作者；物理治疗师最大限度地促进、维持和重建患者的运动和功能。

1. 遵守国家法律法规和医院及科室各项规章制度，严守作息时间，服从部门安排和管理,严格做好医疗信息的保密工作。

2. 遵守治疗师执业规范,坚持服务第一、质量第一和安全第一的原则,不歧视不推诿患者,对患者一视同仁。

3. 按照亚专业分组参与各亚专业主管医师主持的交班及查房,熟悉新入患者情况,提供新入患者物理治疗评估及治疗建议和意见。

4. 负责分管患者的物理治疗评定、物理治疗目标及方案的制定并实施治疗。

5. 做好各种物理治疗医疗文书的规范化记录工作:①对患者的评估结果进行准确记录;②对患者的治疗目标和治疗方案进行准确记录,并能体现其合理性;③对治疗过程及治疗的反应进行准确记录;④对患者治疗中存在的变化进行及时的关注和处理,并及时、准确地进行记录;⑤对出院患者进行相关宣教,并写好出院小结或出院建议。

6. 按时参加分管患者的康复评定和讨论会,及时与病区主任、主管医师、作业治疗师、言语治疗师、护士等康复团队成员沟通,交流该组患者治疗进展、周评定结果和治疗方案改动,给予医嘱建议。

7. 按时参加所负责患者的全科性疑难病例讨论会,并针对患者物理治疗问题及方案发表意见。

8. 承担所在岗位的医疗、教学、科研和管理等工作。

9. 参加科室组织的各类会议、培训或团队建设等活动。

五、作业治疗师岗位职责

作业治疗师是经过作业治疗专业培训的专业治疗人员,主要负责患者的作业治疗评定、作业治疗目标的制定及作业治疗的实施,指导患者通过作业活动、辅助技术或环境改造等手段,帮助患者恢复或改善生活自理、工作和休闲娱乐能力,提高参与水平及生活质量。

1. 遵守国家法律法规和医院及科室各项规章制度,严守作息时间,服从部门安排和管理,严格做好医疗信息的保密工作。

2. 遵守治疗师执业规范,坚持服务第一、质量第一和安全第一的原则,不歧视不推诿患者,对患者一视同仁。

3. 按照亚专业分组参与各亚专业主管医师主持的交班及查房,熟悉新患者情况,提供新患者作业治疗评估及治疗建议和意见。

4. 负责分管患者的作业治疗评定、作业治疗目标及方案的制定并实施作业治疗。

5. 做好各种作业治疗医疗文书的规范化记录工作:①对患者的评估结果进行准确记录;②对患者的治疗目标和治疗方案进行准确记录,并能体现其合理性;③对治疗过程及治疗的反应进行准确记录;④对患者治疗中存在的变化进行及时的关注和处理,并及时、准确地进行记录;⑤对出院患者进行相关宣教,并写好出院小结或出院建议。

6. 按时参加分管患者的康复评定和讨论会,及时与病区主任、主管医师、物理治疗师、护士等康复团队成员沟通,交流该组患者治疗进展、周评定结果和治疗方案改动,给予医嘱建议。

7. 按时参加所负责患者的全科性疑难病例讨论会,并针对患者作业治疗问题及方案发表意见。

8. 提供家属及患者作业治疗教育,做好出院指导并在必要时提供家访等定期随访服务。

9. 为长期失能患者提供辅助技术、环境评估及环境改造建议;为回归工作患者提供职业康复咨询及工作能力训练。

10. 承担所在岗位的医疗、教学、科研和管理等工作。

11. 参加科室组织的各类会议、培训或团队建设等活动。

六、言语治疗师岗位职责

主要是对各类言语和吞咽障碍者进行治疗或矫治,其内容包括对存在各类言语障碍的成人和儿童进行评定、诊断、治疗和研究。

1. 按照分组参与住院部各亚专业主管医师主持的交班及查房,熟悉新入患者情况,提供新入患者言语治疗评估及治疗建议和意见。

2. 负责分管患者的言语治疗评定、治疗目标及方案的制定并实施治疗。

3. 做好各种言语治疗医疗文书的规范化记录工作:①对患者的评估结果进行准确记录;②对患者的治疗目标、治疗方案的制定进行准确记录,并能体现其合理性;③对治疗过程及治疗的反应进行准确记录;④对患者治疗中存在的变化进行及时的关注和处理,并及时、准确地进行记录;⑤对出院患者进行相关宣教,并写好出院小结或出院建议。

4. 按时参加分管患者的康复评定和讨论会,及时与病区主任、主管医师、物理治疗师、护士等康复团队成员沟通,交流该组患者治疗进展、周评定结果和治疗方案改动,给予医嘱建议。

5. 按时参加所负责患者的全科性疑难病例讨论会,并针对患者的语言、吞咽治疗的问题及方案发表意见。

6. 指导患者使用非言语性交流工具进行交流;对患者及其家人进行心理辅导及有关改善语言交流效率的知识和方法的辅导。

7. 承担所在岗位的医疗、教学、科研和管理等工作。

8. 参加科室组织的各类会议、培训或团队建设等活动。

七、假肢矫形师岗位职责

主要是利用现代工程技术,对残疾人进行测量和评估,然后按照代偿和适应的原则,设计和生产出能减轻残疾和改善个体生活自理能力的产品,如假肢、矫形器、轮椅和助行器等,并装配和应用。

1. 假肢矫形师按照分组参与住院部各亚专业主管医师主持的查房,熟悉、了解查房时医师提出的需要安装假肢、矫形器或辅助器具患者的病情,对医师未提出安装需要而从康复工程的角度又需要安装者,可向医师提出安装建议。

2. 根据医嘱,针对需要安装假肢、矫形器或辅助器具的患者,应按照医师提出的安装要求和目的,在假肢矫形医师的主持下,相关治疗师共同对患者实施评定、讨论,从功能、价格等方面为患者提供可行性建议和合理化方案,尊重患者的意愿,最后为患者选择恰当的假肢、矫形器或辅助器具。如有必要可通过顾问、医师、制作师、其他治疗师、患者及其家属共同讨论的形式,制定切实可行的设计制作方案,并做好讨论记录。

3. 患者因特殊情况未在支具室定做假肢或矫形器,应及时准确地向主管医师做解释说明并做好记录。

4. 制作时假肢矫形师应根据组工作制度确定的设计制作方案,严格按照假肢矫形器行业标准和制作规范,结合患者的实际情况为患者制作高质量的假肢或矫形器。产品制作完成后,由质量检验员检查验收签字。

5. 向患者交代注意事项、指导患者穿戴和进行相关训练;假肢或矫形器的穿戴适应性训练应由专人负责;瘫痪、骨折、老年、儿童等感觉运动障碍患者,要求患者家属必须专人接送,以防跌倒、骨折等意外发生。

6. 填写假肢矫形随访表并定期随访。

7. 及时了解安装后情况并及时进行调整或修改,出现假肢或矫形器穿戴不合适的,应由制作师或医师尽快修改调整。

8. 假肢矫形中心必须派人参加每天晨交班,并将交班内容回组传达。科室交班结束后,假肢矫形中心每天必须进行交班,由假肢矫形组长负责主持。

（1）执行医嘱结果交班:对日前医嘱要求新安装假肢、矫形器或辅助器具的住院患者的主要功能障碍,假肢矫形小组评定讨论结果,安装使用何种型号的假肢、矫形器或辅助器具等进行交班,重点说明安装的目的、作用。

（2）对于已安装假肢、矫形器或者辅助器具的住院患者,主要交班内容为安装后的反应、训练情况。

（3）对医嘱要求安装假肢、矫形器,而患者因故不愿安装者进行情况说明。

（4）假肢矫形中心所有相关事务的安排、内部交流、沟通与协调。

9. 车间、成品部、印章管理、分工责权管理、出差和经济管理按相关管理文件实施。

10. 参加科室组织的各类会议、培训或团队建设等活动。

（罗军　高强）

第三节　护士岗位职责

一、护士长

（一）科护士长岗位职责

1. 在护理部主任的领导和相关科主任的业务指导下,负责本科系临床护理、护理教学和科研,以及护理管理工作;组织拟定科系护理常规,并严格督促执行,确保分管区域康复护理工作良性运行。

2. 组织护士学习全院护理工作计划,根据护理部计划,制订本科系护理工作计划、质量改进计划,并实施、检查和总结。

3. 掌握本科护理工作计划情况,教育全科系护理人员增强责任心,提高服务质量,认真执行医嘱,督促护理人员严格执行各项规章制度和技术操作规程,严防差错事故。参加并指导危重、抢救患者的护理,检查、指导护理措施落实;对复杂的技术、新开展的护理业务,要亲自指导并参加实践。

4. 负责定期组织科室护理质量分析,对发生的重要护理质量缺陷、差错、事故及时上报,并采取紧急补救措施,及时组织讨论,总结经验教训,制定防范和改进措施。

5. 组织本科系护理人员学习国家和医院相关法律法规、规章制度,组织业务学习、技术训练和考核工作,并注意护士素质的培养与提高。

6. 组织拟订本科系护理科研计划,督促检查实施,总结护理经验与学术交流,检查指导科室科研工作进展情况。

7. 督促各个病区的护士长认真落实各项工作计划和规章制度,定期主持本科系护士长会议,分析护理质量,研究解决存在的问题。

8. 了解并掌握所管护理人员政治思想、业务技术等状况,为护理部主任当好参谋,做好分管工作和完成临时性的任务。

9. 负责本科室护理人员的绩效考核。

10. 负责组织安排实习生、进修生、研究生、治疗师在本科系的临床教学及实习工作。

11. 了解本科系护理人员流动情况,负责科系内人员的协调和临时调配。

12. 随同科主任查房,以便了解对护理工作的要求与存在的问题,加强医护联系与沟通。

13. 了解本科系重点患者的病情、思想和生活需求,督促并检查各病区的护理工作,提出改进措施和意见。

14. 畅通沟通渠道,建立高效请示报告和反馈机制,做好机关与科室之间上传下达,完成机关交办的临时任务。

(二)病区护士长岗位职责

1. 在护理部主任、科护士长和科主任领导下,负责病区临床护理、护理教学和科研,以及护理管理工作。

2. 负责组织病区年度护理工作计划、护理质量监测控制方案的制定、实施、检查和总结。

3. 组织制定和监督执行病区的各项规章制度、技术操作规程,健全和落实各项规章制度,如值班制度和交接班制度、查对制度、病历管理制度、安全检查制度、患者出入院制度、压疮管理制度;每月召开1次护士工作会议;总结上月工作、安排下月工作;每月底向科主任及科护士长汇报病区的护理工作情况。

4. 督促检查护理人员认真执行医嘱和各项规章制度,以及遵守护理技术操作常规,预防事故、差错和医院感染等情况的发生。每周1次检查各负责护士工作、急救物资管理、药品管理、院内感染监测及管理工作;定期组织管理查房、护理常规考试。

5. 负责护士的日常管理工作,特别加强护理安全管理和治疗师缺陷管理;负责护士及进修护士排班;掌握全科护理工作情况。加强护士的素质培养,了解本科护理人员的思想状况、业务能力和工作表现,进行定期考核,负责护士的培养、选拔和护理人员的梯队建设计划等。

6. 组织本科护理业务训练和技术考核,安排实习生、进修生、研究生的培训,并担任教学工作。组织开展护理新业务、新技术和科研工作,总结经验,撰写学术论文。

7. 负责住院患者费用的管理指导工作,遇有疑问及纠纷及时检查处理。指定专人每月按时填报耗材物资请领计划;物品定位定数,定期清理库房;增收节支;做好各种物品及仪器设备的管理;做好仪器的消毒保养工作,建立仪器的使用和管理制度,保障病房、治疗室工作的正常运行;加强各治疗部管理,特别注意收费问题,不得多收、漏收、少收及收取现金;每年6月底前,与治疗长和分管设备的副治疗长一道进行全科设备盘点。

8. 组织本科室护理交班和护理查房,参加疑难、危重、死亡病例的讨论,解决复杂、疑难护理技术问题,分析本科室护理、心理服务工作质量和安全情况,负责审修护理病历。

9. 参加科主任查房,协调护理工作关系。

10. 主动巡视病房,及时发现患者病情变化并配合医师及时处理,减少和防止并发症发生。定期组织患者学习,开展健康教育,经常了解患者的病情、思想和生活情况,定期征求意见,开展心理护理,做好卫生宣传和病区管理工作。

11. 负责传达、贯彻和执行医院和康复医学科的各项政策、制度;完成医院和康复医学科下达的各项医疗、教学、科研任务;协助主任完成科室各项医、教、研及行政工作;做好医、护、患之间的沟通交流,与相关部门保持良好的协作关系,做好科室的对外联络。

12. 指导病区保洁员工作,督查履行职责。

13. 定期召开医患座谈会,听取患者对医疗、护理、饮食等方面的意见和建议。不断改进工作。

二、副护士长

1. 在护理部、护士长的领导下和科主任指导下,负责协助本病房行政管理和护理工作;是本部门护理质量与安全管理和持续改进的责任人之一,应对科主任、本科护士长负责。

2. 协助护士长依据病房护理工作计划,组织实施护理工作。认真做好护理质量检查、记录和统计工作,并定期总结。

3. 协助护士长做好本病房护理人员的素质培养工作,教育护理人员增强责任心,改善服务态度,遵守劳动纪律,密切医护配合。

4. 协助护士长合理安排和检查本病房的护理工作,落实质量控制方案,参加并指导危重患者的护理及抢救工作,承担一定的主班、责任班工作,完成护士长安排的任务。

5. 督促护理人员严格执行各项规章制度和操作规程,严防差错事故的发生。协助护士长对本病区发生的护理差错、事故,及时查明原因,并报告护理部,组织整改。

6. 定期参加科主任和主治医师查房,参加科内会诊及新技术、疑难病例、死亡病例的讨论。

7. 组织参加护理查房,护理会诊,积极开展护理科研工作和护理经验总结。

8. 组织护理人员的业务学习及技术训练,实施"三基"培训工作。

9. 定期督促检查表格用品、护理用具、仪器设备、被服、药品的请领及保管。

10. 督促检查护理员、配膳员、卫生员的工作质量,搞好病房的清洁卫生、消毒隔离工作。

11. 定期召开座谈会,组织安排健康教育宣传工作,听取患者对医疗、护理及饮食等方面的意见,不断改进病房管理工作。

12. 护士长不在岗时,副护士长代护士长主持工作。

三、护理组长

1. 在病区护士长的领导下负责病区整体护理小组护理工作。

2. 具备整体护理知识,熟悉康复医学专科业务,运用护理程序对患者实施整体护理。

3. 参加晨交班,带领本组护士床旁交接新、危、急、重症患者及特殊患者。

4. 负责并指导下级护士完成本组患者的治疗、护理工作,检查完成效果。

5. 负责本组患者各项护理记录的质量控制,包括护理记录单、体温单、医嘱单及各种执行单的质量控制。

6. 组织、参加并指导危重患者的抢救工作及复杂的技术操作,做好传、帮、带。

7. 组织护理小组的护理查房,发现问题,及时解决,把好质量关。

8. 参与、指导临床教学工作。

9. 协助并参与病房护理管理,提出改进措施,不断提高护理质量。

10. 应用沟通技巧与患者、家属和其他相关人员保持良好的人际关系。经常征求患者的意见,改善服务质量,保证该组患者护理服务满意度 ≥90%。

11. 有主动防范医疗纠纷的意见和妥善处理医疗纠纷的能力,积极消除医疗纠纷隐患,若发生医疗纠纷,应主动协助科室妥善处理。

12. 关注康复医学学科及专业的发展动态,积极参与专业学术会议和继续教育学习,不断更新知识与技能,更好地适应护理专业的发展要求。

13. 有较强的科研意识,善于总结工作中的经验,并能发现护理领域的新问题,积极撰写和发表护理论文。

四、护士

(一)责任护士岗位职责

在科室护士长及副护士长直接领导下工作,负责所管患者从入院到出院所有护理治疗、生活护理、康复宣教、心理护理及出院后的回访。

1. 认真执行各项规章制度,按工作程序完成各项护理工作,达到质量标准。

2. 负责接待新入院患者,及时进行卫生整顿、入院介绍,完成入院评估。做好转科、出院患者的出院指导,检查房间物品、设施完好情况,做好床单的终末消毒处理。

3. 严格按照等级护理要求带领和指导辅助护士主动巡视病房,负责对所分管的患者进行护理评估、病情观察,参加交接班,掌握患者的病情、治疗、检查、实验室检测、护理问题等;根据评估结果制定并执行有针对性的各项护理措施,预防和杜绝护理差错和纠纷的发生。

4. 遵守各项操作规程,严格执行无菌技术操作;带领辅助护士做好晨间护理及常规治疗和护理。

5. 指导并帮助辅助护士按整体护理程序对患者进行护理,指导辅助护士提出正确的康复护理诊断,检查康复护理计划的制定及实施情况。

6. 严格查对、认真执行医嘱,及时、准确、规范地书写护理记录。

7. 对所管患者、家属及陪护进行相关疾病和健康知识的康复宣教与指导,解答患者的健康咨询。

8. 严格遵守各项规章制度,参加业务查房、管理查房和护理操作常规考试,完成护理部规定的年度继续教育学习。

(二)办公室护士岗位职责

1. 参加交班,听取夜班报告,核对日报表,核对夜班医嘱,查阅当日重症护理记录。

2. 负责转抄及处理医嘱,每天与护士长或专业护士一起双人查对医嘱;每周定时和护士长大查对医嘱;负责接待、安排新入院患者,办理入院患者的手续,并及时通知主管医师和主管护士行入院评估和宣教。

3. 每天负责办理出院、转科及死亡患者手续,并检查整理其病历。

4. 负责签收各种检查申请单、报告单和会诊单等,并及时分发给相关人员。

5. 保持办公区的整洁、安静,物品放置规范化。

6. 及时清理并补充各种办公纸张。

7. 负责接待患者及其家属的咨询,耐心解答其提出的问题。

8. 严格遵守各项规章制度,参加业务查房、管理查房和护理操作常规考试,完成护理部规定的年度继续教育学习。

9. 畅通沟通渠道,及时接听科室电话并协调各项临时性工作。

10. 协助护士长对工人的管理和陪护的管理;护士长不在病房时,全面负责病房的管理协调工作。

(三)辅助护士(药疗)岗位职责

在科室护士长及副护士长直接领导下工作,负责病区治疗室、换药室、处置室的管理及药品的各类处置工作。

1. 认真执行各项规章制度,按工作程序完成各项护理工作,达到质量标准。

2. 负责与办公室值班护士核对当日医嘱。

3. 负责药品、常用物品、耗材的请领和管理工作。

4. 负责完成当日病区所有输液用药的配置工作。

5. 保持治疗室、换药室、处置室卫生。

6. 负责与药械科及其他保障部门沟通协调。

(四)辅助护士(早、中、晚、夜值班护士)岗位职责

1. 认真执行各项规章制度,按工作程序完成各项护理工作,达到质量标准。

2. 按要求查对和执行医嘱。

3. 按照等级护理巡视患者,并按要求完成患者的基础护理和晨、晚间护理工作。

4. 负责协助患者完成各项检查标本的采集。

5. 负责完成夜间各项治疗、专科护理项目。

6. 做好病区管理工作,保证患者安全。

7. 按要求完成各项护理记录。

8. 负责与责任护士的交接。

9. 查对并发药到患者床旁,指导患者正确服药,讲解注意事项。

10. 在责任护士指导下执行各项康复护理计划,做好出院患者的出院指导和床单的终末消毒处理。

(五)总务护士岗位职责

1. 参加交班,听取交班报告。

2. 保持治疗室、医用冰箱和病区库房的清洁、整齐,物品放置规范化。

3. 病房物品的供应,包括抢救物资完好适用、无菌物品无过期失效等,以及定期对病房各种医疗仪器如心电监护仪、输液泵、注射泵等进行清洁消毒,并做好交接班及登记。

4. 药品管理,包括基数药品、毒麻药品、抢救药品及液体管理。

5. 及时清理出院、转科、死亡及停药患者药品,及时退药。

6. 负责有计划领取一次性医疗物品,并妥善保管;定时与供应室人员交换使用后治疗物品。

7. 定期更换病房的各种消毒液,同时监测消毒液浓度并登记。

8. 及时清理、补充治疗和护理用物,保证临床工作的需要。

9. 医疗废物严格按要求管理和交接。

10. 负责查询住院患者、出院患者的费用,每天接收和发放催款通知单到各组医师。全面负责病房治疗费用记账工作;对于有专门记账员的医院,则记账工作由专职记账员完成,但总务护士需负责检查记账员记账情况,确保记账的统一性、规范性及准确性。

11. 定期清点科室物资,确保账物相符。

(六) 助理护士岗位职责

1. 遵循护理部及所在科室的护理宗旨。

2. 保质保量完成晨、晚间护理,协助 / 帮助患者生活护理。

3. 随时巡视病房,观察病情变化,满足患者的需要。

4. 应用沟通技巧与患者、家属及其他工作人员保持良好的人际关系。

5. 积极参与继续教育学习,不断更新专业知识与技能,促进个人在专业上的成长与成熟。

6. 完成护士培养计划中的护理操作量化指标。

(七) 其他职责

1. 兼管病房管理的护士,负责每周 1 次检查病房物品的使用及维护,负责家属和陪护的管理。

2. 兼管护理记录书写的护士,负责每周 1 次检查护理记录的书写。

3. 兼管治疗室、办公区物资的护士,负责每周 1 次检查无菌物品、抢救物资及药品、基数药品,检查冰箱及消毒登记情况。

4. 兼管护理技术操作的护士,负责检查基础护理技术和专科护理技术的执行情况。

5. 兼管网络管理的护士,负责网络的维护和检查回帖情况。

（王晓红）

第八章 安全管理与质量控制

第一节 知情同意管理

一、"知情同意"内涵

"患者知情同意"是现代医学伦理学中的一项基本原则,也是医疗实践中的一个重要的法律概念。之前国家卫生健康委制定的《卫生部关于加强卫生行业作风建设的意见》《全国卫生系统开展纠正医疗服务中不正之风专项治理实施方案》和《卫生部关于在全国医疗机构中开展向社会服务承诺活动的实施方案》中都要求"充分尊重患者的知情和选择权",再次强调了"以患者为中心"的医疗服务理念。

患者的知情同意权是国际上公认的患者的基本权利之一。在我国也已实行了几十年,最为典型的形式是被严格执行的外科手术签字制度(1982 年卫生部发布的《医院工作制度》第四十条"手术室工作制度的附则")。随着社会的发展,我国落实患者知情同意权有了长足发展,知情同意也日益成为医患双方中最受人注意的原则之一。其产生的最主要原因在于医疗行为的特殊性,这种特殊性包括三个特征:一是医患关系在法律上是平等的,但事实上都是不平等的,这是由于医患双方在医疗知识的不平衡造成的;二是医疗行业的创伤性,比如穿刺、注射、手术等行为是否合法,在实施这些行为之前,就必须让患者知道并取得患者的同意,否则就是侵权行为;三是医疗行业的局限性和高风险性,在医学界还有许多用现有医学技术无法解决的难题,加之服务对象是人,普遍存在着个体差异,常可出现无法预测的病情变化,并产生意想不到的后果,所以在实施治疗前就应该将风险告知患者或家属。

"患者知情同意"具体是指患者在取得医务人员提供其医疗决定所必需的足够信息的基础上做出的选择(同意或不同意)。包含"知情"和"同意"两部分内容,"知情"是关键,是前提,"同意"是核心,是结果,同意与否是建立在知情的基础上的。因此,知情同意的构成必须同时具备五要素:第一,前提是行为人必须具有完全民事行为能力;第二,权利内容包括知情权、选择权、同意权、拒绝权;第三,实现途径中医师必须履行相应的义务;第四,决定必须自主、自愿;第五,最为重要的是国家法律的许可和保障。五要素缺一不可,否则就是违规。

患者知情同意的实质是患方在实施自主权的基础上,向医方进行医疗服务授权的委托的行为。知情、理解、同意是知情同意的三要素,而且理解是知情同意权得以实施的最主要因素。从我国目前现有的有关法律法规来看,知情同意的内容与范围包括:

1.《医疗机构管理条例》第二十六条规定,医疗机构必须将《医疗机构执业许可证》、治疗科目、诊疗时间和收费标准悬挂在医院的明显之处;第三十条规定,医疗机构工作人员上岗工作必须佩戴载有本人姓名、职务或职称的标牌。

2.《医疗机构管理条例》第三十三条规定,医疗机构施行手术、特殊检查或特殊治疗时,必须征得患者同意,并应当取得其家属或关系人同意并签字。

按照《医疗机构管理条例实施细则》第八十八条规定,特殊检查、特殊治疗是指下列情形之一的诊断、治疗活动。

(1)有一定危险性,可能产生不良后果的检查和治疗。

(2)由于患者体质特殊或病情危重,可能对患者产生不良后果或危险的检查和治疗。

(3)临床试验性检查和治疗。

(4)收费可能对患者造成较大经济负担的检查和治疗。

3.《中华人民共和国医师法》《中华人民共和国母婴保健法》《医疗事故处理条例》及《病历书写基本规范(试行)》等都将知情同意权化为具体的事项进行了规定。

4.《中华人民共和国民法典》第一千二百一十九条规定:医务人员在诊疗活动中应当向患者说明病情和医疗措施。需要实施手术、特殊检查、特殊治疗的,医务人员应当及时向患者具体说明医疗风险、替代医疗方案等情况,并取得其明确同意;不能或者不宜向患者说明的,应当向患者的近亲属说明,并取得其明确同意。医务人员未尽到前款义务,造成患者损害的,医疗机构应当承担赔偿责任。

5. 结合康复科特点,医务人员接诊患者后,要主动与患者或家属沟通,康复医师、治疗师向患者及其家属说明康复治疗计划/方案,包括各种程序的内在内容与训练目的、方向性、期望、预后、禁忌等,应对患者及家属进行预期目标确认及对患者病情、所能承受能力的确认。使用高价格器械时,必须把使用目的、所需费用等告知患者,征求患者及家属的意见,得到患者同意并签名。

总之,"知情同意"是患者在疾病诊治过程中的一项基本权利。医师有告知的义务,患者有决定的权利。医患双方必须高度重视"知情同意"。作为医务工作者要更加审视和研究患者的知情同意权问题,要认真落实患者的知情同意,保障患者合法权益的同时,利于医务人员的自我保护。

二、康复治疗知情同意制度

(一)制定目的

为更好地保护康复治疗中患者、医技护的相关权益,确保医疗安全,特制定本制度,康复医学科工作人员应认真执行。

(二)制度条款

1. 康复治疗需在康复处方下进行,康复医师在开具康复处方时,应同时与患者本人或其权益代理人签署"××医院康复医学科康复治疗知情同意书"(以下简称"知情同意书")。

2. 康复医师在与患者或其权益代理人签署知情同意书前,应向其充分宣教康复治疗的目的、技术手段、风险等,并取得其充分理解。

3.康复医师应在知情同意书中详细记录患者的基本信息,如姓名、性别、年龄、病案号、诊断等,并准确勾选治疗项目,在备注中填写治疗过程中的特殊注意事项,字迹清晰,向治疗师转介患者时,强调备注中的注意事项。

4.治疗师在接到患者时,需同时接到如下医疗文件:治疗执行单(门诊、病房)、治疗记录单、知情同意书,缺一不可。医疗文件不全或填写不符合规定的,治疗师应及时向主管康复医师提出,在上述医疗文件完备时,方可开始执行治疗。

5.加强科室内部监管。每月初,由科室质量监督管理员组织质量控制组成员(组长、副组长和质量控制专家)对运行病历、治疗执行单、治疗记录单、知情同意书等医疗文件进行抽查,并按照科室相关规定进行奖惩。

(三)附则

1.本制度自康复医学科主任签署,即刻生效。

2.最终解释权归康复医学科。

三、示例

以国内某医院康复医学科知情同意书为示例,见图8-1-1。

康复医学科康复治疗知情同意书

康复治疗是在康复评估指导下,以现代康复医学和临床医学为基础的一种治疗方法。治疗手段涉及运动治疗、物理因子治疗、作业治疗、言语治疗、传统治疗等。为使您能更好地理解康复评估及治疗的必要性和可能存在的风险性,我们在康复评估及治疗前将有关事宜告知您(患者)本人和/或您(患者)家属,在征得您同意的情况下进行。(注:本同意书中所涉及选择项目,均在□内打"√",不选择的项目打"×",请勿空白。)

1.您的康复医师或治疗师 ＿＿＿＿＿＿ 会针对您做出如下评估:

肌力检查	关节活动度检查	平衡及协调性检查
步态检查	偏瘫运动功能评定	日常生活活动能力评定
手功能评定	等速运动测定	语言能力评定
失认失用评定	智力及记忆力评定	康复运动心肺功能评定

其他:＿＿＿＿＿＿

2.根据您目前的病情,您需要的康复治疗措施是:

低/中频电疗	药物离子导入	脉冲短波
红外线照射及疼痛治疗	激光疗法	紫外线照射
脉冲磁疗	超声波治疗	高压静电
电蜡疗	吞咽功能训练	颈/腰椎牵引
运动疗法	作业治疗	言语治疗
各种器械运动	各种医疗体操	传统治疗
手功能训练	等速运动训练	康复踏车训练
气压治疗	家庭康复指导	环境调整指导
假肢、自助具、矫形器的配备及使用训练		气压血液循环仪

其他:＿＿＿＿＿＿

3.由于**各种医学治疗方法均具有一定的风险**, 同时疾病本身的转归及预后、患者体质的特殊性等原因,均使患者在治疗期间可能出现以下的医疗风险或意外情况:

(1)疾病的自然进展使病情及症状进一步加重。

(2)疾病的复发或发生其他新的疾病。

(3)患者进行特殊检查或治疗时可能出现的不良后果、损伤、窒息,甚至危及生命。

(4)因多种因素(如疾病性质、病程、患者积极性、体质、单位或家庭支持情况、合并症等)导致疗效达不到患者及家属的满意。

（5）在康复治疗过程中，可能因为各种无法预测情况而出现严重心血管反应、脑血管意外、呼吸心跳骤停、各种栓塞（如血栓、脂肪栓、瘤栓等），严重时可导致肢体坏死、截肢，甚至梗塞重要脏器危及生命等。

（6）康复训练可能会使疼痛加剧、骨折、关节损伤、关节紊乱及关节肿痛、肌肉肌腱劳损或拉伤、皮下淤血、皮肤破损、晕厥等。

（7）肿瘤、长期卧床、老年等各种原因引起的严重骨质疏松，其患者可能会在正常的康复治疗或体位转移过程中出现骨折，或者摔伤致骨折。长期卧床易发生压疮、肺部感染、泌尿系统感染等。

（8）因个体差异，各种康复器械可能会引起损伤。

（9）电疗时可能出现电击伤、皮肤灼伤、烫伤、红斑、水疱、表皮脱落及色素沉着等。

（10）吞咽障碍的患者可能在训练过程中或平时进食、饮水时引起的呛咳、误吸。

（11）其他不可预见的意外情况。

4. 基于上述康复治疗过程中可能出现的各种风险，我们将严格按照医疗规范，采取及时、有效、科学的防范措施，最大程度地保护您的安全，使整个治疗过程顺利完成。

5. 为了确保您对上述内容准确理解，请您仔细阅读该知情同意书，在做出决定之前如有问题，请及时告知主管康复医生，您在本知情同意书中的签字包括以下含义：

（1）您已经阅读全文，且在阅读和理解中文方面没有困难，理解了前面所述的内容。

（2）您的主管康复医师已经向您作了充分的解释。

（3）您已经获得了有关康复治疗及治疗费用方面的相关信息。

　　　　本人系 _____　因其患 _____　疾病在贵院康

复医学科行康复治疗，经医师向我详细说明病情及康复治疗方法后，我已了解上述情况。

□ 您授权并同意康复医学科给您实施上述康复评估及治疗并承担相应风险。

□ 您拒绝康复医学科给你实施上述康复评估及治疗并承担相应风险。

　（注：如患者不能阅读本知情同意书，请委托家属或其监护人代为执行。）

患者签名：_____　性别：_____　年龄：_____

科别：_____　床号：_____　住院号：_____

患者家属签名：_____　（与患者关系：□伴侣 □父母 □子女 □监护人 □委托人）

谈话医生签名：_____

附：　1. 亲属关系证明。
　　　2. 委托书。

　　　　　　　　　　　　　　　　　　　　　　　　　　　日期：　年　月　日

图 8-1-1　康复医学科康复治疗知情同意书示例

第二节 康复设备管理

一、康复设备配置标准

参照《综合医院康复医学科管理规范》要求,根据需求和医院等级,通过购置、自制等适宜方式,配置基本康复设备与器材。

(一)二级综合医院配置康复设备与器材

1. **物理治疗**

(1)运动疗法:训练用垫和床,肋木,姿势矫正镜,常用规格的训练用棍和球,常用规格的沙袋和哑铃,拉力器,划船器,手指肌训练器,股四头肌训练器,前臂旋转训练器,滑轮吊环,常用规格的拐杖,常用规格的助行器,助力平行木。

(2)其他物理治疗:中频治疗仪,低频脉冲电疗机,音频电疗机,超短波治疗机,红外线治疗机,磁疗机;颈椎牵引设备,腰椎牵引设备。

2. **作业治疗** 沙磨板,插板、插件、螺栓,训练用球类,日常生活训练用具。

3. **功能测评** 关节功能评定装置,肌力计,其他常用功能测评设备。

4. **传统康复治疗** 针灸用具,人体经络穴位示意用品,按摩用品(如本院中医科或邻近中医医疗机构开展此类治疗,康复医学科可不配备)。

(二)三级综合医院配置康复设备与器材

三级综合医院康复医学科,在基本配备二级综合医院康复医学科有关设备、器材的基础上,酌情增加如下设备、器材。

1. **物理治疗**

(1)运动疗法:训练用功率自行车,功能牵引网架,肩、肘、腕、指、膝、踝、髋等关节被动训练器,轮椅,训练用扶梯。

(2)其他物理治疗:超声波治疗机,蜡疗设备,电热按摩治疗机,紫外线治疗机,制冰设备。

2. **作业治疗** 认知功能训练用具,拼板,积木,橡皮泥,上肢悬吊带,木工、金工用基本工具,编织用具。

3. **言语治疗** 录音机或言语治疗机,言语测评和治疗用具(实物、图片、卡片、记录本),非语言交流用字画板。

4. **功能测评** 心肺功能及代谢功能测评设备,肌电图及其他常用电诊断设备(功能测评设备可与其他临床科室共用)。

5. **康复工程** 制作临床常用矫形器的设备、器材、材料(以躯体运动功能障碍康复为主的综合医院,根据需求和条件酌情配备)。

二、康复设备管理模式

康复设备科学化管理可以确保设备质量的可靠性,设备技术的先进性及设备的经济性,发挥医疗设备的最大效能;设备管理离不开设备的采购、使用、维修、保养、档案、计量、报废等一系列环节。

医疗设备的申购工作流程如下:首先要求各临床科室主任提交书面的设备购置申请,医院再根据具体情况专门组织召开设备购置评定会。会上要求各临床科主任首先对所申购设备进行可行性报告,从设备的购置必要性及产生的经济效益、社会效益等几个方面进行论述。最后评定通过的申购设备交由医疗装备处、财务科、审计、党群纪委共同完成设备采购任务。

(一) 医疗设备建档管理

1. 每台设备的档案里都应详细记录其申购过程、论证过程,以及该设备的商务合同、技术协议、设备说明书、医疗器械生产企业许可证、海关报关文件(进口设备)、商检证书、设备验收单、报废技术鉴定书等材料证明。

2. 建立医疗设备档案目录、档案资料借贷登记本,按规定提供相关人员借阅。

3. 医疗设备的各种原始资料要保存完整归档,做到分类有序,名称、型号、数量、日期、金额清楚准确,购置、验收、使用等资料完整。

(二) 岗位管理

设备管理岗位人员的配置主要由计划员、采购员、维修工程师、档案员、计量员等人员组成,人员的配置和技术力量的高低应根据每家医疗单位的等级。

(三) 信息化管理

设备产品合格证书、厂商各类资质、计量检定合格证、维修记录、质量评估等管理是非常烦琐而又细致的,必须纳入以计算机技术为基础的统筹管理之中。通过信息化管理对医疗设备进行动态监测,以确认仪器设备是否达到设计的预期目的和临床使用要求;向领导反映设备使用状况,为今后设备的采购、管理提供依据;为设备的使用和维修保养提供可靠的资料信息。

(四) 医疗设备维修管理模式

行之有效的模式主要有医疗设备维修管理外包模式、信息化模式等。

1. **医疗设备维修管理外包模式**　医疗设备维修管理外包模式是指医院根据市场调研选择维修外包服务商,并与合适的外包服务商签订合同。通过调整维修组织的现存机构,由服务商全程负责医疗设备的维修和管理,医院内部维修机构只负责日常的设备检测和质量控制,力求通过最少的人力投入获得最专业的设备维修管理。

医疗设备维修管理外包模式可以分为市场型外包、中间型外包和伙伴型外包。①市场型外包就是与合作服务商制定短期的服务合同,在众多有能力的服务商中进行选择更换,服务风险小,交易成本低。②伙伴型外包服务则是通过与某一服务商反复制订合作计划,由相同服务商提供长期的服务模式,该模式可以便于服务商不断制订专业服务计划,提升服务水平,但同时也存在管理成本和风险成本高的隐患。③中间型外包介于市场型外包和伙伴型外包之间,服务水平和风险成本也居中。

2. **医疗设备信息化维修管理模式**　医疗设备信息化维修管理模式主要基于 PDCA 循环理论,将设备维修管理分步骤进行。利用计算机技术,将医疗设备维修管理过程按照如下流程进行:首先登记(接收各科室的维修汇报电话,在计算机中详细登记备案,分配至具体维修人员)—维修登记(维修人员登录系统,查看维修任务进行设备维修,并对维修过程进行实时更新)—维修查询(维修科室或管理人员可对维修过程进行查询,包括维修状态、维修费用等)—系统维护(由计算机专业人员进行系统搭建和维护、信息录入和备注等工作,确保系统正常运行)。在医疗设备信息化维修管理模式中,维修工作负责人、维修状态、故障原因及注意事项等都是可随时查询的,这在很大程度上丰富了设备的使用和维修常识,有效避免了设备问题的产生。

三、康复设备管理规范

康复设备是促进康复医学科患者康复必须提供的设备;加强康复设备管理,是保证患者安全及设备完好率(大于90%)的前提,也是预防和控制交叉感染的重要环节。康复医学科在提高医疗服务质量的同时,特别要重视设备的管理。在医疗设备处(科)领导下,逐级建立使用管理责任制,指定专人管理,提高设备的完好率、使用率,降低成本,最大限度地发挥康复设备的作用。

(一)康复设备档案管理

1. 按照统一归口、分类管理、分级负责的原则,建立医院医疗设备管理委员会、医疗设备处(科)和使用科室三级负责制。

2. 医院医疗设备处(科)负责保管档案范围主要包括设备购置计划申请书、论证报告、招投标文件、合同书、政府采购文件、销售公司和企业资质证明材料、售后服务协议、发票。

3. 科室负责保管档案范围主要包括:随机文件(使用说明书、操作手册、电路图、装箱单、合格证、保修单、开箱验收报告单、安装调试记录等),以及日后设备运行中形成的维修记录、转出、报废申请书和鉴定审批材料等。

4. 档案收集后应由专职人员管理、建档,医院专门部门负责保管,并规范借阅制度。

5. 康复设备管理人员相对固定,选择工作细致、认真的治疗师担任设备管理人员,有利于对管理制度和对设备使用的理解掌握、落实。

6. 设备技术档案项目附件包括设备使用说明书、维修手册,设备出厂合格证、装箱单、验收单;申请单、合同、会签单、付款通知单、使用记录检修报告,各种台账、卡片、主要设备技术状况、维修计划完成情况,大型设备的效益分析、利用率、完好率统计。

(二)康复科设备安全管理制度

1. 新进仪器设备在使用前要由相关人员验收、调试、安装,具体操作人员在熟练掌握仪器的构造、性能、使用和维护方法后,方可独立使用。

2. 确保机房环境条件(温度、湿度)达标,符合机器要求,落实清洁防尘措施。

3. 康复设备相对固定位置放置,以免造成设备螺丝松动、器材致伤等问题,减少安全隐患。

4. 各治疗组组长负责本治疗室全部仪器的管理;高档精密设备专机专人负责制和维修制。

5. 建立所有康复设备使用、检修、维修、清洁、消毒登记本,每天清洁康复设备放置区的地面、设备台面,每周检查运行情况并按时准确记录。

6. 遵循"勤养少修"的原则,"三定、两严"管理。"三定"即定人管理、定人操作、定期检查;"两严"即严格操作规程、严格交接手续。每3个月检查一次设备的完好率,降低设备折旧费和设备维修费等固定成本的支出。

7. 每6个月进行常规空气消毒质量监测及设备台面取样培养,杜绝发生交叉感染。

8. 举办临床医务人员相关设备的使用讲座,避免因不当操作引起设备故障。

9. 了解医护人员对仪器的使用是否规范,设备损坏需修理者,应及时上报,如系违章操作所致,视情节轻重要承担一定数额的赔偿。

10. 加强工作人员对患者的安全教育,控制陪护及家属进入康复厅,避免在工作人员工作较忙时,一些陪护及家属会乱动设备,造成设备损坏及一些安全问题。

(三)医疗设备维修管理

1. 强化责任意识,先进高端的医疗设备要求一定数量的高素质的医学工程技术人员。

2. 订购大规模设备时,在合同中可要求生产厂家负责培训医院自己的医学工程师,让其了解该设备的性能及对安装环境的要求如湿度、温度、电源、腐蚀情况等,方便工程技师人员进行日常的保养及维护。

3. 重视医疗设备的日常维护工作。

4. 医疗设备销售商具备专业的售后服务团队和完善的设备更换储存,降低设备维修管理的难度。

5. 医疗设备维修管理模式主要为医疗设备维修管理外包模式和信息化维修管理模式,丰富了设备的使用和维修常识,快捷处理设备所产生的问题。

(四)医疗设备的管理制度

1. **医疗设备验收**

(1)设备验收需通知医疗设备处(科)负责人、经销商或厂商等到场,方可开箱验收。

(2)凡购置的医疗设备到货后,应随订货单及时验收,清点型号、规格和配件数量,检查调试性能。

(3)认真核对单据、订货合同、购货发票、发货单、装箱单等验收凭证。

(4)验收发现数量短缺、质量低劣、破损等问题,及时将设备完整保存,由订货部门交涉相关事宜。

2. **医疗设备的领用**

(1)领用医疗设备时,由科主任和治疗长签字,然后正式办理领取手续。

(2)领用单由科室负责人和治疗长签字,留存备案建档。

3. **医疗设备维修与维护保养**

(1)根据仪器设备使用情况,制订设备维护计划,确保设备完好。

(2)治疗长要巡视了解科室仪器设备的工作状态,有故障要及时修复。

(3)建立仪器设备管理记录本,进行故障维修、保养记录,为今后维修提供参考。

(4)设备检修必须按照操作规程进行,未经许可非专业人员不得擅自拆卸仪器,以免造成损害。

(5)贵重设备出现故障不能及时修复时,须向院领导请示汇报并提出解决方案。

4. **设备维护与保养**

(1)设备的维护保养工作实行日常维护保养与计划检修相结合,专业管理与群众管理相结合。

(2)设备的维修保养按照制定的设备维修保养计划并参照随机附带的设备维修手册进行。

(3)设备日常管理与保养由使用科室负责,日常保养在每次使用设备后进行,保养内容包括清洁、调整、紧固等,配套设施摆放整齐,保养后加盖防尘罩(盖单)等。

(4)设备拆机保养由设备维修人员按计划定期进行。

(5)设备在使用中出现故障或损坏,及时通知设备维修人员,维修人员到现场维修调试。如维修人员也无法解决的问题,由医疗设备处(科)负责与供方联系解决。

(6)特殊设备价值在100万元以上,医院无维修能力的由医疗设备处(科)负责与厂方签订年度维修保养合同。

(7)设备维修人员必须做好每次的维修保养记录。

5. 医疗设备报废与更新管理

(1)各种医疗设备因陈旧、破损等原因需报废更新时,应参照设备使用折旧年限、回收成本情况,先由维修技术人员进行鉴定,然后填写报废报告单,经科室负责人签字后,上报医院医疗设备处(科),按设备购置权限审批程序办理。

(2)不按程序报批手续或私自报废处理者,要追究责任并承担经济赔偿,没有退还原物者一律不予报废、报损或办理账物变更手续。

(3)报废条件:①已达到使用年限,设备老化、性能落后、无使用价值;②严重影响安全,且不宜修复的设备;③无修复价值,修理成本过高,且严重浪费能源的设备。

四、管理者的岗位职责

康复设备的创新与发展是在康复医学不断进步的基础上,结合现代科学技术形成独特的符合临床康复需求的产品。在临床使用过程中,研发者和使用者不断进行沟通反馈,逐步改善、提高康复设备的整体质量和先进水平。

(一)医疗设备处(科)职责

1. 医疗设备处(科)是医院康复设备管理的专业部门。在主管院长的领导下,根据国家和上级有关设备管理方面的方针、政策、法规、条例中的规定,结合康复医学科的实际情况,实施康复设备管理。

2. 参加康复设备的全过程管理,介入设备的规划调研、立项审查、设备选型、购置验收、安装调试和投入使用等前期工作。

3. 负责康复设备的业务管理,分类建立健全设备台账明细,建立设备管理数据库。

4. 负责编制落实设备的维修计划并组织实施。

5. 负责组织设备调拨、报废的鉴定及报批工作。

6. 负责组织编制、审查上报设备的购置、更新计划,积极推广应用设备状态检测和故障诊断技术,不断学习先进的管理经验和科学的管理方法。

7. 每月到科室巡回检查设备的使用及完好情况。

8. 协助质量技术监督部门完成强制检定的年检,仪器设备"合格"方可使用。

9. 做好年度大型医疗设备的效益分析工作。

(二)科室职责

1. 康复设备管理人员相对固定,选择工作细致、认真的治疗师担任设备管理人员,有利于对管理制度和对设备使用的理解、掌握、落实。

2. 严格执行各项规程制度,认真做好设备的日常维护保养工作,爱护设备,保证设备的平稳运行。

3. 定期对设备进行保养,排除安全隐患。对于过保修期的设备,可与国内专业医疗设备维修公司签订合同,定期检修及保养,使维修费用控制在合理水平。

4. 重视医疗设备的日常维护工作:①符合设备的安装环境;②设备使用人员在接受培训过程中不仅要学会了设备的使用,而且要掌握设备的日常维护技能;③对设备易损、易坏部位进行如实评估,及时通知专业维修人员进行维修。

5. 根据医院要求做好医疗大型设备的效益分析工作(10 万元以上医疗设备),每月定期报送设备完好及使用状态报表。

6. 新上岗人员一律先培训再操作,避免因不当操作引起设备故障。

7. 认真填写设备运转维修保养记录,做到内容翔实准确。及时向医疗设备处(科)反馈设备维修进展情况及维修后运行效果和存在的问题。

8. 全面准确地评价医疗设备使用和管理状况,使医疗设备得到充分、安全、有效的利用。

(冯 珍)

第三节　患者权益保护

患者的权益是指患者在患病就医期间所拥有的而且能够行使的权利和应该享受的利益,包括知情权、获得权、选择权、隐私权、投诉权等。医务人员应当尊重和保护患者的合法权益。要切实做到真正意义上的保护患者权益,建立健全患者权益保护制度离不开立法的不断完善、医疗机构的人性化管理、患者自身权利意识的巩固加强等多方面的共同促进。

一、隐私保护

(一)隐私权的概念

患者隐私,是指患者不愿意告知他人(包括医务工作者)或不希望对外公开的有关人格尊严的私生活事项。患者隐私权是指在医疗行为过程中,患者不愿意让他人知悉的私人信息和私人空间的保密权、支配权和维护权,是一种特殊的人格权。患者隐私可由患者完全自主支配和决定公开与否,常为不愿让他人知道的与疾病、个人生理特征有关的信息和资讯,比如涉及患者精神类疾病、生理性疾病、影响患者名誉的个人身体信息等。主要包括以下几种:

1. **自然人的身体状况**　指患者作为自然人的生理心理缺陷或者疾病。

2. **患者的社会关系**　指患者的血缘、亲属、工作等关系。

3. **患者的性隐私**　指性生活或者既往性病史等。

4. **患者的财产隐私**　包括患者的收入来源、储蓄和其他财产状况等。

(二)隐私权的特点

1. **患者隐私权主体的特殊性**　患者隐私权主体是指到医疗机构接受诊疗,建立医患权益关系的群体。患者隐私权由权利主体自主支配。自身患疾病,却没有意识到或者不愿意去医疗机构接受诊疗者,其隐私权受到法律保护,但是不属于患者隐私权的范围。根据民法规定,当患者为未成年人、精神病患者、昏迷不醒或者无民事行为能力人的时候,患者的监护人或者有关单位有义务代为主张患者的隐私权利,从而使患者利益得到保护。

2. 患者隐私权的内容受到多方限制

(1)保护时间的限制:患者隐私权在法律给予保护的同时,受到时间方面的限制。

(2)保护范围的限制:患者隐私权的保护范围仅仅局限于在诊疗过程中暴露的部分。

(3)行使隐私权的限制:第一,医务人员的知情权要求患者隐私权行使必须受到一定的牺牲。第二,该权利必须受到社会公共秩序的限定。对于某些可能严重危及社会公众安全的疾病,卫生部门必须行使公权力加以干涉,主要体现在部分传染病的防治和控制当中。

3. 隐私权的内容　隐私权是一项重要的人格权,主要包含个人隐私的保密权、支配权和维护权等。

(1)患者隐私保密权:患者享有对自己身体的隐私在严格诊疗目的限制之外不被观看、触碰、拍照、录像等权利,医方必须严格承担履行保护患者隐私的义务。患者出于自身人格尊严考虑不希望自己的疾病情况或者个人秘密被他人知悉时,有权要求自己的隐私不被透露、传播。因此,医务人员须严格履行保密义务,未经患者同意或法律许可,不得对他方透露患者个人隐私。患者可以出于主观意愿自由地隐藏个人隐私,但如因该隐私行为拒绝向医方透露相关信息,导致医师无法准确判断患者病情,给患者造成损害时医方不承担任何赔偿责任。

(2)患者隐私支配权:患者行使支配权表现为患者作为隐私权的权利主体,有权准许在医疗过程中,让相关的医务人员了解其生理、个人病历及经历、个人家庭社会生活等,为尽早实现诊疗目的,自愿地给医方出让了部分隐私权。

(3)患者隐私维护权:患者隐私维护权是指个人隐私在受到不法侵犯时,有权主张包括法律救济内的各种方式来维护自身合法权益,维护自身隐私安全。主要涵盖以下几个方面:①医方不得未经同意进行收集患者医疗信息或者资料;②医疗机构及其工作人员不得非法利用传播其掌握的关于患者身体秘密、既往生活、家庭信息等内容;③医疗机构及其工作人员不得违背患者的意志触碰患者身体的隐私部位,或者以教学为目的使患者的隐私部位未经同意就暴露在与治疗活动并没有直接关系的人员面前。

当患者自身因为某些条件无法对侵权行为主张救济时,患者家属有权采取各种救济方式为患者寻求庇护。患者及其亲属均有权要求侵权行为人承担对应的侵权损害赔偿责任。

4. 我国隐私权的法律保障　改革开放后,中国开始逐步确立侵权责任法和人权保护相关条例。《中华人民共和国未成年人保护法》《中华人民共和国妇女权益保障法》《中华人民共和国律师法》《艾滋病监测管理的若干规定》和《最高人民法院关于确定民事侵权精神损害赔偿责任若干问题的解释》等都从不同层面为中国公民的隐私利益提供了基础保障。在诸多法规中,《中华人民共和国民法典》第一千二百二十六条规定:"医疗机构及其医务人员应当对患者的隐私和个人信息保密。泄露患者的隐私和个人信息,或者未经患者同意公开其病历资料的,应当承担侵权责任。"该条例为患者隐私权保护提供了最为可靠的法律支持。但是,民事主体权利的行使必须在社会秩序正常有序发展的前提下合理进行。因此,患者隐私权的保护必须顾及公共利益。如果公共利益与患者隐私权间发生冲突,必须优先服从公共利益,进而协调两者之间的平衡。

二、患者投诉途径与程序

医疗服务投诉是医疗服务中的常见问题,医疗服务投诉的处理效果直接影响着和谐医患关系的构建。医院应当建立健全医患沟通机制,建立医疗纠纷时的应急预案,设立投诉管理部门和专门接待场所,公布医疗纠纷解决途径、程序和联系方式等,方便患者投诉或者咨询。

(一) 投诉渠道

患者及其家属(以下简称为"患方")对医疗过程、结果有异议时,可以与临床医师及科室领导沟通,也可以向门诊部、医务处(科、部)、医患关系办公室、社会工作部、院办、党办等职能部门,以及院领导投诉。患方的投诉方式可以是口头或者书面,如面谈、电话、信访及电子邮件等多种渠道。投诉一般应当在工作时间内,由相关职能部门接待,特殊情况在工作时间外,由医疗机构指定部门或总值班接待,并严格按照投诉处理程序处理。

(二) 投诉处理程序

发生医疗纠纷,首先可以医患双方进行协商调解,调解不成的,医患任何一方均可向主管卫生行政部门提出处理请求。卫生行政部门受理后会指派专人妥善保管原始资料,封存有关医疗物品,组织工作人员展开调查,并形成文字材料。调查研究后,卫生部门给出处理意见,并再次协商调解。若协商失败,患者或家属可诉诸三级医疗事故鉴定委员会,进行鉴定。如对三级鉴定结论不服,可申请复议或二级鉴定。如仍不服,则申请复议和一级鉴定。卫生行政管理部门和医疗单位根据鉴定结论和有关法规及制度做出相应处理。如对处理结果仍不服的,可以向当地基层人民法院提起诉讼。对于拒绝协商调解的,医患双方均可直接向法院提起诉讼。

三、行风建设与廉洁从业管理

医疗卫生行业要认真贯彻落实加强党风廉政建设和反腐败工作的部署,着力推进以完善惩治和预防腐败体系为重点的反腐倡廉建设,惩治腐败,注重治本,注重预防,注重制度建设,积极探索源头治理的方法和途径,为医疗卫生改革提供有力保证。

(一) 加强组织领导

全面贯彻落实并健全行风建设工作责任制,突出各部门和各科室的行风建设主体责任,把行风建设的要求融入业务工作之中,各科室齐抓共管、各司其职。坚持以人为本,积极探索廉政文化建设的方法和途径,营造"以廉为荣、以贪为耻"的文化氛围。规范医疗行为,从源头治理行业不正之风。

(二) 严格考核管理

医疗机构各职能部门要按照国家和省市行风建设工作总体部署确定年度行风建设工作任务和目标,做到"一岗双责",执纪问责,将违反行风建设的行为纳入日常监管,并作为卫生从业人员年度考核、医德考评、职称晋升、评优评先的重要依据。

（三）健全工作机制

健全领导班子和各职能部门的工作机制，执行领导班子集体讨论决定和主要领导末位发言制度。加大重点部门负责人和关键岗位人员的轮岗交流力度，做到重点岗位有制约，重要环节有预警，切实在规范权力运行方面取得新成效。各职能部门根据行风建设要求切实深入开展医德医风教育，规范医疗行为，推进医疗责任保险制度建设，为医院发展提供良好的环境。

四、患者满意度评价制度与流程

（一）患者满意度的概念及意义

患者满意度是患者对医疗机构所提供的全部产品，包括服务、活动、情况、过程等的可感知效果与其期望值比较后所形成的感受状态。患者满意度测评制度是社会对医疗服务满意度评价的重要组成部分。通过测评有利于医院能够更加科学、规范地开展院内外满意度测评工作，持续改进医院服务质量。

（二）患者满意度的评价流程

1. **确定满意度调查对象**　根据患者接受医疗服务科室分别进行门诊、急诊或各临床住院科室满意度研究。

2. **患者满意度测评的方法与实施**

（1）患者满意度调查方法包括问卷法、访谈法、意见箱或投诉法、电话回访。满意度调查开展前，应由医疗机构职能部门草拟患者满意度评价计划及实施方案。

（2）医疗机构各科室及部门应协助开展患者满意度测评工作。对不同医疗服务科室患者进行当面或电话深入访谈或制作满意度调查问卷开展调查，收集各医疗服务科室医患关系数据。

（3）整理回收患者满意度测评资料，统计分析调查数据。整理汇总满意度测评结果并撰写满意度测评报告，将发现的问题列出，从医疗机构管理系统中查找原因，提出初步解决方案，落实专人进行督促整改。

3. **患者满意度测评的质量控制**　医疗机构要建立满意度测评和质量控制制度。在设计及实施过程均应以严谨的态度、科学的方法进行，克服使用的测量工具存在的"二性"（实用性和适用性）"两度"（信度和效度）不确切性，造成结果严重的失真和偏倚问题。

（1）考核办或科室对患者满意度测评采取定期与不定期测评方法，并加强督查，预防弄虚作假。

（2）对于痊愈患者反馈意见表述不清或有疑问的应采用电话回访或调查走访等形式，明确患者反映的问题及事实情况。对测评过程中涉及的问题应保密，尊重和保护患者权益。

（3）当使用满意度测评问卷时，问卷应能够体现出医院各个领域的褒贬之处，避免避重就轻。测评问卷中有 20% 及以上的项目没有回答时，该问卷作废。

（4）严格执行计分审核程序，选择性对问卷进行结果复核。实行双盲双录或双人互查数据录入制度，建立精准社会评价数据库。

（庞声航）

第四节　消防及安全管理

一、火灾应急处理流程

火灾应急处理应重点注意：

1. 发现火情立即拨打"119"，并报告保卫科及上级领导，报告内容包括火情地点、燃烧物性质、火势蔓延方向等。

2. 立即利用附近的灭火器械扑救，尽量控制火势发展。

3. 可能情况下，关闭门窗以减缓火势蔓延速度。

4. 医院保卫科立即组织消防人员，携带灭火器以最快速度到达火情现场进行扑救并对可能受到火势影响范围内的人员使用消防通道疏散，同时安排人员留守火情现场，等待调查。

5. 若扑救无效，保卫科值班负责人应立即将灭火人员撤离至安全距离内，清点患者及员工数目，向现场指挥报告。

火情应急处理流程详见图 8-4-1。

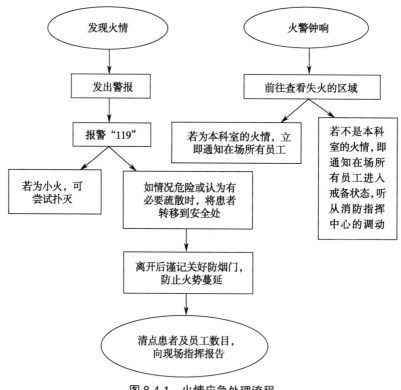

图 8-4-1　火情应急处理流程

二、停电和突然停电应急处理流程

停电和突然停电应急处理应重点注意：

1. 接到停电通知后，立即做好停电准备，备好应急灯、手电等，救治仪器如使用电动力工作时，需备替代的方法。

2. 如遇突然停电，立即检查有储电功能的仪器运作情况，无储电的仪器如血液透析机，应马上使用替代方法，维持正常运转。

3. 使用呼吸机的患者，必须立即将呼吸机脱开，使用简易呼吸器进行人工呼吸，若呼吸机内置蓄电池，检查蓄电池是否能够维持呼吸机正常运转。

4. 立即通知值班医师和护士长，统一指挥，病房全部人力投入患者紧急救治中。

5. 电话通知电工组查询停电原因并尽快恢复用电，并电话通知医务处、护理部，夜间通知院总值班，协助临床解决停电造成的困难。

6. 加强巡视，安抚患者，同时注意防火、防盗。

停电和突然停电的应急处理流程详见图 8-4-2。

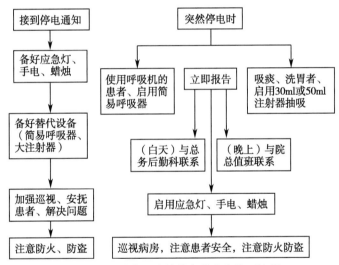

图 8-4-2　停电和突然停电的应急处理流程

三、停水或突然停水应急处理流程

1. 接到停水通知后，做好停水准备。

（1）告知患者及家属停水时间。

（2）给患者备好生活用水和饮用水。

（3）热水器加满水备用，同时尽可能多备使用水。

2. 突然停水时，白天与总务后勤科联系，夜间或节假日与院总值班室联系，汇报停水情况，查询原因，及时维修。

3. 随时解决患者及家属饮水和用水需求。

4. 热水器内没有水后，要及时断电。

四、地震应急处理流程

地震应急处理应重点注意：

1. 发生地震时,应迅速判断灾情,立即报告护士长、科主任及医院行政值班室,组织、指挥抗震救灾。

2. 紧急疏散患者到安全地带。组织患者撤离时,不要乘坐电梯,让患者沿安全通道有序逃离,远离玻璃门窗、吊灯等,保护好头部,切忌拥挤,防止摔倒踩伤。

3. 如不能行走的患者就近躲在坚固的床下、桌子下或墙角,防止砸伤;关闭电源防止触电。

4. 如有危重、手术中的患者,不能中断治疗或撤离时,医护人员应将患者转移到远离玻璃门窗及头顶没有吊灯等饰物的区域避震,防止砸伤。

5. 地震过后,迅速查看患者受伤情况,对患者进行检伤分类,按轻伤、中度伤、重伤、死亡分类,分别以"黄色、绿色、红色、黑色"标识做成伤病员卡,置于患者的胸前或其他明显部位,医护人员按照伤病员等级实施救治;清点地震中损失的财物;写出地震发生的情况报告,上报医院相关部门。

6. 事件发生要注意维持秩序,防止因混乱而影响撤离。

7. 要注意防止有人趁火打劫。

地震的应急处理流程详见图 8-4-3。

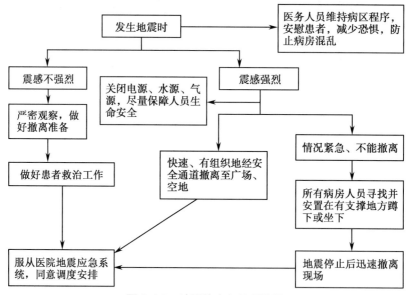

图 8-4-3　地震的应急处理流程

五、失窃应急处理流程

1. 发现失窃,保护现场。

2. 电话通知保卫科来现场处理,夜间通知院总值班。

六、遇暴徒应急处理流程

1. 首先保护患者及公物。

2. 设法报告保卫科,夜间通知院总值班。

3. 坏人逃走,注意走向,为保卫科提供线索。

七、泛水应急处理流程

1. 立即寻找泛水的原因,如能自行解决应立即解决。

2. 如不能自行解决,立即找医院维修部门,夜间可通知院总值班协助解决。

3. 协助维修人员的工作,白天可通知病房清洁人员及时清扫泛水,夜间要主动清理污水。

4. 告诫患者切不可涉足泛水区或潮湿处,防止跌倒,保证患者安全。

5. 叮嘱行动不便的患者尽量不要下地行走,协助患者进行生活护理。

（朱　宁）

第九章 康复体系与质量控制

▼

康复医学旨在研究伤残病后造成的机体功能障碍,对患者进行康复评估、康复训练和康复治疗,以改善或重建患者身、心、社会功能。世界卫生组织(WHO)认为,康复医学、保健医学、预防医学、临床医学并列为现代医学的四大支柱。纵观发达国家经验,康复医学与其他医学(尤其是临床医学)的有机结合不但提高了医疗资源的有效利用率,还降低了患者残障发生率,改善其生活质量。然而,对于我国而言,如何建立预防、治疗、康复结合的综合体系,是一个值得深入思考的问题,因为其涉及康复医学的定位、康复医疗机构的功能分类及分工、康复治疗的时机选择、康复服务的效率和质量等问题。

2009年3月,《中共中央、国务院关于深化医药卫生体制改革的意见》提出了"注重预防、治疗、康复三者的结合",确定了"建立集预防、治疗、康复为一体的卫生服务体系"基本方针。为促进上述改革目标的实现,卫生部于2011年7月颁布了《建立完善康复医疗服务体系试点工作方案》并启动了涉及东部、中部、西部14个省份46个城市(城区)的试点工作,明确提出,康复医疗服务体系建设的指导思想是优化布局和结构、统筹区域内康复医疗资源、逐步构建分层级、分阶段的康复医疗服务体系。最终目标是建立三级康复医疗网络,明确网络内医疗机构功能定位和分工,完善康复服务能力,建立通畅的双向转诊体系,为广大患者提供早期、系统、专业、连续的康复医疗服务,从而减少残疾发生,减轻家庭和社会负担,提高生存质量,促进社会和谐。2012年3月21日,卫生部医政司首次召开专门研究,部署康复医疗管理与发展的工作会议,进一步明确"十二五"期间康复医疗工作发展的总体方向和工作思路,重点建设康复医院,促进分级医疗和双向转诊的落实。根据卫生部印发的《"十二五"时期康复医疗工作指导意见》,我国将初步建立分层级、分阶段的康复医疗服务体系,逐步实现患者在各综合医院与康复医院等医疗卫生机构间的分级医疗双向转诊。

第一节 三级康复医疗体系

20世纪80年代以来,我国康复医学发展逐渐深入、系统,在理论、技术和机构建设等方面不断发展。由于人口老龄化、慢性病及其他诸如车祸、自然灾害等因素的影响,我国残疾人数量持续增长,不仅要求康复机构有量的增长,更要求康复体系全面完善发展,满足各类康复人群的需求。

建立满足患者不同需求的康复服务体系,实现患者及时、主动、顺畅地分诊、转诊,并有标准的医保支付体系,是康复医疗发展的趋势。依托区域内现有康复医疗资源,探索科学、完善的三级康复医疗服务体系势在必行。

一、概述

按照卫生行政部门要求,建立以三级综合医院的康复医学科为支撑,共建二级康复医院,联动社区卫生服务机构,构建一条以三级综合医院康复医学科为龙头、以二级康复医院或二级综合医院康复科为核心、以社区卫生服务机构为基础的三级康复医疗服务体系,以满足人民群众多层次、多样化的需求。

三级康复医疗服务体系,是指在一定的行政范围内,在系统内设置部级或省级三级综合医院康复医学科作为"龙头"(第一层级),主要任务是为急性期及疑难重症患者提供早期康复治疗,同时实施康复治疗前移与相关临床科室充分融合、重视危重症患者的早期康复,以改善预后,预防残疾发生。可以由 1 家承载,指导并带领 2~3 家第二层级单位。第二层级为重点,可以由康复医院或综合医院 2~3 家承载,每一家指导并带领 2~3 家第三层级单位,主要任务是为疾病稳定期患者提供专业、综合的康复治疗,并具备其他疾病的一般诊疗、处置能力。第三层级为基础,可以由社区医院或乡镇医院 6~9 家承载,主要任务是为疾病恢复期患者及社区居民提供基本康复服务,条件允许的可以提供家庭康复、护理服务,贴近社会和家庭,逐步将居民康复医疗服务信息与现有的居民健康档案相结合。如此形成 1 家龙头医院带 2~3 家重点医院,2~3 家重点医院带 6~9 家基础医院,最终形成由点到面的康复体系。

(一)以康复医学科为龙头的三级康复

三级(省 / 部级)综合医院康复医学科一般是其区域内的临床重点专科或康复医学质量控制中心,具有优势的康复学科群,如神经科康复、骨伤科康复、内科康复、儿童康复等,技术力量、人才梯队、基础建设等方面均处于其区域内的领先地位。三级综合医院康复医学科承担着对区域内基层医疗机构的指导和帮扶责任。

三级医疗康复机构功能定位主要体现在两个方面:一方面,应用其技术优势,以现代康复医学为主导,将现代康复技术与临床医学、传统医学、康复工程学紧密结合,运用运动疗法、作业疗法、文体疗法等多种手段,为危重症患者、急性期患者开展早期介入治疗,待病情稳定后,及时下转二级康复医院;另一方面,从事人才培养,建立康复培训基地,并将人才合理分配至康复体系中。

(二)以康复医院为核心的二级康复

2012 年 6 月,卫生部和中国残疾人联合会联合召开建立完善康复医疗服务体系试点工作会议,提出各地残疾人联合会要积极参与到建立完善康复医疗服务体系试点工作中来,主动将康复机构纳入康复医疗服务体系当中。对现有资源进行有效整合,更好地为有需要的患者提供更为优质、高效、方便、廉价的康复医疗服务。其功能定位为二级康复,主要负责对病情稳定期患者进行专业化康复指导。

其核心作用主要体现在对两种人群的治疗方面:一是针对残疾,以康复医疗为主导,提供治疗、训练和辅导三位一体的康复服务,同时开展儿童康复、残疾人康复及辅助器具适配、视 / 听力矫正和心理咨询等综合性康复服务;二是对主要疾病,如脑卒中、脊髓损伤、脑瘫、骨折等疾病稳定期患者进行康复治疗。

（三）以社区卫生服务机构为基础的一级康复

充分利用基层的一级医疗康复机构（如社区卫生服务机构）医疗资源。据调查,慢性病需康复的患者占就诊患者的 50% 以上,存在康复需求量大、康复技术与康复人员不足的现象,社区卫生服务机构可以为更多的人提供基础康复。其功能定位主要对疾病恢复期提供专业化指导,为功能障碍者提供基础康复训练,保障良好的患者流动,满足不同患者在不同阶段的需要。此外,社区服务机构也可以进行康复知识普及,使预防与治疗相结合。由二级与三级康复机构提供技术支持,实行双向转诊,达到互惠互利。

二、三级康复医疗体系的构建

（一）基础条件

定位准确是构建康复医疗体系的基础条件。只有准确把握康复医疗的内涵及机构在体系中的职责和分工,才能结合体系建设、机构发展和社会需求,高效利用现有康复资源提供服务,更好地满足社会康复医疗需求。如何更好地定位,取决于机构能否廓清康复医疗概念,能否充分了解体系建设要求和康复医疗需求,能否高效利用现有康复医疗人、财、物和政策资源。资源利用,不仅指利用自身资源,还包括区域内其他可利用资源;而政策资源指对开展康复医疗有利的中央、省市、地方（地区）医保、卫生、计价收费等相关政策。

（二）三级体系运转的关键

机构之间衔接机制是保障三级体系运转的关键。明确了各级康复医疗机构的定位和分工后,需要建立机构之间的衔接机制,即协作关系和转诊联系。根据康复医疗体系试点工作要求,从三级综合医院康复科,到二级康复医院或二级综合医院康复科,再到社区卫生服务机构,应在合理定位与分工的基础上利用支付方式和收费等经济杠杆建立明确的合作关系,同时科学地制定转诊指南,规范技术流程和患者管理流程。同时应明确,并非一定要在相邻两级康复医疗机构之间建立合作关系,还可探讨同级机构间及不相邻上下级机构之间的合作,以便形成网络化体系结构。另外,合作关系和转诊机制应结合本地的社会经济发展和人文特点,合理反映体系、机构特点和患者需求等实际状况。

（三）决定性作用

政策和制度环境对三级体系建立起着决定性作用。政策和制度环境需要政府、卫生管理部门和医疗机构共同努力营造。首先,医保支付政策对加强机构合作和推动双向转诊机制的建立有着决定性作用,通过支付方式改革,合理制定对不同级别医疗机构的支付内容和标准,可以有效推动机构建立纵向合作联系,盘活区域康复资源,并主动加强管理和质量控制措施,从而提高康复医疗体系绩效。其次,科学制定康复服务项目收费标准,可以合理体现医务人员劳动价值,鼓励其不断加强自身能力以提高服务质量。最后,政府重视区域康复医疗发展规划,可以更有效地整合区域康复资源,为建立、完善康复医疗体系争取宝贵机遇。

三、三级康复医疗服务体系运行机制

（一）规范转诊标准,畅通三级诊疗流程

建立以三级综合医院为主体、责权利相统一的三级康复医疗服务体系模式,通过制定相

应的政策,将各科室有康复需求的患者转入康复科;康复科主要进行三级康复,待患者病情稳定后,下转至康复医院,进行二级康复;最后在社区卫生服务机构进行一级康复,形成一个完整的三级医疗服务网络。

科学制定以疾病为导向的分层级、分阶段的双向转诊标准与规范,确定转诊条件,设置转诊流程,规范不同级别康复机构治疗作业标准与流程,严格按照转诊制度提供康复医疗服务,使每一级治疗主体相应承担自己在三级康复体系中功能定位的职责,真正实现分级康复医疗和双向转诊,使患者在康复医疗体系间穿梭流动,享受连续性的医疗服务。

(二) 实行一体化管理、同质化医疗

三级康复医疗服务体系采用以三级综合医院康复医学科为龙头的"一体化管理"办法,实现同质化医疗服务。即除了设备因素外,患者在基层医疗机构和二级、三级医院就医时所接受的康复医疗技术水平基本一致,区域内康复医疗资源大整合、医师大轮岗,保证资源共享,患者有序就医。建立工作机制将三甲医院专家与社区连接,结成卫生帮扶对象:三级医院的康复医师定期到二级医院及社区医院查房,加大患者对基层医院的信任和治疗依从性;将基层康复医师及康复治疗师等从业人员定期送到大医院进修、培训,加大基层康复人才的培养和引进,不断提高基层医疗机构康复医师和治疗师的诊疗水平和服务能力。实行一体化管理、同质化医疗,以实现"小病到社区、大病到医院"的目标。

第二节　分级康复

随着人口老龄化和慢性病发病率增高,社会对康复医疗的需求急剧增加,但目前全国康复医疗资源有限,同时,不同层次的医疗资源还没有得到合理利用,合理有效的分层级、分阶段的康复医疗服务体系尚未形成,所以加强康复体系建设,推进康复医疗发展势在必行。

2015 年 9 月国务院办公厅印发的《关于推进分级诊疗制度建设的指导意见》(国办发〔2015〕70 号)中,提出"基层首诊、双向转诊、急慢分治、上下联动"的十六字方针,从官方层面对分级诊疗的具体特征进行了规定,明确了目前分级诊疗的政策框架。

一、概述

分级诊疗是指为了提高卫生服务体系的效率和节约成本,在政府主导下,根据各级医疗机构的功能定位和技术实力,按照疾病的轻、重、缓、急及治疗的难易程度进行分级,不同类型的医疗机构承担不同类型疾病或疾病不同阶段的治疗,以基层首诊、双向转诊为核心来促进患者的有序就医。

二、分级诊疗"三步走战略"

第一步:鉴于目前基层医疗机构技术力量薄弱,各地可根据自身的实际情况,对基层不

能承担疾病分治的地区,由县级医院根据病情轻、重、缓、急及治疗的难易程度推荐患者转诊到不同级别的医院,其中包括市级及省级医院,而不是逐级转诊。

第二步:通过强基层、建机制,逐步过渡到由基层医疗机构即乡镇卫生院或者社区卫生服务中心根据病情轻、重、缓、急及治疗的难易程度推荐患者转诊到不同级别的医院,其中包括县、市级医院或省级医院,而不是逐级转诊。

第三步:再过渡到由村医或家庭医生根据病情轻、重、缓、急及治疗的难易程度来推荐患者转诊到不同级别的医院,在转诊和被转诊医疗机构建立以信息化为基础的衔接机制,促进双向转诊。

分级诊疗三步走战略充分考虑了各地医疗水平的巨大差异,有利于从患者角度减轻改革压力、减少医疗纠纷等问题。

三、分级康复的实施

康复服务是康复医疗服务体系的一个重要内容。大型综合医院康复医学科应立足于疾病急性期的早期康复介入,与相关临床专科互相配合,提供及时有效、高水平的康复治疗并承担人才培养任务;康复医院和二级综合医院康复医学科以疾病稳定期患者为主,提供专科化、专业化的康复治疗;社区卫生服务机构以疾病恢复期患者的基本康复服务为主。建立及完善各级医疗机构康复医学科双向转诊途径、提高康复医疗服务能力是实现三级康复医疗服务体系的关键。患者在急性期、恢复期、稳定期分别在综合医院、康复专科医院、社区卫生服务机构实现多向转诊、合理诊治,帮助患者赢取最佳康复时机。

以三级综合医院为主体,充分发挥三级综合医院医疗主体的主观能动性,借助其良好的技术、设备及较优的康复人才配置,将神经内外科、骨科、儿科等收治病患易出现功能障碍的科室协调管理好,与康复科合作建立早期康复介入机制尽早开展床旁康复,待患者病情相对稳定后尽快转入康复科继续康复治疗,医院需要制定相应政策,鼓励多学科合作,充分调动相关科室的积极性,使康复科与这些相关科室的早期康复顺利开展并且转诊顺畅。

在三级综合医院康复科住院的部分进入恢复期的康复患者适时转入二级康复医院及康复训练中心,接受二级医院康复科康复治疗师有序有效的康复治疗,然后出院回归家庭。

在一级社区卫生服务站建立社区康复中心,从二级康复医院出院的患者选择就近的社区康复中心继续进行社区康复,社区康复中心的康复治疗师由三级综合医院康复科统一培训及协调管理。

基于三级综合医院的人才及技术优势,在三级综合医院康复科建立康复培训基地,对康复人才进行培养,认真学习常见疾病康复诊疗技术规范、临床路径和康复治疗质量评估标准,建立完善的康复评定制度,并将康复人才分配至三级康复医疗体系中,这些康复技术人员在三级康复体系中按时轮转,保证知识的更新和技术水平的持续提高。根据患者的病情实现三级康复医疗机构间流畅转诊,保证康复治疗的高质量。

康复机构作为专门为伤残患者提供康复医疗服务的专门机构,在机构设置、机构管理、服务模式等方面,都要突出其康复的特殊要求:①各级各类康复机构应明确定位和服务方向;②科学整合康复医疗资源,建立三级康复机构服务网络;③规范康复机构建设与服务标准;④加快康复人才培养,建立专业化、与国际接轨的康复团队;⑤建立科学、规范、高效的康复机构运行管理模式;⑥鼓励多渠道投资,建立以国家投资为主导、社会机构共同参与的现代康复服务产业化平台。

第三节　双向转诊

一、概述

双向转诊是我国根据国情提出的特色医疗制度,国外卫生服务体系中没有对应的"双向转诊"一词。国内对其基本概念界定是由于社区卫生服务机构诊疗设施和人员医疗技术水平的限制,对无法诊断或超出其诊治范围的患者转诊至上级医院进行诊治。反之,上级医院确诊后的慢性病和术后的康复患者及病情得到控制、情况相对稳定的患者则可转至社区卫生服务机构继续治疗。除此之外,有学者依据医疗机构的类别将其概念界定为:基于病情和健康的需要在上下级医疗机构之间、专科医院之间或综合医院与专科医院之间的疾病诊治过程。分级康复及双向转诊流程见图 9-3-1。

双向转诊制度既能解决社区卫生服务中心遇到的急重症问题,又可促进专科全科互动,明显缩短患者的就诊时间和住院天数,提高患者的满意度和依从性,实现医疗资源合理配置。建立"小病在社区、大病进医院、康复回社区"的就医新格局。

二、"双向转诊"机制

双向转诊机制是指在双向转诊制度的政策指导下,参与双向转诊的各主体间相互作用的过程和促进双向转诊工作开展的方式的总称。

若要完善康复医疗双向转诊机制,首先要明确区分和界定不同等级医疗机构的服务功能和定位。社区卫生医疗机构主要负责社区健康人群的预防保健,常见病的日常诊疗,以及转诊患者到社区后的康复治疗等。二、三级医疗机构则主要负责社区医疗机构的人力培训,对危急重症的诊断和治疗;其次,制定可操作性的转诊规则,简化转诊程序,完善监督机制。

若要实现康复服务的双向转诊,各级医院间统一康复团队、统一资料及统一康复方案是必不可少的。患者在三级综合医院康复医学科接受诊断及康复治疗后,对于仍需要进一步康复治疗、慢性病需要持续性治疗和心理卫生辅导等医疗服务的患者,通过提供相关治疗意见、随访建议和切实有效的转诊途径,使患者回到社区卫生服务中心接受进一步康复治疗,这样可以节约三甲医院的医疗卫生资源,为更多疑难危重患者提供高水平的医疗护理服务,同时也促进社区形成"社区关怀、家庭关爱"的良好氛围,以利于患者身心的康复和慢性疾病不良因素的控制。反之,在社区卫生服务中心接受康复治疗的患者,如发生病情复发加重出现急危重症等社区卫生服务中心不能处理的情况,可向上转诊至三级或二级综合医院进一步治疗。

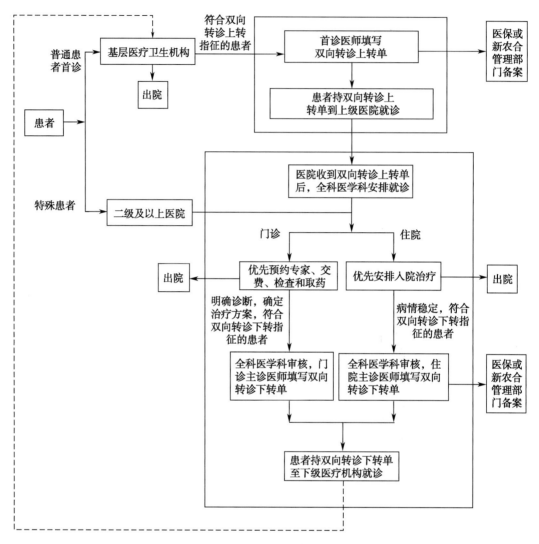

图 9-3-1 分级康复及双向转诊流程
——▶上转方向；┈┈┈▶下转方向

双向转诊机制以社区居民个人健康为核心、以社区卫生服务机构和医院为起始端、以贯穿整个疾病过程为特点，由此决定了社区居民既是双向转诊机制运行的主要对象，又是双向转诊机制运行结果的受益者，更是双向转诊机制在大中型医院与社区卫生服务机构之间建立的合作医疗关系运行的枢纽。因而，社区居民对社区卫生服务中双向转诊机制运行的满意度是衡量双向转诊顺畅实施的最有效指标。社区居民对双向转诊的认识和态度是影响双向转诊能否以顺利开展、取得理想目标的重要因素，只有让社区居民充分认识到双向转诊机制的重要性与产生的作用，才能保证双向转诊在医疗卫生服务中能够充分发挥优化卫生资源、合理引导居民就医、降低医疗费用等作用。

三、如何实现"双向转诊"

(一)完善双向转诊制度的政策

首先需明确各级康复医疗机构的功能定位。三级综合医院要加强康复医学科的建设,以疾病急性期患者为主,立足开展早期康复治疗,并承担人才培养培训任务;二级综合医院要加强康复医学科或康复室的建设,或是完全转型为康复医院,以疾病稳定期患者为主,提供专科化、专业化康复服务;社区卫生服务机构作为康复服务的终末端,以疾病恢复期患者为主,为患者提供专科康复医学指导。在此基础上,制定合理的双向转诊规范,明确转诊条件及转诊流程,要求患者严格按照转诊制度接受康复服务。

(二)优化双向转诊的管理方式

1. 健全双向转诊监管和激励机制 应采取必要的行政手段确保双向转诊机制的运行。政府、医院和社区卫生医疗机构均设立转诊办公室,配备专管人员。对于各级医疗机构的双向转诊工作制定考核标准,严格考绩,还要按照各级医疗机构间双向转诊的情况进行奖惩,提高奖励金额和医务人员的待遇水平,引起医院和社区卫生服务机构对双向转诊的重视,最终达到有效的监管效果。

2. 健全双向转诊补偿机制 社区卫生服务机构的资金短缺,势必会影响社区卫生服务能力的改善和提高。政府应建立双向转诊专项经费,制定与之相关的绩效考评标准,对双向转诊工作人员实行绩效考评,优秀人员发奖励资金,就转诊过程中因费用减免政策造成的社区卫生服务机构和医院的经济损失予以补贴。

3. 健全双向转诊医疗保险机制 医疗保险政策应当建立完善的阶梯报销制度,拉大参保人员在社区医疗机构和三级医院间就诊的自付比例和报销比例,扩大医疗保险的支付范围,满足社区居民的不同需求,引导居民到社区医疗机构就诊和参与双向转诊,促进社区卫生服务的开展,以保证双向转诊机制的有效运行。

(三)加强医师队伍建设

要对社区医师进行全覆盖的全科医学知识培训,重视医护人员继续教育工作,保持基层医护人员的质量水平,鼓励上级机构选派优秀人才采取多种方式到社区提供服务,不断提高社区卫生服务质量和水平,必须严格社区医疗人力资源的准入制度,改变医学生培养模式,培养以全科医师为基础,综合实力较强的医师资源。

(四)加强社区医疗机构的软硬件建设

社区卫生医疗机构应完善用药制度,增加药品目录,加大患者选择范围。可以延长服务时间,设置急诊部门,接受夜间就医和周末就医的患者,开设贴近市民身边的健康课程,邀请医学专家到社区,提升社区卫生机构的吸引力,促进医患关系。

(五)完善医疗信息共享平台

通过建立医疗机构间的信息平台,使患者无论在哪一级别、哪家医疗机构就诊,都能在数据库中查到相应的医疗信息,既为患者节省了重复检查的费用,又为不同级别医疗机构间转诊后的会诊、治疗提供完整的参考依据,也为卫生数据统计提供方便。同时要注意网络信息的安全,保护患者隐私。

(六)双向转诊的标准

1. 向上级医院转诊的标准 ①临床急危重症,难以实施有效救治的病例;②不能确诊和治疗的疑难复杂病例;③重大伤亡事件中,处置能力受限的病例;④疾病诊治超出核准诊疗登记科目的病例;⑤因技术、设备条件限制不能明确诊断或处置的病例;⑥依据有关法律法规,需转入专业性防治机构治疗的病例。

2. **向下级医院转诊的标准**　①急性期治疗后病情稳定,需要继续康复治疗的病例;②诊断明确,不需特殊康复治疗的病例;③各种恶性肿瘤患者的晚期非手术治疗和临终关怀;④需要长期治疗和护理的慢性病患者;⑤精神疾病病情稳定可在社区进行恢复性治疗的患者;⑥可在基层医疗机构诊治的一般常见病、多发病患者。

（唐　强）

第十章 住院医师管理与质量控制

第一节 住院医师规范化培训基地的
管理与质量控制

康复医学科是一门涉及面广、实践性强的临床医学二级学科,也是培训合格的康复医学科住院医师的核心科室。加强高质量和可持续发展的康复医学科及相关科室建设是住院医师规范化培养基地实现康复医学科住院医师培训目标的重要保障。按照国家卫生健康委《住院医师规范化培训内容与标准(2022版)》中康复医学科培训细则要求和培训基地认定标准总则规定,同时根据国家卫生健康委《综合医院康复医学科建设与管理指南》《康复医院建设标准》,对康复医学科住院医师规范化培训基地管理和质量控制要求如下:

一、康复医学科住院医师规范化培训基地基本条件

康复医学科住院医师规范化培训基地应设在三级医院中,并应具备以下基本条件。

1. **科室规模**

(1)总床位数:综合医院≥30张;专业康复中心或康复医院≥100张。

(2)年收治患者数≥450人次。

(3)年门诊量≥5 000人次。

(4)急诊量:康复医学科急诊量不做要求。

(5)床位使用率≥85%。

(6)平均住院日:综合医院≤28天;康复医院:45~60天(根据不同残疾种类而定)。

(7)同期每名受训对象应该有6~14张病床进行临床实践。

2. **诊疗疾病范围**

(1)疾病种类及例数:详见表10-1-1。

表 10-1-1   培训基地诊疗疾病及例数

疾病名称	年诊治例数
神经疾病的康复	≥100
骨科疾病的康复	≥80
慢性疼痛患者的康复	≥30
心肺疾病的康复	≥10
其他疾病的康复	≥10

(2)临床诊断技术操作的种类及例数:详见表 10-1-2。

表 10-1-2   培训基地临床诊断技术操作的种类及例数

临床诊断技术操作种类	年完成例数
各种注射技术	≥200
肌骨超声诊断/心肺运动试验/步态分析	≥100
神经电生理	≥100
进行专科康复评定	≥80
制订康复诊疗计划	≥80

3. 医疗设备

(1)康复医学科住院医师规范化培训基地专有设备:按照 2011 年卫生部发布的《综合医院康复医学科基本标准(试行)》的要求配置该专业所需的医疗设备。此外,根据培训要求还可配备表 10-1-3 所示至少 1 种专项设备。其中生命体征监护仪,包括无创血压、心电、脉氧、呼吸等指标。

表 10-1-3   培训基地配备的专项设备

设备名称	数量
步态分析仪	≥1 套
超声诊断仪	≥1 组
心电图仪	≥1 台
心肺运动试验仪	≥1 台

(2)康复医学科住院医师规范化培训基地所在医院应配置的设备,见表 10-1-4。

表 10-1-4   培训基地所在医院的设备配置要求

设备名称	数量/台
大型 X 射线机	≥1
彩色超声仪	≥1
CT	≥1
MRI	≥1
核素扫描仪	≥1
脑电图仪	≥1
动态心电图仪	≥1

4. 相关科室或实验室的配套

(1)相关科室：神经内科、神经外科、骨科或矫形外科、心脏内科、心脏外科、呼吸科、老年医学科、放射和影像学科、超声科等。

(2)实验室：神经系统疾病、骨科疾病、内科疾病相关的实验室等。

5. 医疗工作量

(1)病房工作期间每名培训对象管理康复病床数5~12张。

(2)能保证每名培训对象门诊工作量每年 ≥ 100 人次(指每名培训对象 1 年中有 3 个月在门诊工作时的门诊工作量)。

6. 医疗质量

(1)诊断符合率： ≥ 90%。

(2)治愈、好转率： >80%。

(3)并发症发生率： ≤ 10%。

二、康复医学专业基地师资条件

1. 人员配备

(1)每 4 张床至少配备 1 名医师,其中至少有 2 名具有副高及以上专业技术职务任职资格的医师,主任医师至少 1 名,高级职称医师之和与康复治疗师人数的比例为 1 : 5。

(2)每 2 张床至少配备 1 名康复治疗师。

(3)每 3 张床至少配备 1 名护士。

(4)指导医师与培训对象比例 ≥ 1 : 2。

(5)亚专业研究方向应 ≥ 2 个。

2. 指导医师应同时符合的条件

(1)获认证的康复医学专业主治医师及以上专业技术职务任职资格。

(2)从事本专业临床工作 5 年以上。

(3)国家级杂志发表论文的数量 >1 篇。

3. 专业基地负责人条件

(1)应具有获认证的康复专业主任医师专业技术职务任职资格,从事康复医学专业的医疗、科研和教学工作 ≥ 10 年。

(2)近 3 年来在国外重要学术刊物或国家级杂志上发表临床学术论文 ≥ 2 篇。

(3)获得地、市级及以上与本专业相关的临床科技成果奖励,或目前仍承担地、市级及以上临床科研项目,有独立的科研任务和科研经费。

第二节　住院医师规范化培训内容的管理与质量控制

康复医学是临床学科,专注于诊断、评估和处理各个年龄段人群身体和 / 或认知方面的残损、残疾和功能受限。康复医学具有独立的理论基础、功能评定方法和治疗技能,综合应用各种康复诊疗手段来加速人体伤病后的恢复进程、预防或减轻其后遗功能障碍程度,以及提高患者具有生理功能的生命质量。康复医学的特点是不仅针对疾病本身,更注重伤病后身体功能、个体活动能力和社会参与功能障碍的改善。

一、培训目标

掌握本学科的基础理论、基本知识和基本技能,掌握本学科常见的伤病和残疾的功能评定、康复治疗方法,掌握相关专科的临床诊疗常规,具备良好的人际沟通能力,熟悉康复医疗团队的合作工作模式。培训结束时,住院医师能够具有独立从事康复医学科临床日常工作的能力,同时具备一定的教学能力与科研能力。

二、培训方法

住院医师在康复医学科和其他相关临床学科的临床实践中,学习专业理论知识,学习规范的临床工作流程,学习基本的操作技能,完成规定的病种和基本技能操作数量,填写住院医师规范化培训登记手册,参与临床教学与科研工作。

第 1 年,在相关临床科室轮转,总计 12 个月。熟悉相关临床学科的诊疗基本原则和方法(表 10-2-1)。

表 10-2-1 相关临床科室轮转安排

轮转科室	时间 / 月
心血管内科	1
呼吸内科	1
ICU	1
神经内科	2
神经外科	1
骨科	2
儿科	1
神经电生理	0.5
心肺运动试验	0.5
放射科	0.5
超声医学科	0.5
自选	1
合计	12

上述轮转时间和顺序,可根据各培训基地具体情况适当调整,但不能缺项。自选科室包括内分泌科、风湿免疫科、老年科等。

第 2~3 年,在康复医学科本专业临床实践,重点为神经康复、骨关节康复、内科康复、儿童康复、康复治疗及康复门诊等(表 10-2-2),总计 21 个月。住院医师在轮转过程中跟随指导教师每周查房不少于 5 次,出专科门诊及会诊每周 1~2 次,分管患者 6~14 人。

表 10-2-2 康复医学科培训时间

专业种类	时间 / 月
物理治疗	2
作业治疗	1.5
言语治疗、吞咽障碍治疗、假肢矫形器	1.5
脊髓损伤康复	3
自选专业	2
神经康复	6
骨科及运动医学康复	4
内科康复	2
儿童康复	2
合计	24

三、培训内容与要求

(一) 第 1 年,相关临床科室轮转

1. 神经内科、神经外科(共 3 个月)

(1)掌握:神经系统体格检查方法,神经系统常见疾病的定位、定性诊断和临床治疗要点。

(2)熟悉:神经系统常见疾病 CT、MRI 读片,神经系统疾病常用药物;神经疾病合并症和并发症的防治,神经内、外科 ICU 常见处理。

具体病种和例数要求见表 10-2-3。

表 10-2-3 轮转期间要求参与诊治的病种及例数要求(神经内科、神经外科)

病种	最低例数
脑血管病(包括脑出血、脑梗死等)	10
颅脑外伤	5
周围神经病(包括吉兰 - 巴雷综合征等)	2
脊髓疾病(包括脊髓损伤、脊髓蛛网膜炎等)	2
帕金森病	2

2. 骨科(2 个月)

(1)掌握:骨关节肌肉系统常规体格检查方法,各部位的骨折、软组织损伤、骨关节炎、关节置换术、颈椎病、腰椎间盘突出症、骨质疏松症等的临床诊断与治疗原则。

(2)熟悉:骨关节肌肉系统特殊体格检查方法,常见骨科疾病的 X 线、CT、MRI 读片。

(3)了解:骨科常见病的手术指征、手术方法及手术前后的处理原则。

具体病种和例数要求见表 10-2-4。

表 10-2-4　轮转期间要求参与诊治的病种及例数要求(骨科)

病种	最低例数	病种	最低例数
颈椎病	5	腰椎间盘突出症	10
骨折(各个部位)	5	关节置换术	5
软组织损伤	3	关节镜手术	3
骨关节病	5		

3. **内科、儿科及自选科室(4 个月)**　包括心血管内科、呼吸内科、ICU、内分泌科、风湿免疫科、老年病科等常见病的临床检查、诊断、治疗和预防的基本原则与方法,其中必须掌握的内容见表 10-2-5。

表 10-2-5　轮转期间要求参与诊治的病种及例数、基本技能要求(内科)

病种	最低例数	病种	最低例数
高血压病	10	冠心病	5
心律失常	3	慢性阻塞性肺疾病	5
糖尿病	4	类风湿关节炎 / 强直性脊柱炎	2
肺部感染	5	儿童常见疾病	5
心力衰竭(心功能不全)	30		

4. **影像科(1 个月)**

熟悉:脑、脊髓、脊柱、骨盆、四肢关节及肺部常见疾病的 X 线、CT 和 MRI 读片;肌骨及心脏超声。

5. **临床神经电生理(0.5 个月)**　包括神经传导速度测定、肌电图、诱发电位。至少完成 10 个案例的测试和报告。

6. **心肺运动试验(0.5 个月)**　包括运动肺功能、气体代谢、活动平板或功率车试验。至少完成 5 个案例的测试和报告。

(二)第 2~3 年,在康复医学科内各专业轮转

1. **轮转目的**　通过系统学习,掌握康复医学的基本理论、基本知识和基本技能;掌握康复医学科常见病、多发病的临床医疗、康复评定和治疗;熟悉常用的物理治疗、作业治疗、言语治疗和吞咽障碍治疗、假肢和矫形器装配的特点、适应证和注意事项;初步掌握康复医学临床研究和教学的方法;了解康复医疗团队的工作特点。

2. **基本要求**

(1)掌握:物理治疗、作业治疗、言语治疗和吞咽障碍治疗、假肢矫形器等康复治疗基本技能训练;掌握神经系统疾病、骨关节系统疾病、内科常见疾病和儿童发育障碍等的临床医疗、康复评定基本原则和方法、康复治疗的手段和方法;能够制订完整的康复医疗计划、目标及方法。

(2)熟悉:患者的预后;至少两项康复医学专科诊断、评定和治疗技术,包括神经电生理、心肺运动试验、肌骨超声、尿动力学、诊断性和治疗性注射技术等。具体要求见表 10-2-6。

表 10-2-6 轮转期间要求参与诊治的病种及例数要求(康复医学科)

病种	最低例数	病种	最低例数
脑卒中	20	脊髓损伤	8
颅脑外伤	8	脊柱相关疾病	10
帕金森病	3	颈椎病	10
周围神经疾病	3	骨折	8
冠心病(不同类型)	4	骨关节病、截肢	8
糖尿病	4	关节置换术后	5
慢性阻塞性肺疾病	5	软组织损伤	3
小儿脑发育障碍性疾病(脑性瘫痪、孤独症谱系障碍)	6	腰椎间盘突出症	10

3. **教学、科研能力培养** 3 年内应参加一定的临床教学工作与科研工作,撰写文献综述或者病例分析 1 篇,并在专业期刊公开发表。

四、课堂学习

1. **教学形式** 培养基地每周应为全体受训住院医师开设下列教学安排:病例讨论会、文献报告会、小讲课、科研讨论会、科技论文和科技英语写作、住院医师理论课及高级康复医学专业进阶课。

2. **讲课、自学和临床实践的内容** ①康复医学相关的发展史;②神经系统、肌肉骨骼系统、心肺系统和疼痛等的功能评价;③残疾的评定,数据的采集和个人因素、环境因素的解释;④物理治疗学、作业治疗学、言语治疗学等康复治疗技术;⑤注射技术、肌电生物反馈技术等;⑥假肢,矫形器,轮椅、移动设备,特殊床和其他辅助设备设定处方;⑦神经心理学、一般心理学和职业能力的测试及方法;⑧康复医疗设备的安全、保养、实际操作;⑨儿科疾病的康复;⑩老年残疾的康复;⑪运动损伤的康复;⑫残疾的预防;⑬康复管理。

五、较高要求

1. 应对本专业国内外的近 3 年进展有一些基本的了解。

2. 能独立指导和带领康复医疗组完成整个康复计划,取得良好的康复效果。

3. 外语应达到撰写专业英文摘要的水平。

4. 能进行医学院本科或相应水平的教学。

5. 能参与本专业相应的科研工作,第 1 年撰写读书心得 1 篇,第 2 年撰写综述 1 篇,第 3 年撰写期刊论文 1 篇。

6. 能熟练地使用计算机网络,阅读网上的专业文献资料。

第三节　住院医师规范化培训过程的
管理与质量控制

　　住院医师规范化培训的目标是为全国各级医疗机构培养具有良好的职业道德,扎实的医学理论、专业知识和临床技能,能独立承担康复医学科常见疾病诊治工作的康复医师。为进一步加强住院医师规范化培训质量管理,有效保障康复医师的专业技能素质,需要对培训和考核过程进行管理和质量控制。

一、培训和考核对象

　　康复医学科住院医师规范化培训的考核对象为已被医院康复医学科住院医师规范化培训基地招录的接受规范化培训的住院医师。

二、培训科目设置

　　康复医学科住院医师规范化培训按国家卫生健康委和国家中医药管理局规定,在康复医学科开展。康复医学科住院医师选择的培训学科应与其已取得的或将要考取的医师资格证书的类别相一致。

三、培训时间

　　临床本科毕业生培训时间为3年。毕业研究生须经培训医院进行临床能力测评,根据测评结果和既往参加临床实践的经历,可相应减少培训时间。

四、培训内容与要求

　　1. **政治思想和职业道德**　必须坚持马克思列宁主义、毛泽东思想、邓小平理论、"三个代表"重要思想、科学发展观,全面贯彻习近平新时代中国特色社会主义思想。热爱祖国,遵守国家法律法规,深入贯彻落实新时代党的卫生与健康工作方针。具有较强的职业责任感、良好的职业道德和人际沟通能力。尊重患者的合法权益。热爱临床医学事业,全心全意为人民健康服务。

　　2. **公共科目**　有关卫生法律法规12学时,循证医学8学时,临床思维与人际沟通8学时,重点传染病防治知识50学时,以及培训医院规定要求的其他公共科目。

　　3. **专业理论知识**　根据康复医学科住院医师培训标准细则要求,学习有关的专业理论知识,掌握本学科基本理论,了解相关学科的基础知识。

　　4. **临床技能**　掌握基本康复诊疗技术、病历书写,以及主要疾病临床表现、诊断和鉴别诊断、康复评估和康复计划处方制定等康复临床知识和技能。

　　5. **培训重点**　按照国家卫生健康委和国家中医药管理局培训大纲及全国康复医学科住院医师规范化培训标准细则的要求,在培训医院带教医师的指导下,接受临床实践技能训练是住院医师规范化培训的重点。

五、培训质量保证

1. 成立培训医院毕业后医学教育委员会及工作委员会,负责对全院康复医学科住院医师培训及考核工作进行全程指导监督。

2. 毕业后医学教育委员会委托教育处组织相关学科专家,负责康复医学学科的培训过程指导和考试考核组织督导等工作。

3. 由分管院级领导直接分管住院医师规范化培训工作,建立住院医师规范化培训质量保证相关管理制度,落实职能部门和具体工作人员负责住院医师规范化培训工作。

4. 成立相应康复医学基地的培训管理小组,由培训学科主任担任基地主任,指导带教医师认真实施培训计划、审核康复医学科住院医师培训登记手册和住院医师出勤情况,另外设置培训基地秘书,协助基地主任落实住院医师规范化培训相关事宜。

5. 带教医师应严格按照全国康复医学科住院医师规范化培训标准细则的要求和医院制定的培训计划开展培训和考核工作。

六、培训考核类型与方式

1. **公共科目考试** 由所在市住院医师规范化培训联席会议办公室委托市医学会统一组织和实施。

2. **日常登记考核** 康复医学科住院医师应将每天完成的培训内容如实填入康复医学科住院医师培训登记手册,带教医师定期审核后签字,作为康复医学科住院医师出科与年度考核的重要内容及参加结业综合考核的依据。

3. **出科考核** 康复医学科住院医师按培训标准规定,完成每一科室轮转培训后或某一部分培训内容轮转培训结束后,由培训医院相应学科的培训管理小组,按照培训考核要求组织考核,将考核结果在康复医学科住院医师培训登记手册中记录,从而构成培训期间形成性评价,即每月对培训学员综合素质(态度)进行考核,带教老师重点评价学员的医德医风、病案管理、人际沟通与团队的协作能力;对专业理论(理论)进行考核,可以开放题库网络信息平台,随时随地可以进行自评,每月一次正式测试,成绩可以自查;对专业技能(技能)进行考核,可以根据考核内容侧重点的不同,如临床思辨能力或临床操作技能的不同而给予评分。现提供迷你临床演练评价表(mini-clinical evaluation exercise,mini-CEX)(表 10-3-1)及操作技能直接观察评估表(direct observation of procedural skills,DOPS)(表 10-3-2),以供读者参考。

4. **年度考核** 由培训医院教育处统一组织。重点考核康复医学科住院医师该年度的临床业务能力、工作成绩、职业道德和完成培训内容的时间和数量,将考核结果及有关奖惩情况在康复医学科住院医师培训登记手册中记录。

5. **结业综合考核** 由所在市住院医师规范化培训联席会议办公室委托市医学会组织相关专家制定结业综合考核办法。市医学会会同有关高等学校和培训医院建立康复医学科住院医师规范化培训考核平台,具体组织实施康复医学科住院医师规范化培训考核工作,从而形成学员的终结性考核评估结果。

6. 公共科目考试、出科考核、年度考核、结业综合考核可根据康复医学科住院医师培训的特点,采取学分积累、笔试、临床技能考核等多种考核方式。

七、考核评价与管理

1. 考核结果分为合格与不合格。参加康复医学科住院医师结业考核成绩合格者,颁发国家卫生健康委统一印制的住院医师规范化培训合格证书,合格者名单报国家卫生健康委和国家中医药管理局备案。

2. 出科考核、年度考核或结业综合考核不合格者,由住院医师本人提出申请,所在培训医院审核同意后,培训时间顺延。顺延时间最长为一年。

3. 两次年度考核不合格者,经所在市住院医师规范化培训联席会议办公室审查后,停止其住院医师规范化培训资格。

4. 培训医院应严格按照培训标准组织考核。市住院医师规范化培训联席会议办公室委托市医学会组织相关专家对培训医院培训质量及出科考核、年度考核情况进行检查。对弄虚作假者进行相应的处罚,情节严重者取消其培训住院医师的资格。

表 10-3-1 迷你临床演练评价表(mini-CEX)

教师:＿＿＿＿＿＿	职称:□主任医师 □副主任医师 □主治医师 □住院医师		
学员:＿＿＿＿＿＿	类型:□住院医师 □博士研究生 □硕士研究生 □实习医师		
考核日期:＿＿＿＿	考核地点:□门诊 □住院 □急诊 □其他＿＿＿＿＿		
患者姓名:＿＿＿＿	性别:□男 □女 年龄:＿＿＿＿＿		
诊断:＿＿＿＿＿	□初诊 □复诊 病情复杂程度:□低 □中 □高		
诊疗重点(多选):□病史收集 □诊断 □治疗 □病情沟通			

	有待改进	达到标准	优秀
问诊技巧(称呼患者/自我介绍/讲明病史采集目的/鼓励患者自己陈述病史/适当提问/适当回应/语言表述得当/重点突出,采集病史完整)	1 2 3	4 5 6	7 8 9
体格检查(告知检查目的/手卫生/正确运用体检器械/检查全面/顺序合理/操作正确/注意保护隐私)	1 2 3	4 5 6	7 8 9
人文关怀(尊重和关心患者/建立良好关系/适当满足患者需求)	1 2 3	4 5 6	7 8 9
诊治能力(归纳病史/判读检查结果/诊断依据/鉴别诊断/治疗原则及方案/预后)	1 2 3	4 5 6	7 8 9
沟通技能(解释检查或治疗的理由/解释病情,解释检查结果意义/健康宣教)	1 2 3	4 5 6	7 8 9
组织效能(能对采集的病史及体检结果进行整合、分析/诊断有系统性、逻辑性/治疗及时、适当)	1 2 3	4 5 6	7 8 9
整体表现(在规定时间内完成考核/准确判断病情的能力/整体效率)	1 2 3	4 5 6	7 8 9

观察时间:＿＿＿＿分钟 反馈时间:＿＿＿＿分钟			
教师满意度: 低 1 2 3 4 5 6 7 8 9 高			
学员满意度: 低 1 2 3 4 5 6 7 8 9 高			
教师评语:＿＿＿＿＿＿＿＿＿＿＿			
学员签名:＿＿＿＿＿ 教师签名:＿＿＿＿＿			

表 10-3-2　操作技能直接观察评估表（DOPS）

学员姓名：_____　类型：□实习生　□住院医师　□研究生　□进修生　□其他_____

教师：_____　职称：□主任医师　□副主任医师　□主治医师　□住院医师

评估时间：_____　考核地点：□门诊　□住院　□急诊　□其他_____

患者姓名：_____　性别：□男　□女　年龄：_____

患者来源：□门诊患者　□住院患者　□新患者　□复诊患者

患者主要诊断：_____

操作技能：_____

评估前学员执行临床技能操作例数：□0次　□1~3次　□4次以上

技能复杂程度：□低度　□中度　□高度

		有待加强			合格			优良		
未观察		1	2	3	4	5	6	7	8	9
□	1. 对该临床技能适应证、相关解剖结构的了解及操作步骤的熟练程度	□	□	□	□	□	□	□	□	□
□	2. 能详细告知患者并取得知情同意	□	□	□	□	□	□	□	□	□
□	3. 执行临床操作前的准备工作	□	□	□	□	□	□	□	□	□
□	4. 能给予患者适当的止痛和镇定	□	□	□	□	□	□	□	□	□
□	5. 执行临床操作的技术能力	□	□	□	□	□	□	□	□	□
□	6. 无菌操作	□	□	□	□	□	□	□	□	□
□	7. 能视需要寻求协助	□	□	□	□	□	□	□	□	□
□	8. 执行临床操作后的相关处置	□	□	□	□	□	□	□	□	□
□	9. 与患者沟通的技巧	□	□	□	□	□	□	□	□	□
□	10. 能否顾及患者感受和专业程度	□	□	□	□	□	□	□	□	□
□	11. 执行临床操作技能的整体表现	□	□	□	□	□	□	□	□	□

评审观察时间：_____分钟　　　　指导反馈时间：_____分钟

教师满意度：　　低　1　2　3　4　5　6　7　8　9　高

学员满意度：　　低　1　2　3　4　5　6　7　8　9　高

教师评语：_____

教师签字：_____　　学员签字：_____

第四节　住院医师规范化培训实施的管理与质量控制

一、实施管理与质量控制总则

1. 为保证住院医师规范化培训质量，全面提高康复医学临床医师的专业技能素质，为人民提供安全、优质、高效的康复医疗卫生服务，根据全国《住院医师规范化培训管理办法

(试行)》,结合医院实际,实施管理与质量控制。

2. 住院医师规范化培训的目标是为全国各级医疗机构培养具有良好的职业道德,扎实的医学理论、专业知识和临床技能,能独立承担康复医学科常见疾病临床康复诊疗工作的康复医师。

3. 康复医学科住院医师规范化培训对象(以下简称“培训对象”)为具有临床本科及以上学历、拟在医疗机构从事临床康复诊疗工作的医学专业毕业生。

二、组织管理

1. 医院建立由院长牵头,院长室、党委、教育处、人力资源部、财务处、科研处、督导专家组成的医院毕业后医学教育委员会(以下简称“毕教委”),负责康复医学科住院医师规范化培训的领导和协调工作。康复医学科主任负责康复医学科住院医师规范化培训日常管理工作。

2. 毕教委下设工作委员会,统一领导、协调医院住院医师规范化培训工作,同时落实相关职能部门和具体工作人员负责住院医师规范化培训工作。

3. 按照上级下达的具体招录计划人数,在市住院医师联席会议办公室统一指导下,参照原有的招录用工方式组织招录,并将录取结果报市联席会议办公室备案。

三、培训和考核

1. 培训按规定在康复医学科开展。

2. 住院医师规范化培训在带教医师指导下,按照国家卫生健康委和国家中医药管理局培训大纲及全国康复医学科住院医师规范化培训标准细则的要求,以从事康复临床实践技能训练为主。

3. 临床本科毕业生培训时间为3年,毕业研究生根据其已有的临床经历可相应减少培训时间。

4. 培训对象出科考核由培训学科组织。公共科目考试和结业综合考核由所在市住院医师培训联席会议办公室委托市医学会统一组织。考核结果作为取得住院医师规范化培训合格证书的依据。

5. 对于达到执业医师报名条件的培训对象,应组织其参加执业医师资格考试。培训期间取得执业医师资格是培训考核合格的必备条件。

6. 取得住院医师规范化培训合格证书并符合申请学位条件者,可以申请临床医学硕士专业学位。

四、保障措施

1. 住院医师规范化培训考核合格者获得所在市卫生健康委统一印制的住院医师规范化培训合格证书。

2. 各级医疗机构应当将住院医师规范化培训合格证书作为新进人员聘任临床医学类初级医师岗位和晋升临床医学类中级专业技术职务任职资格的重要依据之一。

3. 培训期间与培训对象签订培训及劳动合同,培训对象劳动关系委托所在市卫生人才交流服务中心管理,培训期限为合同期限。培训结束后,合同自然终止,培训对象自主择业。

4. 培训对象依法参加并享有养老、医疗、失业、生育、工伤、公积金等社会保障,享受国家法律法规规定的及合同约定的相关福利待遇,其工资和奖金按照其学历和资历情况,参照所在医院同类人员水平发放。

5. 培训所需经费按照多元化投入的原则,由政府、培训医院和用人单位共同承担。

6. 除法律法规和政策规定的原因外,需要延长培训期限的,须由本人申请,经所在培训医院同意,延长期内只签订培训协议,不再签订劳动合同,不再享受工资福利和社会保障待遇,培训所需费用由个人承担。

第五节　住院医师规范化培训师资的管理与质量控制

一、师资管理与质量控制总则

为进一步实现培训医院住院医师培训工作的规范化、制度化和科学化,实现康复医学人才培养的目标,本着提高康复临床教学质量、加强高素质康复医学临床师资队伍建设和保持稳定的康复临床师资梯队的精神,根据康复医学科住院医师培训工作的需要,实施培训师资的管理与质量控制。

二、康复临床教学人员工作的特殊性

1. 康复临床教学人员具有双重身份,是康复医师,也是临床带教老师。

2. 康复临床教学需遵循希波克拉底誓言和医学生誓言,同时兼顾伦理学和患者隐私权。

3. 康复临床教学学制长、课程量大、实践性强、社会性强。

三、住院医师规范化培训带教职责

1. 康复临床带教医师应严格按照全国《康复医学科住院医师规范化培训细则》的要求和所在医院制定的培训计划开展培训和考核工作,不得随意调整培训计划、培训流程和培训内容。

2. 康复临床带教医师应及时检查住院医师的医疗文件书写情况,定期审核住院医师培训记录。

3. 康复临床带教医师应指导住院医师严格落实首诊负责、医疗值班和危急值管理等制度。

4. 康复临床带教医师应指导和督促住院医师参加各项医疗活动、疑难病例讨论及相关的学术活动。

5. 康复临床带教医师应关注住院医师的思想、学习、工作和生活,注重培养住院医师的责任意识、质量意识和服务意识。

6. 住院医师轮转结束时,需审核住院医师轮转记录及出科小结,并认真客观地进行书面评语。

7. 关注住院医师临床轮转各方面表现,并按出科考核要求就其医德医风、劳动纪律、工作能力、专业技能等各方面进行综合考核,并将经科主任审核确认后的考核结果报送教育处。

四、培训师资队伍建设和管理

1. 带教医师是康复医学科住院医师规范化培训工作的主要执行者,应具有本科及以上学历、中级及以上专业技术职务任职资格,具有扎实的康复临床技能和良好的医德医风,遵纪守法,为人师表,以身作则,能认真履行各项工作职责。

2. 带教医师与住院医师比例不低于1:2。

3. 带教医师应严格按照全国《康复医学科住院医师规范化培训细则》的要求和所在医院制定的培训计划开展培训和考核工作,不得随意调整培训计划、培训流程和培训内容。

4. 带教医师应及时检查住院医师的医疗文件书写情况,定期审核住院医师培训记录,指导住院医师严格落实首诊负责、危急值管理和医疗值班等制度,指导和督促住院医师参加各项医疗活动、疑难病例讨论及相关的学术活动。

5. 带教医师应关注住院医师的思想、学习、工作和生活,注重培养住院医师的责任意识、质量意识和服务意识。

6. 对按照规定完成住院医师带教任务的带教医师,根据实际情况给予适当的带教补贴。对在指导住院医师过程中表现突出的带教医师,培训医院在评优评奖、职称晋升等方面应给予优先考虑。

7. 对指导住院医师态度不端正、带教不认真的带教医师,医院应取消其带教资格。

五、建立住院医师规范化培训带教老师评价制度

1. **评价原则**
(1)每年度进行一次,使之制度化、程序化、合理化。
(2)在评价前认真做好准备,对带教老师表现有充分了解。
(3)评价者工作要认真仔细,客观公正。

2. **评价内容**
(1)带教热情:主要指老师的带教工作态度,包括工作积极性和主动性。
(2)带教素质:包括指导老师的职业道德、工作进取心和责任心等。
(3)带教能力:对自身业务能力、管理能力和教学能力等进行评价。
(4)教学数量:根据住院医师规范化培训学员在带教老师指导下完成培训大纲各项要求的情况(住院医师规范化培训学员应完成数量)进行打分。
(5)教学质量:以教学查房/教学病例质量讨论为核心,进行考核。

3. **评价方法**
(1)培训学员对指导老师填写带教情况评价表(表10-5-1)。
(2)康复医学专业培训基地负责人及教学主任,根据考核内容对指导老师进行评价。

六、保障措施

1. 将住院医师带教情况作为考核带教医师的重要指标之一,将科室住院医师规范化培

训工作情况作为考核科室工作的重要指标之一,将住院医师培训管理情况作为考核本院相关职能部门的重要指标之一。

2. 对存在培训工作管理混乱、未按培训标准开展培训、擅自扩大培训规模、编造虚假培训记录、出具虚假考试考核成绩等情况的培训学科及带教医师,毕教委可视情节轻重,给予通报批评、暂停培训资格、撤销培训资格等处理。

3. 对培训工作管理规范、培训质量优良、有创新特色的培训基地、培训学科和带教医师给予表彰和奖励。

表 10-5-1　住院医师规范化培训基地带教老师考评表

带教老师:_____带教时间:____年____月____日　　　　　总分:100 分

评价项目	序号	评价指标	分值	评分
教师素质(15)	1	教师仪态亲切大方,有感染力	5	
	2	普通话教学,语言得体流畅,能够利用现代教学技术教学	5	
	3	教学基本功扎实,教学技能娴熟,带教调控能力强	5	
教学目标(10)	4	目标明确具体,符合教学要求和学员实际水平	5	
	5	注重学员素养的培养,能激发学员的兴趣和求知欲	5	
教学设计(24)	6	创造性地处理和使用教材,能够结合临床实践和日常生活,激发学员兴趣,临床教学内容适当,难度适合学员水平	4	
	7	课件界面设计简洁醒目,美观大方,布局合理,风格统一,色彩协调	8	
	8	多媒体技术应用自然得当,与讲授内容搭配合理,不喧宾夺主	12	
教学过程(36)	9	在教学过程中,交流亲切自然,体现平等、民主、和谐的学习气氛	6	
	10	教学方法得当,能够恰当运用多种教学手段进行教学,课堂气氛活跃	6	
	11	课堂讲授结构严谨,逻辑性强,过渡自然,注重学习能力的培养	6	
	12	符合教学大纲或课程基本要求,突出重点,讲清难点,并注意扩大教学新视野	6	
	13	内容正确,引用材料可靠,概念清楚,定义准确,名词解释和专业外语使用得当	6	
	14	临床教学时间安排合理,节奏得当(12~15 分钟)	6	
教学效果(10)	15	完成教学任务,达到预定教学目标	5	
	16	讲解清楚、准确生动;注重启发式、互动式教学,课堂气氛活跃,交流好,符合学员的认知特点,注重理论联系实际	5	
教学特色(5)	17	教学的某一方面有独到之处	5	
学员签名			得分	

第六节　住院医师培训岗位职责的 管理与质量控制

一、康复医学培训基地主任

1. 工作概要　在科主任管理下,独立负责和处理,完成康复医学科住院医师规范化培训相关医疗、教学和科研工作。

2. 请示上报　向主任负责及汇报工作。

3. 工作职责

(1)组织安排

1)贯彻培训医院规章制度及院务会决议;承担康复病房一组患者的主诊医师,管理该组患者的医疗工作,包括主任查房;承担门、急诊患者诊治工作/院内外会诊工作及临时指令性院内外医疗活动。

2)参加住院医师的教学工作,为住院医师和主诊医师(主治医师,主任医师)安排业务讲座和死亡/疑难病例讨论会。

3)接收住院医师在科室的临床轮转,有义务帮助他们提高专业知识水平和临床工作能力。

4)参加本科室主诊医师常规工作会议;参加定期召开科务会(核心组),参与讨论科室重大事项和做出决定;参加住院医师相关临床、教学和科研等重大事项和做出决定。

(2)临床工作

1)根据主任医师、副主任医师职责的医疗权限,负责本组患者的日常诊断、治疗和处理;充分了解所管患者的医疗、护理记录和实验室检测结果;负责观察并及时听取本组下级医师关于患者每日的病情和体征变化;负责完成或督促主治医师完成重要的专科记录,尤其是专科操作记录;签署住院病历、首次病程记录、重要的专科操作记录、重要的病程记录等;和患者的责任护士有良好的沟通,必须及时应答护士有关患者事宜的传呼和电话。

2)当患者出现明显的病情变化或家属对患者的诊治不满意时,应积极处理并立刻向科主任报告;负责必要的值班任务,值班时需帮助住院医师和主治医师,及时了解重危患者的病情,及时发现病情的变化并做出相应的处理。

(3)专业发展

1)积极参与住院医师的教学工作,在教学中起模范作用,会利用各种机会如查房、上课和各类操作进行教学,培养住院医师;主持或参与各类学术讲座、死亡/疑难病例讨论会,为住院医师和主治医师提供专科相关教学,提高他们的学术水平和临床实际工作能力,创造条件培养并鼓励他们形成科学的循证临床诊治决策观。

2)至少每周在科内组织一次讲座和死亡/疑难病例讨论会。

3)积极参加继续教育,掌握所必要的专科技术,努力学习新技术,参与科研,阅读与疾病诊治有关的医学论文;申请科研项目并参与科研,特别重视开展与本科室工作相关的临床教学研究项目。

4）阅读专业杂志、参加相关学术会议和学习医学英语，促进自身发展。发表高水平学术论文及申报成果奖。

4. **工作标准**　在科主任领导下，能正确判断和完善处理本部门各项医教研工作，有计划、有步骤地及时完成工作，以满足医院和患者的需要；按照《医疗机构技术操作规范》和科室制定的《医疗工作制度及规范》进行临床工作。按照全国《住院医师规范化培训基地认定标准（试行）》的康复医学基地细则要求进行教学工作。

5. **教育要求**　医学本科以上学历，有政府认可的执业医师执照。

6. **资历要求**

（1）有政府认可的执业医师执照。

（2）主治医师，并具有 10 年以上康复医学专科工作经验。

（3）被公认为有较高的康复医学专业业务能力，具有指导康复临床危重患者救治的实际能力。

（4）具有全面掌握康复医学科各种诊疗规范和处理危重急症、疑难杂症的能力。

（5）有 5~10 年的康复临床、教学和科研经验。

7. **工作态度**　为人真诚、拥有爱心，情绪稳定，乐于助人，勇于创新。

8. **工作联系**　与所在培训医院各部门工作人员保持良好关系，具备处理好人际关系的能力。

9. **体能要求**　健康的身体，充沛的精力，持久的工作干劲。

二、康复医学基地副主任

1. **工作概要**　协助基地主任管理本科的住院医师的医疗、教学、科研、预防及行政管理工作。

2. **请示上报**　向康复医学科主任、康复医学基地主任汇报工作。

3. **工作职责**

（1）协助康复医学科主任、基地主任完成住院医师医疗、教学、科研及行政各项工作。

（2）基地主任因故外出，代行基地主任职责。

4. **工作标准**

（1）按照全国《住院医师规范化培训基地认定标准（试行）》康复医学专业基地细则要求进行教学工作，参照《中国康复医学诊疗规范》高效、安全、科学地完成住院医师的临床教学和科研工作。

（2）全心全意为患者服务，正确诊断和治疗患者。

5. **教育要求**　本科及以上学历，工作满 5 年以上。

6. **资历要求**　具有高水平的组织、管理住院医师临床教学的能力，能独立处理康复医学科各种病例，能完成康复医学相关操作，具有组织实施科学研究的能力和丰富的教学经验。

7. **工作态度**　为人真诚、拥有爱心，情绪稳定，乐于助人，勇于创新。

8. **工作联系**　具备处理好医务关系和医患关系的条件，和院内、院外工作人员保持良好关系。

9. **体能要求**　健康的身体,充沛的精力,持久的工作干劲。

三、康复医学基地教学秘书

1. **工作概要**　在科主任、基地主任领导下,协助科室完成康复医学科住院医师临床教学工作。

2. **请示上报**　向科主任、基地主任、副主任负责及汇报工作。

3. **工作职责**

(1)对基地主任负责,安排专题讲座和疑难病例、危重病例和死亡病例讨论。

(2)编制带教计划,安排带教老师。

(3)安排住院医师科内轮转计划,介绍轮转要求,合理排班。

(4)收集教学反馈意见,关心住院医师学习轮转和考勤情况。

(5)提醒带教老师,杜绝教学事故发生。

(6)做好教学统计工作,以及带教津贴统计发放。

4. **工作标准**　在科主任、基地主任和副主任领导下,能正确判断和处理住院医师教学事务。有步骤地及时协助主任、基地主任和副主任完成教学工作。监督《住院医师规范化培训基地认定标准(试行)》康复医学专业基地细则要求的执行情况。

5. **教育要求**　本科以上学历,有研究生学位者优先。

6. **资历要求**

(1)具有政府认可的执业医师执照。

(2)低年讲师或高年助教。

(3)教学工作能力较强。

(4)善于联系培训学员,热爱教学工作。

7. **工作态度**　为人真诚、拥有爱心,勇于创新。

8. **工作联系**　具备处理好人际关系的能力。与各部门工作人员保持良好关系,具备处理好人际关系的能力。

9. **体能要求**　身体健康,注意劳逸结合。

四、康复医学基地住院医师培训学员

1. **工作概要**　在康复临床带教医师的指导下,按照《中国康复医学诊疗规范》在住院医师权限内负责患者的基本资料和处理,高效、安全、科学地完成住院医师所要求达到的康复临床技能、教学和科研训练工作。

2. **请示上报**　向基地主任、轮转科室主任和临床带教医师汇报。

3. **工作职责**

(1)熟知并执行医疗行政的法律法规和医院的规章制度。

(2)在轮转科主任领导下,上级医师指导下,做好指定的日常业务工作(无医师执业证和培训医院注册证的培训学员,不能独立完成医疗行为)。

(3)在病房工作期间,应了解主管患者的病史、病情变化和心理情况,全面负责主管患者的检查、诊断、治疗工作,每天至少上午、下午、傍晚(或夜间)各巡视病房一次,以及时发现患者的病情变化。

(4)严格执行值班制度,做好交接班工作,对危重患者或需要特别观察的患者必须在床头当面向值班医师交班,患者病情变化应及时向上级医师汇报,并提出诊断和治疗上的意见。

(5)按照《中华人民共和国医师法》执行医院的医嘱制度。科主任与主任医师查房时,要详细汇报病情,并有初步诊疗计划。应严格执行上级医师的诊治决定。邀请他科医师会诊时,应陪同诊视并做好记录和会诊医嘱的执行工作。

(6)完成所分管床位的病史采集及各种病案书写。病史书写执行国家卫生健康委规定的病例书写规范的格式和要求,及时完成病程记录。对会诊、转科、交接班、出院和死亡等都要完整的记录。患者出院时要及时填好病史首页与办好各种报告(传染病报告、院内感染报告和肿瘤报告等)。

(7)具体指导实习生和见习生的临床教学工作。

(8)在上级带教医师指导下,刻苦学习业务技术,应全面系统地掌握轮转科室的基础和专业理论知识,熟悉掌握各项基本临床操作和治疗常规,能独立处理常见病、初步掌握一般危重患者的抢救原则与操作。

(9)关注和配合康复治疗师的各项工作。

(10)应积极参加各种学术活动及读书报告会。

(11)适时完成规定的公共科目考试、出科考核、年度考核、结业综合考核等各项考核。

(12)保持办公室整洁,协助做好安全及财产保管工作。

4. **工作标准**　在上级带教医师指导下,能正确判断和处理所管理患者的医疗工作、患者的需要;按照《医疗机构技术操作规范》《医疗工作制度及规范》和《中国康复医学诊疗规范》进行临床工作,全心全意为患者服务,正确诊断和治疗患者。及时完成各项既定考核任务。

5. **教育要求**　临床本科及以上学历。

6. **资历要求**　具有一定的康复医学理论基础和一定的临床能力,能在临床带教老师的指导下处理康复医学科各种常见病例,并具有初步的科学研究能力和一定的带教经验。

7. **工作态度**　为人真诚、拥有爱心,情绪稳定,乐于助人,勇于创新。

8. **工作联系**　具备处理好医务关系和医患关系的条件,和院内、院外工作人员保持良好关系。

9. **体能要求**　健康的身体,充沛的精力,持久的工作干劲。

(吴　毅)

第十一章　康复质量改进方式——PDCA 质量环

质量持续改进也叫 PDCA 循环，美国统计控制之父休哈特（Shewhart）博士提出 PDS（Plan Do See）后，由美国质量管理专家戴明（Deming）博士改进，提出 PDCA 模式，又称为戴明循环（Deming cycle）。戴明循环是一个质量持续改进模型（图 11-0-1），它包括持续改进与不断学习的四个循环反复的步骤，即计划（Plan）、执行（Do）、检查（Check）、处理（Act），即通过目标的确定，活动计划的制定，具体运作，总结结果，找出存在质量问题的原因，对检查的结果进行处理、认可或否定，并适当推广成功的经验，总结失败的教训，避免重复，并将未解决的问题放到下一个 PDCA 循环里加以解决。PDCA 循环作为全面质量管理所应遵循的科学方法，是能使任何一项活动有效进行的一种合乎逻辑的工作程序；同时也是医院评审标准制定过程中所遵循的重要原理，是开展康复质量管理和提高康复医疗服务水平的重要手段。

康复医疗质量是康复医学学科发展的生命力，也是患者安全的重要保障；做好康复医疗质量管理是医院和康复科室的核心任务。从患者安全、医院和康复科室自身发展，以及卫生行政部门医院管理要求角度出发，开展康复医疗质量持续改进活动，不断提高康复医疗质量，都是至关重要的。

PDCA 循环是开展康复医疗质量持续改进活动科学方法。采用 PDCA 循环开展康复医疗质量持续改进活动中并用其他质量管理工具，如检查表、鱼骨图、排列图、控制图、直方图、相关图、分层法等，能够使管理活动方案的制定和实施更加科学化，在发现问题、分析原因、制定改进方案、评价改进效果等方面，均起着非常重要的作用，可为开展持续质量改进工作提供有力支持。

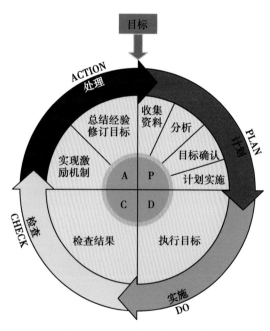

图 11-0-1　PDCA 循环示意图

一、PDCA 循环的"四阶段、八步骤"

（一）P 阶段

根据国家卫生健康委康复医疗机构管理与建设标准，如《综合医院康复医学科基本标准（试行）》（卫医政发〔2011〕47 号）、《综合医院康复医学科建设与管理指南》（卫医政发〔2011〕31 号）、《康复医院基本标准（2012 年版）》（卫医政发〔2012〕17 号）、《综合医院康复医学科管理规范》，建立、完善以康复医疗服务规范化管理和持续改进为核心的质量控制体系为目标，不断提高康复医疗服务能力，保证医疗质量和安全，满足患者康复医疗服务需求。制定康复医疗质量控制标准，并认真有效地组织实施，持续改进康复医疗服务质量。

建立康复医学科医疗质量与安全管理体系，主管部门要协助科室制定科室质量与安全培训计划。设立科室质量控制小组，组长是康复医学科医疗质量与安全管理的决策人和领导人，决定科室医疗质量与安全管理的计划和实施方案，持续改进科室的医疗质量与安全，由科室主任担任。科室质量控制小组可以设以下管理小组：临床诊疗小组、医院感染管理小组、病案管理小组、合理用药小组、医疗安全不良事件管理小组、护理质量与安全管理组等，制定各小组职责，各司其责。并采用 PDCA 循环原理组织实施，保证科室医疗质量与安全管理计划实施，同时不断开展康复新设备和新技术的准入制度和培训工作，进一步推动康复诊疗工作和操作规范化。做到凡事都有制度、流程、培训、执行、监管、反馈、整改、持续改进；凡事都有明确的责任部门、责任人，又有协作机制。持续改进医疗质量和安全，保证患者得到高效、优质、合理的康复医疗服务。

步骤一：选择改进主题

医疗质量的定义，就是在现有医疗技术水平、条件及能力下，在临床诊断及治疗过程中，按照职业道德及诊疗规范要求，给予患者医疗照顾的程度；通过落实已有规章制度解决医疗服务的规范化、标准化、同质化问题，根据科室实际情况，也可以制定必要的、急需的制度；建立科室医疗质量与安全管理组，对医疗服务全过程进行质量控制，从每一个细节、差错、问题入手，各个解决，持续改进。

可采用鱼骨图的方法分析原因，寻求解决方案和措施。

鱼骨图分析法（fishbone diagram analysis method），是分析根本原因的有效方法。通过探讨一个问题产生的原因，从主要原因到次要原因，从大到小，从粗到细，寻根究底，逐条分析，直到能具体采取措施为止，得出问题的真正原因。利用头脑风暴（brain storming，BS：一种通过集思广益、发挥团体智慧，从各种不同角度找出问题所有原因或构成要素的会议方法），找出这些因素，尽可能多地提出问题可能的原因，并将它们与特性值一起，按相互关联性整理而成的层次分明、条理清楚的图表。因其形状如鱼骨，所以叫鱼骨图，因它是一种发现问题"根本原因"的方法，也被称为"因果图"，也叫"根因分析"。利用鱼骨图，能有效分析我们在日常医疗工作中遇到的一些问题和影响因素。

步骤二：设定目标

明确了研究活动的主题后，需要设定一个活动目标，也就是规定活动所要做到的内容和达到的标准。目标可以是定性+定量化的，能够用数量来表示的指标要尽可能量化，不能用数量来表示的指标也要明确。目标是用来衡量实验效果的指标，所以设定应该有依据，要通过充分的现状调查和比较来获得。制订目标时可以使用关联图、因果图来系统化地揭示各种可能之间的联系,同时使用甘特图(Gantt chart)来制订计划时间表,从而可以确定研究进度并进行有效的控制。提高康复医疗服务质量和医疗安全,引导康复医疗技能规范化操作,使各项医疗指标符合卫生行政部门的要求。

步骤三:提出解决方案

科室质量控制小组根据问题、目标制定各种解决问题的方案及实施措施,并定期发布康复医疗质量控制考核内容、评分标准及考核细则,定期发布质量控制指标(病历质量、治疗质量、科室管理、人员管理康复诊疗操作、各种疗效指标等),定期通过多种方式通报考核结果,不断探讨和提供康复医疗持续质量改进的方案等。

步骤四:制定对策

有了好的方案,其中的细节也不能忽视,计划的内容如何完成好,需要将方案步骤具体化,逐一制定对策,明确回答出方案中的"5W1H",即为什么制定该措施(Why)? 达到什么目标(What)? 在何处执行(Where)? 由谁负责完成(Who)? 什么时间完成(When)? 如何完成(How)? 使用过程决策程序图或流程图,方案的具体实施步骤将会得到分解。

（二）D 阶段

即按照预定的计划,在实施的基础上,努力实现预期目标的过程。

步骤五:实施对策

对策制定完成后就进入了实验、验证阶段,也就是做的阶段。在这一阶段除了按计划和方案实施外,还必须要对过程进行测量,确保工作能够按计划进度实施。同时建立起数据采集,收集过程的原始记录和数据等项目文档。

（三）C 检查效果

即确认实施方案是否达到了目标。

步骤六:效果检查

方案是否有效、目标是否完成,需要进行效果检查后才能得出结论。将采取的对策进行确认后,对采集到的证据进行总结分析,把完成情况同目标值进行比较,看是否达到了预定的目标。如果没有出现预期的结果时,应该确认是否严格按照计划实施对策,如果是,就意味着对策失败,那就要重新进行最佳方案的确定。

（四）A 阶段处置

步骤七:标准化

对已被证明的有成效的措施,要进行标准化,制成工作标准,以便以后的执行和推广。

步骤八:问题总结

对于方案效果不显著的或者实施过程中出现的问题,进行总结,为开展新一轮的 PDCA 循环提供依据。

二、具体实施中的注意事项

1. 影响质量的主要因素,如人、机、料、法和环境。

2. 发扬民主,集思广益。

3. 细致分析原因。主要原因又包括许多具体原因,必须层层深入,找到具体关键环节。主要原因可用排列图或者其他方法来确定。

4. 找出主要原因后,再制定出措施去解决。

5. 措施实现后,再用排列图检查其效果。

三、实践举例

这里以国内某康复医学科在吞咽障碍康复治疗质量持续改进方面的经验举例说明。

吞咽障碍是临床上多学科常见的症状,吞咽障碍可导致脱水、营养不良、反复吸入性肺炎,甚至窒息而死亡。吞咽障碍的干预手段是多方位的,而吞咽功能评估是临床进一步决策的基础。吞咽障碍的评估主要包括筛查、临床功能评估和仪器检查。其中吞咽造影可对整个吞咽过程进行详细的评估和分析,通过观察侧位及正位成像可对吞咽的不同阶段(包括口腔准备期、口腔期、咽期、食管期)的情况进行评估,也能对舌、软腭、咽部和喉部的解剖结构和食团的运送过程进行观察。在检查过程中,可以指导患者在不同姿势下(尤其是改变头部的位置)进食,以观察何种姿势更适合患者;如发现吞咽障碍,则采用针对性的干预措施,并观察其干预效果。这种检查可以显示吞咽过程中多处解剖结构的动态变化,对研究吞咽障碍的机制和原因具有重要价值,通常被认为是吞咽障碍检查的"理想方法"和诊断的"金标准(golden standard)"。该方法一般由放射科医师、康复医师、言语治疗师及护士共同合作完成。

然而,由于各方面原因,医师、护士和患者及其家属对于吞咽障碍评估和治疗的重视度往往不够,患者依从性差,院内吸入性肺炎患病率居高不下,甚至由吸入性肺炎导致病情加重甚至死亡病例也并不少见。特别是重症医学科、老年科、神经内科、康复医学科的老年脑卒中患者常存在吞咽障碍,经常发生隐性误吸,而隐性误吸是导致卒中相关性肺炎的重要危险因素。为了加强吞咽障碍评估和治疗的规范化,提高吞咽障碍治疗水平,降低患者误吸风险,康复医学质量控制小组运用PDCA方法,就"吞咽障碍康复质量管理方面"进行分析、评价和整改,做出了持续改进。

(一) 计划(Plan)

1. **确定主题**　运用PDCA循环分析、评价吞咽障碍康复治疗,并进行持续改进。

2. **成立PDCA质量改进小组**　组织科室质量控制医师、影像科等相关工作人员成立吞咽障碍康复PDCA质量改进小组,运用头脑风暴法,参与讨论分析。吞咽障碍康复治疗PDCA质量改进小组具体人员及职责分工见表11-0-1。

3. **讨论**　制订康复医学科吞咽障碍康复治疗质量持续改进活动计划,进程见表11-0-2。

表 11-0-1　康复医学科吞咽障碍康复治疗 PDCA 质量改进小组成员及职责分工

人员组成	所属科室	小组职务	职责及分工
科主任	康复科	组长	负责该项持续改进工作的组织协调、行政管理、监督审核
科副主任	康复科	副组长	协助组长进行协调、管理、拟定计划、监督审核
科主任	影像科	副组长	对涉及影像科的相关工作协同管理、监督审核
科护士长	康复科	组员	参与制订计划、拟定对策、执行计划、检查效果
科秘书	康复科	组员	落实该项持续改进工作的具体事务并及时汇报、整改
科室专家	影像科	组员	落实和解决涉及影像科的相关工作,质量控制
科护士长	康复科	组员	落实该项持续改进工作各方面的沟通,并及时汇报、整改

表 11-0-2　运用 PDCA 循环进行吞咽障碍康复治疗质量持续改进活动进程

步骤	月份/周次	20××年1月	20××年2月	20××年3月	20××年4月	20××年5月	20××年6月	20××年7月	20××年8月	负责人
P	找出问题 确定主题	第1~2周 ↗								张主任
P	现状调查	第1~4周（现状调查）↗								小组全体成员
P	分析原因 找出主因	第3~4周 ↗								小组全体成员
P	制订计划 拟定对策	第4周 ↗								小组全体成员
D	执行措施		第1周~			第4周 ↗				小组全体成员
C	效果检查						第1周~	第4周 ↗		张主任 杨护士长
A	总结经验								第1~4周 ↗	小组全体成员
A	未竟问题 下一循环								第4周 ↗	小组全体成员

（每月分第1周、第2周、第3周、第4周）

4. **现状分析**　自制调查表,回顾性分析2013年1月至2016年12月的康复医学科住院脑卒中患者误吸病例,得出康复医学科住院患者误吸率,通过统计分析发生误吸相关因素。

(1)不可控制因素:患者年龄、伴随疾病、卒中病情。

(2)可控制因素:吞咽流程执行率、吞咽筛查、吞咽造影、患者和家属康复治疗依从性等。分析可控制因素与误吸的相关性。结果发现可控制因素均是误吸危险因素,是否进行吞咽造影与患者和家属康复治疗依从性成正相关。部分吞咽障碍患者没有及时进行吞咽造影,医务人员、家属均未重视隐性误吸问题,造成误吸的发生率较高。

5. **分析原因、查找主因**

(1)分析原因:召开多部门协作会议,查找吞咽造影不及时、造影率低,进而造成误吸率偏高的原因,见图11-0-2。

(2)主因分析:针对吞咽造影不能及时进行的问题,除外病情因素外,对其他可控因素进一步分析发现,主要因素为培训不足、制度法规执行不足、科室协作问题、无收费项目问题和患者及家属问题五个问题。

6. **整改目标**　提高认识,病情允许的患者吞咽造影率应达100%,降低院内误吸率,规范吞咽康复治疗技术,提高吞咽康复治疗质量。

7. **制定措施**　针对主要原因按照5W1H方法制定质量改进计划及解决措施,见表11-0-3。

表 11-0-3　提高吞咽造影率的措施(5W1H)

Why	What	How	Who	When	Where
培训不足	加强培训	制订培训计划,学习、考核	康复科主任及秘书	2015年1—12月	医生办公室、物理治疗室
制度法规执行不足	加强认识	制定制度,加强业务学习,专人检查、记录、考核	康复科主任、副主任、记录人	2015年1—12月	科室所有工作场所
患者及家属问题	加强患者及家属认识度	加强患者教育、相关科普知识培训	康复科护士长、各责任护士	2015年1—12月	物理治疗室、病房
经济问题	纳入医保报销范围	和医保部门沟通,作为检查费纳入医保报销范围	康复科护士长	2015年1—3月	康复科、医保办
科室协作问题	当天预约当天完成	和影像科沟通,制作标准吞咽造影报告模板	康复科主任、影像科主任及专家	2015年1—3月	康复科、影像科
收费问题	增加收费编码,纳入省收费项目	和医院物价部门沟通;医院物价部门向省相关部门申请	康复科主任及护士长,医保办和物价部主管	2015年1—2月	医务部、医保办、物价部

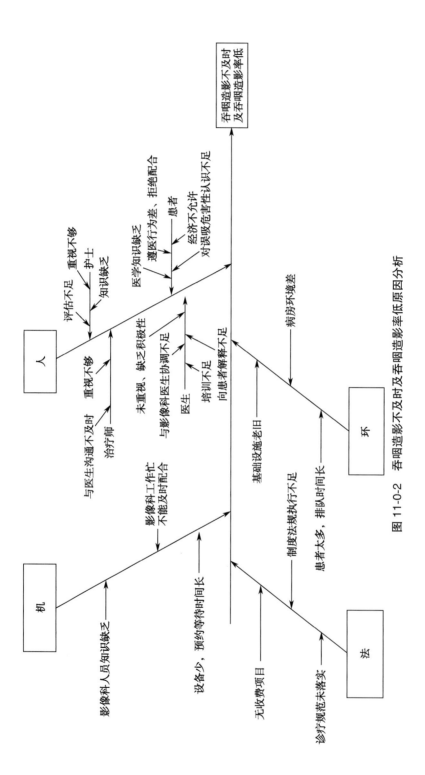

图 11-0-2 吞咽造影不及时及吞咽造影率低原因分析

（二）执行（Do）

1. 加强员工培训　院科两级组织康复科和影像科人员进行吞咽障碍康复评估及治疗相关知识培训。全部人员要有高度的责任心和敬业精神，按三级医院评审的要求进行吞咽障碍康复治疗质量控制，提高认识，做到精准评估、精准康复，最大程度减少误吸因素的发生，提高康复疗效。通过培训，提高了全科医师对吞咽障碍康复治疗质量相关制度和质量控制指标要求的知晓度，知晓率达 100%。

科室质量控制员定期对吞咽障碍评估率、吞咽造影率、吞咽障碍康复治疗效果进行分析评价及考核，及时反馈发现的问题，督促相关人员进行整改；考核结果与科室人员绩效挂钩。

2. 严格掌握技术操作规范　加强吞咽造影理论知识、吞咽造影流程、造影剂配置和操作手法、技能的业务学习，尤其是吞咽评估质量评价各项指标、吞咽造影结果的分析、报告的书写等的学习。除加强科内业务学习外，还组织人员参加全国性专业技术培训，扩大业务范围，提高业务水平。对新职工加大专业知识学习，促进其尽快熟悉并掌握科室业务。同时，合理调配搭档，建立吞咽康复治疗小组管理模式，由主管医师、责任护士、言语治疗师、小组成员间相互督促，亦有利于对所有患者进行吞咽障碍精准评定，有利于吞咽障碍康复治疗质量的提升。

3. 协调和影像科协作问题　在医院主管部门支持下，采用两个科室双盈利模式给予政策方面的支持，影像科主任协调放射登记预约和放射科胃肠检查部门医师和技师的配合，与放射科建立快速应答协作机制，做到当天预约当天检查，时间以患者和患者家属方便的时间为准。

4. 解决收费问题　向医院物价部门申请吞咽造影收费项目，医院物价部门向省物价部门申请吞咽造影收费项目，医院医保部门向省市医保管理部门说明吞咽造影目的、方法，纳入检查项目，医保予以报销。

5. 加强主人翁精神教育　全科人员做好医院的主人，以主人翁的态度，进一步弘扬爱岗敬业、无私奉献的精神，严格遵守医院的作息时间，提倡早上班、晚下班，必要时午休时间和节假日及周末加班，保证有效时间内的工作量，实事求是、保质保量完成本职工作。

（三）效果检查（Check）

逐项落实上述措施并持续改进后，2016 年 2 月 7 日康复医学科吞咽评估率达 100%，吞咽造影率均大幅度提升，除病情因素和家属或患者难以沟通配合外，吞咽造影率达到 100%，住院患者误吸率大幅下降，详见图 11-0-3。

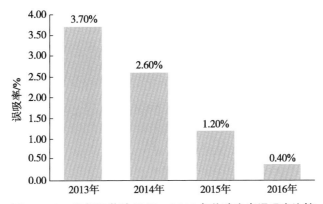

图 11-0-3　康复医学科 2013—2016 年住院患者误吸率比较

数据显示,针对吞咽康复评定质量进行持续改进工作后,院内误吸率持续下降,与运用PDCA进行持续改进前比较,体现了康复医疗质量水平的提升,表明质量管理工具运用有效,PDCA取得了良好效果。

(四) 行动(Act)

对检查的结果进行处理,对成功的经验加以肯定,并予以标准化。经上述措施的实施,康复医学科2016年吞咽造影率达100%,患者吞咽障碍康复治疗依从性达90%以上,误吸率大幅降低至0.4%($P<0.05$),吞咽障碍康复医学质量控制良好,改进成绩显著达到目标。

通过持续改进工作,笔者总结了PDCA核心运行理念:

1. 高度重视、科学管理、组织有力、方法先进——医院层面。

2. 纲举目张、分工明确、集思广益、团结协作——科室层面。

3. 全员参与、落实到人、有的放矢、逐个击破——个人层面。

持续改进工作是一项立足本科室,涉及多部门的系统工程,需要长期坚持不懈抓下去。

(五) 下一轮循环目标

本项持续改进工作虽然取得了显著成效,但康复医学发展迅速,康复治疗新技术不断涌现。近年来,高分辨率食管测压在吞咽障碍评估中的应用,以及重复经颅磁刺激(repetitive transcranial magnetic stimulation,rTMS)和表面肌电图生物反馈技术在吞咽障碍康复治疗中的应用得到不断深入研究,国内外相关研究和报道逐年增加。尤其是rTMS在吞咽障碍康复治疗机制、方法和效果方面的研究得到国内外专家学者的重视,但其仍处于探讨和临床研究阶段,治疗部位、强度、时间等标准性问题仍未得到解决,机制方面仍在不断探索阶段,以及由此引发一系列深层的问题,为此将引入下一轮PDCA循环,继续努力,持续改进。拟定吞咽障碍康复治疗质量下一轮PDCA循环改进目标:应用康复治疗新技术,继续提高康复治疗效果。

1. 问题

(1)缺乏专职rTMS治疗人员,如何解决?

(2)如何提高高分辨率食管测压检查率?

(3)吞咽障碍康复治疗效果评价指标如何制订? 部分患者由于病情因素,无法恢复经口进食,对于这类患者如何评判康复疗效?

(4)由于医保费用问题,平均住院日的要求等,大部分吞咽障碍患者需短期住院后转院或出院,如何持续跟进指导这类患者,使得康复治疗效果持续提高?

2. 计划(Plan)

(1)修订吞咽障碍康复治疗操作规范与流程等,并加强对科室人员进行上述标准、制度与流程的培训,提高知晓率。

(2)制定康复患者及家属满意度评价的制度与流程,并组织实施。

(3)吞咽障碍患者的评估和训练主要由言语治疗师执行,医师、护士配合;吞咽造影操作和书写检查报告主要由医师执行,言语治疗师和护士配合。

(4)安排一名专业医师和主管治疗师进行rTMS治疗。

(5)与消化科沟通和协作,开展高分辨率食管测压。

(6)制定详细的患者出院指导计划,每周一次电话随访指导,由医师或者言语治疗师执行。

3. 执行(Do)

(1)全体康复医师和护士进行吞咽流程的再次培训,保证评估率达 100%,造影检查率达100%。

(2)和消化科合作进行高分辨率食管测压评估。

(3)安排一名专业医师和主管治疗师进行 rTMS 应用的培训学习。

(4)全科人员进行 rTMS 相关理论知识的培训。

(5)建立出院患者随访、康复指导记录本。

4. 效果检查(Check)

医疗质量控制小组不定期地检查措施执行情况,评估率达到100%。

5. 行动(Act)

行动并总结,使吞咽障碍筛查、评估、检查、治疗更加规范、全面。

从吞咽康复治疗质量管理全面出发,通过应用 PDCA 循环针对涉及吞咽康复评定和治疗的每一个环节进行持续医疗质量改进活动,并形成全员参与质量管理的良好医院文化氛围,使科室人员从切身实践中体会到并认可 PDCA 循环对持续改进医疗质量的作用与效果,为持续进行康复医疗质量全面改进工作的深入开展打下坚实的基础。

总之,PDCA 循环是全面质量管理所应遵循的科学程序,在康复医疗质量管理中,PDCA循环已经得到了广泛的应用,并取得了很好的效果。PDCA 循环是质量管理的基本方法,全面质量管理活动的全部过程,就是质量计划的制订和组织实现的过程,这个过程就是按照PDCA 循环,不停顿地周而复始地运转的,一个循环结束了,解决了一部分的问题,可能还有其他问题尚未解决,或者又出现了新的问题,再进行下一次循环。PDCA 循环的四个阶段,"计划—实施—检查—改进"的管理模式,体现着科学认识论的一种具体管理手段和一套科学的工作程序,是康复医学科医疗质量管理的基本方法,其核心在于通过康复质量持续不断地改进,使康复医疗各项事务在有效控制的状态下向预定目标发展,不断提高康复医疗服务能力,保证医疗质量和安全,满足患者康复医疗服务需求,提高服务质量。

(张巧俊)

第十二章 康复质量认证方式——CARF 认证

第一节 CARF 认证概述

康复机构质量认证委员会（Commission on Accreditation of Rehabilitation Facilities，CARF）于 1966 年在美国成立，是一个民营非营利性的健康与人类服务认证机构。目前在全世界已有 23 000 多个地点超过 50 000 多个项目通过了 CARF 认证。作为现代康复服务的国际认证体系，CARF 着眼于医学康复、老年服务、儿童 / 青少年服务、就业 / 社区服务、药物成瘾等多个领域，持续不断地从患者、康复专家及其他利益相关者处收集意见建议，更新认证标准，以保证整套标准体系始终在康复医学实践的最前沿。

一、CARF 认证的价值与理念

1. **CARF 认证使命** CARF 的使命是提高患者生活质量，通过提供咨询式认证服务和持续改进服务，提高服务质量，增加服务价值，优化服务结局。

CARF 认证愿景：快速响应变化多元的环境，CARF 认证像催化剂一样，积极改善着患者的生活质量。

2. **CARF 认证核心价值** ①所有人都有权享受尊严，受到平等的对待；②所有人都应能够获得必要的健康服务，并实现最佳结局；③所有人都能做到知情选择；④所有 CARF 的认证、研究、持续改进服务和教育活动都应最大程度符合核心价值。

同时，CARF 还致力于：①持续改进机构管理和临床服务；②所有 CARF 活动尊重不同文化，并体现文化多样性；③加强患者在所有 CARF 活动中的参与度；④患者积极参与CARF 标准的制定和应用；⑤强化认证对患者的意义、价值和相关性。

3. **CARF 管理哲学** CARF 主张医院不断去适应变化的环境，持续改进管理和服务。人类健康服务环境不断变化，维持原状无法实现卓越发展，医院管理和服务亦是如此，CARF标准要求医院在运作过程中，通过不同的方法和途径收集患者、员工、利益相关者的意见和建议，并在医院的策略规划、改进计划、环境改进中得以体现。追求卓越的过程是对医院的所有功能进行重新整合的过程,需要不断地接受建议并对现行做法起到影响和改变。

正如 CARF 标准本身已有 50 余年历史,而标准内容却会每年进行更新,标准更新需召开国际顾问委员会会议,咨询委员会会议,区域性、国家性及全球性专题小组会议,系统性回顾标准内容,确定需修订标准或开拓的新认证领域。咨询委员会和专题小组成员均具备专业知识和经验,对 CARF 标准的充分性和合理性进行审核。但这些意见建议仅是标准修订的一部分工作,根据这些建议,CARF 进行初步审核,确定需新增和修订标准内容。修订工作完成后,在官网进行公示,征求患者、健康服务机构、考察官、专业团体、第三方和其他利益相关者建议,最终形成新一轮的标准。

同时,CARF 认证考察过程也持续督促医院进行改进,每次 CARF 认证结果下发的 90 天之内,医院均须向 CARF 提交一份质量改进计划书(quality improvement plan,QIP),计划书需针对认证考察报告中提出的问题针对性填写解决方案,这一份质量改进计划书,将成为下一轮考察官看到的第一份资料。这种循环往复,彻底跟踪和解决问题的管理方式和流程,不仅在 CARF 认证的流程中体现,同时也是认证医院需要养成的一种工作模式,不断去关注并解决目前存在问题,直至该问题消失,不再反复,确保今年的问题明年不会再有。这是一种良性的循环往复,这一过程让医院适应改进过程并收获改进技能,让持续改进变成一种习惯,习惯逐渐变成态度,态度逐步变成第二天性。

4. **主要理念**　CARF 的主要理念是"以患者为中心"。"以患者为中心"指在服务过程中,将患者和家属置于服务和决策中心,与专业人士一起创造最佳结局。"以患者为中心"不仅是为患者提供所需服务和信息,还要综合考虑患者需求、价值观、家庭状况、社会地位和生活方式等外围因素,将患者看作完整的社会人,与医务人员共同确定问题解决方法。CARF 认证中,"以患者为中心"的理念贯穿标准始终,主要体现在以下 9 个方面:①尊重患者价值;②始终将患者置于服务中心;③尊重患者的偏好和需求;④沟通和患者宣教;⑤协调医疗服务;⑥情感及心理支持;⑦生理上舒适感的支持;⑧家人和朋友的参与;⑨出院和后续治疗转换的准备。

二、CARF 认证的流程和认证政策

CARF 认证提供咨询式认证服务。为了确保认证的专业性,CARF 认证的考察官均为同行业的管理者或康复从业者,具备丰富的工作经验,且所在机构必须已通过 CARF 认证。因此,CARF 认证考察官可以依据自身的经验,为被考察机构提供改进建议。

CARF 认证现场,考察官会分别针对已有制度流程、病历、工作记录和分析报告等进行查阅,了解机构的管理概貌,同时会与各职能部门及康复团队进行深入的沟通,确保对机构的所写与所做有全面和真实的了解。考察现场所进行的沟通访谈全程保密,不允许第三者参与,以确保能获得最真实的信息。

CARF 认证并没有明确的"达标标准",也没有"必选项"或者"核心条目"。因为在 CARF 标准看来,康复管理和服务是团队工作形式的呈现,任何一方面的薄弱或缺失都会导致团队沟通和工作的障碍,必须要予以解决。机构可以选择逐步完善,但是绝不存在可以忽视或者选做的情况。当然,如果出现 CARF 标准与当地法规冲突的情况时,一切以当地法规为准。

第二节 CARF 认证的发展与现状

一、CARF 认证发展史

CARF 前身为康复中心协会(Association of Rehabilitation Centers,ARC)福利工场(安置残疾人、智力障碍群体或刚出院的精神病患者)和居家项目全国协会(National Association of Sheltered Workshops and Homebound Programs,NASWHP)两个国家级组织。他们用了 10 年时间在各自领域为其利益相关者制定标准和提供服务。1966 年 9 月,两组织合并,在美国伊利诺伊州设立康复机构认证委员会,于是便有了现在的"CARF 国际"。

多年来,CARF 在规模和高度上稳步成长,同时也在 CARF 历史上树立了许多重要的里程碑。1969 年,CARF 在加拿大完成全球首个认证项目。1994 年,CARF 重组人力资源模式,强调重点服务的三个领域为职业和就业发展障碍、医学康复,以及酒精和其他药物 / 精神健康;并于次年发布了质量管理标准手册和解释指南,分别对行为健康、就业和社区支持、医学康复各部分内容进行指导和说明。1996 年,CARF 出版第一版认证指南。在医学康复章节,为新的项目领域——家庭和社区康复项目设立了标准,并同时修订了脑损伤、综合住院和社区患者,以及脊髓康复护理系统的专科项目标准。同年,首个欧洲项目获得 CARF 认证。美国历届总统对 CARF 作为私立组织为改善残疾人服务事业所做的重大努力和贡献都给予了高度评价和褒奖。

1998 年,所有标准被重新编写为一维化模式,标志着 CARF 标准一致性评级体系的形成。认证原则和认证标准被列为单独的章节并入标准手册中,制定并通过新的认证条件。当寻求认证机构接到认证通过的通知 90 天内,必须提交质量改进计划(QIP)。2007 年 uSPEQ®——一个中立、第三方匿名体验调查系统启动,用于帮助调查来自患者、员工和其他利益相关者的意见反馈,以协助机构进行绩效改进。2008 年 CARF ASPIRE to Excellence® 质量框架——卓越质量框架被引入标准手册。在此框架下,CARF 现有的业务实践标准都被重组为更有逻辑和行为导向的模式以确保认证机构的目的、计划和实现最佳结局。2009 年,亚洲地区实现首个项目的 CARF 认证。2014 年,中国实现首个项目的 CARF 认证。

二、CARF 认证在全球的现状

CARF 是涵盖 CARF 加拿大和 CARF 欧洲在内的集团公司。CARF 总部位于美国亚利桑那州图森市,并在华盛顿特区、加拿大埃德蒙顿市和多伦多市设有办事处。2008 年 CARF 欧洲在伦敦成立,并于 2014 年在伦敦设立办事处。CARF 在健康和人类服务的项目涉及养老服务,行为健康,儿童和青少年服务,职业和社区服务(包含一站式服务中心和视力康复服务),医疗康复(医疗设备、假肢、矫正器的供应),以及阿片类治疗药物等 6 个领域。其中,CARF 认证的医疗康复项目包括综合住院康复项目、门诊医疗康复项目、家庭和社区服务、寄宿康复项目、职业服务、截肢专科项目、脑损伤专科项目、癌症康复专科项目、脊髓损伤专科项目、脑卒中专科项目、儿科专科项目、跨学科疼痛康复、职业康复项目、个案管理,以及独立评估服务。

CARF 从一个成立时仅有 4 名员工的团队发展至今,全球已有员工 108 人,认证官 1 400 余人。对于认证官,CARF 始终强调一种国际认证模式,以吸引文化多样性背景的能够代表 CARF、CARF 加拿大和 CARF 欧洲的国际认证官进行现场考察。目前,CARF 的服务范围涵盖美国、加拿大、墨西哥,以及欧洲、亚洲、中东、非洲和南美洲,遍及全球 25 000 个地点。每年为 7 000 家 CARF 认证机构,超过 1 000 万不同年龄层的患者,提供超过 50 000 个认证项目和服务。其中已通过 CARF 认证的亚洲区域机构主要以中国、日本为代表。

CARF 质量标准是 CARF 认证的奠基石,被认定为质量实践的路线图。随着健康和人类服务快速的变化和发展,CARF 标准帮助机构服务一直保持领先优势,而 CARF 也成为国际唯一衡量康复项目质量的"金标准"。每年,CARF 会更新标准手册以确保每条标准都能有效指导认证机构实现卓越的服务。通过认证,CARF 帮助认证机构改善服务质量、体现价值、达到国际公认的机构和项目标准。

自从 CARF 成立以来,一直受到各方组织和利益相关者的支持,其中不乏健康和人类服务领域的患者、认证官和医学专家等。CARF 的国际咨询委员会(International Advisory Council,IAC)为其提供战略指导,以促进改善人类服务和提高生活质量为共同目标。所以,CARF 也受益于 IAC 成员对于其使命、愿景、核心价值及认证价值的支持。

三、CARF 认证在中国的发展及现状

自 2011 年国际康复医疗机构管理的最高标准——CARF 正式登陆中国,如今,CARF 已然成为中国康复医疗机构内被广为熟知的管理"金标准",为缩小中国与国际康复医疗界在管理方面的差距提供重要契机,于 2012 年首度与 OKEWAY——CARF 认证咨询机构建立合作,推动中国康复医学的蓬勃发展。

国际物理医学与康复医学学会前主席、中国康复医学会常务副会长兼秘书长励建安教授曾指出:在技术层面,中国的康复医疗与国际的差距正在快速缩小,但在管理方面,中国的康复医疗机构与国际存在较大差距。通过认证,中国与国际康复医疗界在技术、设施方面的差距将迅速缩小。然而,中西方医疗体系和文化差异的客观存在,使得中国在接触 CARF 标准的初期,出现"水土不服"的迹象。在国内普遍以年出入院患者量、患者住院时长、床位使用率衡量医院康复医疗水平,并运用国际疾病分类(international classification of diseases,ICD)诊断开展康复医疗的情况下,CARF 要求监测患者的功能改善数据实现康复的绩效管理,这对中国康复医疗而言无疑是革新式的理念突破,更是对国际功能、残疾和健康分类(international classification of functioning,ICF)理念还未全面普及和树立的中国康复医疗提出的巨大挑战。此外,面对中国复杂的人口学特征,以及康复医疗市场竞争日趋激烈,CARF 要求康复管理层结合多方数据制定切合实际的策略规划,使资源利用最大化,风险发生最小化。数据的缺乏,如何确保数据的有效性,以及数据如何分析以全面促进临床康复的质量管理,都是横亘在 CARF 认证准备过程中的难题。

诞生已有 50 余年并紧随最新国际康复医疗发展而持续更新的 CARF 标准,由于理念的差距,使其从标准到实施的转化知易行难。但中国的康复管理人士并未因此而止步,机构通过寻求专业的咨询指导、参与中西方康复管理交流研讨等,在指导下将标准与中国国情和机构实际相结合,如:遵循国家 ICD 诊断要求的同时,增加 ICF 诊断说明或正确描述患者功

能、参与；挑选合理量表，规范使用，并统一数据统计标准；根据医院实际辐射范围收集分析区域和机构自身数据，并将CARF认证精髓的点滴渗透，在持续改进、追求卓越中突破创新。上海市第五康复医院和江苏省人民医院康复医学中心，更是先后于2014年和2015年分别获得国内首家通过CARF一年期认证机构和三年期认证机构，实现了CARF标准与国情的实质结合。

国家政策的倾向支持，无疑是对康复发展潜力的极大认可。而康复医疗体系建设与康复需求的不完全匹配，也对康复医疗管理提出了重大挑战。CARF认证作为康复管理的有力"抓手"，将为中国的康复医疗发展扬帆把舵。截至2022年3月，中国已有19家机构参加CARF认证考察，另有2家待认证机构在卓越康复管理道路上砥砺前行。质量管理无国界，CARF首席执行官Brian博士本着"以患者为中心"的原则，坦言CARF将和中国携手共进，为患者提供品质康复服务而同力协契。中国康复与国际康复不断紧密地连接，将使中国康复机构向国际标准不断靠近，从而日渐规范中国康复医疗体系并实现精益化管理，为中国广大康复患者提供最佳康复结局。

第三节　CARF认证与中国康复医学质量控制

一、CARF认证对康复医学质量控制的意义

"医疗质量管理工作作为一项长期工作任务，需要从制度层面进一步加强保障和约束，实现全行业的统一管理和战线全覆盖。"这是国家卫生和计划生育委员会在2016年9月25日发布的关于《医疗质量管理办法》中的一段文字。国家在多个医疗专科的质量控制管理方面均有相应的标准，随着康复医学科的迅猛发展，康复医学质量控制标准的建立迫在眉睫。

康复医学质量控制什么？怎么控制？康复医学的特点，决定了其质量控制管理与其他临床专科的不同。不同国家和地区均在探索如何实现有效的康复医学质量控制，而在国际范围内被广为接受和认可的质量控制标准，首推CARF认证体系。

作为国际通用的康复医学认证服务，CARF标准在康复医学质量控制方面有着独到的理念，"ASPIRE to Excellence"（追求卓越）是其理念核心，其中，"ASPIRE"一词代表了"环境评估—制定策略—获取意见建议—实施计划—总结结果—效应改变"的闭环流程。将已广泛施行的"PDCA"工作环做了优化，强调改进前的系统思考，从意见获取到结局改进，形成了完美的改进路径，鼓励机构和员工寻找更高效的服务方法，利用质量改进工具持续和创新地解决问题。

改善工作流程，保证工作品质，提高工作效率的最终考核目标是什么？康复医学质量控制标准需要能回答这个问题。常见的"死亡率、医院感染率、手术并发症发生率"等临床质量控制指标，不能直接用来考核医学康复的结局。那么，医学康复的结局应该考核哪些方面？CARF提出了它的要求，即从康复服务的有效性、高效性、可及性和满意度四个方面考核。一切围绕着服务对象的需求，并关注员工及利益相关者的价值，而不仅仅是机

构的运营数据。CARF 强调加强前述群体的参与度、倾听他们的反馈、改善服务结果的持续性。

从服务对象和员工的体验角度来检测结局，是 CARF 倡导的"以人为本"核心管理理念。CARF 标准下的康复医学质量控制，也是从该核心理念出发，经过 50 余年在全球范围内康复机构的运用和不断优化，已经相对成熟和灵活，可以为中国的康复学科发展提供借鉴。

二、CARF 认证对中国康复机构的价值

作为一项在全球范围内视为康复质量管理准则的认证体系，CARF 认证对于中国的医学康复事业有着共同而特殊的价值。CARF 理念下的质量管理体系，亦称为"使命驱动型的质量管理架构"（Mission Driven Measurement Framework）。该质量管理体系，要求机构首先要明确使命、愿景、核心价值和发展规划，即解决"机构存在的目的和价值"问题；其次要明确服务范围、入院标准和可用资源，即解决"机构提供哪些服务"的问题；再次，要确认有效可靠的评估工具和方法，并切实落地随访工作，对康复服务的进展和结果做出真实判断，即回答"康复服务如何帮助患者"的问题；最后，要利用趋势分析，寻找存在的不足和优化原有的流程，明确康复服务的结局，即回答"康复服务是否真正起到作用"的问题。同时，在趋势分析的过程中，机构也能清晰地判断出进展是否与原定的使命和愿景一致，从而避免服务与结果违背初衷。

通过"使命驱动型的质量管理"闭合环（图 12-3-1），康复机构可以在定位规划、服务选择及数据收集方面得到有效的支持。而该管理闭合环的精髓之一，就在于管理指标的设定。不同于质量控制的概念，CARF 的管理指标更关注于寻求提升空间，而不是控总量和测达标。CARF 的管理指标的逻辑基础是各部门自我加压，同时作为一个管理团队，相互间督促和制约，将重要、亟待改变且尚未明确改进点的内容作为管理指标，予以重点关注和改进。

对于中国的医学康复而言，无论是理念、体系都存在较大差距。相对于其他临床学科，康复医学起步晚是不争的事实，目前的发展处于相对无序的状态，急切需要有效的规范。医学康复正在经历极大的变革，政策与资金支持力度逐渐增大，发展的黄金期指日可待。

那么，如何借助 CARF 标准，为中国的医学康复机构提供最有价值的服务？

1. CARF 标准有利于协助医院建立符合国际标准的质量体系，规范管理流程，减少管理成本，实现品质管理。

如何让行政职能部门更合理地为康复部门服务？

完整的质量体系，包括制度、流程、工具和具体实施。服务方的康复团队，包括医师、治疗师、护士、心理咨询师、营养师、社工、个案管理者等，涉及多个专科和亚专科，而且还会与不同的行政职能部门建立管理关系，复杂性和特殊性可见一斑。只有通过建立符合康复特色的高品质管理体系，才有可能使管理流程优化，提高管理效率，降低管理成本。

CARF 标准在策略规划、人力资源、财务管理、健康与安全、无障碍服务、信息技术等多方面，为医院提供质量管理和控制的指标参考，确保行政管理部门能有效地为康复从业人员，更为服务对象提供最有保障的服务。

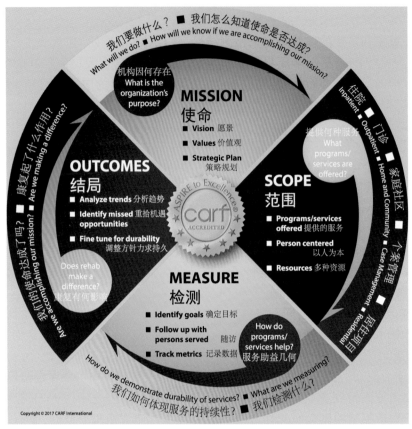

图 12-3-1　"使命驱动型的质量管理"闭合环

为达到上述目标,CARF 标准建立了 ASPIRE® 管理流程。ASPIRE® 管理流程始于评估和规划,终于总结和改进。在流程中的每一个环节,都要求有来自患者、员工及利益相关方的持续反馈,确保所开展的各项管理工作,均符合机构的使命且不违背服务对象的期望,同时能在过程中接受监督,不断改善优化。通过 ASPIRE® 管理流程,CARF 标准可以为机构的各个部门的工作赋予管理的内涵,变随意为规范。

2. CARF 标准有利于协助医院建立符合现代康复理念的服务流程,实现"以患者为中心"和真正体现康复的价值。

如何规范康复服务的流程?

由于医学康复本身的特殊性,服务对象为完整的"社会人",具有服务时间长、需求多样化等特点,其服务流程也有特殊性。医学康复并不仅仅是临床治疗的延续,而更应该是与临床治疗有效的全程结合。康复的价值也体现在功能水平的延续性上,如何让服务对象能够做到将治疗中的所学有效地应用到日常工作生活中,是对医学康复工作者最大的挑战。对此,CARF 标准强调对服务对象功能改善的反复评估及对治疗结束后的有效随访,一切以数据说明,从服务的效果、效率、可及性及满意度四方面,有效管理和评价医院的服务质量。

在设定上述四方面的质量管理指标时,CARF 标准与传统的临床质量控制指标有着显著的不同：其一是彰显康复特色，摒弃关联度小或不相关的内容；其二是不以目标达成情况作为好坏判断的依据，而是发现工作不足的窗口。

指标设定需具有康复特色，并与使命一致，关注结果和结果的持久性，关注活动和参与，关注重新回归原有的社会角色的能力。为了有效地评估上述指标，CARF认证更看重生存质量（Quality of Life）及 uSPEQ® 问卷等工具，尤其是 uSPEQ® 问卷，通过第三方调查的形式，可以有效地评估康复服务的有效性、可及性和满意度情况。

效果和效率是同一工作的不同评判角度。任何机构都不会为了实现某一康复效果，而无限制地使用资源。同样，如果过度节省资源，服务对象的康复效果完全无法保障。因此，要想综合地评估康复服务的质量，务必将效果和效率二者结合起来，寻求最佳模式。

3. CARF 标准有利于协助医院建立康复服务的结局评价，提升服务团队的服务能力和品质。

如何评价康复服务的"好坏"，这一直是康复质量管理的难题。对于医院"好坏"的判断，一方面要依据患者的口碑，另一方面要参考同行间的评议。但是，感性或者描述性的评价，往往会缺乏说服力，因此，一定需要数据说话。

在 CARF 的理念里，数据是真实可信。当然，数据只是第一步，如何将数据有效地转换为有用的信息，让管理者和执行者能够获得其背后代表的含义和改进方向，如何将信息进一步转换为对于领导层而言有用的知识，甚至智慧，更具价值。

为了确保各管理指标所涉及数据的准确性、完整性、有效性和可靠性，康复机构必须对所有参与该项工作的员工做统一的培训，以免因个人因素或利益相关，导致数据从收集环节开始，在统计、分析或者报告过程中出现差错，出现无效数据和无效结果。

同样，所有参与人员，均有明确的工作职责，避免出现重复劳动和工作脱节。

当阶段性管理指标结果产生后，CARF 标准鼓励康复机构将结果及对应的改进计划与各责任主体进行分享，包括管理者、员工、患者及任何利益相关者。只有当全体涉及人员对信息的认知达成一致，才有可能全方位地避免错误复现和实现持续改进。

需要特别强调，CARF 理念下的质量管理，强调寻找不足，找到改进空间，而不是为了达成优异的结果，以彰显水平和实力。这本身是一项无关对错的工作，工作的出发点永远是解决问题。另外，与传统管理思维不同的一点，是 CARF 理念下的质量管理不建议作为奖惩的依据或者借助奖惩的手段，而是鼓励全体成员能够诚实地暴露问题，并予以正视和解决。

三、CARF 认证在中国面临的挑战和机遇

作为国际公认的康复机构质量管理"金标准"，CARF 自 1966 年诞生至今已有半个多世纪的历史，在全球范围内，已经有超过 5 万个机构参与到这一认证体系当中，并且，参与认证的机构数量持续增长。然而，虽然 CARF 在五大洲不断落地生根，但在之前的近 50 年时间里都未能进入中国。直到 2011 年，CARF 才正式被引入。如今，伴随着国内 CARF 认证机构的诞生，CARF 认证正在逐渐被越来越多的人认识和知晓，CARF 已经成为业内热词。

作为一个新生事物，自然既有人青睐，亦有人观望，或有人侧目。CARF 进入中国十余

年,它的到来引发和加剧了康复界对质量的热议和探讨。处于蓬勃发展的中国康复行业,多了一套外来的质量管理体系来规范和提升其管理和服务。中国的机构如何接受和运用好CARF,CARF在中国如何帮助机构得到质量提升从而为中国的康复患者带来福音,其中面临着巨大的挑战,但同时也蕴藏着无限机遇。

(一) 认识上的挑战

任何新生事物的发展壮大,都会伴随着种种疑虑甚至质疑。外来的管理标准是否符合中国国情、是否适合中国的医疗体制,这个疑问从未消失。这也正是CARF在中国面临的现实挑战。康复机构是否会参与到CARF认证中,少不了领导层发展的眼光和魄力,少不了员工自我提升的需求和愿望,更少不了医疗体制的推动和支援,这三项是机构成功认证的重要因素。无论是个人层面的认识、机构层面的认识,还是国家层面的认识,都因为CARF非本土所生而带有天然的怀疑。

(二) 康复大环境的挑战

防、治、康三结合作为口号已经为业内所熟悉,但是现状却是大部分的康复医学专科仍隶属于"防治"之下,工作形式和其他临床专科相比也缺乏特色。中国的康复从业者,亟待从传统临床角色迅速转换到康复角色。康复要求关注功能、活动与参与,极为注重培训与教育,不同于国内比重极高的理疗和被动锻炼,现代康复强调主动功能锻炼,基于患者的生活需求进行情景模拟,同时强调任何治疗需要诊疗依据,需要能够真正地提升患者的康复结局。陈旧理念的禁锢,使非常多的康复从业人员难以理解和接受CARF代表的现代理念。

此外,目前的医保支付体系下,康复治疗项目的给付标准偏低,并且以数量为基本依据,忽视对质量的重视,也就是缺乏对患者康复结局的重视。在这样的医保支付体系下,提升质量带来的不是收益的增加,反而可能是减少。如此,康复机构质量改进的动力则不足。

(三) 对品质的需求带来机遇

中国有巨大的康复需求潜力,也就会有巨大的针对有质量的康复的需求潜力。

对应着这些挑战,CARF在国内面临的机遇也就此产生。CARF强调的是持续改进,并不以机构的规模、经济基础、学术科研资排辈,关键在于建立持续改进的质量框架。通过CARF认证意味着机构已经站在了通往国际水准的正确轨道上了。加入CARF家庭,也意味了共享资源,这将助力中国康复机构的管理和服务的不断完善。国家医保支付体系改革,也开始逐步重视质量,而非简单的数量,目前医保资金的缺口已经显现,其他国家也已经为我们提供了可参考的范例,国内体系必然会以质量为考核目标,提升审核和支付标准,避免大量的资金流失和浪费。同时,随着商业保险的日趋成熟,精明的资金巨头已经介入到康复领域,他们对于康复机构的选择必然不会随意,以质为先是合情合理的考量。

(四) 先行者的案例带来机遇

目前,通过认证的机构,以及大量颇具前瞻理念的机构中,无论领导层还是员工,都表达出对质量和理念的追求。务实的领导已经在用自创的方法,提升员工的专业素养、规范员工的服务流程。榜样的力量是无穷的,无论是公立系统还是民营系统,是西医系统还是中医系统,是综合医院还是专科医院,国内在各领域的典型已经诞生。此外,CARF已经在全球范围内不同经济水平、不同医疗体系的国家中得到认可,其国际通用性不言而喻,因此国情和体制的特殊性都不足以成为发展的障碍。

四、康复机构参加 CARF 认证所需要的资源

CARF 认证的核心是要求机构持续改进。所谓改进,即向着更优的结局不断做出改变。CARF 认证对康复机构来说意味着现有模式的巨大改变,无论是机构的运营,或是具体康复服务的提供,机构将尝试用新的思维和新的方式来开展工作。

改变的促成,不可缺少资源的支持。机构参加 CARF 认证所需要的资源是多方面的。一家机构,即使已经具备了对 CARF 认证的认识、掌握了一些方法和技巧,在没有必要资源的情况下,依然无法实施任何的优秀导向的改变。

从外部环境来讲,康复行业的不断成熟是资源之一,一家机构所在的当地环境,无论是政府部门或是行业学会,对康复是极其疏忽或淡漠的话,将是机构寻求 CARF 认证的巨大挑战。然而,另一方面,外部环境也非既定,虽然看起来外部环境似乎是客观的,但事实上,从 CARF 的角度来讲,机构不断地倡议和争取权益,也是改变环境的一部分。

从内部环境来讲,所需要的资源,则是机构自身可以通过努力相对容易获得的。

领导力的支持和推动是第一必要资源。从目前的 CARF 认证机构来看,CARF 是一项自上而下的改进。缺少领导力资源,CARF 的推进往往无疾而终。

人力资源是跟随领导力之后的首要资源,只有领导力的支持是远远不够的,改变的发生,需要领导层和所有员工都具备积极改进的意愿。机构需要明确参与到这一改进工作的架构搭建者,这虽然不代表是全体员工,但是一两个人是远远不够的。医院需要建立在各分管领域中可以发挥作用的人员,搭建整个持续改进的跑道,而医院的实际运营中参与的人员,才能在正确的跑道上奔跑起来。

医院还需要明确的发展方向和强大的使命驱动。一艘不清楚开往何处的船只,加再大的马力,也难以实现自身的价值。唯有机构建立明确的发展使命,CARF 的标准要求有了可以依附的基础,才能发挥其积极改变的作用。

机构还需要有明确的空间资源。CARF 认证是在实体机构上进行的。虽然无关规模大小,机构需要有具体的物理地点,并且为康复患者提供直接的康复服务。如果机构没有这样的空间资源,以在线形式提供服务或是仅仅提供间接的服务诸如设备、咨询、教育,则不属于 CARF 认证的范畴。

最后,从康复机构面临的困局中,我们也可以找到一些必要的资源支持。康复机构面临的困局:①普遍缺少规范化流程及质量控制手段,结局管理和质量改进无章可循;②医务人员工作负担重,事务性工作亟待简化;③康复患者治疗周期长,机动性大,而现有医疗系统信息共享存在壁垒;④医院通用的管理软件和康复医学科的需求脱节。

以上资源的到位和保障,将有利于中国康复机构高效地完成 CARF 认证。然而,另一方面,CARF 认证帮助机构完善流程,也会在一个帮助机构不断改善的过程当中,使机构逐渐积累并完善以上这些资源。

五、展望

中国的历史、文化和医疗特色,均决定了中国的医学康复既有与国际一致的一面,也有

自身的特点,但必定要走向同质化并与国际接轨的发展趋势。中国的康复事业正面临快速发展的黄金时期,各路资金与机构跃跃欲试。然而,迅速扩张的康复机构如果仅仅专注于一时的经济效益,缺乏质量控制,康复事业难成大事。CARF 认证作为康复机构质量管理的"金标准",进入中国已有数年,并在实践中证明可以给机构带来很好的品质把控和口碑效应。

有效地借助包括 CARF 认证在内的先进质量管理体系,中国的康复事业一定会愈加壮大。鸿业远图,蔚为大观,CARF 理念与中国康复质量管理的有效结合,将会为服务对象、为医院、为社会民生带来更美好的明天!

(励建安)

第十三章 康复医学质量控制的组织与运作

为了推动医疗机构相关专业医疗质量持续改进,国家卫生健康委需要通过质量控制中心(以下简称"质控中心"或"中心")的设立和运行予以实施。质控中心分国家级质控中心、省级质控中心、市(地)级质控中心及县(区)级质控中心。在国家级质控中心的指导下,各级中心组成质量控制网络,覆盖各级各类医疗机构,全面而有效地开展质量控制工作。康复医学是医疗机构的专业之一,在本章节以市级康复医学质控中心的组织和运作予以讲解。

第一节 康复医学质量控制中心的组织管理

一、组织架构及职责

市级康复医学质控中心是在市卫生健康委的指导下负责全市医疗机构康复医学及康复医疗服务体系建设的业务指导、技术管理和质量控制的业务技术机构。其架构见图 13-1-1,其工作职责包括:

1. 负责制定每一年度疾病康复医学质量控制方案及评估标准。

2. 对全市设有康复医学科的医院进行人员状况、仪器设备配置及业务开展情况等调查和统计,建立数据库并动态监测。

3. 在全市范围内进行或组织协助康复医学专业及质量控制的相关培训。

4. 建立市康复质控中心的信息平台,提供全市管理和专业交流的渠道。

5. 对全市康复严重不良事件进行监测,并进行有效的处理。

6. 定期组织专家委员会专家对全市医院的康复医学质量控制工作进行实地检查和指导。

7. 定期召开康复医学质控中心工作会议,讨论和解决相关的康复医学质量控制问题。

8. 完成市卫生健康委员会交办给康复质控中心的其他任务。

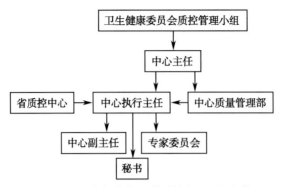

图 13-1-1　市级康复医学质控中心组织架构

二、专家委员会的建立

质控中心的质量控制工作需要质量控制专家委员会成员形成共识,在自己本单位工作之余投身到为整个区域的专业领域有所贡献。这是对个人素质要求较高的平台,虽然很多人可能有机会加入,但是专家委员会的成立都应该遵循《康复医学质量控制专家委员会成员评选标准》和《康复医学质量控制专家委员会成员的权利和义务》等文件的原则和要求。

以下列举成都市康复质控中心相关要求。

(一)成都市康复医学质量控制专家团队成员评选标准

成都市康复医学质量控制专家团队成员(以下简称专家团队成员),是指原则上在成都市长期固定工作,积极参与成都市康复工作发展或推动康复专业人才队伍建设的高层次人才。中心下设专家组和办公室,中心主任由正院长担任,专家团队成员共计 45 名,执行主任1 名,副主任 2 名,专家团队设顾问专家 5 名,由省康复医学质控中心专家担任,专家团队成员每年考评,每 2 年换届,每年评优。康复医学质控中心办公室作为常设机构,设专业秘书1 名,行政秘书 1 名,负责质控中心的日常工作。专家团队的选拔和管理工作在市卫生健康委的领导下,由市康复医学质控中心具体实施。

1. 专家团队成员的选拔和管理原则

(1)坚持公开公平、竞争择优的原则。做到政策公开、指标公开、条件公开、程序公开、结果公示。实行优中选优,体现群众公认、业内认可。

(2)坚持德才兼备、注重实绩的原则。选拔专家团队成员以政治思想表现、对社会的实际贡献和专业技术水平为依据,鼓励创新。

(3)坚持科学规范、动态管理的原则。严格按照规定的范围、条件和程序进行选拔,建立能上能下的用人机制,聘任期为一届。

2. 选拔条件

凡在成都市工作的康复专业人才,并积极参与成都市康复工作发展和康复工作专业人才队伍建设,在相关工作领域做出突出贡献、遵纪守法、德才兼备、身体健康,首次申报年龄不超过 60 岁(特别优秀的年龄可适当放宽),并符合下列相应条件:

(1)拥护党的路线、方针、政策,遵守国家的各项法律、法规,热心支持或参与康复专业事业发展。

(2)在康复医学领域,工作出色、业绩突出、同行公认、具有较高声誉。从事康复临床、教学、科研连续 5 年以上,近 3 年在国家级刊物上发表 1 篇及以上本领域学术论文,原则上具有副高级以上职称(含副高级)或同等专业水平,凡区域龙头、当地康复医学质量控制工作推进好,积极参与质控中心各项工作,有相关专业学会任职,有科研、核心期刊多篇论文通信作者或第一作者等特别优秀者可适当放宽。

(3)具有良好的职业道德和严谨的工作作风,坚持原则、公道正派、廉洁自律,能够认真、公正、诚实地履行职责。

(4)能进行有效的网络信息沟通,完成质控中心所下发的指令性任务。

3. 选拔程序

(1)组织推荐。在自愿参与的基础上,采取单位推荐、专家举荐、个人自荐等方式,经一定范围内公示无异议后,确定本单位(组织)推荐候选人,原则上一个单位一名候选人。

(2)资格审查。按照属地登记、管理的原则,由推荐单位(组织)实施资格审查,确定初步候选人。

(3)综合评审。按照回避原则,聘请省级专家评审,对初步候选人实施综合评审,确定专家团队成员正式候选人。

(4)社会公示。对专家委员会成员正式候选人进行为期5个工作日的公示,公示无异议后报请市卫生健康委。

(5)审定批准。质控中心将名单报市卫生健康委审议,市卫生健康委无异议则中心发放聘书。

专家委员会成员本届退出累计超出5人时,根据工作需要,可按程序选拔增补专家团队成员。

(二)成都市康复医学质量控制专家团队成员的权利和义务

1. 权利

(1)为需求方提供康复工作业务督导、相关业务技能咨询和培训等。经需求单位邀请可担任相关项目评标委员会成员。

(2)依法对投标文件进行独立评审,提出评审意见,不受任何单位或个人干预。

(3)享有国家规定的其他相关权利。

2. 义务

(1)做好本职工作的同时,应积极主动服务成都市康复医学工作发展和康复医学工作专业人才队伍建设,每年开展至少8学时的义诊或基层教学工作。

(2)围绕成都市康复医学发展,应发挥专家团队成员优势,积极开展调查研究,为成都市康复医学发展献计献策,每年提供1篇调研文章或1篇该医院的质量控制总结报告。

(3)专家团队成员每年至少参加1次成都市或区(市)县组织的相关社会工作活动。

(4)专家团队成员每年应参加2次相关专业领域学术研讨会或高层次人才的培训等。

(5)国家规定的其他义务。

3. 激励与表彰　质控中心每年对表现突出的专家团队成员进行表扬和奖励。

4. 监督与退出　建立成都市康复专家团队成员信息档案,包括个人基本情况、学习工作情况和相关活动记录等资料。

专家团队成员任期满后重新选拔,有突出贡献者可连选连任。

有以下情况视为自动退出:

(1)不能完成质控中心下发的摸底调查工作及指令性任务。

(2)不愿意加入质控中心网络交流平台。

有下列情形之一的,应退出成都市康复医学质控中心专家团队,并取消专家团队成员资格,收回聘书,并向社会公示:

(1)在政治、经济或其他方面犯严重错误,受到严重警告及以上处分者或违反国家法律法规被追究刑事责任者。

(2)专家团队成员因身体健康、业务能力、信誉低下等原因不能胜任本职工作者。

(3)脱离康复专业工作累计时间长达半年以上者。

(4)离开成都市从事其他行业活动长达半年以上者。

(5)其他不履行或不正当履行专家团队成员职责的行为。

三、专业分工细则

康复医学在中国有两大类,传统康复医学和现代康复医学。目前国内的现代康复医学科以康复医师、康复治疗师、康复护理等多专业联合服务的方式,共同组成康复服务团队。康复治疗师又分为物理治疗师、作业治疗师、言语治疗师、心理治疗师、假肢与矫形器师和文体治疗师等。传统康复医学作为中国特色的康复医学体系,占有重要的地位。因康复医学跨学科、多专业的特点,质控中心为进一步推动康复医学的规范化建设,专家团队在充分征求其意见的基础上,各自成立不同的专业学组,并且带领学组有计划地开展学术活动。按年度、半年度或季度向中心汇报工作进展。

1. **按疾病康复分类** 神经康复学组、骨科康复学组、烧伤康复学组、心肺康复学组、脊髓损伤康复学组、儿童康复学组等。

2. **按康复治疗亚专业分类** 物理治疗学组、作业治疗学组、言语治疗学组、假肢矫形学组、传统康复学组、心理治疗学组、社会工作者学组等。

3. **特殊领域康复分类** 职业及社会康复学组、社区康复学组等。

4. **护理专业** 康复护理学组。

四、质量控制标准

1. **国家级质量控制标准** 国家卫生部 2011 年 5 月出台《综合医院康复医学科建设和管理指南》(卫医政发〔2011〕31 号)和《综合医院康复医学科基本标准(试行)》(卫医政发〔2011〕47 号)文件。

2. **省级质量控制标准** 如果省内已制定质量控制标准,各地市州就应按照省内质量控制标准执行,如四川省卫生和计划生育委员会印发了《四川省康复医学质量控制标准(2015年版)》。若省内尚无质量控制标准,则参照国家级质量控制标准执行。

3. **市级质量控制标准** 市级康复医学质控中心参照省级康复医学质控中心标准或省级康复医学质控中心要求开展工作,若国家级和省级质量控制标准均尚未对二级以下医疗机构制定相关康复医学质量控制标准或提出质量控制要求,则需市级质控中心制定二级以下医疗机构及社区卫生服务中心的质量控制标准。如成都市康复医学质控中心于 2017 年拟订了二级以下医疗机构康复医学质量控制要求信息表,作为这些机构建设和运作参照标准。

第二节 康复医学质量控制中心的运作

一、信息化平台构建

为了促进共识、通畅信息、利于管理、深入了解和技术交流,质控中心需搭建并不断完善质量控制信息交流平台。以下列举了质控中心常用的信息平台。

1. 质控中心固定电话。

2. 质控中心公共邮箱,主要用于每年的摸底自评调查,以及及时联系,向分中心及相关医疗机构下发文件、通知等。

3. 质控中心 QQ 群,是对质控中心公共邮箱的补充且功能更强大。

4. 质控中心微信群,分质量控制主任群(主要用于卫生健康委领导、质控中心委员会成员管理方面的联系)、质控中心群(主要用于吸纳所有在中心管理区域内的康复从业人员)、专业组群(主要用于各常委按照自己所承担的专业类别建立专业组群,主要适用于专业技术等相关交流)等。

5. 质控中心网络平台,即融合 ASP 技术搭建康复医学质量控制网络平台,ASP(Active Server Page)意为"动态服务器页面"。该网络平台设置公共交流平台和内部交流平台。

二、基线调查与数据库建立及更新

(一) 基线调查

为了全面了解和掌握康复资源现状,积极开展康复医学质量控制,保障医疗质量安全,实现康复临床、教学、科研,以及地震重大灾害伤员康复需求最大资源优化和区域协同,每年均由市康复医学质量控制中心牵头,联合质控分中心,对全市康复信息进行系统全面调查,建立数据库,并且每年更新、不断完善。

基线调查表制作是根据省级或国家级的质量控制标准拟定的,二级以下医疗机构根据市级质控中心制定的质量控制要求拟定(以下以成都市康复医学质控中心举例),通过中心搭建的信息化平台予以实施。基线调查的流程见图 13-2-1。

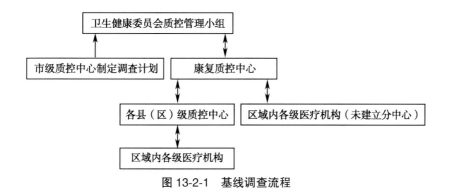

图 13-2-1 基线调查流程

以成都市康复医学质控中心 2017 年自评调查为例，中心于 2017 年 2 月 28 日发出调查表，3 月 31 日收回，共收到 204 家医疗机构信息反馈，其中二级以上机构 55 家（含一家康复专科医院），二级以下机构 149 家。

1. 二级以上机构反馈分析

（1）医院等级：55 家反馈机构中，二甲合计 24 家，二乙合计 7 家，三乙 16 家，三甲 8 家。其中 2 家未设康复科。

（2）医院类型：二级以上设有康复科的反馈机构中，以综合型医院为主，合计 41 家，专科医院 11 家，康复专科机构 1 家。

（3）科室设立：55 家医疗机构中，53 家设有康复医学科。其中康复技术分类设置情况如下：

1）治疗室设置情况：53 家医疗机构中，1 家机构未填表，其他康复治疗室的设置情况主要为物理治疗室 50 家，其次为传统治疗室 48 家、作业治疗室 40 家。48 家未设立高压氧舱，46 家未设立假肢矫形室，38 家未设立心理治疗室。

2）康复类型设置情况：53 家机构在康复治疗类型设置情况中有 4 家未填表，其中 42 家设立有肌肉骨骼康复，39 家有神经康复，38 家有疼痛康复。44 家未设立烧伤康复，38 家未设立儿童康复，37 家未设立心肺康复。

从康复技术设置情况来看，神经康复、肌肉骨骼康复、脊髓损伤康复、疼痛康复和老年康复开展情况较好。

（4）人员配置：2017 年度调查中，康复科医师共计 482 人，康复科治疗师共计 374 人，康复科护士共计 401 人。各专业人员的学历、执业范围和职称情况统计结果如下：

1）康复医师：53 家机构康复科医师以本科学历为主，占总比例 54%；其次为硕士，占总比例 20%；大专占 17%。执业范围方面，主要为中医学、中西医结合、针灸学占 63%，康复医学占 16%，内科学占 13%。职称方面，初级占总比例 42%，中级占总比例 35%，副高占总比例 14%。

2）康复治疗师：53 家机构康复科治疗师本科学历占 53%，大专占 32%，硕士占 5%；执业情况方面，物理治疗占 37%，传统康复占 30%，作业治疗占 17%；职称上初级占总比例 61%，无职称占总比例 25%，中级比例为 10%。

3）康复护士：53 家机构康复科护理职称情况，初级占总比例 68%，中级占总比例 22%；在学历方面，大专学历占总比例 51%，其次为本科，占总比例 28%。

其他分析从略。

2. 二级以下机构反馈分析　二级以下机构共计反馈 149 家，信息情况如下：

医院等级：149 家反馈机构中，主要以社区、卫生院为主，其中无等级机构共计 83 家，一级、一级甲等、一级乙等共计 66 家。

注册情况：149 家机构中，注册康复医学科 86 家，未注册 31 家，其余 32 家机构未填写此项。

1）康复治疗室设立情况：149 家机构中有 120 家机构设立独立康复治疗室，20 家未设立，9 家机构未填写此项。

2）转诊情况：149 家机构中 64 家机构有向上级转诊，29 家机构有向下级转诊。2016 年共计上转 1 700 人，下转 281 人。

3)科室设置情况、人员配备情况及其他分析从略。

(二)数据库建立、更新和完善

把每一年的自评信息反馈表和实地考察的反馈表按照以上分析予以保存,建立永久数据档案。每一年的数据要与之前一年或数年做对比分析,找出进步与不足,作为判断质量控制工作开展的基本依据,制定今后质量控制工作改善计划。同时完善数据库的资料来源和管理方式。

以成都市康复医学质控中心2017年与2016年数据调查对比分析:2017年度调查收到反馈204家,较去年同期45家,增幅达到353.33%。康复医师增长28.19%,康复治疗师增长24.67%,康复护士增长28.53%,均较全年同期呈现增长趋势(图13-2-2)。

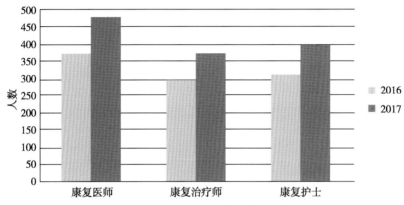

图13-2-2　2017年与2016年康复从业人员对比

总结:2017年市级医疗机构配合中心调查情况较好,较2016年同期对比43家机构反馈来看,对康复的重视度加强。在2016年度调查人员梯队中,职称多为初级或无职称,康复医学内涵建设参差不齐,很多机构对其康复定位和发展规划不明确。2017年调查反馈中,康复医师、康复治疗师的中级比例较去年同期有所提升。对社区机构展开的调查中,可以看出大部分社区机构都开始设置康复医学科,但是对于学科的设立相对表浅,人员配置、器材配置和诊疗质量方面均相对薄弱。

每年康复医学质控中心均进行了基线数据调查及数据更新。2020年度调查,共收到168家医疗机构自评信息反馈,其中二级及以上机构69家,一级及社区医院99家。69家二级及以上机构中,康复科医师共计626人,康复科治疗师共计609人,康复科护士601人。二级以下机构99家,康复科医师共计295人,康复科治疗师共计107人,康复科护士190人。对比2017年调查,康复科医师、治疗师、护士人数有全面提升。

三、实地评估与考察

为进一步核实自评摸底调查表收集信息的真实性,中心采取了实地评估考察与自评摸底调查相结合的形式,根据反馈的自评摸底表,中心选取了以三级医院和各区(市)县最大的医院为现场抽查对象,区(市)县医院为龙头协助质控中心统筹本区域的质量控制,并在所在地区分别选择1~2家医院(以三级康复网络建设为导向医院康复医学科)进行实地评估,推动该地区卫生健康委为贯彻国家分级医疗政策做好三级康复服务网络建设的准备。

以 2016 年成都市康复医学质控中心实地考察为例(图 13-2-3),通过 4 个区域 16 家医院的实地摸底调查可以看出,各医疗机构自评和专家他评的分数差异不大,数据基本真实可信。

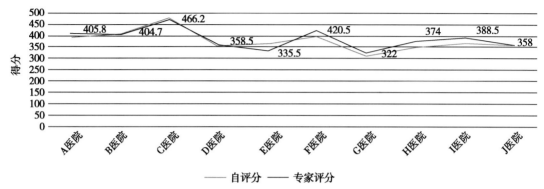

图 13-2-3　2016 年成都市康复医学质控中心质量控制评分

四、质量控制网络的建设

市质控中心范围内会涉及几十上百家有康复执业资格的医疗机构,分区域或统筹分中心的管理方式能够提高管理效率,市质控中心要指导分中心按照市质控中心的要求开展工作,并有责任推动未建立的区域尽快成立县(区)级质控分中心。分中心每年均应开展质量控制实地评估考察工作,并不断完善质量控制的内涵建设。

以成都市康复医学质控中心 2016 年实地评估考察为例。据 2014 年市卫生健康委数据,在成都市注册康复医学科的医疗机构有 183 家。2016 年实地评估 4 个分中心:金堂县,分中心是金堂县第一人民医院,该区域注册康复医学科医疗机构 6 家;都江堰市,分中心是都江堰市人民医院,该区域注册康复医学科医疗机构 10 家;崇州市,分中心是崇州市第二人民医院,该区域注册康复医学科医疗机构 6 家;青白江区,分中心暂未确定,该区域注册康复医学科医疗机构 4 家。

根据 2016 年实地摸底调查情况,选定了金堂、都江堰、青白江和崇州等地区的康复医学质量控制先行试点机构,分别由金堂县第一人民医院、都江堰市人民医院、成都市青白江区人民医院和崇州市第二人民医院按照市质控中心的要求统筹当地质量控制工作,使已成立的质控分中心名副其实,未成立者有实而待立。以此类推,直至全面建立。截至 2020 年,成都康复医学质量控制中心已在全成都区域 22 个县(区)成立 20 个分中心,计划在 2022 年实现县(区)康复分中心的全覆盖。

五、机构按级分类及考评制度的确立

(一) 机构按级分类

市康复医学质控中心参照国际医疗管理的先进经验对机构予以分类。

1. **三级医院康复医学科**　主要处理疑、难、重、急、杂的患者康复。如脑卒中、脑外伤、骨折、骨质疏松症、脊髓损伤、周围神经损伤等疾病急性期或亚急性期患者,以及在下级医院失治、误治的患者等。主要包括以下两种形式:

（1）急性期床边康复：会诊的康复医师是治疗小组的领导，提供中等强度的康复治疗。

（2）急性病康复医院：提供强化的康复医疗服务，可允许回家的急性损伤也可挂靠。

这两种形式均以康复医师为统筹，提供包括医疗、护理、物理治疗、作业治疗、言语治疗、吞咽治疗、心理治疗、娱乐治疗、职业治疗、支具和矫形器治疗等多种康复治疗手段。

2. 二级医院康复医学科　主要处理疾病或受伤后中期和后期的患者康复。提供较低强度的康复治疗。康复治疗对象通常仍有功能障碍，需要短期、目标明确的康复治疗计划，医疗情况稳定，具备较高的康复进步空间。

3. 一级医院康复医学科或社区医院康复科室

（1）日间康复服务：提供强化的康复治疗，治疗措施同急性病康复医院。服务对象：急性损伤、病情允许回家、功能恢复潜力较大及预期有明显功能进步的患者。

（2）门诊康复服务：提供多种康复治疗手段。服务对象：急慢性损伤、病情允许回家及在治疗中可预见功能进步的患者；维持性的治疗也可考虑在此。

（二）机构考评方法

1. 按照省质量控制标准或要求，以及等级复审的相关内容，市康复医学质控中心每年将组织专门力量不定期抽查区域内各级医疗机构是否按照所定的级别，定位清楚地开展康复医疗服务工作，专家组以全视野、多角度量化考评与其资质定位相符的硬件基础与运营能力。

2. 诊疗质量要求

（1）三级医院

1）需要门诊康复诊疗的患者能及时得到康复服务。

2）与相关临床科室建立康复协作关系，康复科技术人员能深入临床参与早期康复治疗。

3）为当地社区提供康复转诊、培训、技术指导服务。

4）康复设备、器材维护良好，完好率90%。

5）康复诊疗水平达到以下指标：三级医院平均住院日≤30天，康复有效率≥90%；患者满意率≥90%；康复评定率达100%；康复治疗记录达100%；康复病历及诊疗记录书写合格率≥90%；年技术差错率≤1%；年二级以上医疗事故率为0。

6）根据本院本科室实际情况，制定并实施临床路径，工作有记录。

（2）二级医院

1）需要门诊康复诊疗的患者能及时得到康复服务。

2）与相关临床科室建立康复协作关系，康复科技术人员能深入临床参与早期康复治疗。

3）深入患者家庭开展上门康复诊疗服务。

4）康复设备、器材维护良好，完好率90%。

5）康复诊疗水平达到以下指标：二级医院平均住院日≤40天，康复有效率≥90%；患者满意率≥90%；康复评定率达100%；康复治疗记录达100%；康复病历及诊疗记录书写合格率≥90%；年技术差错率≤1%；年二级以上医疗事故率为0。

6）根据本院本科室实际情况，制定并实施临床路径，工作有记录。

（3）一级医院

1）需要康复诊疗的患者能及时得到康复服务。

2）深入患者家庭开展上门康复诊疗服务。

3）康复设备、器材维护良好，完好率 90%。

4）康复诊疗水平达到以下指标：康复有效率 ≥ 70%，患者满意率 ≥ 80%。

5）与民政系统建立密切联系以便于资源链接。

6）与残联系统建立密切联系以便于资源链接。

关于长期照护及养老等不在此叙述。

（三）人员考评与定级办法

康复医师已有国家规范化培训要求，需要比较长期的过程继续完善。

康复治疗师因为绝大部分尚未开展规范化培训，而且培训治疗师的院校参差不齐，康复治疗亚专业的学历教育在国内尚处萌芽状态，亚专业究竟如何发展也在探讨之中。

为此质控中心可以构建区域康复治疗专业人力资源管理长效办法，由国家级或省级建立后予以指导实施。具体来讲就是除了国家统一的初级、中级、高级职称考试之外，应建立对治疗师进行定期考评、分级机制。考评体系完整导入考评对象，并且结合量化的业务参数等。以理论考试为基础、侧重临床操作测评模式。实操考核可由专家委员会组建的各亚专业学组成员根据所建立的办法抽查终审。初审是由质控分中心对区域内的治疗师进行评估。治疗师终审定级后纳入治疗师人才库。

治疗师人才库建立的意义：①促进同质化的精准服务；②建立区域内合理的薪酬制度，避免人才的无序流动；③为个人和机构提供双向选择的平台等。

康复护士的考评也可参照康复治疗师的考评与定级办法进行管理。

六、培训体系的搭建

在整个康复培训体系中，不同级别的培训机构包括：①国家级质控中心；②省级质控中心；③市级质控中心，包括中心自身组织及督导中心专家委员会常委承担的各种疾病和康复治疗亚专业的培训，协助各分中心或区域最大的综合医院开展的培训等；④各级质控中心与各级各类学会；⑤专门的康复培训机构等。

培训对象包括康复医学科的医师、护士、康复治疗师及各类亚专业治疗师、社工、心理、陪护人员等。康复医学科以外的神经内科、神经外科、骨科等专业人员和面向与康复相关的残联、民政、卫生健康委、人社部门、社区工作人员、普通民众及患者家属等各类人员。

（罗　伦）

第十四章 家庭康复方案制度在康复医学质量控制中的应用

第一节 家庭康复方案概述

一、脑卒中家庭康复

脑卒中是急性脑循环障碍所致的局限性或全面性脑功能缺损综合征,具有高发病率、高致死率、高致残率、高复发率的特点。据美国卒中协会(American Stroke Association,ASA)统计,脑卒中目前在美国仍然是一个重要的致残和致死性病因,每年约70万人新发或复发脑卒中,每年死于脑卒中的人数约为16万人,是第3位致死原因。在我国,脑卒中的发病率为219/10万,患病率为719/10万,死亡率为116/10万,致残率为80%,复发率为40%。在幸存下来的脑卒中患者中,有不同程度的残疾占75%,其中重度病残者占40%。

家庭是脑卒中患者最重要的社区支持资源,直接影响到患者的疾病康复与转归。经过医院康复和社区康复后,患者的功能已经逐渐恢复,但是仍然存在一定的后遗症,这就需要继续在家庭中积极康复治疗。而大多数家庭照顾者缺乏脑卒中系统康复知识和技能,导致脑卒中患者的家庭康复只停留在一般生活照料上,严重影响脑卒中患者的康复效果,造成适应社会困难。

21世纪初欧洲开始出现延伸卒中单元的概念,即把脑卒中患者的管理延续到出院后的家庭医疗和社区医疗,形成脑卒中患者的社会系统工程。以患者和主要照顾者为主体、康复治疗师和社区护士为主导、专科医师和社区护理专家协助的康复干预模式,符合现代脑卒中患者家庭康复的要求。在家庭的支持下,社区脑卒中患者在熟悉的环境中接受专业的康复训练和指导,有利于语言、知识、情感和记忆的重现和康复;同时,康复医师能及时监测康复效果、调整个性化康复方案。主要照顾者之间可分享成功经验、解决康复困惑和缓解照顾压力。家庭康复最大限度地发挥患者、主要照顾者、医务人员在脑卒中康复中的作用,是一种值得推广的康复干预模式。

基于家庭环境的康复训练方案使患者更容易主动参与训练、设立阶段目标和监督自我进步。一般包括目的、具体措施、注意事项和训练记录等几部分。

二、家庭肺康复

慢性阻塞性肺疾病(chronic obstructive pulmonary disease,COPD)是一种以持续气流受限为特征的可以预防和治疗的疾病,其气流受限多呈进行性发展,与气道和肺组织对烟草烟雾等有害气体或有害颗粒的慢性炎症反应增强有关。COPD 具有病程长、病因复杂、病死率高等特点,严重影响患者的生活质量,并给患者及其家庭和社会带来沉重的负担。根据全球疾病负担调查,COPD 是我国 2016 年第五大死亡原因,2017 年第三大伤残调整寿命年的主要原因。预计到 2030 年,慢阻肺将成为全球第三大死亡原因。Mathers 等的研究预测,至 2030 年 COPD 仍将高居全球死亡原因第 4 位。因此,COPD 管理的重要目标为:减少 COPD 患者急性加重次数和入院次数、提高生活质量、降低疾病死亡风险和减轻其家庭及社会经济负担。

美国胸科协会(American Thoracic Society,ATS)及欧洲呼吸协会(European Respiratory Society,ERS)认为,肺康复是一项综合的干预治疗措施,是基于对患者的全面评估而制定的个体化治疗方案,包括运动训练、健康教育和行为改变。肺康复可改善 COPD 患者躯体和心理功能,提高患者健康行为的长期依从性,从而最大限度地减轻疾病造成的症状负担,增强患者的运动能力及自主性,提高其日常生活活动参与度,改善生活质量,促成长期健康行为。然而,尽管医院肺康复项目康复效益显著,但由于资源短缺和费用昂贵,仅有少数患者能够获得康复治疗。调查显示,在发达国家,每年可利用肺康复资源且有能力支付费用的 COPD 患者不足 5%,加之交通费用和便利性等问题,导致患者依从性进一步下降。因此,医院肺康复项目难以推广。相较于医院肺康复项目,家庭肺康复更具时空方面的便捷性。患者可在家中进行自我康复训练,且康复内容简单易学容易掌握,疗效也不亚于医院肺康复。因此,家庭肺康复逐渐成为 COPD 肺康复发展的新趋势。

近年来,继医院、门诊肺康复项目之后,家庭肺康复是另一种可供选择的更为简单可行的有效干预措施,已被慢性阻塞性肺疾病全球倡议(Global Initiative for Chronic Obstructive Lung Disease,GOLD)认定为有效的肺康复方式。国内外临床研究已证实,家庭肺康复可显著提高稳定期 COPD 患者的运动耐力,改善患者的呼吸困难状况,减少急性加重次数和入院次数,并提高患者的生活质量水平。

三、脑瘫家庭康复

脑性瘫痪(cerebral palsy,CP,简称脑瘫)是指脑发育早期由多种原因引起的非进行性脑损害所致的综合征。症状在婴儿期出现,主要表现为中枢性运动障碍,同时可伴有智力障碍、癫痫、感知觉障碍、语言及精神行为异常等。我国脑瘫发病率为 1.8%~4%。随着新生儿科学的发展,越来越多极低体重儿存活,脑瘫的发病率呈现出越来越高的趋势。脑瘫是当前小儿致残的主要疾病之一。

脑瘫患者需要获得长期康复治疗,耗费资源大,对家庭、社会是一个沉重的负担。家庭是儿童最自然、最安全的生活环境,儿童的功能通过与家人、亲近的照顾者及社会环境的不间断互动来实现。家庭中亲情的支持关怀对疾病治疗和康复有重要影响。因此,不能孤立地看待儿童的功能,而应结合儿童所处的家庭系统,这对于判定在生活场景中儿童的功能非常重要。现在,越来越多的康复机构已认识到家庭康复训练的重要性。

家庭康复是儿童整体康复方案不可或缺的重要组成部分,可使家长掌握儿童康复的基础知识和基本方法。家庭康复作为一种经济有效的康复模式,适合我国国情,值得进一步推广应用。家庭康复治疗要获得效果,关键在于以下几个方面:治疗方案准确、易操作、阶段性目标明确;家庭训练员熟练掌握训练方法,采取主训练员负责制;方法灵活多变,寓教于乐,主动运动与被动运动相结合,室内活动与户外活动相结合,单独训练与融合式教育相结合,康复训练与日常生活相结合,身心健康与功能训练相结合,积极参与社会活动;脑瘫家庭之间互相交流,互帮互助,家长和治疗师密切配合、及时沟通;持之以恒,循序渐进,定期评估、完善个体化的康复方案。

四、老年人家庭康复

我国正逐渐步入老龄化社会。老年人运动灵活性下降,容易失去平衡导致跌倒受伤,受伤后由于害怕再次摔倒而不敢活动。随着身体功能退化,患慢性病的老年人增多,多数老年患者出院后得不到医护人员指导,不能延续住院期间给予的康复锻炼。出院后医疗督促和康复训练的中断,社会独立生活能力和生活自理能力下降,导致老年患者生活质量下降和反复出现并发症而再次住院。

第二节　家庭康复方案参考标准

一、总的原则

家庭康复方案能满足患者及家属家庭康复的需求,实现"医院-社区-家庭"模式的连贯性,全面提高康复治疗质量与长期效果,具有针对性强、科学性强、切实可行、可动态调整的特点。

二、方案标准

(一)病情分析与针对性强(15%)
1. 能把握住患者病情特点及主要问题(12~15分)。
2. 基本把握患者病情特点及主要问题(9~11分)。
3. 不能把握患者病情特点及主要问题(9分以下)。

(二)方案可行性(25%)
1. 方案安排合理,简单易懂,可实施性强(20~25分)。
2. 方案安排基本合理,比较好懂,有可实施性(15~19分)。
3. 方案安排不合理,相对困难,可实施性差(15分以下)。

(三)训练项目合理(30%)
应包括训练项目、训练时间、训练频率、训练强度等。
1. 训练项目设计恰当,项目适量,能进行很好的组合(25~30分)。

2. 训练项目设计基本恰当,组合基本合理(20~24 分)。

3. 训练项目不恰当,组合过于单一或过于复杂(20 分以下)。

(四) 完成情况与反馈(15%)

应制定方案执行记录表及登记联系方式,并通过电话或门诊定期反馈,及时调整。

1. 符合方案要求,整个康复过程严密,系统性强(12~15 分)。

2. 基本符合方案要求,整个康复过程能成一体,系统性较强(9~11 分)。

3. 不符合方案要求,整个康复过程凌乱,前后衔接差(9 分以下)。

(五) 注意事项(15%)

应包括危险因素监测,例如血压、心率等指标;防跌倒及意外损伤;强度的控制,以疲劳度为原则;疼痛的处理原则等。

1. 注意事项全面,描述详细、科学(12~15 分)。

2. 注意事项不全面,描述基本详细、科学(9~11 分)。

3. 无注意事项,或无详细描述(9 分以下)。

第三节　康复医学科家庭康复方案

一、偏瘫家庭康复方案

(一) 康复目的

通过家属或自我训练来维持或增强患者肢体功能、活动参与和日常生活能力。

(二) 康复要点

1. 良肢位摆放。

2. 维持或改善关节活动度。

3. 预防并发症、失用综合征和过用综合征。

4. 提高日常生活能力。

(三) 具体措施

1. **良肢位的摆放**　在患者处于卧床期及长期卧床时,保持床上正确的姿势非常重要。患侧卧位时患者的患侧肢体处于下方,这样会有助于刺激,牵拉患侧,减轻肢体痉挛。对于运动功能恢复较差,或长期卧床的患者就要长期注重正确的姿势,可向有经验的医务人员请教指导。

(1)仰卧位要点:①床铺必须尽量平整;②头位要固定于枕头上,不要灵活能动;③双侧肩关节固定于枕头上;④肘、腕、指关节尽量伸直;⑤偏瘫侧臀部固定于枕头上(图 14-3-1)。

(2)患侧卧位要点:①床铺必须尽量平整;②头位要固定;③躯干略微后仰,背后和头部放一枕头固定;④偏瘫侧肩关节向前平伸内旋;⑤偏瘫侧上肢和躯干呈 90°,在床铺边放一小台子,手完全放上,肘关节尽量伸直,手掌向上;⑥偏瘫侧下肢膝关节略微弯曲,臀部伸直;⑦健侧上肢放在身上或枕头上;⑧健侧下肢保持踏步姿势,放枕头上,膝关节和踝关节略微屈曲(图 14-3-2)。

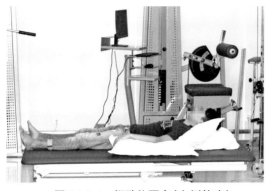

图 14-3-1　仰卧位要点（左侧偏瘫）

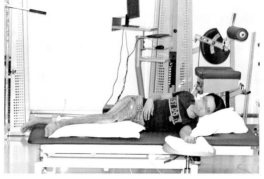

图 14-3-2　患侧卧位要点（左侧偏瘫）

（3）健侧卧位要点：①床铺必须尽量平整；②头位要固定，和躯干呈直线；③躯干略微前倾；④偏瘫侧肩关节向前平伸；⑤偏瘫侧上肢放枕头上，和躯干呈100°；⑥偏瘫侧下肢膝关节、臀部略微弯曲，腿脚放枕头上；⑦健侧上肢选择舒适的体位；⑧健侧下肢膝关节、臀部伸直（图 14-3-3）。

（4）床上长腿坐位要点：①床铺尽量平整，患者下背部放枕头；②头部不要固定，能自由活动；③躯干伸直；④臀部呈90°屈曲，重量均匀分布于臀部两侧；⑤上肢放在一张可调节桌上，上置一枕头（图 14-3-4）。

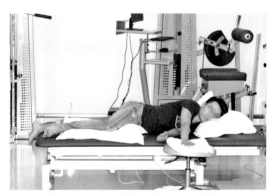

图 14-3-3　健侧卧位要点（右侧偏瘫）

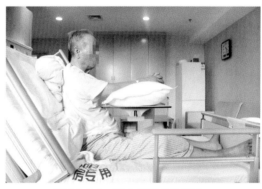

图 14-3-4　床上长腿坐位要点

（5）轮椅坐位要点：①下背部放置一个枕头；②患者双手前伸，肘放在桌上，双手自然放于桌面（可垫一枕头在桌面上）；③双足平放地上或平凳上（图 14-3-5）。

2. **关节活动度练习**　对于卧床患者，应进行维持和改善关节活动度的练习，这有利于保护关节功能，改善肌肉与软组织的状态，有助于诱发出主动活动，对日后的恢复打下基础。可根据患者的情况选择活动方式，一般是从被动活动方式逐渐发展至主动活动方式。弛缓性瘫痪时活动各关节范围不宜过大，不要牵拉关节，尤其是肩关节很容易发生半脱位和损伤。

（1）髋膝屈伸：见图 14-3-6。

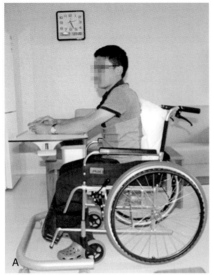
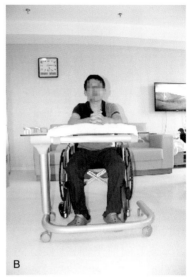

图 14-3-5 轮椅坐位要点

A. 侧位；B. 正位

（2）膝屈曲：见图 14-3-7。

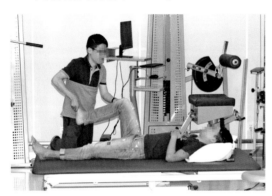
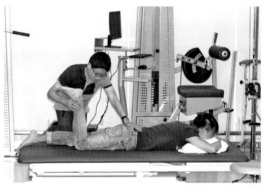

图 14-3-6 髋膝屈伸

图 14-3-7 膝屈曲

（3）髋外展：见图 14-3-8。

（4）髋内收：见图 14-3-9。

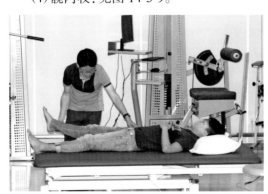
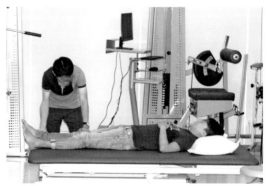

图 14-3-8 髋外展

图 14-3-9 髋内收

（5）肩屈曲：见图 14-3-10。

（6）肩外展：注意外展超过 90° 时，让手心朝上（图 14-3-11）。

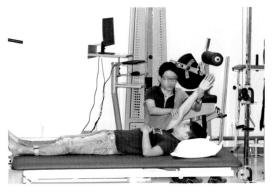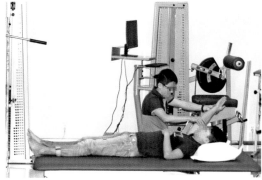

图 14-3-10　肩屈曲　　　　　　　　　　　　　图 14-3-11　肩外展

3. 翻身坐起训练　翻身练习的目的是防止形成压疮。患者长时间处于一个姿势卧床，导致骨突出部位受压，循环障碍，进而产生皮肤及皮下组织缺血坏死，形成压疮。发病初期肢体无法活动的患者适用于每 2 小时 1 次的被动翻身方法。辅助和主动翻身练习的目的是尽量减少辅助量，使患者达到最大程度的自理。

（1）健侧翻身：患者仰卧位，健侧脚插入患侧脚下方，双手叉握，向上伸展开上肢后，左右摆动，加大幅度，摆至健侧时，顺势翻向健侧，同时用健脚带动患侧翻身，必要时家属可给予辅助（图 14-3-12）。

（2）患侧翻身：仰卧位患者双手交叉握住，由健侧上肢带动患侧上肢伸直，健侧下肢屈曲，用健侧上肢将患侧上肢置于外展位，健侧脚蹬床使身体向患侧旋转，健侧上肢向患侧前伸，带动肩部旋转，使身体呈侧卧位，必要时家属可给予辅助（图 14-3-13）。

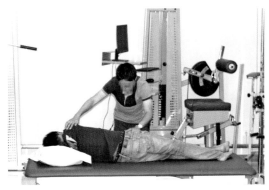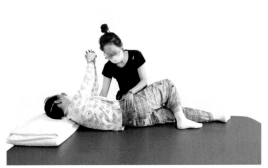

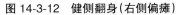

图 14-3-12　健侧翻身（右侧偏瘫）　　　　　　图 14-3-13　患侧翻身（左侧偏瘫）

（3）坐起训练

辅助坐起：首先将患者移至床边，患侧靠近床沿，将患膝屈曲，小腿垂在床边外，令患者用健手或患肘支撑起上身至床边坐位，辅助者辅助躯干抬起（图 14-3-14）。

　　独立坐起：患者患侧移至床边，将健腿插入患腿下，用健腿将患腿移至床边外，使患膝呈屈曲状，然后抬头向患侧旋转并抬起身体，健手撑在患侧呈床上坐位，同时摆动健腿下床呈床边坐位。

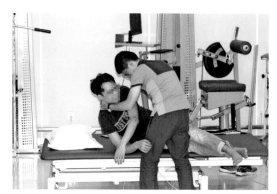

图 14-3-14　坐起训练（右侧偏瘫）

　　4. 床椅转移训练要点　①家属站或坐在患者面前或患侧，椅子斜 45° 放于患者健侧；②家属用躯干和上肢支撑及保护患者，患者可用健手扶住椅子扶手；③家属手握患者腰带，辅助及保护患者；④患者弯腰，逐步站立把重心移到健腿上；⑤家属辅助患者转身后缓慢坐到椅子上（图 14-3-15）。

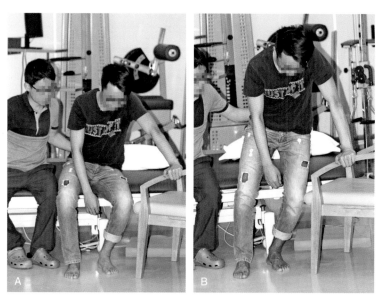

图 14-3-15　床椅转移训练（右侧偏瘫）
A. 起始；B. 转移中

　　5. 抗痉挛　患者仰卧位，家属站在或坐在患者的患侧，用一只手握住患者的患侧拇指，另一只手握住患者的肘关节部位，首先沿伸肘方向打开肘关节，再向肩外展方向打开肩关节。在肩和肘的张力下降后，家属一手控制患手拇指，一手控制其余四指的掌指关节，使患侧上肢处于外展、外旋、伸肘、前臂旋后、伸腕或指、拇指外展的位置,可持续 15~20 秒对抗上肢的屈曲痉挛模式(图 14-3-16A)。

患者仰卧位,双手叉握过头(注意避免肩部疼痛),患者双下肢(可由家属辅助),屈膝,令患者抬起臀部并保持 15 秒,可对抗下肢的伸肌痉挛模式(图 14-3-16B)。

在对患者下肢的训练中,为防止由于联合反应而出现的患侧上肢屈曲痉挛,可指示患者十指交叉握手,双手掌心相对,患侧拇指在上,此形式的握手又叫 Bobath 式握手(图 14-3-16C)。

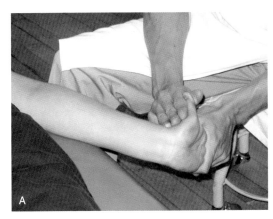
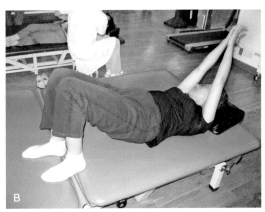
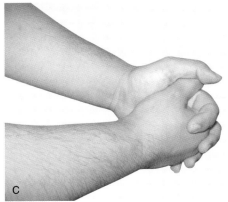

图 14-3-16　抗痉挛模式
A. 上肢屈肌抗痉挛;B. 下肢伸肌抗痉挛;C. Bobath 式握手

6. **牵伸训练**　因偏瘫患者多会有踝关节的变形,出现足下垂、内翻。为了解决这个问题,改善踝部活动范围,减轻痉挛,可通过对不同部位关节、肌肉的缓慢或快速牵拉,改变或调节肌张力,改善关节的活动范围,预防关节、肌腱组织的挛缩和畸形(图 14-3-17)。

7. **日常生活能力训练**

(1)穿衣:除了以上训练方法外,还应该让患者慢慢学会洗脸、刷牙、穿衣、进食、上厕所等日常生活活动。

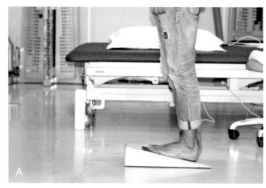
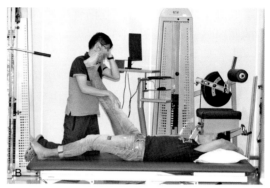
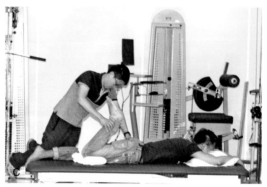

图 14-3-17   牵伸训练
A.牵伸小腿三头肌;B.牵伸腘绳肌;C.牵伸股四头肌

穿套头衫:套头衫背朝上,平铺在自己的双膝上。先穿患侧上肢→健侧上肢→双侧袖口拉至肘部以上→套头→健手整理或先穿患侧上肢→套头→健侧上肢→健手整理(图 14-3-18)。

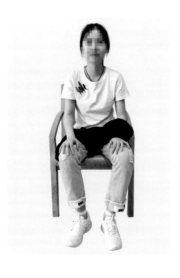
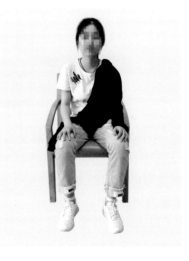

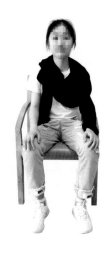
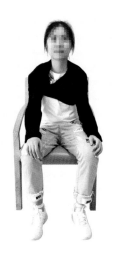

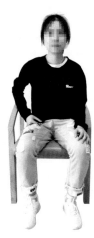

图 14-3-18　穿套头衫

脱套头衫：健手将衣服后领向上拉→退出头，退下肩→退出健手→用健手把患侧衣袖脱下。

穿前开衫：将衣服里朝上铺于双膝上。患侧上肢先穿入袖口至肘上→健手拉衣领绕颈→健侧上肢穿入→整理→系扣（图 14-3-19）。

脱前开衫：患侧肩退下→自肩部退下健侧衣服→健手脱患侧袖。

（2）穿袜、穿鞋：用健侧手示指和拇指将袜子撑开套在患侧足上，往上拉；先把鞋子套入脚趾，患侧手抵住患侧膝盖加压，健侧手拉鞋帮。

（3）进餐：坐位是人们进餐的经常性姿势，一旦患者有了一定的坐起能力，就应该坐起来进餐。喂饭是错误的观点，要鼓励患者尽可能地独立进餐。

饮食要点：坐在桌子前面，桌子不宜太复杂；尽量使用普通餐具，但普通盘子是多余的；可使用防滑垫子。进食时，保持桌子前正确坐姿，偏瘫侧上肢往前抵住桌子；训练用健侧进食（特别是优势半球病变）。吞咽方面，教育患者细嚼慢咽，防止呛咳。

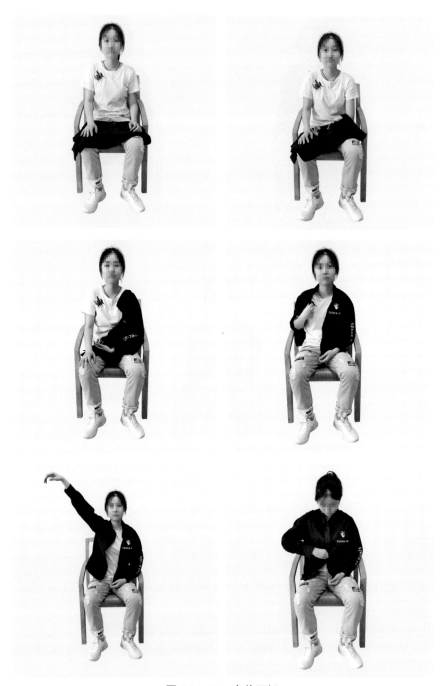

图 14-3-19　穿前开衫

二、全髋关节置换术后家庭康复方案

（一）康复目的

家庭康复旨在通过简单易懂的康复手段使患者维持或增强其肢体运动功能和日常生活能力。

（二）康复要点

1. 改善双下肢主要肌群力量。

2. 改善腰腹背核心肌群力量。

3. 改善双下肢主要肌群运动耐力及心肺功能。

4. 减轻体重以降低双髋负荷。

5. 改善日常生活能力。

6. 防跌倒措施宣教。

7. 防止假体松动及脱位。

（三）具体措施

1. 增强双下肢主要肌群肌力　力量训练,8~12 个一组,每个竭力,一共做 4 组,每组间隔 30 秒。耐力训练,30 个一组,每个做最大力的 60%,一共做 4 组,每组间隔 30 秒。一周分别做 1 次。

（1）髋关节前屈肌群肌力训练:端坐位,左脚踝处固定弹力带(或固定沙袋),做"蜷腿"动作;仰卧位,左脚踝处固定沙袋,做直腿抬高动作。

（2）髋关节伸展肌群肌力训练:俯卧位,左脚踝处固定沙袋,做直腿向上抬高动作。

（3）髋关节外展肌群肌力训练:侧卧位(左侧在上),左脚踝处固定沙袋,做直腿向上抬高动作。

（4）髋关节内收肌群肌力训练:侧卧位(右侧在上),左脚踝处固定沙袋,做直腿向上抬高动作。

（5）膝关节伸展肌群力量训练:端坐位,左脚踝处固定沙袋,做伸直膝关节动作。

（6）膝关节屈曲肌群力量训练:俯卧位,左脚踝处固定沙袋,做屈曲膝关节动作。

（7）小腿三头肌力量训练:提起右脚,将体重转移至左腿做踮脚动作。

（8）踝背屈肌群力量训练:端坐位,左脚趾上方放置沙袋,做"翘脚尖"动作。

（9）右腿同上。

2. 增强腰腹背主要肌群肌力　力量训练,8~12 个一组,每个竭力,一共做 4 组,每组间隔 30 秒。耐力训练,30 个一组,每个做最大力的 60%,一共做 4 组,每组间隔 30 秒。一周分别做 1 次。

（1）四点支撑:双肘关节和脚尖着地,肘、髋、膝关节分别屈曲 90°。

（2）平板支撑抬手:单手和双膝关节支撑地面,另一只手向前伸。

（3）屈身:仰卧于床上,双上肢前伸 180°,躯干和双下肢尽量抬起。

（4）侧卷腹(左右):侧卧位,双手抱头,躯干向上方屈曲。

（5）卷腹:仰卧位,屈髋屈膝,双手抱头或放于胸前。尽力屈曲躯干。

3. 进行有氧运动训练,提高心肺功能,减轻体重。

（1）运动方式:有氧运动,如功率自行车或游泳。

（2）运动时间:40~60 分钟。

（3）运动频率:每周 5~7 次。

（4）运动强度:运动心率达到年龄标准化最大心率的 65%~70%,即 120~130 次 /min。

（5）运动程序:热身运动 10 分钟,运动训练 40~60 分钟,整理活动 10 分钟。

4. 改善日常生活能力

(1)教患者如何用正确的姿势:在没有医师允许的情况下,不要坐使髋关节屈曲超过90°的椅子。要坐比较高的椅子或平面。

(2)教患者如何转移:让患者了解自己的腿可以承受多大的重量,以及如何保持髋部正确的力线。教患者从汽车中进入和离开,以及从轮椅到椅子、床、浴缸或淋浴间浴椅的方法。

(3)教患者如何穿衣:在穿裤子时,尽量选用宽松的裤子。高坐位或站位,先将脚伸进裤子,然后用一根长木棍将裤子挑起至不弯腰手可触及位置,然后用手拉起。整个过程中髋关节屈曲不能超过90°。

(4)教患者如何穿鞋、袜:使用穿袜器帮助患者穿袜,先将袜子套在穿袜器上,然后拉住穿袜器两端的绳子,将脚伸进袜子中,再将穿袜器拉出。穿鞋时,使用加长的鞋拔子。

(5)教患者如何安全上下床及睡觉姿势:一个不太高且坚实的床是最安全、最舒适的选择。

(6)上下楼梯练习:上楼梯时,健侧腿先上,患侧腿后上,然后再提上双拐;下楼梯时,双拐先下支撑,然后患侧腿先下,再健侧腿下。如此反复练习。

(7)浴室训练:在浴室放置特制的辅助器具和可升降的如厕椅,教患者练习室内10~20步距离的转移。每次如厕都需要在家属的辅助下使用升降椅,持续进行指导患者能够完全自己转移。

5. 禁忌体位
①不盘腿;②不下蹲;③不跷二郎腿;④不向患侧侧卧;⑤不坐矮的凳子或软沙发;⑥不侧身弯腰或过度向前弯腰。

6. 防跌倒宣教
①把椅子都换成带有扶手的;②替换掉所有带轮子的椅子;③撤掉所有非固定的地毯;④床单不能耷拉在地上;⑤房间需要有充足的灯照,尤其是床边和门边;⑥保持无障碍通道;⑦家属要确保每日必需品都可以让患者轻易地够到,不要太低也不要太高。

(四)康复记录

由于家庭康复没有医师及物理治疗师的监督和管理,患者的依从性会下降。而主动的康复锻炼,尤其肌力方面需要持续地进行,才能达到家庭康复训练的目的。于是,监督和管理的任务必须由家人或护工严格按照治疗师的指导进行。表14-3-1是家庭康复方案执行记录表。若患者完成训练则打钩,若没有完成则打叉,并记录未完成原因。

表 14-3-1 家庭康复方案执行记录表

日期	时刻	心肺功能训练	下肢肌肉力量训练	下肢肌肉耐力训练	腰腹背肌肉力量训练

(谢欲晓)

第十五章 "互联网+"模式下的康复医疗质量控制信息化

第一节 "互联网+"在康复医学中的应用现状

一、概念

"互联网+"就是"互联网+各个传统行业",但这并不是简单的两者相加,而是利用信息通信技术和互联网平台,让互联网与传统行业进行深度融合,创造新的发展生态。根据2015年7月4日国务院印发的《关于积极推进"互联网+"行动的指导意见》的表述,"互联网+"是把互联网的创新成果与经济社会各领域深度融合,推动技术进步、效率提升和组织变革,提升实体经济创新力和生产力,形成更广泛的以互联网为基础设施和创新要素的经济社会发展新形态。

"互联网+"正逐步深刻融入交通、通信、旅游、教育和政务等方面。目前,国家正在深化医疗体制改革,就是为了解决看病难、看病贵等突出难题。有权威人士认为,"互联网+"思维有望从很大程度上改善目前就医现状。"互联网+医疗"将优化传统的诊疗模式,为患者提供流程式的全程健康管理服务。通过互联网医疗,患者从移动医疗数据监测自身健康数据,做好预防工作;在诊疗服务过程中,实现网上预约挂号、支付费用、询诊等,节约时间和经济成本,提高就医体验;同时,可以实现长期随访,监测疾病转归情况,促进提高医疗质量。更重要的是,利用"互联网+",可以优化医疗资源配置,构筑三级医疗服务网络体系,促进医疗资源下沉。根据社会科学文献出版社发布的《中国互联网医疗发展报告(2016)》显示,2015年中国互联网医疗市场规模达157.3亿元,较2014年增长37.98%,其中移动医疗市场规模为42.7亿元,增长率达44.7%。可见"互联网+"模式在医疗领域将大有可为。

二、"互联网+"与康复医学

在"互联网+医疗"模式迅速发展的背景下,互联网医疗时代已经来临,已开始出现线上线下紧密结合,依靠实体医疗机构开展医疗质量管理和医疗大数据分析;并逐渐向平台化方向发展,通过搭建互联网医疗平台,促进医疗资源优化配合和共享。而互联网医疗在传统医疗行为中如预约挂号、远程会诊、健康管理和监护、远程教育、远程心电、远程病理和影像、家庭医生管理等方面也逐渐向更深度的方向发展。同样地,在康复医学领域,互联网和信息化技术也得到发展和较好的应用。

(一)国外应用现状

在美国,作为最早提出医疗信息化的国家,很早推行电子健康档案(electronic health record,EHR)。与以数字化为特征的电子病历(electronic medical record,EMR)不同,EHR强调以共享为核心。为推行这一医疗信息化施政方案,美国还出台了一系列政策与措施促进 EHR 的实施。EHR 将跨越不同的机构和系统,实现在不同的信息提供者和使用者之间医疗信息的交换和共享。实践证明,EHR 在提高医疗质量、改善健康护理、推进患者康复、降低医疗费用和保证患者安全等方面做出了重要贡献。在康复医学领域,为了达到节约医疗资源,及时调整医疗保险制度,美国很早开始利用互联网技术实施以功能相关分类法(Function-Related Groups,FRGs)为基础的预付制,建立和实施三级医疗服务体系包括康复医疗服务体系,从而最大限度地合理利用医疗资源。FRGs 以患者功能障碍水平、年龄和并发症为单位计算定额,根据"国际残损、残疾和残障分类"中残疾、残损的标准将患者分类,参照美国康复医学统一数据系统(Uniform Data System for Medical Rehabilitation,UDSMR)提供的数据和信息,按患者功能状况和年龄分为若干组,结合住院天数,测算出每组每个分类级别的医疗费用标准以确定一个费用定额。以每个出院患者为支付单位,但如果患者转院则只能得到部分支付;而且这种预付制并不是预先支付给康复医疗机构,而是后支付。因此,FRGs 对康复医疗机构来说,支付更加合理,能促使医院寻求最佳的治疗方案及争取在最短的时间内使患者功能恢复,淘汰对患者功能恢复不佳的治疗手段,让患者回家独立生活成为医院治疗的最终目的,有利于患者功能的改善和提高;并且预期住院强化康复对患者功能提高不明显时,医院会促使其参与门诊康复或社区康复计划,从而最大限度地合理利用医疗资源。所以说,美国康复医疗体系的建立,从一开始就是依赖康复医疗资源的信息化。

同样地,在欧盟委员会成员国中,启动和欧盟理事会支持的欧洲信息化 2002 年和 2005年行动计划里,医疗卫生信息化是重要的关注项目。经过多年的发展,一些国家利用互联网完成了新的目标,取得了不同的进展。然而,欧洲的医疗卫生信息化还没有达到成熟阶段,已经启动的协作行动——医疗卫生信息化项目通过支持全面的卫生信息化,促进成员国在医疗卫生信息化领域里的联合活动。可见,互联网技术也在欧洲逐渐向更深度的方向发展,医疗资源的信息化是世界发展所需。

(二)国内应用现状

经过几代人的努力,康复医学已在我国得到长足的发展,特别是近几年来,随着康复知识的普及,在北京、上海、广州等大中型城市,康复医学科发展非常迅速,现代康复理念得到快速提升。但是,由于各地的经济发展水平、信息的交流等限制,各地康复医学的服务水平参差不齐,技术手段大都以传统理疗、中医为主,缺乏现代康复理念和技术。因此,如何使现有的康复医学的优质资源得到充分利用,是目前我国康复医学界面临的研究课题。

随着科技信息化的进步,已尝试利用互联网技术促进康复医学的进步和发展。例如,有许多大型综合性网站都有一些康复医学类信息资源,它们多以频道的形式出现在首页,内容涵盖康复领域的各个方面,且侧重点不同,多以提供康复医学资料和介绍技术为主。康复类专业网站如中国康复研究中心网站及北京博爱医院网站是由中国康复研究中心康复信息研究所主办的中国最具权威性的康复医疗、康复教育、康复工程和康复医学信息综合性网站；拥有国内唯一的《中国残疾与康复信息数据库》，能为残疾人事业发展提供决策依据，并且扩大对外信息交流。该数据库包含4个子库:《法律法规库》《残疾与康复报刊文献库》《康复科技文献题录库》和《中国残疾与康复国家标准数据库》，主要收录有1991年至2000年期间由国家技术监督局(现称为国家市场监督管理总局)及中华人民共和国民政部批准发布的残疾人用品用具词汇标准及技术标准。

但是，在以上网站中，主要以提供法律、法规、文献等有关康复医学资源数据为主，尚未在双向转诊、康复医疗机构管理、康复医疗质量管理、康复医疗大数据分析、患者资料包括诊疗和随访等数据方向进行有效收集和管理，或正处于探索阶段。

（三）互联网在康复医学应用中的局限性

互联网医疗经历了以互联网信息技术行业为主体的发展阶段，但是由于医学的严谨性和复杂性，很难回归医疗本质，由于医师更理解行业、更专业、更能将资源有效下沉，现开始逐渐转变为以医师为主体，这是一个很大的进步。结合"互联网+医疗"模式，以医生为主体，回归医疗本质的互联网医疗发展可能更能落地，更能良性发展。

但是，康复医学不同于其他临床专业，是针对各种急慢性病、老年病等导致的功能障碍，应用以物理疗法为主的多种医学手段，以预防、恢复或代偿患者的功能障碍为目的的医学分支学科。首先，康复医学科工作模式是团队工作，需要不同专业的从业人员一起合作；其次，康复医学更注重个性化治疗，每个患者的功能障碍都不一样，体现在功能障碍的类型、程度及恢复情况等方面。因此，互联网康复医疗协调康复人才队伍和规范运行是关键，需要高度专业规范，而且要体现高度的智能化才能使其有效运行，才能促进真正的"互联网+康复医疗"发展。

第二节 "互联网+"康复医疗质量控制的新模式

一、政策背景

早在2011年，卫生部办公厅印发的《关于开展建立完善康复医疗服务体系试点工作的通知》提出，建立"防、治、康相结合"的工作机制和服务模式，实现分层级医疗，分阶段康复，为全面推动康复医疗服务体系建设奠定基础。逐步构建布局合理、层次分明、功能完善、富有效率的康复医疗服务体系，充分发挥康复医疗服务体系在整个医疗服务体系中的作用，为患者提供早期、系统、专业、连续的康复医疗服务。

2015年3月，国务院办公厅印发的《全国医疗卫生服务体系规划纲要(2015—2020年)的通知》提出，要求充分利用信息化手段，促进优质医疗资源纵向流动，建立医院与基层医疗卫生机构之间共享诊疗信息、开展远程医疗服务和教学培训的信息渠道。

2015年7月，国务院印发了《关于积极推进"互联网+"行动的指导意见》。其中，推进"互联网+"益民服务在医学领域中的发展是重点行动，体现政府迫切希望"互联网+"行动能够在推广在线医疗卫生新模式、促进智慧健康养老产业发展等方面有所突破。

2016年6月，国务院办公厅印发《关于促进和规范健康医疗大数据应用发展的指导意见》，部署通过"互联网 + 健康医疗"探索服务新模式、培育发展新业态，努力建设人民满意的医疗卫生事业，为打造健康中国提供有力支撑。发展智慧健康医疗便民惠民服务，推动覆盖全生命周期的预防、治疗、康复和健康管理的一体化电子健康服务。

2016年9月，国家卫生和计划生育委员会实施《医疗质量管理办法》强调，医疗机构应当强化基于电子病历的医院信息平台建设，提高医院信息化工作的规范化水平，使信息化工作满足医疗质量管理与控制需要，充分利用信息化手段开展医疗质量管理与控制。建立完善的医疗机构信息管理制度，保障信息安全。

云计算、物联网、移动互联网、大数据等信息化技术的快速发展，为优化医疗卫生业务流程、提高服务效率提供了条件，已能支撑医疗质量控制信息化的实现，大力推进和及时开展医疗质量控制信息化工作是顺应时代的要求。

二、信息化需求分析

为了更加规范我国康复医学的发展，在"十二五"期间，国家有关部门先后下发多个文件，指导各医疗机构康复医学科的建设和发展。国家如此罕见地密集出台相关文件对一个临床科室进行规范和指导，可见国家有关部门对康复医学前景的重视。目前我国康复体系的现状存在不少问题，借助互联网和信息化技术在康复资源配置中的优化和集成、数据分析等方面的功能，针对以下几个方面展开工作，有望提升我国的康复医疗质量，改善康复医疗服务，提高康复医疗质量控制工作的效率。

第一，发展康复医疗资源信息化是主流趋势。建立医疗服务体系是国家战略的总体规划，康复医疗服务体系作为其中重要的组成部分，且在政府部门大力推动下，三级康复医疗网络的建设势在必行。如何构建三级康复医疗服务体系的网络信息平台，是目前优化整合康复医疗资源，保障优质康复治疗的关键因素，可在双向转诊、康复医疗机构管理方面发挥重要的作用。

第二，构建三级康复医疗服务网络信息平台是满足市场需要的选择。对照发达国家康复医学的发展过程和经验，目前我国的康复医疗服务体系存在康复医学发展与市场需求不协调，主要表现为起步晚且发展不均衡，导致许多不适合强化康复的患者选择到三级甲等医院康复科住院，且患者在大医院住院时间偏长，上下级医院转诊不畅，或功能稳定的患者重复住院，导致康复医疗资源浪费的同时，使许多急性期患者得不到及时康复治疗，加重家庭和社会的负担。

第三，康复医疗资源信息化平台建设是建立康复数据库的基础，而通过数据库的建立可以为行政管理决策提供客观依据。通过数据中心建设为患者保存所有治疗数据，可以提取、清理、转化，以大家都认可的方式提供给信息需求者，专门收集康复医疗机构与医疗相关的数据，大范围地实现医疗文档共享。让各级医疗机构能够随时了解就诊者在任何时间、任何医疗机构的医疗记录，辅助提高诊断的准确率和治疗的有效率，同时对数据进行分析，可为行政机构和医疗机构提供参考。同时，康复医学发展归根结底是人的发展，发展康复专业学科信息门户，建立康复专题数据库，建立康复医学的资源导航，为康复从业人员提供学习前沿的康复医学进展的机会，即康复信息化网络平台具有远程教育功能。

第四,康复服务资源匮乏且分布不均。表现在经济发达地区和城市的康复资源较丰富,而广大农村地区短缺;三级医院的康复实力较强,而二级医院的康复实力较弱。同时,由于三级康复服务网络基础薄弱,康复的早期介入不及时、双向转诊不顺畅,出现三级医院康复病床满足不了需求,但二级医院病床使用率偏低等现象,造成大量患者得不到后续康复治疗。因此,优化资源配置,可最大限度利用现有康复医疗资源。强调通过康复医疗资源信息化整合区域内的医疗资源,最大限度合理利用医疗资源,同时由转诊制度通过上级医院带动下级医院的康复医学的健康发展,满足康复患者需求的同时,可带动康复医学的社会化发展,形成良性循环。

第五,患者信息共享困难。一方面,机构间评估治疗信息共享困难,患者资料不能有效转接,导致三级康复网络建设推进困难,不利于患者开展全程康复治疗。另一方面,医患间信息难共享,康复患者回归家庭困难,导致社区康复和家庭康复难以实现。

第六,建立康复数据库是康复医学科发展必须依靠的工具。缺乏统一的康复数据库管理系统,因数据的匮乏及基于数据真实性的考量,导致医保部门、卫生行政管理部门等决策困难。同时,基于科研的需要,建立统一的康复数据库,有利于提高康复医疗技术,分析患者的转归,从而促进康复医学的发展。

三、系统架构的实现方式

系统架构的建立,需要在建立数字化结构式的医疗管理系统基础上,并在确保数据可用和安全上,改变现行的封闭式医疗病历系统,转向开放式运行模式,并展开与外部多系统进行实时信息交换和共享,充分利用互联网新技术优势,构建数字化的互联网康复医疗服务模式和体系结构。为满足康复医疗质量控制信息化工作需要,以服务为导向,为系统提供总体规划和顶层设计,快速实现更广泛互联、更高效共享、更便捷移动的全面康复医疗质量控制数字化系统。

1. 研发机构康复-社区康复-家庭全程康复医疗质量监控管理平台,创新"互联网+康复"康复医疗服务模式。以疾病的康复临床路径和指南,拟定规范化的康复评估和治疗计划,实现规范化康复医疗服务系统的构建。医院、社区康复系统互联互通,实现医院、社区康复之间的双向转诊,建成三级康复医疗业务协助平台。通过规范诊疗程序和医疗行为,获取较真实的康复医疗数据资源。同时,开发康复治疗和管理应用程序,构建医师-治疗师互动合作平台,实现智慧型康复医疗服务排班管理,提高医师和治疗师在病区、医院平台、社区、家庭康复中工作效率。构架医患互动桥梁,打破时间与空间的界限,让医师、治疗师与患者随时随地沟通,以及预约康复治疗或者上门康复治疗。

2. 构建区域性的康复医疗资源平台。以技术为支撑,以多系统、多业务集成为平台,把各种分散的医疗卫生资源有机整合,突破时间、空间的限制,提供多种途径康复医疗服务。同时,各种康复医疗服务数据统一集中存放在康复医疗服务大数据平台上,实现全程康复医疗质量监控管理平台的建设。此外,该平台把先进的计算机技术、无线通信技术、海量数据存储和生命体征智能监测分析技术及网络通信技术有机地结合在一起,在全球范围随时随地提供准确、高效、便捷的医疗服务,使得康复医疗个性化成为可能。系统架构可基于两层调度的方案:资源池,将物理资源虚拟化为一定性能的工作流虚拟机,并通过在线学习和负载均衡策略保证虚拟机的性能稳定性;虚拟机调度层,基于服务级别协议需求,将不同性能的一组虚拟机组成面向用户的服务,并将服务请求按能力分派到该组虚拟机上。

3. 建立动态的康复医疗机构建设监测平台。根据需要,建立数字化的康复医学监测管理平台,设立监控条目,采取定时检测的方式,及时分析其机构发展数据、康复医疗数据、康复效益数据,实现动态管理。

4. 采用海量数据挖掘与分析技术。为了支持大量医疗数据分析业务流程的规范化建模、运行和优化,建立全程康复医疗质量监控管理平台,必须引入云工作流技术作为技术支撑。可采用开源的工作流管理系统与云计算平台相结合,实现一个云工作流系统,并在此基础上实现对平台业务流程运行的全面支持。通过规范化康复医疗服务系统、全程康复医疗质量监控管理平台、创新"互联网＋康复"康复医疗服务模式等运行,采集海量的健康医疗数据。同时,确保大数据平台能对海量人群健康数据存储、管理、检索与分析等需求。利用数据挖掘和分析功能为医师提供康复诊疗服务参考,可自动生成各种数学统计报表和图形报表,并提供多种辅助分析工具,协助医师/治疗师更快更准地为监护个体进行康复诊疗,还可以将医嘱直接发送给监护个人的智能终端。同时,服务器为每一位患者建立一个完整的动态康复数据档案,为治疗提供更多的依据。

四、功能设计

在构架"互联网＋康复医疗"质量控制网络过程中,需强调实用性原则,以解决关键性问题为切入点。以实现临床医疗资源、康复技术资源共享为基础,兼顾双向转诊、信息交流、远程教育和康复医学发展为辅的网络信息平台。同时,整合康复医疗资源,形成大数据供决策分析,促进康复医疗服务体系的建立及提高康复机构的管理水平。

功能一:建立统一结构化的病历医嘱系统。采用结构化的系统,可以保证数据的可分析及调用。并且,规范化的诊疗行为及诊疗指南通过信息化的方式实现,可以为患者提供同质化的医疗过程和医疗质量。

功能二:建立区域性信息资源平台。整合区域内各级卫生系统门户网站和社会资源的力量,建设"康复医疗机构管理网络信息资源平台"。通过医疗机构管理系统,对各级医疗机构的业务运行数据进行统计分析。为卫生行政部门制定相关政策、推广适宜技术、建立监督机制等提供参考依据。

子板块1:对区域内各级卫生系统门户网站发布的各类康复医疗机构信息咨询,及时进行采集、整理、分析和利用,面向社会公众提供来自政府卫生部门的权威信息。及时收集、整理康复医疗机构中的各种医疗资源,加强和督导各级康复医疗机构的建设和管理。

子板块2:建立康复医学相关法律法规、临床路径、会议论文等发布途径,除部分涉及知识产权的数据库收费以外,其他数据库应根据相应权限向各级卫生监督机构免费开放。

子板块3:包括各级医疗机构技术特点及适宜技术等为主要内容的共享平台和康复技术交流平台。该平台是开放式的,各级医护人员在不同的专区对某一特殊疾病或者残疾和残障的特定问题进行交流和分析,共享处理方法、手段。

功能三:区域康复数据中心的建设。区域康复数据中心的信息化平台建设主要着力于对康复患者的全程康复督导随访,可对患者进行长期跟踪随访,可为科学研究提供广阔的平台。区域医疗信息平台建设对信息技术要求非常高,涉及数据采集平台、数据输出系统、数据分析平台、安全支撑平台等四大平台的建设。

数据采集平台：执行统一的数据标准是区域卫生信息平台至关重要的使用方式，设计时同时考虑和建立对照体系，保证以后能按国家要求交换数据。本系统将采用统一的功能评价量表，分别评价患者入院时、住院过程中、出院前及随访时功能情况。实现康复数据（包括康复评估、康复处方、治疗效果评价、影像学资料、患者一般资料等）统一标准化录入，实现患者病情的全程转归随访及数据的便携调用。

数据输出系统：各康复医疗单位都有与数据中心相联系的网络，每个患者的出入院情况都及时汇总到数据库中，可根据需要设置条件后选定特定的康复群体，并对特定群体开展治疗路径，通过建立标准化的治疗路径，实现全省各级医疗机构为某一患者制定能够在不同时间、不同地点治疗实施的方案提供全面的数据信息；同时，将治疗措施和评估内容及效果及时更新保存，并随时能调用相关数据进行分析，全面监督和改善治疗效果。

数据分析平台：及时将数据中心资料进行统计分析；使分析结果能够为康复治疗方案制定、康复效果评价提供积极的参考意义，同时可在康复治疗过程中为预防并发症、提供标准化的治疗临床路径提供全面的建议和预警。

安全支撑平台：根据医药卫生信息化新的应用需求，适当补充主机服务器、存储设备和基础平台软件，构建云计算中心，通过虚拟化方式，提供应用支撑基础平台服务和数据存储、整合、管理、交换、查询、分析、挖掘服务，实现基础软硬件资源的统一管理、按需分配、综合利用，降低系统建设成本和日常运行维护成本。

功能四：转诊联络系统。双向转诊信息来源于多个医疗卫生服务机构，只有通过共享医疗文档将分散在不同地点、以不同的形式表示和存储的数据集中起来，才能使电子化双向转诊真正运行起来，并解决三个核心问题：解决系统稳定发展的体系架构问题；信息交换的互操作问题；解决信息共享为目的的信息模型问题。

功能五：信息共享系统。首要目的是实现不同机构之间信息的共享，信息的交换与共享除了要有符合标准定义的文档内容、文档格式、传输通信协议和语义外，还需要多个角色通过有序的多个事务配合才能完成。因此，还必须有角色、事务和流程的标准化。实现区域内医学文档的目的是从业务系统集成的角度出发，通过规范现有医疗通信标准，为医学文档的交互与操作建立一个可依据的模板和指南，立足于现有的医疗通信标准，对系统集成规范化。

五、效果分析

当"互联网＋"模式下康复医疗质量控制信息网络体系建立后，需要从系统实用性、对康复医疗质量提高、康复医疗资源整合、数据分享等方面，考核"互联网＋"模式对康复医疗质量控制的效果。

1. 能够细化服务交互模式，规范康复医疗服务流程。

2. 全程康复医疗质量监控管理平台，能够实现医疗机构之间的互联互通、双向转诊，为患者提供规范、标准、同质化的健康管理及医疗服务。

3. 能够通过对历史数据、患者各方面信息的深度挖掘分析、知识提取和分享，提供检查提示、治疗预警、疗效评估、病情预测等智能应用，辅助医师的诊疗、治疗师的服务，为医师提供科学决策参考，提高临床诊疗水平和服务质量。

4. 动态反映医疗机构的康复医疗行为，监测和反馈治疗效果和病情转归，实现患者康复医疗资源共享,能够方便地展示和分析康复医疗发展现状。

第三节 医疗质量控制信息化发展趋势

随着我国医疗信息化的不断发展,各级医院在医院信息化建设方面都投入了许多人力和财力,并能借助于信息化技术在医疗质量控制方面开展部分工作。全面深入分析各医院医疗质量的现状,开展横向和纵向比较,促进全国范围内的医疗质量评价体系建立,加快我国医疗事业发展,是目前的发展趋势。

医疗机构都迫切希望建立真正的数字化信息系统,实现数字化的医院管理和服务平台,从而建立集医疗记录、数据分析、质量控制于一体的数字化信息系统。同时,随着"医联体"建设的需要,打破现有医疗机构相对封闭的医院数字化系统,转向开放式统一的数据平台,从而有利于实现机构间的资源共享。

随着政府管理和监管职能的加强,更多需要第三方机构完成有关职能。因此,实现智能化的智慧医疗,可以更加高效地开展医疗质量控制工作。比如构建医学影像、健康档案、检验报告、电子病历等医疗信息共享服务平台,逐步建立跨医院的医疗数据共享交换标准体系。充分利用互联网、大数据等手段,加强区域医疗卫生服务资源整合。

(张鸣生)

第十六章 康复质量的基本保障条件与评价

基本的保障条件是保证康复质量的基础,定期或不定期评价与监管康复医疗质量不仅直接关系康复临床效果与安全,而且是持续保障与提升康复质量、促进高质量康复与康复医学学科建设的根本举措。

第一节 康复质量的基本保障条件

要保证康复质量,必须具备基本的保障条件。这些条件包括康复基础配置、康复技术规范及康复管理三大类十八个基本条件。

一、基础配置六要求

康复医疗的空间、床位、设备、人员、技术及专业等六个方面的标准化配置是综合医院康复医学科或者康复医院生存与发展的必备基础条件,是康复质量的基本保障,无此则为"无米之炊",无此则康复质量难以保证。所以评价与监管康复医疗六方面的基础配置是否达标非常重要。

1. **目标** 两至三年内,按照《综合医院康复医学科建设与管理指南》《综合医院康复医学科基本标准(试行)》《康复医疗中心基本标准(试行)》及《康复医院基本标准》要求,达标六方面的基础配置。

2. **内容** 完成康复治疗空间、康复住院部床位、康复设备、康复专业人员(医生、治疗师与护士)、康复技术(物理治疗室、作业治疗室、言语治疗室、中医康复治疗室、康复工程治疗室)及康复亚专业等六个方面的标准化配置,至少达到最低标准配置,有条件者力争高配,为康复医学学科发展奠定坚实的基础条件。

3. **重点** 重点是达标床位、设备与专业人员配置。比如:按照要求,三级甲等医院的康复医学科床位数应为医院总床位数的 2%~5%、不少于 500 万元的康复设备、医师 0.25 名/床、治疗师 0.5 名/床、护士 0.3 名/床等。若按此要求,不达标者,则应基于指南要求补齐。

4. **方式** 积极向医院相关部门争取。六个方面的标准化配置涉及综合医院康复医学科或者康复医院运营的方方面面,需要领导者基于学科的现状与发展的需要、面对国际康复前沿、基于国家卫生健康委员会有关综合医院康复医学科或者康复医院建设的相关指南与标准的要求,逐一对标,向相关部门领导汇报、协调与沟通,早日完成康复空间、床位、设备、人员、技术及专业等六个方面的标准化配置,至少达到最低标准配置,有条件者力争高配,为康复医学学科发展奠定坚实的基础条件。

二、康复技术六规范

评价康复技术的规范性是确保综合医院康复医学科或者康复医院的康复质量的技术条件。康复技术不规范体现在康复医疗技术、康复评定技术、康复治疗技术、康复护理技术、居家康复技术及康复临床路径等六个方面的不规范。比如医生、治疗师、护士对上述六个方面的技术掌握不系统、不全面;同一个行政区域的不同医院对同一位患者所采用的康复医疗、评定、治疗、护理、居家康复技术及康复临床路径不规范、不统一;甚至同一个医院、同一个科室的不同医生、治疗师或护士对同一位患者的康复医疗、评定、治疗、护理及临床路径等都不一样,甚至大相径庭等等。

1. **目标**　两年内年完成六类技术的规范化培训。最低目标是省级行政区的区域规范化培训,实现省级区域内康复技术的同质化。在此基础上推进全国康复技术同质化。

2. **内容**　建立、完善与实施康复医疗技术、康复评定技术、康复治疗技术、康复护理技术、居家康复技术及康复临床路径等六方面的规范化培训。基于康复专科疾病和功能障碍,有机组合物理治疗技术、作业治疗技术、言语战略建设、康复工程技术、中医药康复技术、康复护理技术、居家康复技术等相关技术,重点凸显关键技术(核心技术),形成常见专科疾病和功能障碍的标准化康复医疗、康复评定、康复治疗、康复护理、居家康复及康复临床路径的康复技术体系。

3. **重点**　康复技术规范中最重要的是康复技术的标准化。标准化的技术是保证康复医疗的有效性、安全性及同质化的根本。康复技术标准化是康复技术提升和优化的基石。规范的康复技术是康复临床从业人员的必备技能,也是卫生行政主管部门重点监管与考察的重点内容。

4. **方式**　建立与建设省级区域性康复技术的规范化培训基地。首先应该建立省级神经康复技术规范化培训基地、肌肉骨骼康复技术规范化培训基地、心肺康复技术规范化培训基地、重症康复技术规范化培训基地、儿科康复技术规范化培训基地等。其他规范化培训基地酌情建立与建设。

三、康复管理六规范

规范化管理是康复医学质量控制的组织保障,也是康复医学高质量发展的基础。没有规范化管理,康复质量就难以持续保证。所以,评价与监管综合医院康复医学科或者康复医院的规范化康复管理水平十分重要。

1. **目标**　建立六类精细化、标准化的康复管理体系。到 2025 年,应基本建成支持康复医学科兼职或专职的管理队伍。

2. **内容**　基于康复医学科建设与管理指南,建立与完善康复医疗管理、康复教学管理、康复科研管理、康复运营管理、康复安全管理与康复人才职业管理。共计六类。综合医院康复医学科或康复医院的康复管理必须系统化、科学化、专业化。加强康复(疾病)诊断相关分类(diagnosis related groups,DRGs)管理、信息化管理、经济管理等专业人才队伍建设,不断提高康复机构管理人员的政治素质、专业能力和管理水平势在必行。

3. **重点**　强化落实体系建设与人才培养,加强十八项医疗核心制度,完善康复医疗质量控制指标体系与三级康复服务体系建设,推进康复病历格式化建设与康复临床路径管理、加强院感管理与信息化管理是规范化康复管理的重点工作。

4. **方式**　相关部门定期或者不定期对上述六类基础配置、六类技术规范及六类规范化管理进行评估与监管是确保康复质量的基础条件,也是高质量康复的必备条件。

（何成奇）

第二节　康复质量的量化评价

为了保证康复质量及康复医学学科的可持续发展,对康复医学质量控制实施定期或不定期的量化评价与监管势在必行。根据《综合医院康复医学学科基本标准(试行)》(卫医政发〔2011〕47号)、《综合医院康复医学科建设与管理指南》(卫医政发〔2011〕31号)、三级综合医院等级评审标准及国家临床重点专科评审标准指南,制定了康复医学质量控制量化监管标准。

标准分三个部分:基本条件、能力与质量、科研与教学。其中,基本条件权重为20%,能力与质量权重为80%,科研与教学共10分作为加分项目。标准总分500分,300分为合格。其中,基础条件共100分,60分为合格;能力与质量共400分,240分为合格。标准中的相关技术指标如无特别注明,均指上一年度评估时的数据。标准中部分指标内容可累计积分,但最后得分不超过该项目的标准分。标准中包括的人员是指人事关系或执业地点在所在医院的人员,其中聘用人员是指在本单位执业注册并履行职责1年以上、年工作时间8个月以上的人员,客座教授、名誉教授等不计算在内。标准中所指论文(包括SCI论文、中文期刊论文等)、科研项目、科研成果等,需第一作者/通信作者/项目第一负责人为本单位的正式员工才能认可。具体内容见表16-2-1。

表 16-2-1　康复医学质量控制量化监管标准

序号	检查内容		分值	评分标准	得分
一	基本条件		100	实际得分(60分为合格)	
1	空间配置 (30分)	治疗区域	10	康复医学科治疗室总面积(包括门诊诊断室):三级医院不少于1 000m²,二级医院不少于500m²。每少50m²扣1分。	
		病床数与面积	10	独立设置病房和门诊。三级医院应为医院总床位数的3%~5%,每床使用面积不少于6m²,床间距不少于1.2m;二级医院至少为医院床位数的2.5%,但不得少于10张床,每床使用面积不少于6m²,床间距不少于1.2m。总床位数每低5%扣1分。每床使用面积减少1m²,扣2分;少于4m²扣5分。	
		功能分区	10	至少设置具备临床康复评定功能的物理治疗室、作业治疗室、言语治疗室、传统康复治疗室、康复工程室等。各功能分区符合康复诊疗要求;临床常用矫形器、辅具配置可在作业治疗室。缺1项扣1分。有心理疗法室者加2分。	

续表

序号	检查内容		分值	评分标准	得分
2	人员配置 （30分）	基本原则	10	康复医师、康复治疗师、康复护士/护师要具有国家认可的相应执业资质。无相应执业资质及应届毕业生3年内未取得相应资质从事康复医疗工作,此项不得分。	
		医师	10	三级医院每床至少配备0.25名医师,其中至少有2名具有副高以上专业技术职务任职资格的医师;1名具备中医类别执业资格的执业医师。二级医院每床至少配备0.25名医师,其中至少有1名具有副高以上专业技术职务任职资格的医师;1名具备中医类别执业资格的执业医师。缺高级医师1名扣5分,每缺医师1名扣2分。	
		治疗师	5	康复医学科每床至少配备0.5名康复治疗师。每少1人扣0.2分。	
		护理	5	康复医学科每床至少配备0.3名护士/护师。每少1人扣0.2分。	
3	设备配置 40分	功能评定设备	10	三级医院至少独立配备(6类)运动心肺功能评定设备、肌电图与临床神经电生理设备、作业评定检查设备、肌力和关节活动评定设备、平衡功能评定设备、认知语言评定设备。二级医院至少独立配备(4类)肌力和关节活动度评定设备、平衡功能评定设备、语言评定设备、作业评定设备等。每缺一类1项扣2分。	
		治疗设备	25	三级医院: (1)运动疗法:至少配备训练用垫、肋木、姿势矫正镜、平行杠、楔形板、轮椅、训练用棍、沙袋和哑铃、墙拉力器、划船器、手指训练器、肌力训练设备、肩及前臂旋转训练器、滑轮吊环、电动起立床、治疗床及悬挂装置、功率车、踏步器、助行器、连续性关节被动训练器(CPM)、训练用阶梯、训练用球、平衡训练设备、运动控制能力训练设备、功能性电刺激设备、生物反馈训练设备、减重步行训练架及专用运动平板、儿童运动训练器材等。 (2)物理因子治疗:至少配备直流电疗设备、低频电疗设备、中频电疗设备、高频电疗设备、光疗设备、超声波治疗设备、磁治疗设备、传导热治疗设备、冷疗设备、牵引治疗设备、气压循环治疗设备等。 (3)作业治疗:至少配备日常生活活动作业设备、手功能作业训练设备、模拟职业作业设备等。 (4)言语、吞咽、认知治疗:至少配备言语治疗设备、吞咽治疗设备、认知训练设备、非言语交流治疗设备等。 (5)传统康复治疗:至少配备针灸、推拿、中药熏(洗)蒸等中医康复设备。 (6)康复工程:至少配备临床常用矫形器、辅助具制作设备。 六大类中,每缺一样扣2分,如在运动疗法中,假如没有肋木,其他都有,扣2分。 二级医院: (1)运动疗法:至少配备训练用垫、肋木、姿势矫正镜、平行杠、楔形板、轮椅、训练用棍、沙袋和哑铃、墙拉力器、肌力训练设备、前臂旋转训练器、滑轮吊环、电动起立床、功率车、治疗床	

续表

序号	检查内容		分值	评分标准	得分
3	设备配置 40分	治疗设备	25	（含网架）、连续性关节被动训练器（CPM）、训练用阶梯、训练用球、踏步器、助行器、平衡训练设备、运动控制能力训练设备、功能性电刺激设备、儿童运动训练器材等。 （2）物理因子治疗：至少配备直流电治疗设备、低频电治疗设备、中频电治疗设备、高频电治疗设备、光疗设备、超声波治疗设备、传导热治疗设备、牵引治疗设备等。 （3）作业治疗：至少配备日常生活活动作业设备、手功能作业训练设备、模拟职业作业设备等。 （4）言语、吞咽、认知治疗：至少配备言语治疗设备、吞咽治疗设备、认知训练设备、非言语交流治疗设备等。 （5）传统康复治疗：至少配备针灸、推拿、中药熏（洗）蒸等中医康复设备。 （6）康复工程：至少配备临床常用矫形器、辅助具制作设备。 六大类中，每缺一样扣2分。	
		急救设备	5	至少配备简易呼吸器、供氧设备、抢救车。每缺一项扣2分。	
二	能力与质量		400	实际得分（240分为合格）：	
4	治疗技术水平		90	评估各种评定治疗和技术是否具备、是否规范。物理治疗技术30分（声、光、电、磁、热、运动各5分），作业治疗技术25分（日常生活活动训练、功能性作业治疗、手支具及压力衣、环境及辅助技术、职业康复各5分），每缺一项扣5分；言语吞咽治疗技术5分、认知治疗技术5分、传统康复治疗技术10分、康复工程技术10分、心理治疗技术5分，每缺一项扣该项分值。	
5	质量安全管理（90分）	制度职责	20	严格执行十八项医疗核心制度10分。有医师、治疗师及护士岗位职责10分。每缺一项扣该分值。	
		指南	10	有医师诊疗指南4分，有治疗师评定治疗操作指南4分，有专科护理操作指南2分。每缺一项扣该分值。	
		流程	10	有康复出入院流程2分，有定期康复评定流程3分，有康复治疗流程3分，有应急流程2分。每缺一项扣该分值。	
		规范	10	有医疗安全管理规范4分，有医院感染管理规范2分，有抗生素使用管理规范2分，有危急值管理规范2分。每缺一项扣该分值。	
		建设规划	10	有5年学科建设规划5分，有人才培养规划5分。每缺一项扣该项分值。	
		设备管理	10	科室有设备安全管理规范3分，有康复治疗设备管理与培训责任人并有相关记录5分，病房公用设备有专人管理并有相关记录2分。每缺一项扣该项分值。	
		归口管理	20	康复医师、康复治疗师由康复医学科统一归口管理10分，其他科室不得聘用康复医师或康复治疗师从事康复医疗，否则不得分。 全院康复设备必须归口康复科管理10分，其他科室不得购买与使用康复理疗设备，否则不得分。	

续表

序号	检查内容		分值	评分标准	得分
6	诊治能力 (40分)	诊治专科病种	20	能独立诊治本专科主要病种:脑卒中、颅脑损伤、缺血缺氧性脑病、脑性瘫痪、脊髓损伤、周围神经损伤、骨折术后、烧伤植皮术后、手外伤术后、关节置换术后、颈椎病、腰椎间盘突出症、肩周炎、骨性关节炎、骨质疏松、心肺疾病等。缺1个病种扣2分。	
		疑难复杂病种	10	疑难复杂病例诊疗方案记录完整、体现康复特色。有康复诊断(主要功能障碍)得2分,有康复目标得2分,有康复计划得2分,有具体康复方案得2分,诊疗效果好得2分。	
		早期康复	10	根据对神经内外科、骨科、ICU现场走访及查阅病历,确认相关科室实施早期床边康复,有实施者得7分,有与相关科室病例讨论记录或康复科医师会诊确定诊疗方案得3分。	
7	创新能力 (10分)	数量	10	近5年共有5项及以上创新项目或新技术开展得10分;3~4项得8分,1~2项得6分,没有不得分。	
8	康复质效 (110分)	评定	10	至少每周定期康复评定会,住院患者康复功能评定率为98%,每下降1%扣1分,直至0分为止。查10份病历计算。	
		疗效	10	康复治疗有效率≥90%,每下降1%扣1分,直至0分为止。医教处提供上年统计。	
		平均住院日	10	三级医院平均住院日≤30天得10分,31~35天得6分,>35天不得分。医教处提供上年统计。 二级医院住院≤40天得10分,41~45天得6分,>45天不得分。医教处提供上年统计。	
		用药	10	药占比率≤30%,每超1%扣2分。医教处提供上年统计。	
		病历	10	病历体现康复特点:有康复诊断(主要功能障碍)得2分,有康复目标得2分,有康复计划得2分,有具体康复方案得2分;病历合格率≥90%得2分。每缺一项扣2分。查病历有康复治疗和评估记录加2分。	
		护理	10	有专科护理记录得5分,护士有专病护理亚专业得5分。每缺一项扣5分。	
		门诊	10	至少开设神经康复、骨科康复专科门诊各3分,且每天至少有1人上门诊得4分。	
		满意度	10	满意度>90%得10分,每下降1%扣1分,发生一起医疗事故扣10分。医教处提供上年统计。	
		医院感染	10	有由医师、护士、治疗师组成的医院感染小组得5分,同时手卫生达标得5分。反之扣5分。	
		临床路径	5	开展临床路径得5分。医教处提供上年统计。	
		差错率	5	年差错率≤1%得5分,≥1%不得分。医教处提供上年统计。	

续表

序号	检查内容		分值	评分标准	得分
8	康复质效（110分）	随访	5	建立患者随访制度,且随访率>50%得5分。医教处提供上年统计。	
		管理	5	科室成立了康复质量与安全管理小组,且至少每月召开会议一次,有记录得5分。反之扣5分。	
9	辐射能力（60分）	双向转诊	20	有双向转诊标准得10分,院内科间双向转诊通畅得5分,与上下级医院建立双向转诊合作并运行通畅得5分。	
		对口支援	20	有对口支援计划及具体实施情况得10分,向社区提供康复技术支持和建立社区的网络得10分。	
		远程医疗	10	有远程医疗系统5分,实施远程会诊、远程教学等各5分。	
		进修人员	10	三级医院每年接纳进修人员总人数>5人得10分;3~5人得6分;1~2人得4分,无进修人员不得分。二级医院进修人员每年总人数>3人得10分;2~3人得6分;1人得4分,无进修人员不得分。	
	合计得分				

序号	科研与教学		分值（共10分）	加分项目	得分
1	学术影响	学会任职	1	三级医院全国主委0.5分,副主委0.4分,常委0.3分,委员0.2分;省主委0.4分,副主委0.3分,常委0.2分,委员0.1分。二级医院省主委0.5分,副主委0.4分,常委0.3分,委员0.2分;市主委0.4分,副主委0.3分,常委0.2分,委员0.1分。一人担任数职,以最高学术职务登记一次。可累计积分,总分不超过标准分。	
		主办学术会议	1	三级医院国际性学术会议0.5分,全国性学术会议0.4分,省级学术会议0.3分,市级学术会议0.2分;二级医院全国性学术会议0.5分,省级学术会议0.4分,市级学术会议0.3分。可累计积分,总分不超过标准分。	
2	专科方向	临床研究	1	专科有2~3个稳定、明确的临床研究方向,且与临床工作密切相关,有项目有相关论文得0.5分;专科有1个稳定、明确的研究方向,且与临床工作密切相关,研究内容系统、具体得0.3分。	
3	科研项目	国家级、省级项目	1	三级医院有2项(含下列重大项目)以上且项目排名在前3名的得0.5分;在以下项目中有一项担任第一负责人的得0.5分:973、863、国家重点攻关课题、国家支撑、科技部或国家卫生健康委重大专项、国家自然科学基金项目、重大国际合作项目或国家杰出青年基金项目。二级医院省部级项目有一项担任第一负责人得0.5分,2项以上且排名前三得0.5分;市级项目第一负责人每项0.3分,项目前三每项0.2分。	
4	科研成果	国家级、部省市级	1	三级医院国家级一等奖1项得0.5分,二等奖1项得4分;部(省)级一等奖得0.4分,二等奖得0.3分;部(省)级三等奖得0.3分;市级一等奖0.2分,二等奖0.1分。二级医院部(省)级一等奖得0.5分,二等奖0.4分;部(省)级三等奖得0.4分;市级一等奖0.3分,二等奖0.2分。可累计积分,总分不超过标准分。	

续表

序号	科研与教学		分值（共10分）	加分项目	得分
5	文章	SCI收录、中华及中国	1	三级医院SCI收录每篇得0.3分，中华医学会系列杂志每篇得0.2分，统计源期刊每篇得0.1分；二级医院中华医学会系列杂志每篇得0.3分，统计源期刊每篇得0.2分。可累计积分，总分不超过标准分。	
6	学生教育	教学	1	三级医院研究生、本科生见习、实习轮转安排合理、到位，得0.5分；二级医院本科生、专科生、中专生见习、实习轮转安排合理、到位，得0.5分；未承担者不得分；至少每周有一次专题讲座得0.5分；无临床授课扣0.5分；无定期实习生扣0.5分。得分与扣分累计均不超过标准分。	
7	继续教育	国家、省、市级学习班	1	三级医院国家级1项次得0.5分，省级1项次得0.3分，市级1项次得0.2分；举办培训班1次0.2分；二级医院省级1项次得0.5分，市级1项次得0.4分；举办培训班1次0.2分。可累计积分，总分不超过标准分。	
		规范化培训	1	三级医院有住院医师、住院治疗师培训基地，规范化医师、治疗师培养合格率>95%，得0.5分；每下降5%，扣0.1分。无基地扣1分。	
8	编写教材		1	近5年内参加过国家教育部、卫生健康委教材编写，主编0.5分，副主编0.4分，参编0.2分。可累积计分，总分不超过标准分。	
合计得分					

（何成奇　雷中杰）

第三节　高质量康复

　　高质量康复是在具备三大类十八个康复基本保障条件的前提下，基于规范康复、循证康复、精准康复、再生康复、智慧康复与产业康复，锚定最大程度地预防与治疗病、伤、残，以及最大程度地预防、恢复或改善病、伤、残所导致的功能障碍，高质量、创新性地协调应用医疗康复、教育康复、工程康复、职业康复及社会康复。其中，规范康复与循证康复是高质量康复的基础，智慧康复是目标、是贯穿是引领高质量康复的灵魂。

一、规范康复

　　没有规范就没有质量，没有规范发展，高质量康复就是墙上芦苇，就是无本之木。

　　规范康复，应首先按照综合医院康复医学科或康复医院相关建设标准，完成康复医学科或康复医院的空间、床位、设备、人员、技术及亚专业设置的最低规范化配置，坚持现代康复经典理论与技术的赓续传承，这是高质量康复的前置条件。

　　重点落实康复医疗规范，基于规范化培训教材，完成康复医疗技术、康复评定技术、康复治疗技术、康复护理技术、居家康复技术及临床路径的规范化培训。

同时，强化操作同质的康复技术规范、患者为本的康复流程规范、立德树人的康复教育规范、人才为本的康复科研规范、百花齐放的康复学术规范以及管理为纲的康复运营规范。

二、循证康复

临床实践指南是针对临床问题，基于系统评价的证据，在比较不同干预措施利弊的基础上，形成的旨在为患者提供最佳医疗服务的推荐意见，是降低医疗成本、减轻患者负担，提高医疗服务整体水平的重要手段。在国内，循证医学的相关研究是从20世纪90年代以后才逐渐出现的。近30年来，康复医学正由传统的经验模式向以循证为依据的临床实践模式发展。

循证实践（evidence-based practice，EBP）是收集不同的临床证据、相关研究证据、患者需求和考虑因素，并结合医师与治疗师的专业知识，参考当前所能得到的最好的临床研究证据，为患者提供最佳的评估或治疗方案。在循证实践的基础上，尊重医师与治疗师的经验和技能，尊重患者的选择和意愿。患者价值及愿望的提高会促进康复从业者反思患者的诉求与需求，进而引导专业康复人员去完善和提高自身服务水平。另外，新技术的推广会提升康复人员的期望值和价值感，为患者提供高水平的医疗服务，用高质量证据合理使用卫生资源，更利于医务工作者做出科学合理的医疗决策：不仅保证资源价值，而且形成最新的研究成果，做到合理使用、准确决策、科学评价。

三、精准康复

精准康复医疗指在医疗和康复机构内，结合现代科技手段和方法、传统康复评估与治疗方法，以及患者生活环境和以往的康复相关数据，为患者提供精准的康复评估、康复治疗与训练、康复管理以及康复转介的过程。为了达到为患者提供个性化、精准化的康复医疗服务目的，建议：

1. 引进和利用最新科学技术，将现代尖端科技手段和医学技术融合到康复治疗中，使诊断和评估方法更加量化，治疗方案的选择更加精准。

2. 在现有框架下开展康复治疗和训练方法的循证研究，对现有技术和方法进行深入分析，规范和细化康复评估流程，细分诊断标准和治疗方案，夯实康复治疗的理论和实践基础。

3. 开展康复转介服务的多部门、多专业和多层次的理论和实践研究，尽快制定康复转介服务的量化指标，以及具体且操作性强的实施方案，使得康复转介服务体现"精准化"。

4. 开展康复医疗效果评价方法的研究。制定康复治疗和训练效果评价方法和评价模式，逐步建立康复医疗的质控体系，确保精准康复医疗的监督和有效实施。

5. 开展医、康结合模式的研究，提高多学科评估会中康复医生和治疗师的话语权，发挥康复团队和临床治疗团队各自的优势，使康复治疗和临床治疗方案实现"无缝链接"，从而为患者提供个性化、精准化的康复医疗服务。

四、再生康复

再生康复就是把康复治疗理念与手段贯穿于组织修复和再生的全过程，将再生医学和康复医学的更新与扩展，特别是把再生与康复密切融合，将再生的技术和方法用于康复，可能是提高组织修复和再生效能与康复效果的有效途径,也成为未来医疗的发展方向。目前,2 个研究领域的学者思维角度并不相同,传统康复医学主要关注机体对物理手段的反应,往往容易忽视其中细胞水平,分子水平的变化;而再生医学的学者往往更重视使用先进的技术使分子水平、细胞水平以及组织水平产生改变,而容易忽略临床手段所产生的效果。同时,康复领域的科学家们对再生医学的最新进展不全了解,反之亦然。由此可见,建立由再生医学专家、康复医生、康复治疗师组成的工作小组非常重要,通过组织国际再生康复医学讲座可使两个领域的专家加深了解和合作。另外,在康复医学中心,可建立包括康复专家及再生医学专家在内的多学科工作组,深入发掘科研活动中可以进行再生康复的项目。

五、智慧康复

随着现代计算机、网络、材料技术等的进步集成对康复的应用,借助智能科技,成套解决方案或服务,满足患者临床需求,可优化可复制、全生命周期健康与康复需求的多学科交叉的整体解决方案,构成了智慧康复的主体内容。在中国新医改的大背景下,智慧康复时代已经到来。智慧康复依托于当今智能技术、信息技术和虚拟现实技术等多种融合技术的飞速发展,可利用现有的多种可穿戴装备结合互联网、大数据、云计算、人工智能等为代表的信息技术,也包括最新发展的非接触式多模态体征监护和智能多模态行为感知设备等建立人体信息物联网,使得远程康复成为可能,人们随时随地能够享受优质的康复服务。同时,具有有助于功能恢复或重建的智能化装备的康复机器人,可以在人体行动(运动)、言语、进食、排泄、生活自理、感知和认知、交流和社会适应等 8 个功能维度发挥作用,帮助患者进行康复治疗。

六、产业康复

近 40 年来,中国康复医学快速发展。有机构预测,到 2025 年康复医疗服务市场规模有望突破 2 600 亿元,复合年均增长率达 38.5%。

我国的产业康复起步较晚,萌芽于 2008 年,起步于 2012 年。经过近年来的发展,伴随着我国的经济发展和人民群众对美好生活的不断追求,康复产业在未来必定具有更加广阔的发展空间。康复产业的服务人群也已经从早期小众的职业运动员和极少数高端人群,逐渐发展为更为广泛的运动人群和具有康复需求的大众。目前我国产业康复的发展还面临着许多挑战和困难,建议:着力打造适应运动康复行业需求的技术和运营管理人才标准体系;鼓励和支持相关机构开展针对相关人才的继续再教育项目;形成相关职业的人才良性岗位评价及流动机制。

(何成奇)

附录一 综合医院康复医学科建设与管理指南

▼

卫医政发〔2011〕31 号

第一条　为指导和规范综合医院康复医学科建设和管理,提高综合医院康复医疗服务能力和水平,满足人民群众日益增长的康复医疗服务需求,根据《执业医师法》《医疗机构管理条例》和《护士条例》等有关法律法规,制定本指南。

第二条　本指南是对综合医院设置康复医学科和开展康复医疗服务的基本要求。综合医院康复医学科应当按照本指南进行建设和管理。

第三条　综合医院康复医学科是在康复医学理论指导下,应用功能评定和物理治疗、作业治疗、言语治疗、心理康复、传统康复治疗、康复工程等康复医学诊断和治疗技术,为患者提供全面、系统的康复医学专业诊疗服务的临床科室。

第四条　二级以上(含二级,下同)综合医院应当按照《综合医院康复医学科基本标准》独立设置科室开展康复医疗服务,科室名称统一为康复医学科。鼓励有条件的综合医院开展心理康复咨询工作。

第五条　综合医院应当具备与其功能和任务相适应的诊疗场所、专业人员、设备设施以及相应的工作制度,以保障康复医疗工作的有效开展。

第六条　综合医院应当根据医院级别和功能提供康复医疗服务,以疾病、损伤的急性期临床康复为重点,与其他临床科室建立密切协作的团队工作模式,选派康复医师和治疗师深入其他临床科室,提供早期、专业的康复医疗服务,提高患者整体治疗效果,为患者转入专业康复机构或回归社区、家庭做好准备。

第七条　综合医院应当与专业康复机构或者社区卫生服务中心建立双向转诊关系,实现分层级医疗,分阶段康复,使患者在疾病的各个阶段均能得到适宜的康复医疗服务,提高医疗资源利用效率。

第八条　综合医院应当采取适宜技术开展以下康复诊疗活动:

一、疾病诊断与康复评定:包括伤病诊断,肢体运动功能评定、活动和参与能力评定、生存质量评定、运动及步态分析、平衡测试、作业分析评定、言语及吞咽功能评定、心肺功能评定、心理测验、认知感知觉评定、肌电图与临床神经电生理学检查等。

二、临床治疗:针对功能障碍以及其他临床问题,由康复医师实施的医疗技术和药物治疗等。

三、康复治疗：在康复医师组织下，由康复治疗师、康复护士、康复工程等专业人员实施的康复专业技术服务。包括：

（一）物理治疗（含运动治疗和物理因子治疗）；

（二）作业治疗；

（三）言语吞咽治疗；

（四）认知治疗；

（五）传统康复治疗；

（六）康复工程；

（七）心理治疗。

第九条　综合医院应当鼓励运用中医药技术和方法开展康复服务。

第十条　综合医院应当根据本指南要求切实加强对康复医学科的管理，不断提高康复医疗服务能力，保证医疗质量和安全，满足患者康复医疗服务需求。

第十一条　综合医院应当认真遵守有关法律、法规、标准、诊疗护理指南、常规，建立、健全康复医疗服务工作制度，制定康复医疗质量控制标准，并认真有效地组织实施，持续改进康复医疗服务质量。

第十二条　综合医院应当保证康复专业技术人员层次、结构合理，岗位责任分工明确，团队协作特征鲜明，服务流程科学、规范，病历书写符合要求，信息资料保存完整。

第十三条　综合医院应当科学制订康复医学人才培养目标以及岗位培训计划，不断提高康复医学专业人员的业务素质和水平。

第十四条　综合医院应当重视和加强住院患者的医疗安全管理，有效控制医院感染和预防并发症，防止发生二次残疾。

第十五条　综合医院康复医学科就医环境应当体现"以病人为中心"的服务宗旨，便利、舒适、整洁、温馨。门诊、病区及相关公用场所应当执行国家无障碍设计规定的相关标准，医务人员应当善于了解和体察患者心理，服务热情、礼貌、耐心、细致。

第十六条　综合医院康复医学科诊疗活动应当达到以下指标：

（一）康复治疗有效率≥90%；

（二）年技术差错率≤1%；

（三）病历和诊疗记录书写合格率≥90%；

（四）住院患者康复功能评定率>98%；

（五）三级综合医院康复医学科的平均住院日不超过30天，二级综合医院康复医学科的平均住院日不超过40天。

第十七条　综合医院应当保证各类康复设备维护良好，每3个月检查1次，并有相关记录，设备完好率>90%。

第十八条　综合医院应当提供统一、规范的康复医疗服务，康复医学专业人员和康复医疗专业设备应当由康复医学科归口管理，避免资源浪费，保证康复医疗质量和患者安全。

第十九条　省级卫生行政部门应当设置省级康复医疗质量控制中心，对辖区内康复医学科设置和康复医疗服务质量进行评估和质量控制。综合医院应当积极配合卫生行政部门和康复医疗质控中心开展的检查和质控工作。

第二十条 本指南由卫生部负责解释。

第二十一条 本指南自发布之日起施行。卫生部《综合医院康复医学科管理规范》(卫医发〔1996〕13号)同时废止。

附录二 综合医院康复医学科基本标准(试行)

卫医政发〔2011〕47 号

三级综合医院康复医学科

一、科室、面积和床位

(一)科室:独立设置门诊和病区。至少设置具备临床康复评定功能的物理治疗室、作业治疗室、言语治疗室、传统康复治疗室、康复工程室等。

(二)康复医学科门诊和治疗室总使用面积不少于 1 000 平方米。

(三)床位:根据需求和当地康复医疗服务网络设定床位,应为医院总床位数的 2%~5%,每床使用面积不少于 6 平方米,床间距不少于 1.2 米。

以收治神经科、骨科疾病患者为主或向康复医院转型的三级综合医院,其康复医学科床位数不受上述规定限制。

二、人员

(一)每床至少配备 0.25 名医师,其中至少有 2 名具有副高以上专业技术职务任职资格的医师;1 名具备中医类别执业资格的执业医师。

(二)每床至少配备 0.5 名康复治疗师。

(三)每康复医学科病床至少配备 0.3 名护士。

三、设备

(一)功能评定与实验检测设备。

至少独立配备运动心肺功能评定设备、肌电图与临床神经电生理学检查设备、肌力和关节活动评定设备、平衡功能评定设备、认知语言评定设备、作业评定设备等。

(二)康复治疗专业设备。

1. 运动治疗:至少配备训练用垫、肋木、姿势矫正镜、平行杠、楔形板、轮椅、训练用棍、沙袋和哑铃、墙拉力器、划船器、手指训练器、肌力训练设备、肩及前臂旋转训练器、滑轮吊环、电动起立床、治疗床及悬挂装置、功率车、踏步器、助行器、连续性关节被动训练器(CPM)、训练用阶梯、训练用球、平衡训练设备、运动控制能力训练设备、功能性电刺激设备、生物反馈训练设备、减重步行训练架及专用运动平板、儿童运动训练器材等。

2. 物理因子治疗:至少配备直流电疗设备、低频电疗设备、中频电疗设备、高频电疗设备、光疗设备、超声波治疗设备、磁治疗设备、传导热治疗设备、冷疗设备、牵引治疗设备、气压循环治疗设备等。

3. 作业治疗:至少配备日常生活活动作业设备、手功能作业训练设备、模拟职业作业设备等。

4. 言语、吞咽、认知治疗:至少配备言语治疗设备、吞咽治疗设备、认知训练设备、非言语交流治疗设备等。

5. 传统康复治疗:至少配备针灸、推拿、中药熏(洗)蒸等中医康复设备。

6. 康复工程:至少配备临床常用矫形器、辅助具制作设备。

(三) 急救设备。

至少配备简易呼吸器、供氧设备、抢救车。

(四) 信息化设备。

至少配备 1 台能够上网的电脑。

四、规章制度

制定各项规章制度,明确人员岗位责任制;有国家规定或认可的康复医学科诊疗规范和标准操作规程、感染管理规范、消毒技术规范等。

二级综合医院康复医学科

一、科室、面积和床位

(一) 科室:独立设置门诊和病房。至少设置具备临床康复评定功能的物理治疗室、作业治疗室、言语治疗室、传统康复治疗室、康复工程室等。

(二) 康复医学科门诊和治疗室总使用面积不少于 500 平方米。

(三) 床位:至少为医院床位数的 2.5%,但不得少于 10 张床,每床使用面积不少于 6 平方米,床间距不少于 1.2 米。

二、人员

(一) 每床至少配备 0.25 名医师,其中至少有 1 名具有副高以上专业技术职务任职资格的医师;1 名具备中医类别执业资格的执业医师。

(二) 每床至少配备 0.5 名康复治疗师。

(三) 每床至少配备 0.3 名护士。

三、设备

（一）功能评定与实验检测设备。

至少独立配备肌力和关节活动度评定设备、平衡功能评定设备、语言评定设备、作业评定设备等。配备肌电图与临床神经电生理学检查设备。

（二）康复治疗专业设备。

1. 运动治疗：至少配备训练用垫、肋木、姿势矫正镜、平行杠、楔形板、轮椅、训练用棍、沙袋和哑铃、墙拉力器、肌力训练设备、前臂旋转训练器、滑轮吊环、电动起立床、功率车，治疗床(含网架)、连续性关节被动训练器(CPM)、训练用阶梯、训练用球、踏步器、助行器、平衡训练设备、运动控制能力训练设备、功能性电刺激设备、儿童运动训练器材等。

2. 物理因子治疗：至少配备直流电治疗设备、低频电治疗设备、中频电治疗设备、高频电治疗设备、光疗设备、超声波治疗设备、传导热治疗设备、牵引治疗设备等。

3. 作业治疗：至少配备日常生活活动作业设备、手功能作业训练设备、模拟职业作业设备等。

4. 言语、吞咽、认知治疗：至少配备言语治疗设备、吞咽治疗设备、认知训练设备、非言语交流治疗设备等。

5. 传统康复治疗：至少配备针灸、推拿、中药熏(洗)蒸等中医康复设备。

6. 康复工程：至少配备临床常用矫形器、辅助具制作设备。

（三）急救设备。

至少配备简易呼吸器、供氧设备、抢救车。

（四）信息化设备。

至少配备 1 台能够上网的电脑。

四、规章制度

制定各项规章制度,明确人员岗位责任制；有国家规定或认可的康复医学科诊疗规范和标准操作规程、感染管理规范、消毒技术规范等。

附录三 国家卫生计生委关于印发康复医疗中心、护理中心基本标准和管理规范（试行）的通知

国卫医发〔2017〕51号

各省、自治区、直辖市卫生计生委，新疆生产建设兵团卫生局：

为贯彻落实《国家卫生计生委关于深化"放管服"改革激发医疗领域投资活力的通知》（国卫法制发〔2017〕43号）要求，鼓励社会力量举办康复医疗机构、护理机构，打通专业康复医疗服务、临床护理服务向社区和居家康复、护理延伸的"最后一公里"，我委组织制定了《康复医疗中心基本标准（试行）》《护理中心基本标准（试行）》及管理规范（可从国家卫生计生委网站下载）。现印发给你们，并就康复医疗中心、护理中心设置工作提出以下要求：

一、康复医疗中心、护理中心功能定位以贴近社区、服务家庭为主，对于推进分级诊疗、促进医养结合具有重要作用。各级卫生计生行政部门应当高度重视，加强组织领导，完善配套政策，确保工作落实到位。

二、康复医疗中心、护理中心属于独立设置的医疗机构，依法独立承担民事责任。康复医疗中心、护理中心的设置审批权限由省级卫生计生行政部门按照《医疗机构管理条例》及其实施细则确定。鼓励康复医疗中心、护理中心集团化、连锁化经营，建立规范、标准的管理与服务模式。对申请举办集团化、连锁化康复医疗中心、护理中心的，可优先设置审批。

三、各级卫生计生行政部门应当将康复医疗中心、护理中心纳入当地医疗质量管理与控制体系，加强医院感染防控等服务风险管理，严格落实相关专业管理规范与制度，确保医疗质量安全。

四、康复医疗中心、护理中心应当与区域内二级及以上综合医院建立协作关系，不断提升医疗服务能力，确保医疗质量安全。有条件的康复医疗中心、护理中心可以采取家庭病床、巡诊等方式提供上门服务。

国家卫生计生委
2017年10月30日

康复医疗中心基本标准(试行)

康复医疗中心是独立设置的为慢性病、老年病以及疾病治疗后恢复期、慢性期康复患者提供医学康复服务,促进功能恢复或改善,或为身体功能(包括精神功能)障碍人员提供以功能锻炼为主,辅以基础医疗措施的基本康复诊断评定、康复医疗和残疾预防等康复服务,协助患者尽早恢复自理能力、回归家庭和社会的医疗机构。

康复医疗中心以接收经综合医院康复医学科或康复医院住院康复治疗后,病情处于稳定期或后遗症期,功能仍需要缓慢恢复或进一步稳定,虽不需要大量医疗护理照顾,但又不宜直接回归家庭的患者为主。

康复医疗中心不包括医疗机构内部设置的康复部门,也不包括以提供医疗康复为主的二、三级康复医院。

一、床位设置

提供住院康复医疗服务的,设置住院康复床位总数 20 张以上。

不提供住院康复医疗服务的,可以不设住院康复病床。但应设置不少于 10 张的日间康复床。

二、专业设置

(一)能够开展以功能促进及残疾评定为目的的功能评测项目,如运动功能、感觉功能、言语功能、认知功能、情感-心理-精神功能、吞咽功能、二便控制功能、儿童康复功能评定,日常生活活动能力评定,个体活动能力和社会参与能力评定,生活质量评定等。

(二)能够开展脑损伤(如脑卒中、脑外伤、小儿脑瘫等)、脊柱脊髓损伤、周围神经损伤等神经系统疾患的康复医疗;骨折-脱位、截肢、髋-膝关节置换术后、运动损伤等骨-关节系统疾患或损伤的康复医疗;慢性疼痛的康复医疗;儿童康复医疗;老年康复医疗;肿瘤康复医疗;中医康复治疗(包括针灸、推拿、拔罐、中药熏洗治疗等)以及一些明显功能障碍(如下肢深静脉血栓形成、压疮、肌挛缩、关节挛缩、异位骨化、神经源性膀胱和肠道等)稳定期或后遗症期的康复处理等专业中的一种或多种康复医疗服务,并能够开展与所提供康复服务相关的急救医疗措施。

(三)能够开展物理治疗(包括运动治疗,如主动运动训练、被动运动训练、辅助用具训练等;物理因子治疗,如电疗、热疗、冷疗、磁疗、光疗、超声治疗、力学疗法、生物反馈治疗等)、作业治疗(包括日常生活活动训练、职业活动训练、教育活动训练、娱乐-休闲活动训练、认知-行为作业训练、家庭生活训练、人际交往训练、主要生活领域训练、社会-社区-居民生活训练、社会适应性训练等)、言语治疗(包括失语症治疗、构音障碍治疗、语言发育迟缓治疗等)和康复辅具应用(包括假肢-矫形器、轮椅、自助具、智能辅助装置等)。

(四)设置康复床位超过 30 张的康复医疗中心,可提供亚专科康复服务。设置康复住院床位和只设置门诊康复医疗床位的康复医疗中心,均可提供日间综合性康复医疗服务和家庭康复医疗指导。

(五) 能够提供满足所开展康复医疗服务需要的医学影像、医学检验、药事、营养和消毒供应等保障服务。其中,医学影像、医学检验和消毒供应服务等项目可由第三方专业机构提供。

三、人员配置

(一) 设置住院康复床位的,应按每床至少配备 0.5 人的标准配备卫生专业技术人员,其中医师、康复治疗师和护士比例不低于 1:2:3。

未设置住院床位的,至少应配备 5 名卫生专业技术人员,其中医师不少于 1 名,康复治疗师不少于 2 名。

护理员的数量,由康复医疗中心据实际工作需要确定。

(二) 提供两种或以上专业康复医疗服务的,每个专业至少应有 1 名康复医师或具有本专业技术任职资格的医师。设置药剂、检验、辅助检查和消毒供应部门的,应当配备具有相应资质的卫生专业技术人员。

(三) 非康复专业的临床或中医类别的医师、康复治疗师应具有 6 个月以上、护士应具有 3 个月以上在综合医疗机构康复部门或者二、三级康复医院从事康复治疗工作或接受培训的经历;技师应经过相关专业技术和管理培训并取得合格证书;护理员应接受过医疗机构或专业机构的系统培训。

(四) 有条件的康复医疗中心应至少聘有 1 名全职或兼职精神心理专业人员,保证每周提供不少于 1 天的精神心理康复服务。

(五) 所有医护人员、护理员须熟练掌握心肺复苏等急救操作。

(六) 配备质量安全和医院感染防控管理人员。

四、基本设施

(一) 康复医疗业务用房至少应当设有接诊接待(包括入院准备)、康复治疗、康复训练和生活辅助等功能区域。其中,康复训练区总面积不少于 200 平方米。提供住院康复医疗服务的,还应当设有住院康复病区。

(二) 设置住院康复床位的,每床建筑面积不少于 50 平方米。病室每床净使用面积不少于 6 平方米,床间距不少于 1.2 米。

未设置住院康复床位的,康复医疗业务用房建筑面积不少于 500 平方米。

(三) 整体建筑设施执行国家无障碍设计相关标准,并符合消防、安全保卫、应急疏散和防跌倒、防坠床、防自残(自杀)、防走失、防伤人等功能要求。

五、基本设备

(一) 常规设备:参照一级综合医院基本设备。

(二) 专科设备

根据所开展康复医疗服务的专业设置,配备满足开展业务需要的专科设备。

1. 康复评定:根据所提供康复功能评定,配备相应的运动功能评定、平衡功能评定、认知言语评定和作业评定等设备。

2. 运动治疗：至少配备训练用垫、肋木、姿势矫正镜、平行杠、楔形板、轮椅、训练用棍、沙袋和哑铃、墙拉力器、肌力训练设备、前臂旋转训练器、滑轮吊环、电动起立床、功率车、治疗床(含网架)、训练用阶梯、训练用球、踏步器、助行器、平衡训练设备、运动控制能力训练设备、功能性电刺激设备、儿童运动训练器材等。

3. 物理因子治疗：至少配备电疗、光疗、超声波治疗、传导热治疗、冷疗、功能性牵引治疗等设备。

4. 作业治疗：至少配备日常生活活动作业、手功能作业训练、模拟职业作业等设备。

5. 中医康复治疗：至少配备针灸、火罐、中药药浴、中药熏蒸等设备。

(三) 信息化设备：配置具备信息报送、传输和自动化办公功能的网络计算机等设备，配备与功能相适应的信息管理系统，保证医疗信息化建设符合国家与所在区域相关要求。

(四) 病房床单元基本装备同一级综合医院。

(五) 有能满足诊疗业务需要的其他设备。

六、管理

建立医疗质量管理体系，制定各项规章制度、人员岗位职责，施行由国家发布或认可的诊疗技术规范和操作规程。规章制度至少包括患者登记制度、医疗文书管理制度、患者安全制度、患者抢救与转诊制度、患者隐私保护制度、医疗服务标准、住院康复管理制度、质量管理与控制制度、信息管理制度、设施与设备管理制度、药品耗材管理制度、医院感染防控管理制度、医疗废物处置管理制度、医务人员职业安全防护管理制度、停电停水等突发事件的应急预案以及消防制度。工作人员必须参加各项规章制度、岗位职责、流程规范的学习和培训，并有记录。

康复医疗中心管理规范(试行)

为规范康复医疗中心的管理，提高康复医疗服务水平，保障康复医疗服务质量与安全，根据《中华人民共和国执业医师法》《医疗机构管理条例》《护士条例》和《医院感染管理办法》等有关要求，制定本规范。本规范适用于独立设置的开展康复医疗服务的康复医疗中心。

一、机构管理

(一) 康复医疗中心应当制定并落实管理规章制度，执行国家颁布或者认可的技术规范和操作规程，明确工作人员岗位职责，严格落实消防、安全保卫、应急疏散、防跌倒、防坠床、防自残(自杀)、防走失、防伤人和医院感染防控等措施，保障康复医疗服务安全、有效地开展。

(二) 康复医疗中心应当设置独立部门或配备专职人员负责质量安全管理与控制工作，认真履行对规章制度、技术规范、操作规程的落实情况以及服务质量、安全管理进行指导检查、质量控制和内部监督的职责；对日常运行管理与业务开展过程中的风险因素进行监测、分析并实施有效干预管理的职责;落实医院感染防控、医疗废物规范处置的职责;对工作人员职业安全防护和健康管理提供指导的职责;对康复医疗专业文书、档案和数据信息等资料的书写、保存、使用等管理进行指导和检查的职责等。

(三) 按照相关规定做好内部质量、安全、服务、技术、财务、治安和后勤保障等方面的管理。

(四) 加强与社区康复、社区卫生服务中心(站)、乡镇卫生院等基层康复与医疗卫生机构的合作,并加强与上级康复医疗机构的协作,将康复医疗中心纳入医联体建设与管理。

二、质量管理

康复医疗中心应当按照以下要求开展质量管理工作:

(一) 卫生专业技术人员配置符合《康复医疗中心基本标准》的规定。

(二) 按照国家发布或认可的诊疗技术规范和操作规程等有关要求,以实现服务质量的可持续改进和提高为目标,健全并遵守各项技术规范、服务标准和流程。

(三) 建立并实施服务质量管理体系,严格实施内部质量管理与控制,并接受卫生计生行政部门或者质控中心开展的质量管理与控制。与上级医疗、预防、保健机构建立有效协作机制,遇有需要救治的情形能够及时转至相关机构。

(四) 建立患者信息登记、文书管理制度,相关信息能够记入居民电子健康档案。保证信息的真实性、完整性、及时性。

(五) 建立良好沟通机制,保障患者的知情同意权,维护其合法权益,并积极开展康复科普、康复教育。

(六) 严格按照有关规定与要求,规范使用和管理康复、治疗、护理等设备、耗材、消毒药械和用品。

三、安全管理

康复医疗中心应当按照以下要求加强安全与医院感染防控工作:

(一) 认真执行医院感染管理有关的制度及要求,健全、完善符合本机构实际的安全与医院感染防控规章制度和工作规范并严格落实。

(二) 建筑布局应当符合无障碍要求,满足环境卫生学和医院感染防控需要,布局流程、功能分区合理,标识清楚,消防、安全保卫、应急疏散、防跌倒、防坠床、防自残(自杀)、防走失、防伤人和医院感染防控等安全设施完善。

(三) 具有完善且可执行的应急预案,定期进行应急处理能力培训和演练。应急机制在遇有紧急医疗救援或突发意外事件时能够及时启动、有效实施,最大限度地保障人员安全。

(四) 严格按照《传染病防治法》《传染病信息报告管理规范》等要求,向疾病预防控制机构报告传染病确诊或疑似病例,并做好传染病控制工作。发生感染性疾病的疑似暴发、聚集和流行时,应当按照《医院感染管理办法》及有关规定进行报告。严格按照分类管理原则和相关规定妥善处理医疗废弃物。

四、监督与管理

(一) 各级卫生计生行政部门应当加强对辖区内康复医疗中心的监督管理,卫生计生监督机构每年现场监督检查不少于一次，发现存在质量问题或者安全隐患时，应当责令其立即整改。

（二）各级卫生计生行政部门履行监督检查职责时，有权采取下列措施：

1. 对康复医疗中心进行现场检查，了解情况，调查取证；

2. 查阅或者复制质量和安全管理的有关资料，采集、封存样品；

3. 责令违反本规范及有关规定的康复医疗中心停止违法违规行为；

4. 对违反本规范及有关规定的行为进行处理。

（三）康复医疗中心出现以下情形的，卫生计生行政部门应当视情节依法依规处理，造成严重后果涉嫌犯罪的，应依法追究刑事责任：

1. 使用非专业技术人员从事须经执业注册方能开展的专业活动的；

2. 出现重大责任事故的；

3. 未参加卫生计生行政部门或质控中心实施的医疗质量、医疗安全管理与控制工作的，拒绝接受卫生计生行政部门和质控中心的业务指导与监管的；或者质量评价连续两次以上不合格，经整改后仍不合格的；

4. 其他违反《医疗机构管理条例》及其实施细则的情形。

附录四 康复医院基本标准（2012 年版）

卫医政发〔2012〕17 号

三级康复医院

一、床位

住院床位总数 300 张以上，其中康复专业床位 75% 以上。

二、科室设置

（一）临床科室：至少设骨与关节康复科、神经康复科、脊髓损伤康复科、儿童康复科、老年康复科、心肺康复科、疼痛康复科、听力视力康复科、烧伤康复科中的 6 个科室，以及内科、外科和重症监护室。

（二）治疗科室：至少设物理治疗室、作业治疗室、言语治疗室、传统康复治疗室、康复工程室、心理康复室和水疗室。

（三）评定科室：至少设运动平衡功能评定室、认知功能评定室、言语吞咽功能评定室、作业日常活动能力评定室、心理评定室、神经电生理检查室、心肺功能检查室、听力视力检查室、职业能力评定室中的 7 个。

（四）医技科室：至少设医学影像科、检验科、药剂科、营养科、门诊手术室、消毒供应室。

（五）职能科室（部门）：至少设医疗质量管理部门、护理部、医院感染管理科、器械科、病案（统计）室、信息科、社区康复服务部门等科室（部门）。

三、人员

（一）每床至少配备 1.4 名卫生技术人员，其中医师 0.2 名/床，康复治疗师 0.4 名/床，护士 0.3 名/床。

（二）医师中具有副高级及以上专业技术职务任职资格人数不低于医师总数的 15%。临床科室科主任应当具有副高及以上专业技术职务任职资格,临床各科室至少有 3 名中级及以上专业技术职务任职资格的医师。

（三）康复治疗师中具有中级及以上专业技术职务任职资格人数不低于康复治疗师总数的 10%。治疗科室科负责人应当具有中级及以上专业技术职务任职资格,并从事康复治疗工作 5 年以上。

（四）各临床科室医师结构合理,能够满足三级医师责任制等医疗核心制度要求。

四、场地

（一）每床建筑面积不少于 95 平方米。病房每床净使用面积不少于 6 平方米,床间距不少于 1.2 米。

（二）康复治疗区域总面积不少于 3 000 平方米。

（三）医院建筑设施执行国家无障碍设计相关标准。

五、设备

（一）基本设备:参照同级综合医院基本设备并结合本专业实际需要配置。

（二）专科设备

1. 康复评定:至少配备运动心肺功能及代谢功能评定、肌电图与临床神经电生理学检查、肌力和关节活动评定、三维运动分析、平衡功能评定、认知言语吞咽评定、作业评定等设备。

2. 运动治疗:至少配备训练用垫、肋木、姿势矫正镜、平行杠、楔形板、轮椅、训练用棍、沙袋和哑铃、墙拉力器、划船器、手指训练器、肌力训练设备、肩及前臂旋转训练器、滑轮吊环、电动起立床、治疗床及悬挂装置、功率车、踏步器、助行器、连续性关节被动训练器（CPM）、训练用阶梯、训练用球、平衡训练设备、运动控制能力训练设备、功能性电刺激设备、生物反馈训练设备、减重步行训练架、专用运动平板、儿童运动训练器材、情景互动训练设备以及康复机器人。

3. 物理因子治疗:至少配备电疗(包括直流电、低频电、中频电、高频电疗设备)、光疗、超声波治疗、磁疗、功能性电刺激、传导热治疗、冷疗、牵引治疗设备。

4. 作业治疗:至少配备日常生活活动作业、手功能作业训练、模拟职业作业设备。

5. 认知、言语、吞咽治疗:至少配备认知训练、言语治疗、非言语治疗和吞咽治疗设备。

6. 传统康复治疗:至少配备针灸、火罐、中药药浴、中药熏蒸等设备。

7. 康复工程:至少配备临床常用假肢、矫形器、辅助具制作设备。

8. 水疗:至少配备蝶形浴槽、涡流 / 气泡浴槽、步态跑台浴槽等设备。

（三）信息化设备:在住院部、信息科等部门配置自动化办公设备,保证医院信息化建设符合国家相关要求。

（四）病房床单元基本装备同三级综合医院。

（五）有能满足日常诊疗业务需要的其他设备。

六、制订各项规章制度、人员岗位责任制,有国家制定或认可的诊疗指南和临床、护理技术操作规程等,并成册可用。

七、注册资金到位,数额由各省、自治区、直辖市卫生行政部门确定。

二级康复医院

一、床位

住院床位总数100张以上,其中康复专业床位占75%以上。

二、科室设置

(一)临床科室:至少设置骨关节康复科、神经康复科、儿童康复科、老年康复科、听力视力康复科、疼痛康复科中的3个科室以及内科、外科、重症监护室。

(二)治疗科室:至少具备物理治疗、作业治疗、言语治疗、传统康复治疗功能。

(三)评定科室:至少具备运动平衡功能评定、认知功能评定、言语吞咽功能评定、作业日常生活活动能力评定、神经电生理检查、听力视力检查中的5项功能。

(四)医技科室:至少设置超声科、检验科、放射科、药剂科和消毒供应室。

(五)职能科室(部门):至少设医疗质量管理部门、护理部、医院感染管理科、信息科、器械科、病案(统计)室、社区康复服务科室(部门)。

三、人员

(一)每床至少配备1.2名卫生专业技术人员,其中医师0.15名/床,康复治疗师0.3名/床,护士0.3名/床。

(二)医师中具有副高级及以上专业技术任职资格的人数不少于医师总数的10%。临床科室科主任应当具有中级及以上专业技术职务任职资格,临床各科室至少有2名具有中级以上专业技术职务任职资格的医师。

四、场地

(一)每床建筑面积不少于85平方米。病房每床净使用面积不少于6平方米,床间距不少于1.2米。

(二)康复治疗区域总面积不少于800平方米。

(三)医院建筑设施执行国家无障碍设计相关标准。

五、设备

(一) 基本设备:参照同级综合医院设备并结合本专业实际需要配置。

(二) 专科设备

1. 康复评定:至少配备运动功能评定、肌力和关节活动评定、平衡功能评定、认知言语评定、作业评定等设备。

2. 运动治疗:至少配备训练用垫、肋木、姿势矫正镜、平行杠、楔形板、轮椅、训练用棍、沙袋和哑铃、墙拉力器、肌力训练设备、前臂旋转训练器、滑轮吊环、电动起立床、功率车,治疗床(含网架)、连续性关节被动训练器(CPM)、训练用阶梯、训练用球、踏步器、助行器、平衡训练设备、运动控制能力训练设备、功能性电刺激设备、儿童运动训练器材等。

3. 物理因子治疗:至少配备电疗(包括直流电、低频电、中频电、高频电疗设备)、光疗、超声波治疗、磁疗、功能性电刺激、传导热治疗、冷疗、功能性牵引治疗等设备。

4. 作业治疗:至少配备日常生活活动作业、手功能作业训练、模拟职业作业等设备。

5. 认知言语治疗:至少配备认知训练、言语治疗、非言语交流治疗等设备。

6. 传统康复治疗:至少配备针灸、火罐、中药药浴、中药熏蒸等设备。

(三) 信息化设备

在住院部、信息科等部门配置自动化办公设备,保证医院信息化建设符合国家相关要求。

(四) 病房床单元基本装备同二级综合医院。

(五) 有能满足诊疗业务需要的其他设备。

六、制订各项规章制度、人员岗位责任制,有国家制定或认可的诊疗指南和临床、护理技术操作规范等,并成册可用。

七、注册资金到位,数额由各省、自治区、直辖市卫生行政部门确定。

(注:目前我国不设一级康复医院)

附录五 关于加快推进康复医疗工作发展的意见

国卫医发〔2021〕19号

康复医疗工作是卫生健康事业的重要组成部分。加快推进康复医疗工作发展对全面推进健康中国建设、实施积极应对人口老龄化国家战略,保障和改善民生具有重要意义。为贯彻落实党中央、国务院重要决策部署,增加康复医疗服务供给,提高应对重大突发公共卫生事件的康复医疗服务能力,现就加快推进康复医疗工作发展提出以下意见。

一、总体要求和主要目标

(一)总体要求。全面贯彻落实党的十九届五中全会精神和实施健康中国、积极应对人口老龄化的国家战略,以人民健康为中心,以社会需求为导向,健全完善康复医疗服务体系,加强康复医疗专业队伍建设,提高康复医疗服务能力,推进康复医疗领域改革创新,推动康复医疗服务高质量发展。

(二)主要目标。力争到2022年,逐步建立一支数量合理、素质优良的康复医疗专业队伍,每10万人口康复医师达到6人、康复治疗师达到10人。到2025年,每10万人口康复医师达到8人、康复治疗师达到12人。康复医疗服务能力稳步提升,服务方式更加多元化,康复医疗服务领域不断拓展,人民群众享有全方位全周期的康复医疗服务。

二、健全完善康复医疗服务体系

(三)增加提供康复医疗服务的医疗机构和床位数量。各地卫生健康行政部门(含中医药主管部门,下同)要按照分级诊疗工作和医疗卫生服务体系规划要求,结合本地区康复医疗需求等,健全完善覆盖全人群和全生命周期的康复医疗服务体系。推动医疗资源丰富地区的部分一级、二级医院转型为康复医院。支持和引导社会力量举办规模化、连锁化的康复医疗中心,增加辖区内提供康复医疗服务的医疗机构数量。鼓励有条件的基层医疗机构根据需要设置和增加提供康复医疗服务的床位。

(四)加强康复医院和综合医院康复医学科建设。各地要按照国家印发的康复医院、综合医院康复医学科和中医医院康复科的基本标准和建设管理规范等,加强软硬件建设。

鼓励各地将增加康复医疗服务资源供给纳入"十四五"卫生健康服务体系建设,重点支持地市级康复医院、县级综合医院康复医学科建设。要科学统筹区域内公立医疗机构和社会办医资源,合理增加康复医院数量。原则上,每个省会城市、常住人口超过300万的地级市至少设置1所二级及以上康复医院;常住人口超过30万的县至少有1所县级公立医院设置康复医学科;常住人口30万以下的县至少有1所县级公立医院设置康复医学科门诊。

(五)加强县级医院和基层医疗机构康复医疗能力建设。结合国家加强县级医院综合服务能力建设的有关要求,鼓励各地结合实际将康复医疗服务作为补短板强弱项的重点领域予以加强,切实提升县级医院康复医疗服务水平。依托开展社区医院建设和持续提升基层医疗服务能力的工作平台,支持有条件的基层医疗机构开设康复医疗门诊,为群众提供便捷、专业的康复医疗服务。

(六)完善康复医疗服务网络。借助城市医疗集团、县域医共体、专科联盟、远程医疗等多种形式,建立不同医疗机构之间定位明确、分工协作、上下联动的康复医疗服务网络。医疗机构要按照分级诊疗要求,结合功能定位按需分类提供康复医疗服务。三级综合医院康复医学科、三级中医医院康复科和三级康复医院重点为急危重症和疑难复杂疾病患者提供康复医疗服务。公立三级医院要承担辖区内康复医疗学科建设、人才培训、技术支持、研究成果推广等任务,发挥帮扶和带动作用,鼓励社会力量举办的三级医院积极参与。二级综合医院康复医学科、二级中医医院康复科、二级康复医院、康复医疗中心、基层医疗机构等重点为诊断明确、病情稳定或者需要长期康复的患者提供康复医疗服务。以基层医疗机构为依托,鼓励积极开展社区和居家康复医疗服务。

三、加强康复医疗人才培养和队伍建设

(七)加强康复医疗人才教育培养。有条件的院校要积极设置康复治疗学和康复工程学等紧缺专业,并根据实际设置康复物理治疗学、康复作业治疗学、听力与言语康复学等专业,增加康复治疗专业人才培养供给,注重提升临床实践能力。鼓励在临床医学专业教育中加强医学生康复医学相关知识和能力的培养,普及康复医学专业知识。持续推进康复医学科住院医师规范化培训,探索开展康复医学科医师转岗培训,增加从事康复医疗工作的医师数量。

(八)强化康复医疗专业人员岗位培训。逐步建立以需求为导向,以岗位胜任力为核心的康复医疗专业人员培训机制。根据医疗机构功能定位和康复医疗临床需求,有计划、分层次地对医疗机构中正在从事和拟从事康复医疗工作的人员开展培训,提升康复医疗服务能力。加强对全体医务人员康复医疗基本知识的培训,增强康复医疗早介入、全过程的意识,将康复理念贯穿于疾病预防、诊疗、康复等全过程。

(九)加强突发应急状态下康复医疗队伍储备。各地要依托有条件、能力强的综合医院康复医学科、中医医院康复科和康复医院组建或储备康复医疗专家库,建立一支素质优良、专业过硬、调动及时的应对重大疫情、灾害等突发公共卫生事件康复医疗专业队伍,强化人员、物资储备和应急演练,切实提升突发应急状态下的康复医疗服务能力。

四、提高康复医疗服务能力

（十）完善康复医疗工作制度、服务指南和技术规范。结合康复医疗专业特点和临床需求发展，制（修）订完善医疗机构康复医疗工作制度、康复医疗服务指南和技术规范等，特别是重大疾病、新发传染性疾病的康复技术指南等，规范临床康复医疗服务行为，提高康复医疗服务的专业性和规范性，进一步增进医疗效果。

（十一）加强康复医疗能力建设。以提升康复医疗服务能力为核心，重点加强三级综合医院康复医学科、三级中医医院康复科和三级康复医院的康复早期介入、多学科合作、疑难危重症患者康复医疗服务能力。根据不同人群的疾病特点和康复医疗服务迫切需求，积极推动神经康复、骨科康复、心肺康复、肿瘤康复、儿童康复、老年康复、疼痛康复、重症康复、中医康复、心理康复等康复医学亚专科建设，开展亚专科细化的康复评定、康复治疗、康复指导和康复随访等服务。

（十二）提高基层康复医疗能力。通过医联体、对口支援、远程培训等方式，发挥优质康复医疗资源辐射和带动作用，提高康复医疗中心和社区卫生服务中心、乡镇卫生院等基层医疗机构康复医疗服务能力和水平。鼓励医联体内有条件的二级以上医院通过建立康复医疗联合团队、一对一帮带、选派康复专家定期下沉基层医疗机构出诊、查房、培训等，帮扶基层医疗机构提升康复医疗能力。同时，要加强对全科医生、家庭医生签约团队的培训，提高其康复医疗服务能力。支持有条件的医疗机构与残疾人专业康复机构、儿童福利机构等加强合作，提高其康复水平。

（十三）提升中医康复服务能力。落实《关于印发中医药康复服务能力提升工程实施方案（2021—2025年）的通知》，充分发挥中医药在疾病康复中的重要作用。鼓励有条件的医疗机构积极提供中医药康复服务。加强中医药康复服务机构建设和管理，强化中医药康复专业人才培养和队伍建设，开展中医康复方案和技术规范研究，积极发展中医特色康复服务，增加基层中医康复服务供给，切实提升中医药康复服务能力和水平。

五、创新康复医疗服务模式

（十四）逐步推进康复与临床多学科合作模式。鼓励有条件的医疗机构创新开展康复医疗与外科、神经科、骨科、心血管、呼吸、重症、中医等临床相关学科紧密合作模式。以患者为中心，强化康复早期介入，推动加速康复外科，将康复贯穿于疾病诊疗全过程，提高医疗效果，促进患者快速康复和功能恢复。

（十五）积极发展社区和居家康复医疗。鼓励有条件的医疗机构通过"互联网+"、家庭病床、上门巡诊等方式将机构内康复医疗服务延伸至社区和居家。支持基层医疗机构丰富和创新康复医疗服务模式，优先为失能或高龄老年人、慢性病患者、重度残疾人等有迫切康复医疗服务需求的人群提供居家康复医疗、日间康复训练、康复指导等服务。

（十六）推动康复医疗与康复辅助器具配置服务衔接融合。落实《关于加快发展康复辅助器具产业的若干意见》，推进康复医疗服务和康复辅助器具配置服务深度融合。医疗机构要按照有关要求，合理配置康复辅助器具适配设备设施，强化相关人员培训，建立康复医师、康复治疗师与康复辅助器具配置人员团队合作机制，提高专业技术和服务能力。

六、加大支持保障力度

（十七）统筹完善康复医疗服务价格和医保支付管理。将康复医疗服务价格纳入深化医疗服务价格改革中统筹考虑，做好相关项目价格的调整和优化工作。指导各地落实康复综合评定等 29 项医疗康复项目，加强医疗康复项目支付管理，切实保障群众基本康复医疗需求。

（十八）调动康复医疗专业人员积极性。医疗机构要建立完善康复医疗专业人员管理制度。健全以岗位职责履行、临床工作量、服务质量、行为规范、医疗质量安全、医德医风、患者满意度等为核心的绩效考核机制，将考核结果与康复医疗专业人员的岗位聘用、职称晋升、绩效分配、奖励评优等挂钩，做到多劳多得、优绩优酬，调动其积极性。

（十九）加强康复医疗信息化建设。要充分借助云计算、大数据、物联网、智慧医疗、移动互联网等信息化技术，大力推进康复医疗信息化建设，落实网络安全等级保护制度。借助信息化手段，创新发展康复医疗服务新模式、新业态、新技术，优化康复医疗服务流程，提高康复医疗服务效率。积极开展康复医疗领域的远程医疗、会诊、培训、技术指导等，惠及更多基层群众。

（二十）推动康复医疗相关产业发展。鼓励各地通过科技创新、产业转型、成果转化等方式，结合实际和特色优势，培育康复医疗相关产业。优先在老年人、残疾人、伤病患者及儿童等人群的康复医疗方面，推动医工结合。积极支持研发和创新一批高智能、高科技、高品质的康复辅助器具产品和康复治疗设备等，逐步满足人民群众健康需要。

七、组织实施

（二十一）加强组织领导。各有关部门要从全面推进健康中国建设、实施积极应对人口老龄化国家战略，增进人民群众健康福祉的高度，充分认识加快推进康复医疗工作发展的重要意义。切实加强组织领导，形成政策合力，完善支持配套政策。各省级卫生健康行政部门要会同有关部门在 2021 年 10 月底前制定并出台本地区加快发展康复医疗服务的具体实施方案。

（二十二）明确部门职责。各有关部门要明确职责分工，加强政策联动，合力推进康复医疗服务发展。各地卫生健康行政部门要按照要求合理规划布局区域内康复医疗资源，加强康复医疗专业人员培训和队伍建设，规范康复医疗行为，提高康复医疗服务能力，保障医疗质量和安全。教育部门要加强康复医疗相关专业人才教育培养。发展改革、财政部门要按规定落实政府投入政策。医疗保障部门要推进医保支付方式改革，完善医疗服务价格管理机制。民政部门要积极推动康复辅助器具产业发展。中医药主管部门要大力发展中医药特色康复服务。残联组织做好残疾儿童康复救助工作并配合做好残疾人康复医疗相关工作。

（二十三）强化指导评估。各地卫生健康行政部门要会同有关部门建立定期指导评估、重点工作跟踪机制，及时研究解决出现的困难和问题。注重总结经验，推广有益经验。鼓励各地探索将公立康复医院纳入公立医院综合绩效考核体系统筹要求，发挥绩效考核的激励作用，引导康复医院持续健康发展。

（二十四）加大宣传力度。各地要重视和加强康复医疗服务工作的宣传，加大医疗机构医务人员的康复医疗相关政策和业务培训，提升服务能力。要广泛宣传康复理念、康复知识和康复技术等，普及和提高群众对康复的认知和重视，在全社会营造推进康复医疗发展的良好氛围。

参 考 文 献

［1］ HOFBAUER L C, HAMANN C, EBELING P R. Approach to the patient with secondary osteoporosis [J]. Eur J Endocrinol, 2010, 162 (6): 1009-1020.

［2］ DIAB D L, WATTS N B. Secondary osteoporosis: differential diagnosis and workup [J]. Clin Obstet Gynecol, 2013, 56 (4): 686-693.

［3］ HUDEC S M, CAMACHO P M. Secondary causes of osteoporosis [J]. Endocr Pract, 2013, 19 (1): 120-128.

［4］ MILLER P D. Unrecognized and unappreciated secondary causes of osteoporosis [J]. Endocrinol Metab Clin North Am, 2012, 41 (3): 613-628.

［5］ 窦祖林. 痉挛的评价与治疗 [M]. 北京：人民卫生出版社，2004.

［6］ 中国康复医学会. 肉毒毒素治疗成人肢体痉挛状态中国指南 (2015)[J]. 中国康复医学杂志，2015, 30 (1): 81-110.

［7］ 高靓，郑俊，俊周璐，等. 成年人卒中康复和恢复指南 美国心脏协会 / 美国卒中协会对医疗卫生专业人员发布的声明 [J]. 国际脑血管病杂志，2016, 24 (08): 673-693.

［8］ CIFU D X, LEW H L. Braddom's physical medicine & rehabilitation [M]. fifth ed.[S. l.]: Elsevier Health Sciences, 2016.

［9］ 党静霞. 肌电图诊断与临床应用 [M]. 2 版. 北京：人民卫生出版社，2013.

［10］ JABRE J F, HACKETT E R. EMG Manual [M].[S. l.]: Charles C Thomas Pub Ltd, 2002-2004.

［11］ LEE D H, CLAUSSEN G C, OH S. Clinical nerve conduction and needle electromyography studies [J]. J Am Acad Orthop Surg, 2004, 12 (4): 276-287.

［12］ American Association of Neuromuscular & Electrodiagnostic Medicine (AANEM). Proper performance and interpretation of electrodiagnostic studies [J]. Muscle Nerve, 2006, 33 (3): 436-439.

［13］ JABLECKI C K, BUSIS N A, BRANDSTATER M A, et al. Reporting the result of needle EMG and nerve conduction studies: an educational report [J]. Muscle Nerve, 2005, 32 (5): 682-685.

［14］ 李建华，王健. 表面肌电图诊断技术临床应用 [M]. 浙江：浙江大学出版社，2015.

［15］ 王健，金德闻. 康复医学领域的表面肌电应用研究 [J]. 中国康复医学杂志，2006, 21 (1): 6-7.

［16］ LUCA C J D. The use of electromyography in biomechanics [J]. J Appl Biomechan, 1997, 27 (6): 724.

［17］ KONRAD P. The ABC of EMG: a practical introduction to kinesiological electromyography [M]. [S. l.]: Noraxon USA, Inc, 2006.

［18］ CRAM J R, KASMAN G S. Introduction to surface electromuography [M]. Maryland: An Aspen Publication, 1998.

［19］ MASSO N, REY F, ROMERO D, et al. Surface electromyography applications in the sports [J]. Apunts Med Esport, 2010, 45 (165): 121-130.

［20］ MARCO B, MERLETTI R, RAINOLDI A. Atlas of muscle innervation zones [M].[S. l.]: Springer

Milan, 2012.

［21］徐荣凯, 曹荣桂.《中共中央、国务院关于卫生改革与发展的决定》学习辅导材料 [M]. 北京 : 人民卫生出版社 , 1997.

［22］刘小平 , 梁万年 . 以患者为中心理念下的双向转诊管理探讨 [J]. 中国全科医学 , 2005, 8 (5): 369-370.

［23］卫生部 , 国家中医药管理局 , 总后勤部卫生部 . 医疗机构药事管理规定 [S]. 卫医政发〔2011〕11号 . 2011-01-30.

［24］陈璐 . 推行双向转诊制度合理利用卫生资源 [J]. 中国卫生质量管理 , 2006, 13 (6): 27-29.

［25］胡永善 . 华盛顿大学培养康复医学住院医师的启迪 [J]. 中国康复理论与实践 , 2000, 6 (3): 121-122.

［26］吴毅 , 黄晓春 . 美国康复医学专业住院医师的培养与教育 [J]. 中国康复医学杂志 , 2002, 17 (1): 55-56.

［27］吴毅 , 胡永善 , 李放 . 上海地区住院医师临床技能规范化培养的实施 [J]. 中华物理医学与康复杂志 , 2005, 27 (1): 58-59.

［28］姜从玉 , 胡永善 , 吴毅 , 等 . 上海康复医学住院医师规范化培训实施中的思考 [J]. 中国康复医学杂志 , 2012, 27 (6): 557-559.

［29］姜从玉 , 朱玉连 , 黄虑 , 等 . Mini-CEX 操作考核在康复医学住院医师规范化培训中的应用 [J]. 中国高等医学教学 , 2016, 229 (1): 4-6.

［30］黄虑 , 李剑 , 方吕 , 等 . 操作技能直接观察评估考核在住院医师规范化培训中的应用 [J]. 中国高等医学教学 , 2013,(5): 71-72.

［31］姜从玉 , 朱玉连 , 黄虑 , 等 . 操作技能直接观察评估考核在康复医学住院医师规范化培训中的应用 [J]. 中华物理医学与康复杂志 , 2016, 38 (3): 222-224.

［32］姜从玉 , 黄虑 , 朱玉连 , 等 . 康复医学带教和培训在全科医师规范化培训中的应用 [J]. 中华物理医学与康复杂志 , 2017, 39 (9): 701-703.

［33］上海市住院医师规范化培训工作联席会议办公室 . 上海市住院医师规范化培训细则 [Z]. 上海 : 上海市住院医师规范化培训工作联席会议办公室 , 2013: 241-278.

［34］马晓超 , 毕春红 , 冯善军 , 等 . 我国脑卒中功能障碍患者家庭康复的现状与展望 [J]. 中国康复理论与实践 , 2014, 20 (10): 932-934.

［35］雷芬芳 , 岳景齐 , 邓翠珍 , 等 . 家庭康复干预模式对社区脑卒中患者康复效果的影响 [J]. 中国老年学杂志 , 2012, 32 (15): 3264-3266.

［36］李芳丽 , 陈晓莉 , 鲜于云艳 . COPD 家庭肺康复方案的研究进展 [J]. 护理学杂志 , 2016, 31 (11): 105-109.

［37］丁建英 . 小儿脑瘫家庭康复与管理 [J]. 中医药临床杂志 , 2010, 22 (8): 731-733.

［38］高永嘉 , 钱莹莹 , 孙玉琴 . 家庭康复和医院康复治疗小儿脑瘫疗效比较研究 [J]. 中国康复医学杂志 , 2004, 19 (5): 32-34.

［39］张玲 , 伍竟 , 康怀鑫 . 家庭康复对脑瘫患儿康复的影响 [J]. 实用中西医结合临床 , 2013, 13 (2): 51-53.

［40］刘合建 , 王桂圆 , 彭光阳 , 等 . 残疾儿童家庭康复现状与需求调查分析 [J]. 中国康复理论与实践 , 2014, 20 (9): 820-822.

［41］董小玲 . 人工髋关节置换术后家庭康复研究进展 [J]. 当代护士 : 专科版 (下旬刊), 2013 (8): 24-26.

［42］卢少萍 , 徐永能 , 任晓晓 , 等 . 出院家庭康复计划在老年卧床病人居家康复中的应用 [J]. 护理研究 , 2014, 28 (11A): 3965-3966, 3968.

［43］何成奇 , 丁明甫 . 循证医学在康复临床中的应用 [J]. 中国临床康复 , 2003, 7 (1): 8-10, 17.

［44］夏扬 . 康复医学中循证医学的使用 [J]. 医学与哲学 , 2012, 33 (22): 10, 25.

［45］DOLLAGHAN C A. The handbook for evidence_based practice in communication disorders [M]. BaltiInore MD: Brookes, 2007: 1-15.

［46］黄方 , 史兆荣 . 注重循证医学与个体化的有机结合——推进临床老年医学发展 [J]. 东南国防医药 , 2012, 14 (6): 528-530.

［47］肖建华, 陈龙伟, 朱一平, 等. 对 "精准康复" 的理解 [J]. 中国卫生质量管理, 2017, 24 (3): 110-112.

［48］付小兵, 程飚. 再生康复医学 : 新需求　新融合　新方向 [J]. 中华烧伤杂志, 2018, 34 (02): 65-68.

［49］HAQUE A, MILSTEIN A, LI F F. Illuminating the dark spaces of healthcare with ambient intelligence [J]. Nature, 2020, 585: 193-202.

［50］PARK J Y, LEE Y, CHOI Y W, et al. Preclinical evaluation of a noncontact simultaneous monitoring method for respiration and carotid pulsation using impulse-radio ultra-wide bandradar [J]. Sci Rep, 2019, 9 (1): 11892.

［51］孟涵, 孙薇婷, 陈家瑞, 等. 2020—2021 年中国运动康复产业白皮书 [J]. 中国运动医学杂志, 2021, 40 (09): 749-756.